JN299978

がん診療パーフェクト

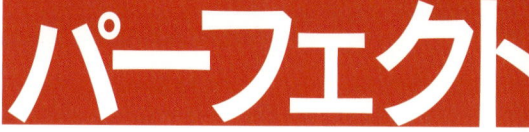

The Perfect Clinical Oncology

基礎知識から
診断・治療の実際まで

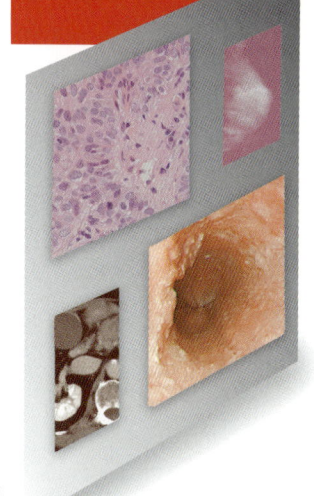

がん・感染症センター都立駒込病院 院長
佐々木常雄 / 編

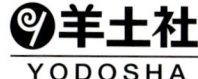

謹告

本書に記載されている診断法・治療法に関しては，発行時点における最新の情報に基づき，正確を期するよう，著者ならびに出版社はそれぞれ最善の努力を払っております．しかし，医学，医療の進歩により，記載された内容が正確かつ完全ではなくなる場合もございます．

したがって，実際の診断法・治療法で，熟知していない，あるいは汎用されていない新薬をはじめとする医薬品の使用，検査の実施および判読にあたっては，まず医薬品添付文書や機器および試薬の説明書で確認され，また診療技術に関しては十分考慮されたうえで，常に細心の注意を払われるようお願いいたします．

本書記載の診断法・治療法・医薬品・検査法・疾患への適応などが，その後の医学研究ならびに医療の進歩により本書発行後に変更された場合，その診断法・治療法・医薬品・検査法・疾患への適応などによる不測の事故に対して，著者ならびに出版社はその責を負いかねますのでご了承ください．

序

　21世紀に入り，がん診療は大きく変わってきました．がん病巣が小さければ内視鏡治療で，進行したがんでも大きな手術を行わず，抗腫瘍薬と放射線治療を併用して効果をあげています．放射線治療ではがん病巣へ正確に集中的に放射線が集められるようになり，抗腫瘍薬は抗がん剤から分子標的治療薬へ，個々の患者に合った個別治療へ，注射から内服薬，そして入院よりも在宅で治療する方向へ転換してきました．

　がん診療の専門医を明確にしてほしいという患者からの要望もあり，また，より安心して専門的治療が受けられるように，専門医の育成が盛んに行われるようになりました．日本がん治療認定医機構ではがん治療認定医，日本臨床腫瘍学会においてはがん薬物療法専門医，その他のがんに関する専門学会においても専門医制度が発足しています．また，2007年4月に施行された「がん対策基本法」を基としてのがん対策推進計画により，がん撲滅と患者支援が加速され，その一環としても専門医の育成，研修が重要となりました．

　本書は，がん診療の実際の医療現場における診断から治療まで，あらゆる分野において，その個々の領域の専門医ではなくとも「これだけは知ってほしい」と思われる基本知識と最新情報を中心として構成されています．従って本書は，がんの各領域の専門書としては少し物足りないかもしれませんが，がん診療医としてあるいはがん治療医として，ベースとなる重要なエッセンスが書かれています．全国でもがんの各領域すべての専門医がそろっている施設は少なく，またがん専門病院に勤めていても，いろいろな領域の専門医とディスカッションする際に，共通の知識として知っておいてほしい事項も網羅しています．そして，なにより単なる知識だけではなく，実際の診療に役立つ本であることを自負しています．

　医師は自分の専門領域の知識と技術だけで診療していれば，それでよいわけではなく，他の領域の進歩を知っていてこそ，がん患者のための真の診療ができることを感じていなければなりません．例えば，放射線治療の専門医師は，内視鏡による手術の進歩や，分子標的治療薬の進歩などについても知っておく必要があります．それによって，患者に最もふさわしい治療が，安全に行えるからです．

　本書により，医学生・研修医にも，がんプロの大学院生や若いがんの専門医にも，ベテラン専門医にも，そしてがん専門以外の臨床医にも，目まぐるしく進歩している実際のがん診療全般を知っていただきたいと思います．どの医師にも，実際の診療に，そして認定医やがん専門医の資格修得にも役立つものと思っています．個々の患者に合ったがん診療がしっかりと行われ，そしてがん患者の心にも添えることを願っております．

2010年1月

佐々木　常雄

がん診療パーフェクト

The Perfect Clinical Oncology

基礎知識から診断・治療の実際まで

序 　　　　　　　　　　　　　　　　　　　　　　　　　　　佐々木 常雄

カラーアトラス ……………………………………………………………… 10

Part I 基本知識

§1 がん診療を始める前に必要な基本知識

1. がん診療の基本的な考え方
   〜医の倫理，インフォームド・コンセントを中心にして …… 佐々木常雄　16

2. がん医療の動向
   〜がん対策基本法，がん対策基本計画及び
   がん診療連携拠点病院とは ……………………………… 坂巻　壽　21

3. がん診療の基本知識
   A）がんの生物学 ……………………………………… 比島　恒和　26
   B）腫瘍免疫学 ………………………………………… 奥山　美樹　34
   C）疫学とがん検診 …………………………………… 岡本　篤武　40
   D）臨床研究と臨床医に必要な統計学 ……………… 河本　博　45

§2 がんの診断・治療の原則

がんの診断

1. 病理学
    - A) がん診療における病理診断の役割 ……… 船田　信顕　55
    - B) 細胞診の考え方 ……… 根本　哲生　60
2. 症状からみたがんの鑑別診断 ……… 岡本　朋　64
3. がんの画像診断 ……… 鎌田　憲子　68
4. 内視鏡診断 ……… 門馬久美子　73
5. 腫瘍マーカー ……… 佐々木栄作　78

がんの治療学

6. がん手術（外科療法）の基本 ……… 鶴田　耕二，松本　寛，大橋　学　83
7. がんの内視鏡治療 ……… 門馬久美子　88
8. 放射線療法の基本 ……… 唐澤　克之　92
9. 化学療法と分子標的治療薬 ……… 前田　義治　98

がんの支持療法

10. がん薬物療法の副作用対策
    - A) 主要な副作用とその対策 ……… 岡元るみ子　110
    - B) がん治療の副作用としての神経障害：
      症状と対策 ……… 田中こずえ，岸田　修二　118
    - C) がん治療の副作用としての腎臓障害，高血圧：
      症状と対策 ……… 安藤　稔　123
    - D) がん治療の副作用としての循環器障害：
      症状と対策 ……… 荒尾　正人　127
11. がんの救急 ……… 北村　和広，細見　幸生　132
12. がん患者の栄養管理 ……… 岩永　知大，本田　五郎　138
13. 緩和医療 ……… 田中　桂子　142
14. サイコオンコロジー（**精神腫瘍学**） ……… 赤穂　理絵　147
15. チーム医療 ……… 佐治　重衡　154

Part II 診療の実際

§1 各がん腫における診療

1. 脳腫瘍 ······ 篠浦　伸禎　158
2. 頭頸部がん　〜口腔がん/鼻腔・副鼻腔がん/咽頭がん/
   喉頭がん/唾液腺がん/甲状腺がん ······ 三橋　敏雄　166
3. 食道がん ······ 出江　洋介　179
4. 胃がん ······ 岩崎　善毅　188
5. 大腸がん ······ 高橋　慶一　195
6. 肝・胆・膵がん
   A) 肝がん ······ 林　星舟, 本田　五郎　205
   B) 胆道がん, 膵がん ······ 神澤　輝実, 本田　五郎　212
7. 肺がん ······ 宮本　信吾, 澁谷　昌彦, 堀尾　裕俊　219
8. 乳がん ······ 黒井　克昌　231
9. 白血病, 多発性骨髄腫 ······ 秋山　秀樹, 小林　武　246
10. 悪性リンパ腫 ······ 岡元るみ子　258
11. 泌尿器科腫瘍　〜膀胱がん/前立腺がん/腎細胞がん ······ 篠原　充　269
12. 婦人科がん
    〜子宮頸がん/子宮体がん/卵巣がん/絨毛がん ······ 八杉　利治　281
13. 骨軟部腫瘍　〜悪性骨腫瘍/悪性軟部腫瘍 ······ 五嶋　孝博　293
14. 皮膚がん　〜悪性黒色腫/有棘細胞がん/乳房外Paget病/
    基底細胞がん ······ 吉野　公二　302
15. 小児がん　〜白血病/悪性リンパ腫/神経芽細胞腫/
    腎腫瘍/肝芽腫/軟部腫瘍/胚細胞腫瘍 ······ 賀来　秀文　312
16. 胚細胞腫瘍 ······ 小室　泰司　321
17. 原発不明がん ······ 岡元るみ子　327
18. HIV関連悪性腫瘍　〜Kaposi肉腫/非Hodgkinリンパ腫/
    肛門がん/Hodgkinリンパ腫/肝臓がん/肺がん ······ 味澤　篤　333

§2 がん診療ケーススタディ

1. 脳腫瘍 ･･･ 篠浦　伸禎　339
2. 頭頸部がん ･･ 三橋　敏雄　341
3. 食道がん ･･ 出江　洋介　343
4. 胃がん ･･ 岩崎　善毅　346
5. 大腸がん ･･ 高橋　慶一　348
6. 肝・胆・膵がん
   A）肝がん ･･･ 林　　星舟　350
   B）膵がん ･･････････････････････････････････････ 神澤　輝実, 倉田　昌直　352
7. 肺がん ･･ 堀尾　裕俊　354
8. 乳がん
   case1：乳房部分切除が適応となる乳がん ･････････････ 鈴木　栄治, 黒井　克昌　356
   case2：皮膚潰瘍を伴う進行乳がん ･･････････････････ 金澤麻衣子, 黒井　克昌　358
9. 急性白血病 ･･･ 秋山　秀樹　360
10. 悪性リンパ腫 ･･･････････････････････････････････ 下井　辰徳, 岡元るみ子　362
11. 前立腺がん ･･ 篠原　　充　364
12. 卵巣がん ･･ 八杉　利治　366
13. 骨軟部腫瘍 ･･ 五嶋　孝博　369
14. 皮膚がん ･･ 吉野　公二　371
15. 小児がん ･･ 賀来　秀文　373
16. 胚細胞腫瘍 ･･ 小室　泰司　375
17. 原発不明がん ･･･････････････････････････････････ 稲垣　里奈, 岡元るみ子　377
18. HIV関連悪性腫瘍　〜非Hodgkinリンパ腫 ･････････････････････ 味澤　　篤　379

付　録

1. 抗がん剤一覧表 ･･･ 381
2. がん診療に関わる認定医・専門医学会一覧 ･････････････････････････････ 383

索　引 ･･･ 384

執筆者一覧

■ 編集

佐々木　常雄	ささき　つねお	がん・感染症センター都立駒込病院 院長

■ 執筆者（執筆順）

佐々木　常雄	ささき　つねお	がん・感染症センター都立駒込病院 院長
坂巻　　壽	さかまき　ひさし	がん・感染症センター都立駒込病院 副院長
比島　恒和	ひしま　つねかず	がん・感染症センター都立駒込病院 病理科
奥山　美樹	おくやま　よしき	がん・感染症センター都立駒込病院 輸血・細胞治療科
岡本　篤武	おかもと　あつたけ	〔前〕東京都多摩がん検診センター 所長
河本　　博	かわもと　ひろし	がん・感染症センター都立駒込病院 臨床試験科
船田　信顕	ふなた　のぶあき	がん・感染症センター都立駒込病院 病理科
根本　哲生	ねもと　てつお	がん・感染症センター都立駒込病院 病理科
岡本　　朋	おかもと　ともみ	がん・感染症センター都立駒込病院 総合診療科
鎌田　憲子	かまた　のりこ	がん・感染症センター都立駒込病院 放射線診療科
門馬　久美子	もんま　くみこ	がん・感染症センター都立駒込病院 内視鏡科
佐々木　栄作	ささき　えいさく	がん・感染症センター都立駒込病院 化学療法科
鶴田　耕二	つるた　こうじ	がん・感染症センター都立駒込病院 副院長
松本　　寛	まつもと　ひろし	がん・感染症センター都立駒込病院 大腸外科
大橋　　学	おおはし　まなぶ	がん・感染症センター都立駒込病院 胃外科
唐澤　克之	からさわ　かつゆき	がん・感染症センター都立駒込病院 放射線診療科
前田　義治	まえだ　よしはる	がん・感染症センター都立駒込病院 化学療法科
岡元　るみ子	おかもと　るみこ	がん・感染症センター都立駒込病院 化学療法科
田中　こずえ	たなか　こずえ	がん・感染症センター都立駒込病院 脳神経内科
岸田　修二	きしだ　しゅうじ	がん・感染症センター都立駒込病院 脳神経内科
安藤　　稔	あんどう　みのる	がん・感染症センター都立駒込病院 腎臓内科
荒尾　正人	あらお　まさと	がん・感染症センター都立駒込病院 循環器内科
北村　和広	きたむら　かずひろ	日本医科大学付属病院内科学講座呼吸器感染腫瘍部門
細見　幸生	ほそみ　ゆきお	がん・感染症センター都立駒込病院 呼吸器内科
岩永　知大	いわなが　ともひろ	がん・感染症センター都立駒込病院 胃外科
本田　五郎	ほんだ　ごろう	がん・感染症センター都立駒込病院 肝胆膵外科

田中	桂子	たなか けいこ	がん・感染症センター都立駒込病院 緩和ケア科
赤穂	理絵	あかほ りえ	がん・感染症センター都立駒込病院 神経科
佐治	重衡	さじ しげひら	埼玉医科大学国際医療センター 腫瘍内科
篠浦	伸禎	しのうら のぶさだ	がん・感染症センター都立駒込病院 脳神経外科
三橋	敏雄	みつはし としお	がん・感染症センター都立駒込病院 耳鼻咽喉科・頭頸部腫瘍外科
出江	洋介	いずみ ようすけ	がん・感染症センター都立駒込病院 食道外科
岩崎	善毅	いわさき よしあき	がん・感染症センター都立駒込病院 胃外科
高橋	慶一	たかはし けいいち	がん・感染症センター都立駒込病院 大腸外科
林	星舟	はやし せいしゅう	がん・感染症センター都立駒込病院 肝臓内科
神澤	輝実	かみさわ てるみ	がん・感染症センター都立駒込病院 消化器内科
宮本	信吾	みやもと しんご	がん・感染症センター都立駒込病院 呼吸器内科
澁谷	昌彦	しぶや まさひこ	がん・感染症センター都立駒込病院 呼吸器内科
堀尾	裕俊	ほりお ひろとし	がん・感染症センター都立駒込病院 呼吸器外科
黒井	克昌	くろい かつまさ	がん・感染症センター都立駒込病院 乳腺外科
秋山	秀樹	あきやま ひでき	がん・感染症センター都立駒込病院 血液内科
小林	武	こばやし たけし	がん・感染症センター都立駒込病院 血液内科
篠原	充	しのはら みつる	がん・感染症センター都立駒込病院 泌尿器科
八杉	利治	やすぎ としはる	がん・感染症センター都立駒込病院 婦人科
五嶋	孝博	ごとう たかひろ	がん・感染症センター都立駒込病院 骨軟部腫瘍科
吉野	公二	よしの こうじ	がん・感染症センター都立駒込病院 皮膚科
賀来	秀文	かく ひでふみ	がん・感染症センター都立駒込病院 小児科
小室	泰司	おむろ やすし	がん・感染症センター都立駒込病院 化学療法科
味澤	篤	あじさわ あつし	がん・感染症センター都立駒込病院 感染症科
倉田	昌直	くらた まさなお	がん・感染症センター都立駒込病院 肝胆膵外科
鈴木	栄治	すずき えいじ	がん・感染症センター都立駒込病院 乳腺外科
金澤	麻衣子	かなざわ まいこ	〔前〕がん・感染症センター都立駒込病院 看護部
下井	辰徳	しもい たつのり	がん・感染症センター都立駒込病院 化学療法科
稲垣	里奈	いながき りな	がん・感染症センター都立駒込病院 化学療法科

COLOR ATLAS

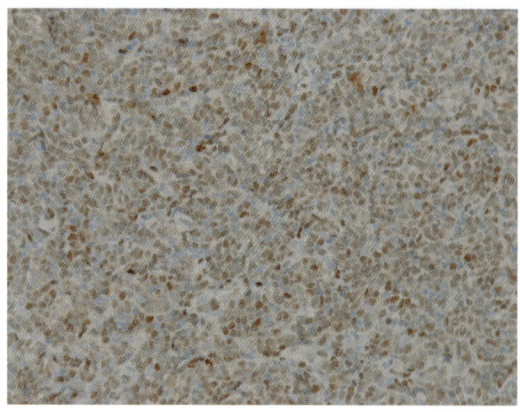

図A ● 抗cyclin D1抗体による免疫染色陽性を示すマントル細胞リンパ腫 [p.57]

腫瘍細胞の核が陽性（茶色）である．cyclin D1はマントル細胞リンパ腫の発生に関与しており，リンパ腫の病理組織学的分類に重要な役割を果たす

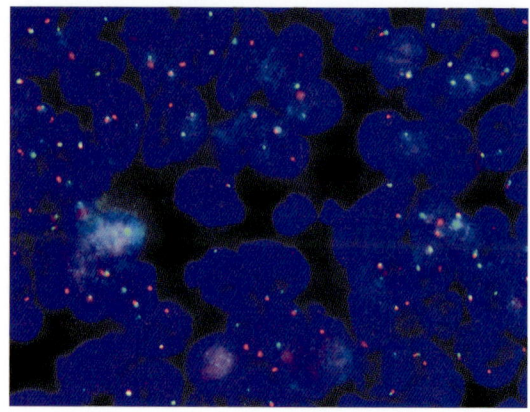

図B ● SYT（18q11.2）二色分離プローブを用いたFISH法で70％程度に分離シグナルが認められる胸膜原発滑膜肉腫（札幌医科大学附属病院病理部長谷川匡先生からの提供）[p.57]

頸部リンパ節転移の生検で滑膜肉腫が疑われ，FISH法で確定診断された．滑膜肉腫は18番染色体上のSYT遺伝子とX染色体上のSSX遺伝子との間に相互転座をもつ．SYT遺伝子領域の両側を二色の螢光色素（赤と緑色）で標識すると正常では近接するシグナル（黄色）が，転座により赤と緑色の離れたシグナルとなる．RT-PCRで相互転座による融合遺伝子の検出もできる

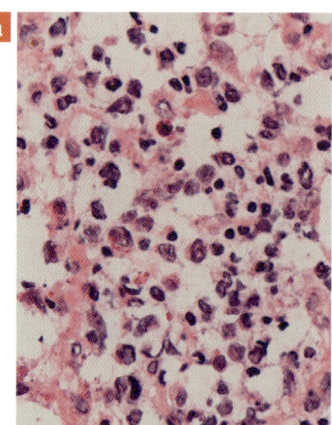

図C ● 術中凍結標本による骨病変の検索（a：凍結，b：ホルマリン固定パラフィン包埋）[p.58]

凍結標本はアーチファクトが強く，観察が困難．迅速診断は悪性リンパ腫疑いで，最終診断も悪性リンパ腫

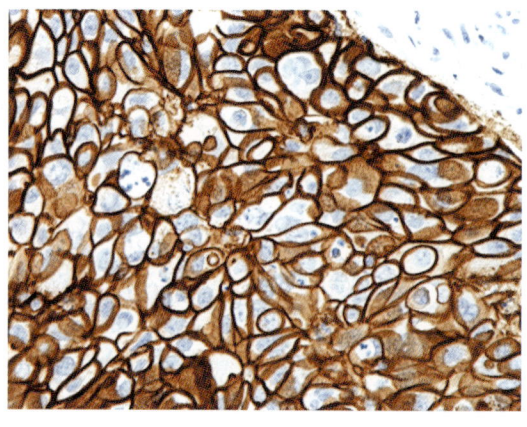

図D ● 免疫組織学的HER2検査法であるHercepTest™で3＋の過剰発現を示す乳がん [p.59]

腫瘍細胞の膜に限局した強度の陽性像がみられる

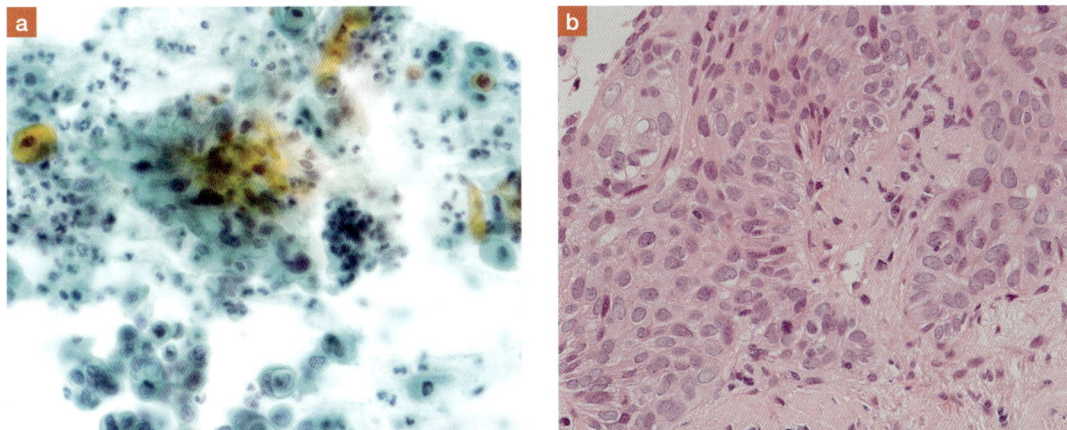

図E ● 子宮頸部浸潤性扁平上皮がん症例の細胞診のパパニコロウ染色標本（a）と組織診のヘマトキシリンエオジン（HE）標本（b）［p.62］

a) 細胞診パパニコロウ染色標本（対物40倍）：胞質が青緑色に染色される核細胞質比の高い大型異型細胞が多数みられる．オレンジ色の細胞は角化細胞であり，扁平上皮がんであることが推定できる

b) 組織診HE染色標本（対物40倍）．aと同一症例．細胞の配列や周囲間質組織への浸潤傾向などはこちらの方が評価しやすい

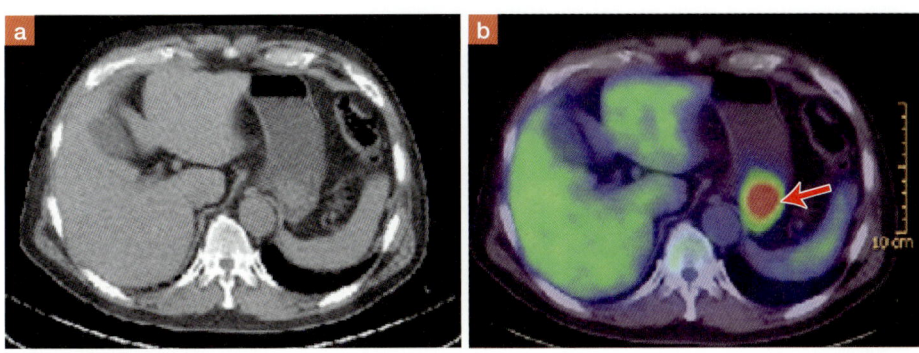

図F ● FDG-PET/CT ［p.72］

胃原発びまん性大細胞型B細胞性リンパ腫．a）CT：胃Fornix後壁に突出する腫瘤．
b）FDG-PET：CTで指摘された部位に強い集積．SUVmax11.4

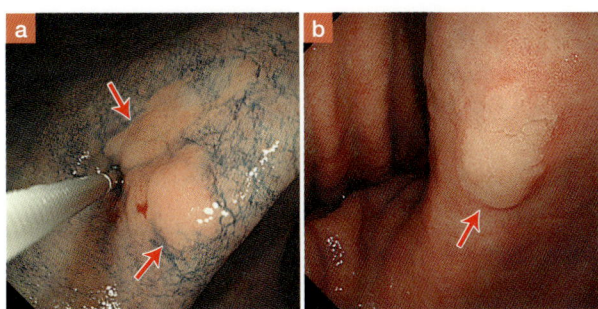

図G ● O-Ⅱa型早期胃がん（a）と胃腺腫（b）の鑑別 ［p.75］

a) O-Ⅱa型早期胃がん：インジゴカルミン散布後．淡い発赤を示す，不整形で丈の低い隆起性病変．b) 胃腺腫：丈が低く，表面やや粗糙 で褪色調を示す隆起性病変

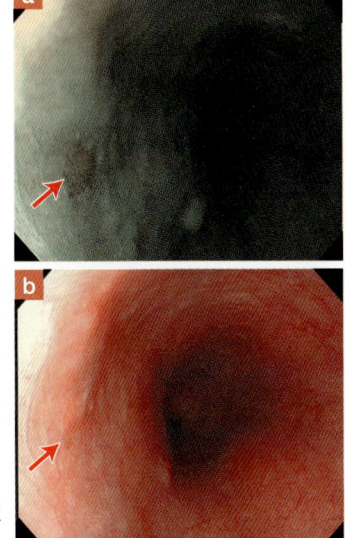

図H ● NBI発見の食道がん（O-Ⅱb）［p.76］

a) NBI観察にて病変部は不整形のBrownish area（BA）として観察される．b) NBI発見後の通常観察では，病変部は淡い発赤として観察される

カラーアトラス

COLOR ATLAS

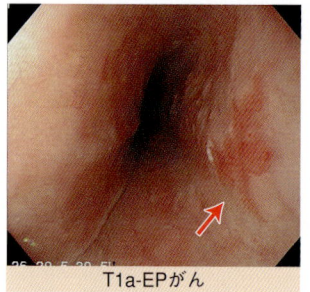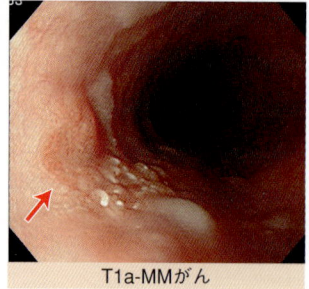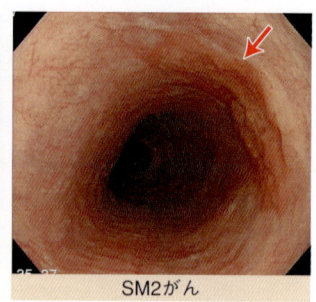

図I ● O-Ⅱc型食道がん ［p.76］　T1a-EPがん：陥凹底は平坦で，淡い発赤内に点状の血管増生を伴ううごく浅い陥凹性病変．T1a-MMがん：陥凹内に小顆粒〜顆粒状隆起を有し，辺縁の一部に粘膜肥厚様の盛り上がりを伴う浅い陥凹性病変．SM2がん：辺縁隆起を伴い，陥凹内に結節状隆起を有する陥凹性病変

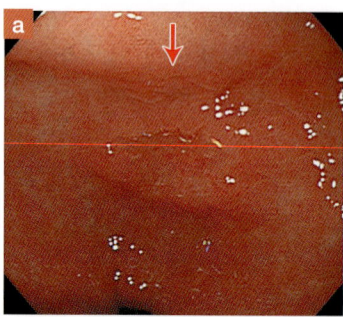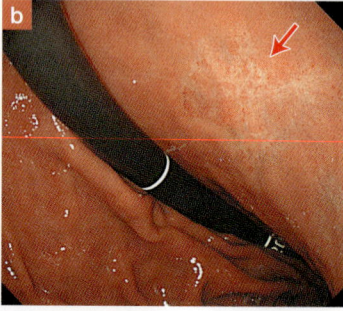

図J ● 分化型（a）と未分化型胃がん（b）［p.77］
分化型胃がん：褪色調を示す浅い陥凹性病変であり，陥凹内には発赤調の再生上皮を認める

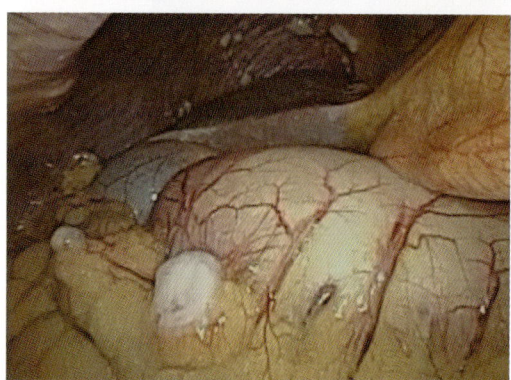

図K ● 審査腹腔鏡検査 ［p.189］
胃大弯のリンパ節転移と右横隔膜下の播種巣を認める

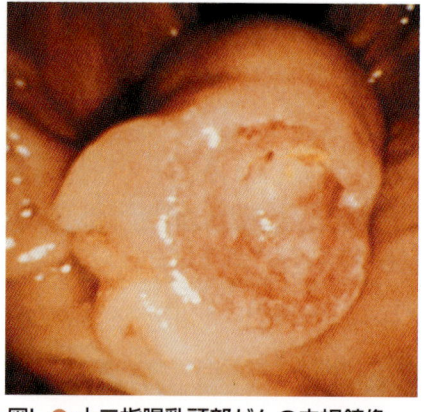

図L ● 十二指腸乳頭部がんの内視鏡像 ［p.213］

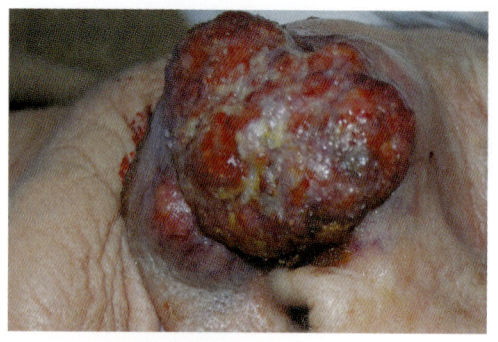

図M ● 右頬の有棘細胞がん ［p.305］

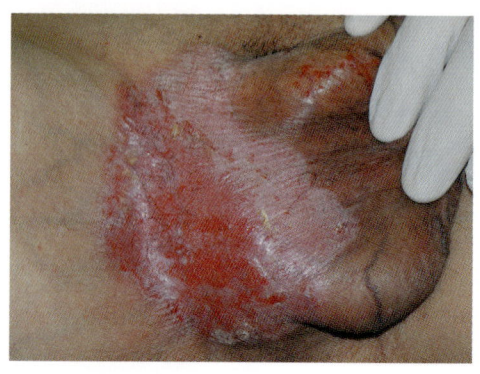

図N ● 男性．陰茎，陰嚢から鼠径部の乳房外Paget病 ［p.308］

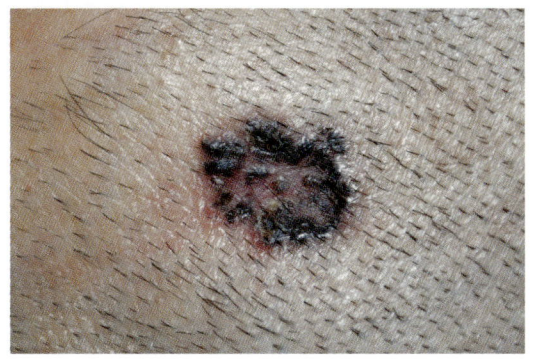

図O ● 頭部の基底細胞がん ［p.310］

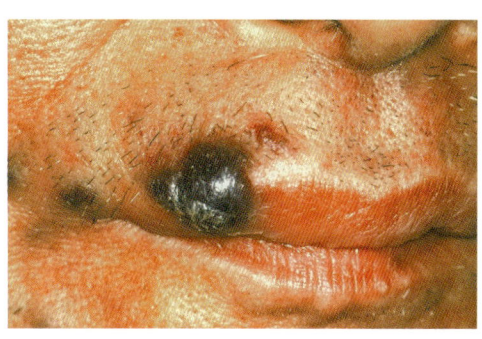

図P ● Kaposi肉腫 ［p.334］

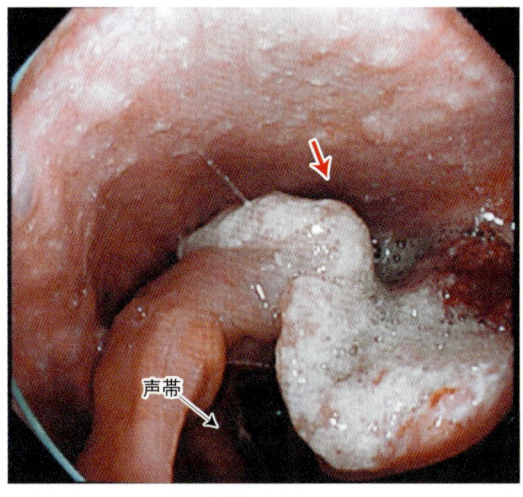

図Q ● 症例の内視鏡所見 ［p.342］
← ：左披裂部から輪上後部にかけての病変

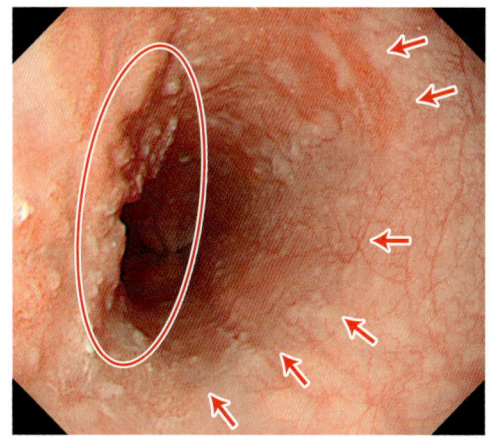

図R ● 内視鏡検査所見 ［p.344］
切歯列より38～43cm，前壁～左壁を中心とする要全周性の病変．← ：0-Ⅱc成分の口側縁，◯：0-Ⅰs成分

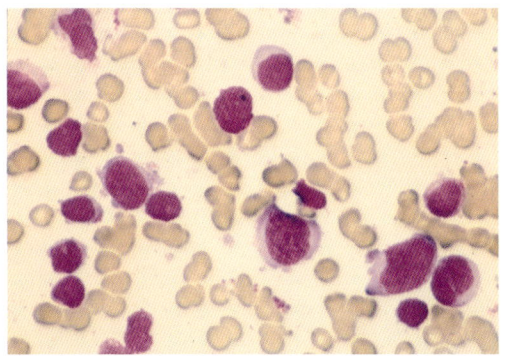

図S ● 骨髄弱拡大像 ［p.361］
多数の芽球を認める

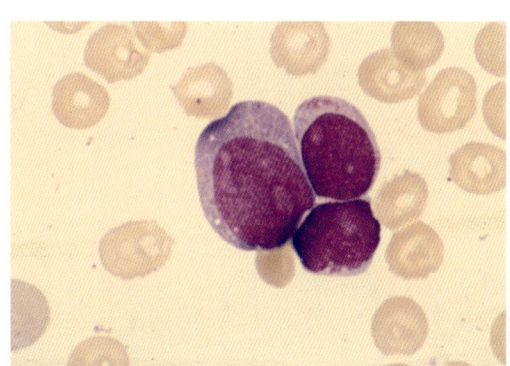

図T ● 骨髄強拡大像 ［p.361］
白血病細胞を示す

カラーアトラス

COLOR ATLAS

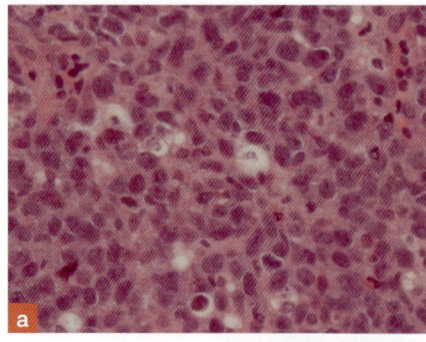
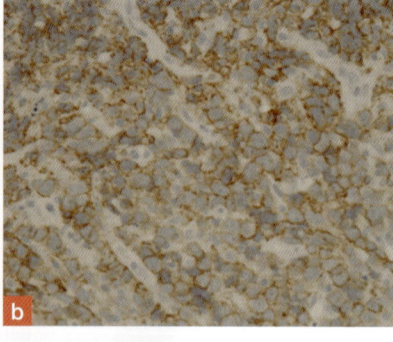

図U ● DLBCL（扁桃腺生検）[p.363]

a）HE染色：中型から大型な異型リンパ球がびまん性に浸潤
b）免疫染色：CD20陽性

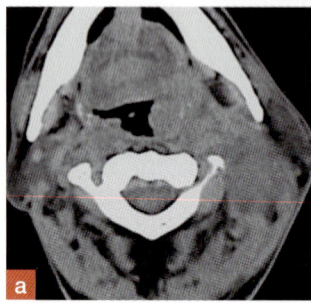
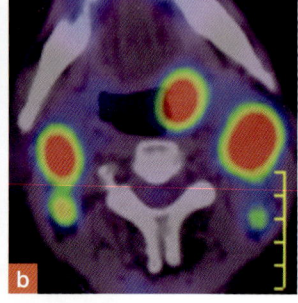

図V ● 治療前PET（a）/CT検査（b）[p.363]

上中咽頭左側後壁，両頸部リンパ節領域（傍咽頭後間隙，内深頸，左鎖骨上窩）に集積を認めた

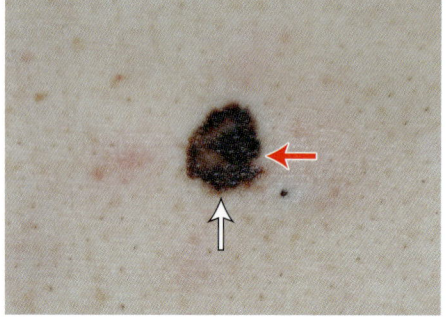

図W ● 背部の黒色斑 [p.371]（図Xと同症例）

一部不整形であること（←），境界は一部に染み出しのように見える不明瞭な部分があること（⇐），色の濃淡があること，直径が12mmであることから悪性黒色腫が疑われる

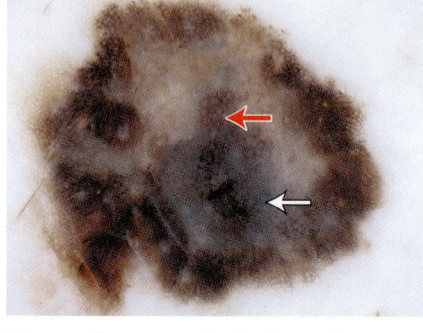

図X ● ダーモスコピー像 [p.372]（図Wと同症例）

色素ネットワークの大小不同（atypical pigment network，←）と青白色ベール（blue-whitish veil，⇐）を認め，臨床所見とダーモスコピーを合わせて悪性黒色腫と診断できる

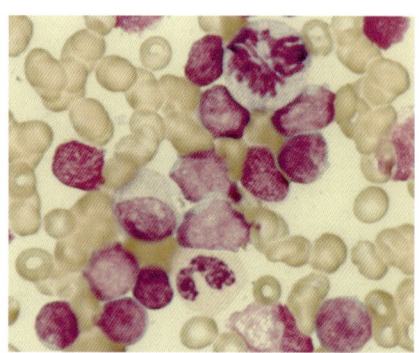

図Y ● 骨髄像（May-Giemsa染色　1,000倍）[p.374]

L1の形態を示す．分裂像も見られる

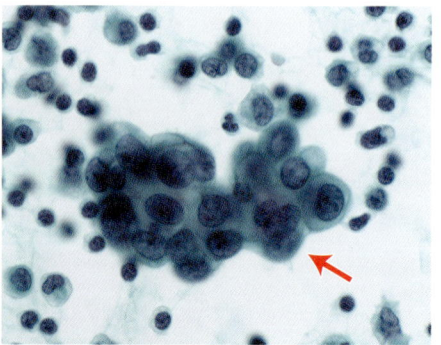

図Z ● 腹水細胞診 [p.377]

パパニコロウ染色 ×100．乳頭状の腫瘍細胞を認め（←），腺がんの診断

Part I 基本知識

§1 がん診療を始める前に必要な基本知識　16

§2 がんの診断・治療の原則　55
- がんの診断
- がんの治療学
- がんの支持療法

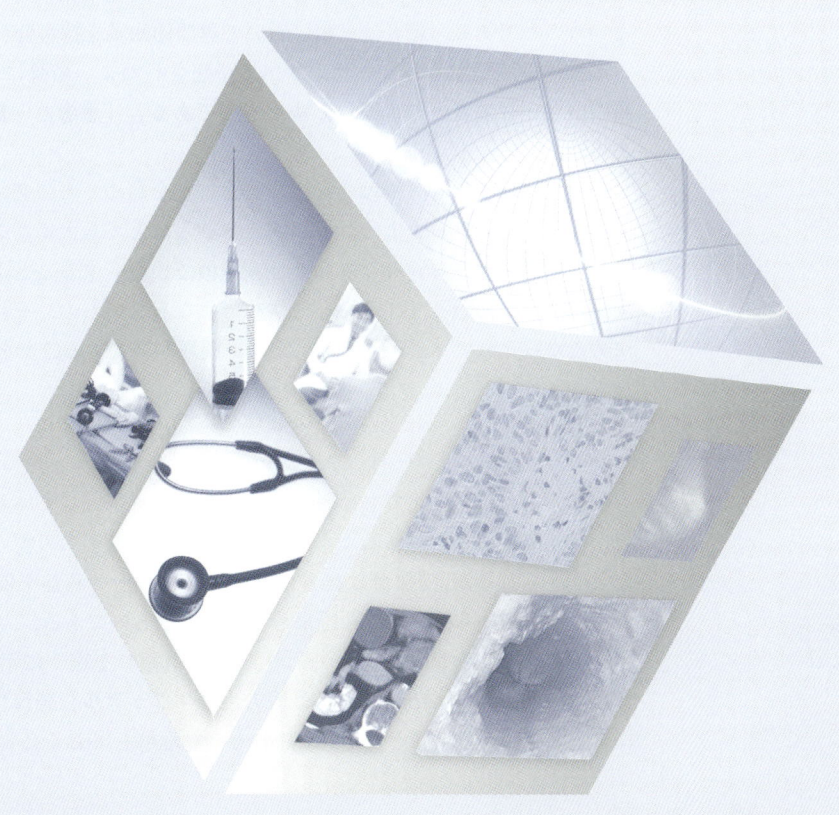

Part I §1. がん診療を始める前に必要な基本知識

1. がん診療の基本的な考え方
医の倫理，インフォームド・コンセントを中心にして

佐々木 常雄

> **おさえておきたいポイント**
> ★ 患者本位の医療において，インフォームド・コンセントは最も重要である
> ★ "患者と一緒に闘う"という態度が大切である
> ★ 主治医あるいは担当医として自分がしっかり支えていく覚悟があることを患者に伝える

1 がん診療の基本的な考え方と心構え

　患者はがんと聞いただけで，「命に係わる」として，大きなショックを受けるものである．患者の心に寄り添う診療でありたい．そして，診療における医師の言葉と行動にはいつも個人的責任を伴うことを念頭におく必要がある．

　現代の医療においては，患者の人格を尊重し，インフォームド・コンセント（IC）と自己決定権を大切にした患者本位の医療を行うことが最も重要とされる．ここで注意が必要なのは，自己決定権を最も重要とするために，すべて患者に決定の自己責任を負わせていないかということである．患者は医療において専門的知識を持ち合わせていないのは当然である．

　医療は不確実なものであり，すべて予想されたよい結果になるとは限らない．「**医療は患者と医師・医療者とで構築してゆくものである**」，「**患者と一緒に闘う**」という態度が大切である．

　最近では，チーム医療は「医療の質と安全を高めるのに必須である」として推し進められてきた．チームワークよく診療にあたることはとても大切なことである．チーム医療の発展の中で，臨床のいろいろな場面で「多職種で検討」することが推進されてきた．しかし，民主主義だからといって，みんなで決めてはならないもの，それが「**人権**」である．みんなで決めたからそれで「よい」とは言えない問題が多くあることを理解しておきたい．

2 倫理

　医師の倫理は，現代でもヒポクラテスの誓いを基としているが，20世紀後半から患者の人権，自己決定権がいわれるようになった．ヒポクラテスの誓いはこの点については古くなったと考えられるが，「医師は自分の利益よりも患者の利益を優先することを公に約束するものである」という概念は今も将来も生き続けるものである．

　2000年に日本医師会が示した「医の倫理綱領」を表1に示しておく．また，**世界医師会（World Medical Association）は医の倫理マニュアル**を発行し，その日本語訳が2007年4月に日本医師会から出版された[1]．これもぜひ理解しておく必要がある．

表1 ● 医の倫理綱領（日本医師会，2000）

医学および医療は，病める人の治療はもとより，人びとの健康の維持もしくは増進を図るもので，医師は責任の重大性を認識し，人類愛を基にすべての人に奉仕するものである

① 医師は生涯学習の精神を保ち，つねに医学の知識と技術の習得に努めるとともに，その進歩・発展に尽くす
② 医師はこの職業の尊厳と責任を自覚し，教養を深め，人格を高めるように心掛ける
③ 医師は医療を受ける人びとの人格を尊重し，やさしい心で接するとともに，医療内容についてよく説明し，信頼を得るように努める
④ 医師はお互いに尊敬し，医療関係者と協力して医療に尽くす
⑤ 医師は医療の公共性を重んじ，医療を通じて社会の発展に尽くすとともに，法規範の遵守および法秩序の形成に努める
⑥ 医師は医業にあたって営利を目的としない

■ 個人情報保護

個人情報保護においては，2005年4月個人情報保護法が施行された．この法律上，今まで先に家族に病状を説明し，家族の了解を得た上で本人に告知していたとすれば，その後は，家族に病状を説明するにも本人の了解が必要であることになっている．日本でのがん医療では，長い間，本人よりも先に家族に病状を説明してきた経緯がある．状況に応じて適切な対応が望まれる．

また，告知の問題だけではなく，**氏名，生年月日，診療番号**など，**個人情報に繋がるものの保護には十分注意する必要である．**

■ 倫理指針

各個人の倫理に対する考えは一致しないことから，一定のルールが必要となる．特に人を対象とした新しい臨床研究では，厳しい倫理的規則が必要となり，国からヘルシンキ宣言（p.53）を基とした「臨床研究に関する倫理指針」が出されている．さらにこれに基づいて，遺伝子に関するものなど多数の指針が出されている．

現代の医療では患者は，人間としての尊厳を有しながら医療を受ける権利を持っている（患者の権利に関しては，WMAリスボン宣言がある）．医療は，患者と医療従事者との信頼関係に基づき，協働してつくりあげていくもので，患者に主体的に参加してもらうことが必要である．

3 インフォームド・コンセント（IC）

医療行為を行うに際して，診療の様々な過程において**患者の同意**が必要である．医師らは患者が判断するために必要な十分な情報を提供して理解していただけるように説明しなければならない．**医師の説明義務**に関連した法律を表2に示した．適切な医療を提供するためのわかりやすい説明行為・療養指導などは，1997年に改正された医療法第1条4項や，医師法第23条，保険医療機関療養担当規則第13条に医師の責務が記載されている．民法の第656条には，準委任契約として診療委託契約上での説明・同意の取得が義務付けられている．

インフォームド・コンセント（以下IC）とは患者本位の医療を基とし，「十分，適切な情報に基づく説明に理解した上での同意」「納得した上での同意」などに訳される．つまり，ICは**患者の権利と情報公開**がその最も重要な部分である．がん医療においてのICは，再発により予後不良の場合など，がんが治癒する可能性の少ない場合も多くみられ，患者に与える

表2 ● 説明義務に関連する法律

(1) 医療法第1条の4第2項
「医師, 歯科医師, 薬剤師, 看護師その他の医療の担い手は, 医療を提供するに当たり, 適切な説明を行い, 医療を受ける者の理解を得るよう努めなければならない」

(2) 医師法第23条
「医師は, 診療をしたときは, 本人又はその保護者に対し, 療養の方法その他保健の向上に必要な事項の指導をしなければならない」

(3) 民法第645条（受任者による報告）
「受任者（医師）は, 委任者（患者）の請求があるときは, いつでも委任事務（診療）の処理の状況を報告し, 委任が終了した後は, 遅滞なくその経過及び結果を報告しなければならない」

影響が大きいのがその特徴であり, この点を十分認識しておく必要がある.

ICについて, おおむね一般臨床における場合と, 治験を含む臨床試験の場合とに分けられるが, 臨床試験については他稿に譲る（p.50）.

■ がんの一般臨床におけるIC（患者の同意を得るための説明）

ICにおいて医師が説明しなければならない具体的内容の原則は以下の通りである.

手術, 侵襲の多い検査・治療等を行う場合には, 緊急事態で同意を得ることができない場合や精神疾患など治療上不都合が生じる場合等を除いて, 患者の同意を得ることが必要である. 説明に際しては, 患者が理解できることが重要であり, わかりやすい言葉で説明しなければならない. 文書による説明と同意を行った場合は, 患者に渡した文書を保存する. また, 同意が得られなかった場合には, 説明した内容, 患者が同意しなかった事実, その理由を診療録に記載する.

【 一般的な説明の内容 】
① 現在の症状及び診断病名
② 実施予定の検査, 治療行為の目的, 必要性, 方法とその具体的内容
③ 診療行為に伴う危険性の内容及びその程度
④ 診療行為を行った場合の効果・改善見込み, 予後並びにこれらの程度
⑤ 診療行為を行わなかった場合の帰結, 予後
⑥ 代替可能なほかの検査・治療方法等の有無. ある場合は, その内容, 予想される効果, 付随する危険性等の利害得失

がん患者に対して, 精神的な衝撃を与えるという理由から, 過去においては病名を伝えないこともあった. しかし, **医療内容を「知る権利」, セカンドオピニオンとして他院にて診断・治療について相談できる「検証権」**は当然の時代となった. つまり患者自身が治療法の選択を行う（自己決定権）現代においては, 真実を伝えることが大切なことである. がんの告知はもはや「告げるか, 告げないか」を議論する段階ではなく, **「いかに真実を伝え, その後どのように支援していくか」**が問題である. がんであることを知って精神的な衝撃を受けても, 患者が真実を受け止め, 最後まで心身ともに充実した生活を送れるように支援するのがすべての医療従事者の責任となったのである.

医師は患者に十分説明し, 患者が納得した, つまりICはしっかりできたと思っていても, 実は患者に不満があったりすることは稀ではないのである.

患者の思いと医師の思いの違いは, そのままでは本来の意味でのICができない原因となる

ことから,「患者の思いをいかにして聞き出すか」はとても大切な部分である.
　「患者が言わないことについて注意深く聴く方が,自発的に話すことを聞くよりも通常重要なことが多い」[2]ということに十分配慮する必要がある.

■ 予後の告知

　がんが再発・進行した患者の心は,感性が研ぎ澄まされ,主治医・看護師の言葉の裏を読み取ろうとし,気にもせずに言った言葉に鋭く感性が働くことがしばしばある.
　「無治療の選択もあります」⇒「治療しても意味がない」
　「他の好きな病院へ行ってもいいですよ」⇒「厄介払いされた」
　「もう治療法はありません」⇒「捨てられた命」
　患者はそう感じ取ることがある.
　がんにおいて,治療法がなくなった場合の告知は,医師は「患者の心に寄り添う」心が大切である.患者は「これまで主治医は治療をしっかり行ってくれた.それまでずっと一緒に闘ってきてくれた.これまで親身になって,一生懸命にやってくれた」という思いがある場合は,多くは現実を冷静に受け止め得るようである.つまり,患者がこれを受け入れられるかどうかは,それまでの**患者と医師・医療者との関係**が大きく影響するのである.
　「この治療が効かなくなったら,緩和しかありません」と,治療の度に,何回も言い続けることが,スムースに患者を納得させる道であることを主張される医師もいるが,「あの先生は,いつも効かなくなったら緩和だ,緩和だという.治療を受ける度に,いやになってしまう.治療を受ける気力がなくなる」といってセカンドオピニオンに来られる患者はたくさんいるのである.

■ 死が近づいている場合の告知

　終末期の緩和医療においては,効率化,標準化を進めることによって,患者ひとり一人の心に対して「思いやる心」が疎かにならないようにぜひお願いしたい.病気を治す医療において,私たちはいつも医学,科学ですべてを考えてきた.今は「EBMに基づく医療」が全盛の時代である.しかし,治療法がないと言われるぎりぎりの状況において,患者には,医学的に意味があろうとなかろうと関係のないことである.**肉体の死は医学であるが,死そのものは,医学,科学でははかり知れないほど広く深いものであることを我々は認識してく必要がある**[3].
　世界医師会・医の倫理マニュアル[1]では,「**医師は悪い情報,とりわけ死が差し迫っていることを伝える時には,その個人に特有の問題もさることながら,文化についても配慮しなければなりません.しかしながら,患者のICの権利はますます受け入れられてきているので,医師の第一の義務としては,患者のこの権利の行使に手を貸さねばなりません**」としてある.
　元気な時から「死の準備教育」をしていることが,最期はしっかりと現実を受け入れられるであろうと考えがちであるが,まだ元気な時に考える場合と,いざ死が迫っている場合では,死に対する考え方がまったく違ってくることが多いのである.
　ホスピスへ転院される場合などは,患者によっては,かなり異なるが,断腸の思いで受け入れる場合があることを思いやってほしい.
　「あと,3ヵ月の命です」「あと1ヵ月の命です」「あと1週間の命です」等々,簡単に,あるいは淡々と,死が近いことを告げられ,どん底に落とされて,中には主治医に対して怒りを抱いて相談に来られる患者もおられる.医師から「死が近い」ことを言われることは,本人にとっては人生最悪の宣告なのである.

表3 ● 国立がんセンター病院がん告知マニュアル

《基本的姿勢》

① 本人に伝えることを原則とする：家族に先に話したり，患者に伝えるかどうかの意向を尋ねることは避ける
② 説明場所のプライバシーを守る：プライバシーが確保され，全員が着席して話ができる場所を確保する．電話や立ち話での告知はしない
③ わかりやすく説明する：専門用語を避ける
④ 言葉を選ぶ：医師の言い方しだいでは絶望も与えうることを認識する
⑤ 予後の告知は切り離して考える：インフォームド・コンセントは，すべての情報を伝えることではない．予後予測を伝える時は，統計的数値にすぎず，個人差が大きいことなどを説明する
⑥ 患者の話をよく聴く：患者の本音や訴えをよく聴く．患者は医師に言いにくいことでも，看護師には言える場合も多いので，看護師と共働体制をとるとよい

《家族への対応》

① 本人より先に家族に伝えない：本人への告知を希望しない家族に対しては，患者の自己決定権を取り上げることの不利益を説明し，真実を伝える方向に説得する
② 本人への説明に同席してもらう：本人が希望する家族とともに話ができるように配慮する
③ 家族もケアの対象とする

《告げたあとの対応》

① 精神的支援：担当者として自分がしっかり支えていく覚悟があることを患者に伝える
② ストレス反応を起こしやすい因子：身体症状，家族内の問題，精神科的な既往，性格（心配しやすい，悲観しやすい）などの因子の有無に気をつける
③ 精神的な反応：Hollandらによると，がんを告知された患者は，初期反応の時期，苦悩・不安の時期，適応の時期といった段階を経る場合が多い（p.148参照）
④ 精神科への相談：特に，精神科疾患の既往，自殺の懸念，それまでなかったような表情や行動の出現などがみられる場合は，注意が必要である

（文献4より引用）

　　従って，短い命の宣告は，しっかりと受け止める患者もおられるが，ぜひ慎重でありたい．少なくとも，話した後も十分フォローできる体制でなければならない．
　　国立がんセンターの告知マニュアル（表3）[4]で，告げた後の対応として「**担当者として自分がしっかり支えていく覚悟があることを患者に伝える**」ことはとても大切である．治癒に向けての治療が何もできない状況でも，「**医師がしっかり支えてくれる**」ことを知った患者は，それだけでも落ち着けるのである．

文献・参考図書

1）日本医師会編『WMA医の倫理マニュアル』（樋口範雄監訳），日本医師会，2007
2）Abraham, J.L.『癌緩和ケアガイド（上巻）』（栗原稔監訳，新明裕子訳），EDIXi出版部，2008
3）佐々木常雄：がん心の処方箋「恐怖のある死・恐怖のない死」．がんの臨床，54：53-56，2008
4）国立がんセンター病院がん告知マニュアル．『がん診療レジデントマニュアル　第4版』p.4，医学書院，2007

チェックリスト

□ 医の倫理綱領について知っているか
□ 個人情報につながるもの，その保護について知っているか
□ インフォームド・コンセントにおいて説明しなければならない具体的内容の項目を挙げられるか

Part I　§1. がん診療を始める前に必要な基本知識

2. がん医療の動向
がん対策基本法，がん対策基本計画及びがん診療連携拠点病院とは

坂巻　壽

おさえておきたいポイント

★ 国民の死因第一位である「がん」に国をあげての対策が必要となり，2006年「がん対策基本法」ができた
★ 「がん対策基本法」を元に2007年「がん対策基本計画」が作成された
★ 「がん対策基本計画」を元に地方自治体がそれぞれ「都道府県がん対策推進計画」を策定した
★ 2008年3月全国にがん診療連携拠点病院が指定され，本格的ながん対策が実行されている

はじめに

　人口の高齢化とともに，わが国の国民の疾病構造も大きく変化し，**1981年以来悪性新生物が死亡原因の第1位を占めている**．現在男性の2人に1人，女性の3人に1人ががんになると推計されており，がんは国民の生命及び健康にとって重大な課題となっている．このような状況を踏まえ，国を挙げてがん対策を一層推進し，充実させるために法律の整備が望まれ，全国で専門的ながん治療を受けられる体制づくりを目指す**「がん対策基本法」**（以下「基本法」）が2006年6月成立し，2007年4月に施行された．この基本法の第9条第1項に基づき作成されたのが**「がん対策推進基本計画」**（以下「基本計画」）であり，長期的視点に立ちつつ，2007年度から2011年度までの5年間を対象として，がん対策の総合的かつ計画的な推進を図るため，がん対策の基本的方向について定めるとともに，基本法第11条に示された都道府県がん対策推進計画の基本となるものである．本稿では，基本法と基本計画及びがん診療連携拠点病院制度について概説する．

1 基本法の概要[1]

　基本法の第一章では，表1に示す3つの**基本理念**を掲げ，その実現のための国，地方公共団体，医療保険者，国民及び医師等の責務を定め，法制上の措置についても，「政府は，がん対策を実施するために必要な法制上又は財政上の措置その他の措置を講じなければならない」と定めている．
　第二章では，国及び都道府県におけるがん対策推進基本計画について定められている．がん対策を総合的・計画的に進めるため，政府は「がん対策推進基本計画」を策定し，その際，患者や家族らを委員とする「がん対策推進協議会」を設置し，患者らを，がん医療

表1 ● がん対策基本法の基本理念

一	がんの克服を目指し，がんに関する専門的，学際的又は総合的な研究を推進するとともに，がんの予防，診断，治療等に係る技術の向上その他の研究等の成果を普及し，活用し，および発展させること
二	がん患者がその居住する地域にかかわらず等しく科学的知見に基づく適切ながんに係る医療（以下「がん医療」という．）を受けることができるようにすること
三	がん患者の置かれている状況に応じ，本人の意向を十分尊重してがんの治療方法等が選択されるようがん医療を提供する体制の整備がなされること

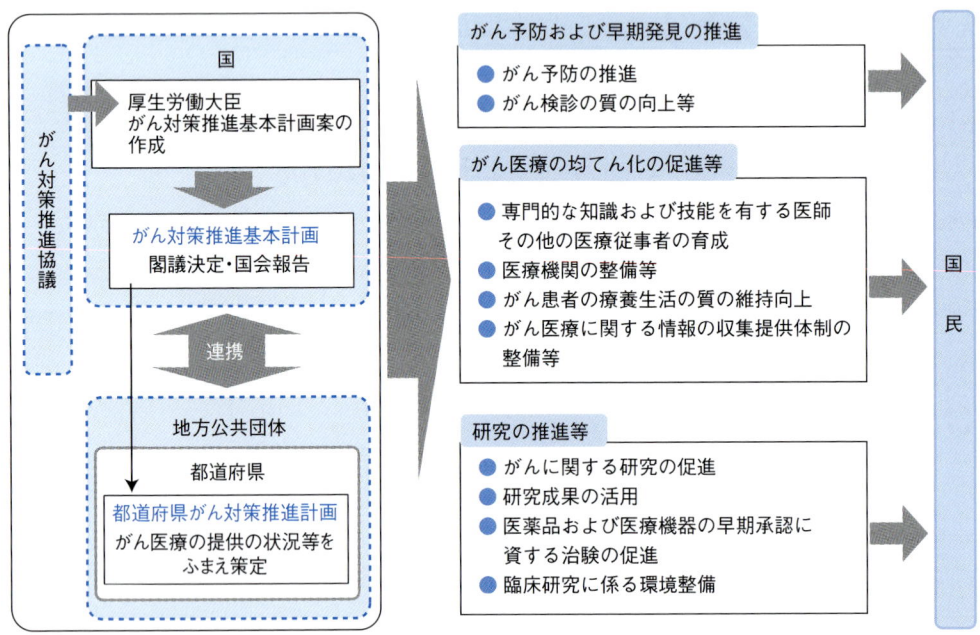

図1 ● がん対策基本法
（文献1より改変）がん対策を総合的かつ計画的に推進することを目指している

政策をともに考え作っていく共同作業者に位置づけたことが特徴である．さらに，都道府県はがん対策基本計画を基本として当該地域におけるがん対策の推進に関する計画（都道府県がん対策推進計画）を策定・公表し，効果の評価を踏まえて5年ごとの変更を定めている．

第三章では，さらに具体的に以下に述べる3つの基本的施策を定めている（図1）．

1）がんの予防及び早期発見の推進

がんを予防するために，喫煙・食生活・運動その他の生活習慣の改善に関する啓発普及や，がんの早期発見のためのがん検診の質の向上と普及を講ずることとしている．

2）がん医療の均てん化の促進等

がん医療に携わる専門的知識及び技能を有する医師・医療従事者の育成を図るとともに，専門的ながん医療の提供などを行う医療機関の整備を図り，さらに，医療機関の間の連携協力体制の整備を講ずることが謳われている．また，早期からの緩和医療を含めたがん患者の療養生活の質の維持向上と，それに資する研修の機会の確保など，生活の質の向上が明確に示されている．我が国で特に遅れているがん医療に関する情報の収集及び提供体制の整備と，がん患者やその家族の相談支援の推進を積極的に行うこととしている．

3）研究の推進等

がんの本態解明，革新的ながんの予防，診断及び治療に関する方法の開発などがんに関する研究成果の活用のための施策や治験が迅速かつ確実に行われ，がん医療に関する臨床研究が円滑に行われる環境の整備が示されている．

2 基本計画の概要[2]（図2）

基本法を元に作成した基本計画案では，全体目標として「高齢化の影響を除いたがん死亡率（75歳未満）を10年以内に20％減少」「すべてのがん患者・家族の苦痛軽減と療養の質の向上」を設定し，その達成に向けて各分野別の施策を着実に実施していくことがその基本的な考え方である．死亡率については，今後10年で，たばこ対策で喫煙率が半減すると1.6％，検診受診率が50％になると3.9％，がん医療水準の底上げで4.9％の減少が可能になるなどと試算している．基本計画では，その中でも欧米に比べて遅れが目立つ，特に重点的に取り組むべき課題として，以下の3点が挙げられている．

1）放射線療法・化学療法の推進ならびにそれらを専門的に行う医師等の育成

我が国の外科手術のレベルは高いものの，放射線療法や化学療法の分野では医療提供体制が不十分であることから，これらの推進を図ることが掲げられている．

2）治療の初期段階からの緩和ケアの実施

緩和医療は決してターミナルな患者だけが対象ではなく，がんと診断された時からの身

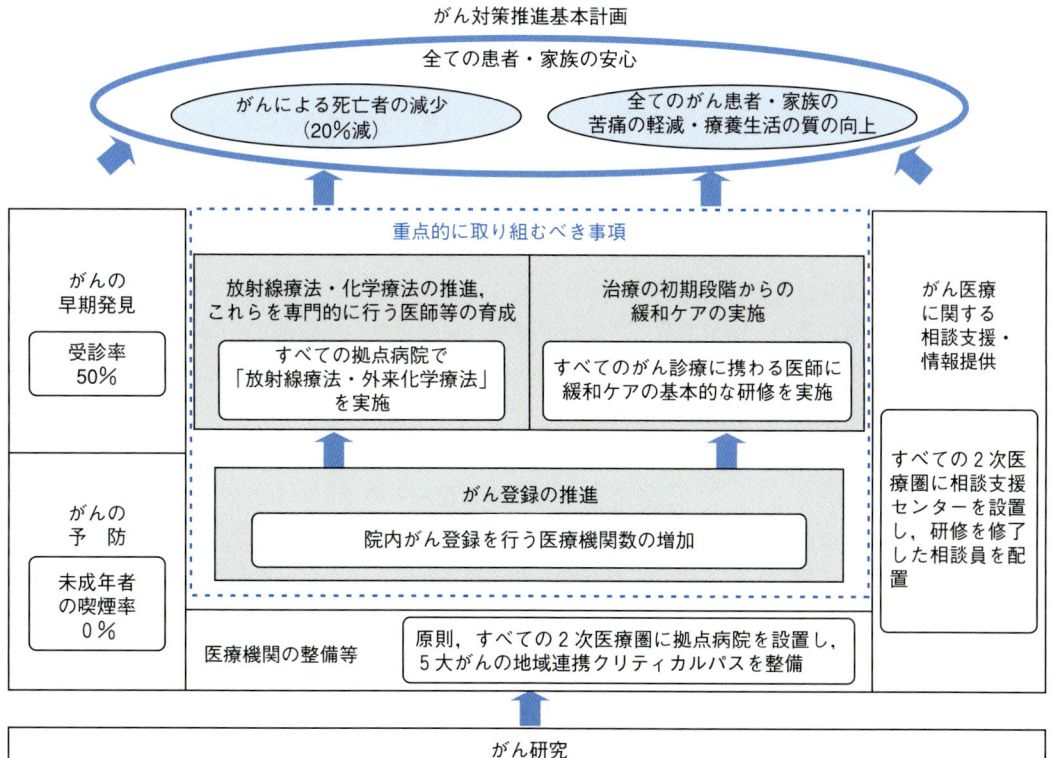

図2 ● がん対策推進基本計画
（文献2より改変）

体的緩和ならびに精神的な苦痛の緩和も重要であることを明確に述べている．

3）がん登録の推進

がん登録はそのがん対策の成果を確認する上でも，また政策を立案するためにも重要なしくみであるにもかかわらず，我が国での整備が遅れている分野であり，個人情報の保護を徹底しつつ，がん登録を円滑に推進するための体制整備を行っていく必要がある．

さらに放射線療法・化学療法の推進，医療従事者の育成，緩和ケア，在宅医療，診療ガイドラインの作成などに個別目標を掲げている．

3 がん診療連携拠点病院制度[3]

基本計画に掲げられたがん医療の理念と目標を実現するために，全国の診療圏をもとにした拠点病院の検討が進められ，2008年2月に**都道府県がん診療連携拠点病院**として47施設が，**地域がん診療連携拠点病院**として304施設が指定された（図3）．基本的には都道府県がん診療連携拠点病院にあっては都道府県に1ヵ所指定されているが，東京などのように医療機関の多い地域では2ヵ所が指定されているところもある．

地域がん診療連携拠点病院は，専門的ながん医療の提供等を行う医療機関としての整備を図るとともに，がん診療の連携協力体制の整備を図るほか，がん患者に対する相談支援及び情報提供を行うため，2次医療圏に1ヵ所整備することになった．また，拠点病院と同等の診療レベルのある施設を，都道府県が独自に追加で認定している地区もある．

4 がん対策の今後

この基本法は，現在のわが国におけるがん対策の方向性を示した理念法であり，その実現のために基本計画が策定されたが，この計画の実効性をいかに担保していくのかが問われる．がん医療といってもあくまでも一般医療の中での集学的治療の一つとしての医療であり，わが国の医療の矛盾がやはりがん医療においても克服すべき問題として残る．

基本法及び基本計画の中で，明確に地方自治体による計画の作成と実行が定められていることも特徴の一つである．各地域では拠点病院を中心に基本計画に則り，がん対策が進行しつつある．しかし，その中には拠点病院としての努力だけでは実現不可能であり，国として制度上のバックアップを必要としているものもある．

例えば，がんの**地域連携パス**を普及させるためには，単に地域でパスの作成を促すだけでは不十分であり，パスを動かすことによる保険上のインセンティブの設定が望ましい．また，わが国で欧米諸国から特に遅れている**疾患登録**（院内がん登録や地域がん登録）についても，データマネジメントを行う専門職の育成と制度化が著しく遅れており，そのための制度的な確立が必要であろう．また，個人情報保護との兼ね合いで，**患者の予後調査に支障**が生じている．患者の生存を確認するだけで大変なエネルギーを必要とする現実があり，何らかの法制上の整備があることにより，がんに関する疫学調査も容易になる．

このように，基本法や基本計画が策定されているものの，それを実行する上で何らかの**制度上あるいは法制上の整備が必要**なものが多い．

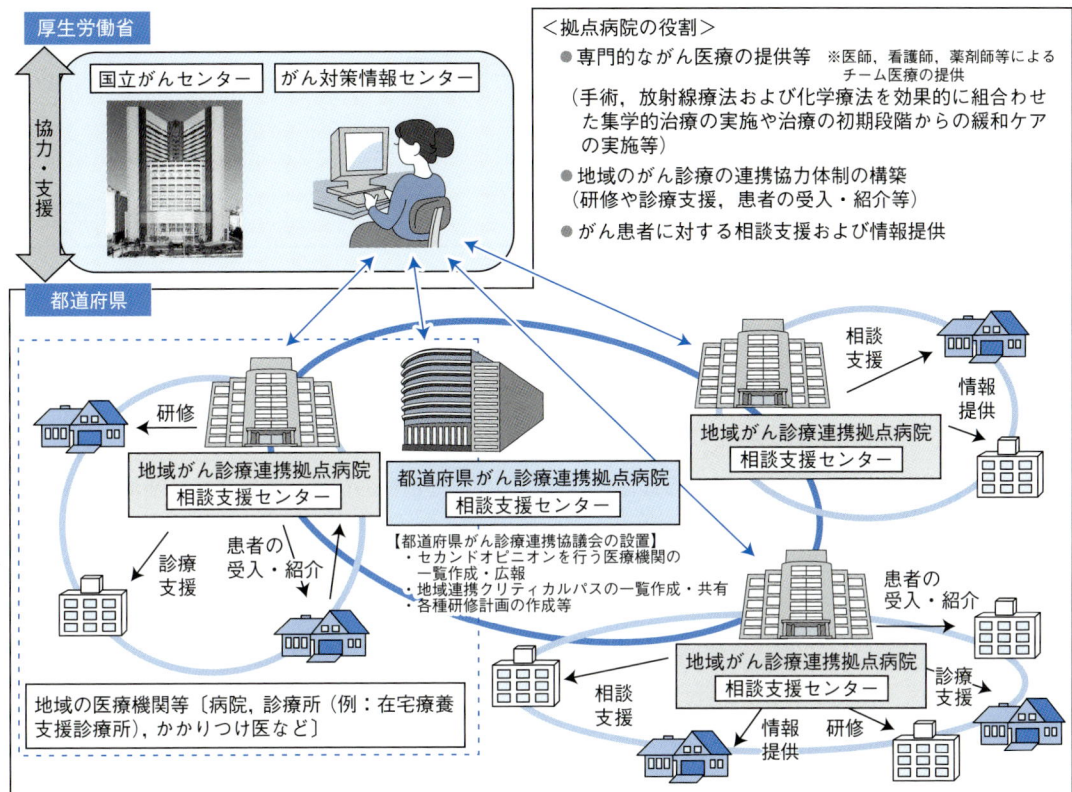

図3 ● がん診療連携拠点病院制度
(文献3より改変) 47都道府県(351カ所) H20年4月予定〔都道府県がん診療連携拠点病院：47病院＋地域がん診療連携拠点病院：304病院〕

おわりに

　　高邁な理想の下に作られた基本法を実のあるものにするためには，国，地方公共団体，保険者，医療者及び国民がそれぞれ協力し合うことが必要である．そのことがあって初めて，がん患者が充実した診療体制の下で安心・納得のがん医療を受けられるようになるのであろう．

文献・参考図書・URL
1) がん対策基本法（平成18年法律第98号）平成18年6月23日交付（http://law.e-gov.go.jp/announce/H18HO098.html）
2) がん対策推進基本計画．平成19年6月15日閣議決定（http://www.mhlw.go.jp/shingi/2007/06/s0615-1.html）
3) がん診療連携拠点病院制度（http://www.mhlw.go.jp/bunya/kenkou/dl/gan_byoin01）

チェックリスト
- □ がん対策基本法の基本理念を理解しているか
- □ がん対策基本法とがん対策基本計画及び都道府県がん対策推進計画の関係を理解しているか
- □ 都道府県がん診療連携拠点病院と地域がん診療連携拠点病院の違いを理解しているか

Part I §1. がん診療を始める前に必要な基本知識

3. がん診療の基本知識
A）がんの生物学

比島 恒和

> **おさえておきたいポイント**
> ★ 細胞のがん化には，がん遺伝子の活性化とがん抑制遺伝子の不活性化が重要な役割を果たす
> ★ がんは，細胞の増殖と細胞死のバランスの制御が破綻した状態である
> ★ がんの発生，進展の過程では，多段階的な遺伝子異常の蓄積の結果，血管新生，浸潤，転移を含む多様な表現型を獲得する

1 正常細胞の生物学的知識と発がんの基本的プロセス

1）正常細胞の生物学とがん細胞の特徴

　正常細胞は，幹細胞（stem cell）から発生し，いくつかの段階を経て特定の細胞系列に分化するが，正常細胞の分裂回数には限界があり，やがて増殖能を失って老化の状態に入る．十分な機能を営みつくすと老化細胞はアポトーシスに陥り除去される．幹細胞は，多分化能と自己複製能の両方の性格を併せ持つ細胞であるが，がんにも同様の幹細胞が存在し，**がん幹細胞**（cancer stem cells）を頂点として階層性のある不均一な集団を形成していると想定されている．

　がん細胞の遺伝子型，表現型は多様であるが，以下の共通する生物学的特徴を有する．

・増殖シグナルの自発的な発信	・増殖抑制シグナルへの不応答性
・アポトーシスの回避	・無限の自己複製能（不死化）
・持続する血管新生能	・周囲組織への浸潤能と転移能

2）発がんのプロセス

　ウイルス，化学物質，紫外線，放射線といった環境因子によるDNA損傷やDNA複製時のエラーが正常細胞に発生すると，細胞に備わっている様々なDNA修復機構によって除去されるが，修復に失敗すると体細胞ゲノムに突然変異が生じる．それらは細胞の増殖を促進するがん遺伝子，増殖抑制シグナルを制御するがん抑制遺伝子，アポトーシスを調節する遺伝子等に変化をもたらす．がんが発生，進展していく過程では，遺伝子異常が蓄積して，過剰増殖，浸潤，転移形成などの数多くの表現型を獲得しながら多段階的に悪性化していく（**多段階発がん**）（図1）．

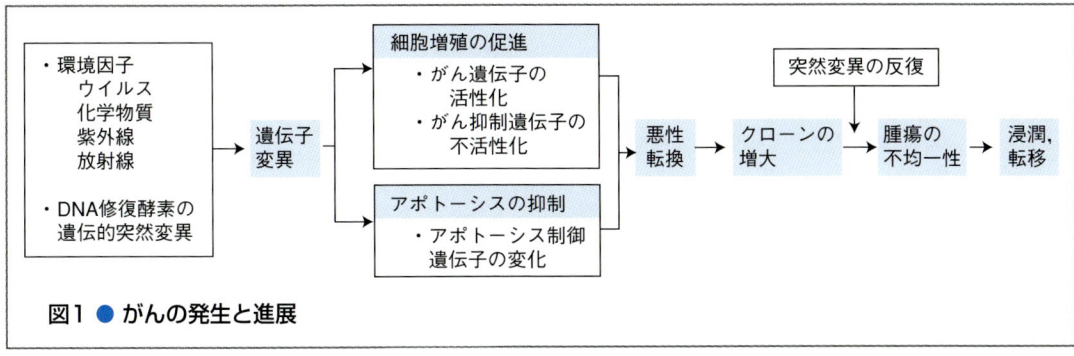

図1 ● がんの発生と進展

> *memo* **細胞の不死化とテロメア（teromea）**：正常体細胞は50〜60回の分裂を繰り返した後，分裂能を失い老化細胞となる．これは，染色体の末端にある反復配列からなるテロメアと呼ばれる領域が，細胞分裂の度に短縮することに起因する．テロメアがある限界を超えて短くなると，染色体両端が融合し，分裂不能となり細胞死を迎える．細胞にはテロメラーゼ（telomerase）と呼ばれるテロメアDNAを再生する酵素があるが，がんでは早期の段階から高いテロメラーゼ活性を示す．がんはテロメラーゼや一部はテロメラーゼに依存しない機構により，テロメアを維持し不死化している．

2 遺伝子の構造・機構・制御メカニズム

1）遺伝子の構造・機構

　遺伝子は，タンパク質の一次構造を決定するDNAの塩基配列であり，ヒトゲノムには3〜4万個の遺伝子が存在している．遺伝子が発現するとは，遺伝情報がDNA→RNA→タンパク質の順に流れることであり，セントラルドグマと呼ばれている．DNAから転写されたmRNA前駆体が，スプライシング（splicing）によりイントロン部分が除かれ，エクソンがつなげられて成熟したmRNAとなり，さらにタンパク質に翻訳される．RNAにはタンパク質に翻訳されないRNA（non-coding RNA）も存在するが，このうち，約20〜24塩基長からなる低分子RNAである**マイクロRNA**（micro RNA）は，がん研究において近年注目されている．

> *memo* **マイクロRNA（micro RNA：miRNA）**：miRNAは，mRNAの3'非翻訳領域（UTR）の相補的配列に結合することで翻訳を抑制したり，mRNAを切断（分解）して，複数の遺伝子を制御している．がんでは，がん遺伝子を標的とするmiRNAの発現低下，がん抑制遺伝子を標的とするmiRNAの過剰発現が報告されており，それぞれの遺伝子の発現を調節することでがんの発生，進展に関わっているとされる．

2）遺伝子の制御様式

　がんの表現型を規定する遺伝子変化には，DNAの塩基配列に変化を伴う**ジェネティックス**（genetics）と変化を伴わない**エピジェネティックス**（epigenetics）が知られている．

a．ジェネティックス

　遺伝子変異は，生殖細胞系列変異（germline mutation）と体細胞変異（somatic mutation）に分類されるが，遺伝性腫瘍の発生には生殖細胞系列変異が関わっているのに対して，大部分の散発性のがんでは多彩な体細胞変異が主要な役割を果たしている．

b．エピジェネティックス

　DNA塩基配列を伴わないで，遺伝的，可逆的に遺伝子の発現を調節するしくみを指し，

DNAのメチル化（methylation），ヒストンの翻訳後修飾（アセチル化，メチル化），クロマチン形成がその要素である．それらは，発生，遺伝，老化のみならず，がんに関わる遺伝子発現制御にも関与している．DNAのメチル化，ヒストンの脱アセチル化とメチル化，凝集したクロマチンは転写を抑制する．

> **memo** **DNAのメチル化異常とがん**：DNAのメチル化とは，シトシン-グアニン（CpG）配列のシトシンの5位にメチル基が共有結合して5-メチルシトシンに変換された状態を指す．正常細胞ではメチル化されていないCpGは遺伝子のプロモーター領域にあるCpGアイランドと呼ばれるCG配列に富む箇所に集中している．がん細胞では，ゲノム全体のメチル化は低下しているが，特定のがん抑制遺伝子やDNA修復遺伝子のプロモーター領域が高度にメチル化されており，遺伝子発現が抑制されている．

3）がん関連遺伝子

a. がん遺伝子（oncogene）

正常細胞の増殖，分化，生存を制御する正常な遺伝子（**がん原遺伝子，protooncogene**）の変異型で，その発現上昇によって悪性の形質転換を引き起こすものを呼んでいる．がん遺伝子はもともとレトロウイルスからクローニングされた遺伝子で，対立遺伝子（アレル）の一方のみが活性化すれば，もう一方が正常遺伝子であってもがん化する**優性遺伝子**である．がん遺伝子は主に以下の機構によって，質的，量的に活性化される．

- 点突然変異（point mutation）：遺伝子を構成する1核酸の置換
- 遺伝子増幅（gene amplification）：特定の遺伝子のコピー数の増加
- 染色体転座（chromosomal translocation）：染色体の一部が他の染色体に移動

がん遺伝子産物は，主にがん細胞が増殖を維持するためのシグナル伝達系（図2）と細胞周期調節に関わっており，その機能から以下に分類される（表1）．

・増殖因子	・受容体型チロシンキナーゼ
・非受容体型チロシンキナーゼ	・ras遺伝子（GTP結合タンパク）
・セリン・スレオニンキナーゼ	・Wntシグナル系
・転写因子	

細胞外増殖因子が特異的な増殖因子受容体に結合することで，シグナル伝達が開始されるが，がん細胞が通常は発現していないオートクライン，パラクライン作用のある増殖因子を産生したり，それに結合する受容体が遺伝子の変異や増幅によって恒常的に活性化された状態になると，細胞内に増殖刺激のシグナルが伝達される．ras遺伝子の変異は，細胞質内でのRAS/Raf/MAPキナーゼ経路を活性化し，細胞増殖を促す．myc遺伝子が活性化すると，MYCタンパクは核内で転写因子としてDNAに結合し，増殖関連遺伝子などの転写を促進する．

> **memo** **受容体型チロシンキナーゼ**：増殖因子の受容体をコードする遺伝子で，EGFR, erbB-2/her2, PDGFR, ret, flt-3, VEGFR, kit, alk等が含まれ，増幅や点突然変異などによって活性化する．これらは，下流にあるRAS/Raf/MAPキナーゼ経路あるいはPI3K/AKT経路を介して細胞増殖を促進する．分子標的治療薬の多くがこれらの受容体型チロシンキナーゼ活性を標的としている．

b. がん抑制遺伝子（tumor suppressor gene）

細胞増殖を抑制する働きを有する正常の遺伝子で，機能喪失性の変異による不活性化によって抑制が解除され，無秩序な細胞増殖を起こす．がん抑制遺伝子の不活性化には通常は両方のアレルに異常が起こることが必須であることから，**劣性遺伝子**と呼ばれる．

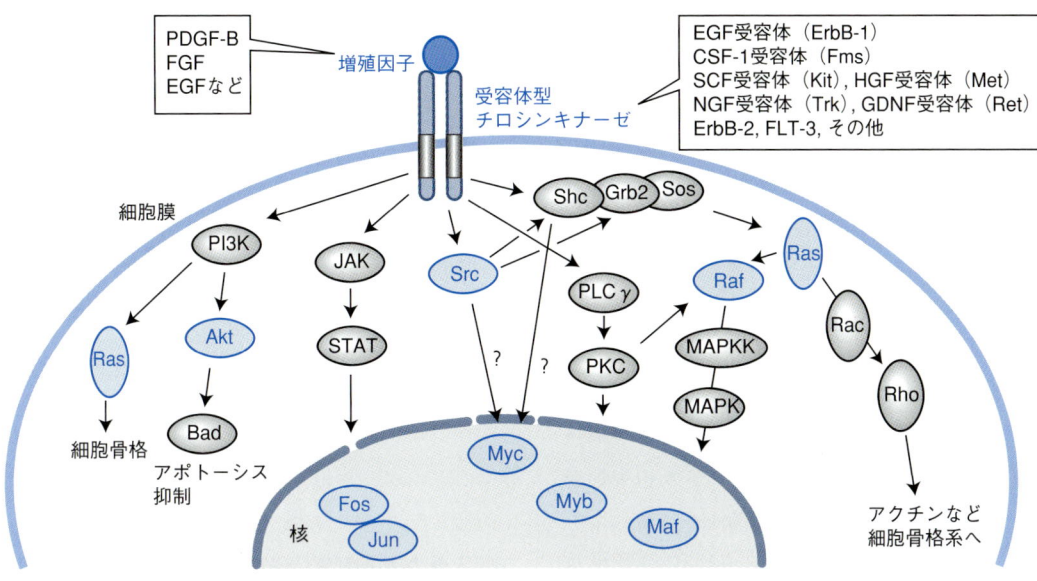

図2 ● 細胞内シグナル伝達系とがん遺伝子

青字で示したものは，ウイルスのがん遺伝子として見出されるなど発がん性の高いもの（文献1，p.234より引用）
CSF：granulocyte-colony stimulating factor，EGF：epidermal growth factor，FGF：fibroblast growth factor，
GDNF：glial cell-line derived neurotrophic factor，HGF：hepatocyte growth factor，NGF：nerve growth factor，
PDGF：platelet-derived growth factor，PKC：protein kinase C，SCF：stem cell factor

表1 ● 主ながん遺伝子

分類	遺伝子名	活性化	がんの種類
受容体型チロシンキナーゼ	EGFR/erbB-1	点突然変異	肺腺がん
		増幅	膠芽腫
	erbB-2/her2/neu	増幅	乳がん，卵巣がん，胃がん
	flt-3	点突然変異	急性骨髄性白血病
	VEGFR		多数の腫瘍
	ret	点突然変異	甲状腺がん，多発性内分泌腺腫症Ⅱ型
	PDGFR	転座	骨髄増殖性疾患
		過剰発現	グリオーマ
	kit	点突然変異	GIST，マスト細胞性腫瘍
	alk	転座	肺腺がん，未分化大細胞型リンパ腫
		点突然変異	神経芽腫
非受容体型チロシンキナーゼ	abl	転座	慢性骨髄性白血病
セリン・スレオニンキナーゼ	B-raf	点突然変異	悪性黒色腫
	CDK4	増幅	膠芽腫，乳がん，骨肉腫
GTP結合タンパク	K-ras	点突然変異	膵がん，大腸がん，肺腺がん
	H-ras	点突然変異	膀胱がん，甲状腺がん
	N-ras	点突然変異	悪性黒色腫，白血病
Wntシグナル系	β-catenin	点突然変異	胃がん，大腸がん，肝がん
転写因子	C-myc	転座	Burkittリンパ腫
		増幅	肺がん
	N-myc	増幅	神経芽腫，肺小細胞がん
	L-myc	増幅	肺小細胞がん
	PML	転座	急性前骨髄性白血病
	MLL	転座	急性骨髄性白血病

GIST：gastrointestinal tumor

染色体の異数化，非相互転座，部分欠失などによるアレルの一方の消失をヘテロ接合性の喪失（loss of heterozyogosity：LOH）と呼ぶが，がん抑制遺伝子はもともと家族性腫瘍におけるLOHの欠失領域の解析により発見された．遺伝性腫瘍では，一方のがん抑制遺伝子の異常を親から受け継いでいるため，もう一方のアレルに異常があるだけでがん化するが，散発性のがんでは，LOHや点突然変異等による両アレルの失活を生じないと発症しない（two-hit）（図3）．がん抑制遺伝子の発現はDNAメチル化やマイクロRNAによっても調節されている．がん抑制遺伝子の機能は，細胞周期やアポトーシスの制御など多岐にわたっている．

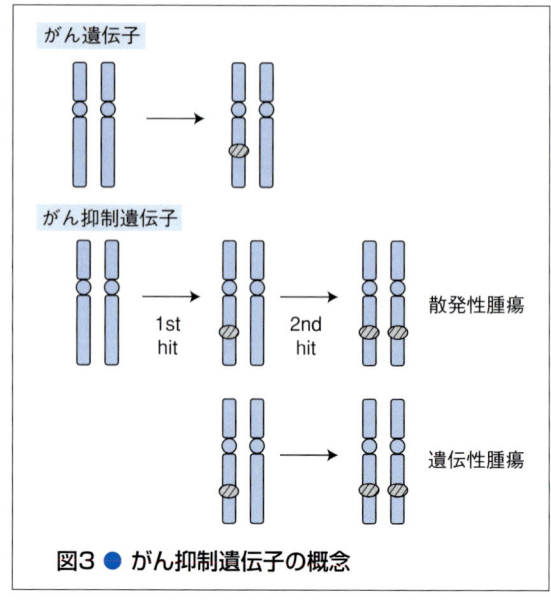

図3 ● がん抑制遺伝子の概念

c．DNA修復遺伝子

　正常細胞では，細胞分裂に伴うDNA複製時に塩基の不対合（ミスマッチ）があるとミスマッチ修復機構が働いて修復する．修復機能を担う酵素をコードしている遺伝子はミスマッチ修復遺伝子と呼ばれているが，ミスマッチ修復遺伝子群（hMLH1, hMLH2など）の生殖細胞変異が遺伝性非ポリポーシス大腸がん（HNPCC）の原因であることが明らかになっている．DNAの中で1から数塩基が繰り返すマイクロサテライト領域は，DNAの複製時にエラーが生じやすく，HNPCCではミスマッチ修復遺伝子の機能低下の結果，マイクロサテライト不安定性（microsatellite instability）を生じやすい．乳がんや卵巣がんに関与するBRCA1, BRCA2も損傷したDNAの修復に関与する遺伝子である．

表2 ● 主ながん抑制遺伝子

遺伝子名	家族性腫瘍	散発性腫瘍	正常細胞の機能
Rb	網膜芽腫，骨肉腫	肺がん，乳がん，膀胱がん，食道がん他	細胞周期抑制
$p16^{INK4a}$	家族性メラノーマ	多数	CDK抑制因子
$p14^{ARF}$	―	多数	p53安定化因子
p53	Li-Fraumeni症候群	多数	細胞周期停止，アポトーシスの誘導
APC	家族性大腸腺腫症	大腸がん，膵がん，胃がん	Wntシグナル系抑制
VHL	von Hippel-Lindau病	腎がん	HIFのユビキチン化
DPC4	若年性ポリポーシス	膵がん，大腸がん	TGF-βシグナル伝達
WT1	Wilms腫瘍	Wilms腫瘍	転写因子
NF1	神経線維腫症	大腸がん，星細胞腫	Ras-GAP
PTEN	Cowden病	膠芽腫，前立腺がん，乳がん，甲状腺がん	PI3キナーゼ系抑制

HIF：hypoxia inducible factor

3 発がんによる細胞周期の制御と治療との関係

正常細胞は，**細胞周期**（cell cycle）という秩序だった過程を経て，分裂，増殖するが，がん細胞ではこの細胞周期を調節する遺伝子が突然変異や増幅などによって制御不能に陥っている．細胞周期は，G1期→S期（DNA合成）→G2期→M期（分裂）の繰り返しにより構成されるが，細胞周期を動かす細胞周期エンジンとこれを監視するチェックポイントによって制御されている．細胞周期エンジンは，細胞周期を正に制御するサイクリン依存性キナーゼ（cyclin-dependent kinase：CDK）とサイクリン（cyclin），負に制御するCDK抑制因子（CDK inhibitor：CKI）（$p21^{Kip1}$，$p27^{Kip1}$，$p16^{INK4a}$など）からなり，それらの組合わせとバランスによって維持されている．CDKはサイクリンと結合して複合体を形成するが，おのおのが細胞周期の特別な段階に形成され分解される．

がんでは，G1/S期の制御異常がしばしば関わっている（図4）．例えば，G1中期より発現するcyclinDはCDK4またはCDK6と複合体を形成して，がん抑制遺伝子産物である網膜芽腫タンパクRbをリン酸化することで，Rbに結合していた転写因子E2Fを放出する．解離したE2Fは細胞増殖に必要な標的遺伝子に結合して，S期の遺伝子転写を活性化して細胞周期を進める．一方，$p16^{INK4a}$はCDK4と結合してcyclinD/CDK4複合体形成を阻害することで，Rbのリン酸化を抑制し，細胞周期を停止させる．がんではRb経路を制御するこれらの遺伝子群（*Rb*, *cyclin D*, *CDK4*, *p16*）に異常のあることが多い．例えば，多くのがんで*Rb*遺伝子の変異，サイクリンD1の過剰発現，$p16^{INK4a}$遺伝子の欠失，メチル化が報告されている．サイクリン，CDK，CDK阻害因子の異常は細胞のがん化に共通の現象としてみられる．

アルキル化剤を除く多くの抗がん剤は，ある細胞周期に特異的に作用する．例えば，代謝拮抗薬はS期に，微小管重合阻害薬はM期に働く．細胞周期促進に中心的役割を果たすCDKを標的とするCDK阻害薬やCDK阻害因子の分解を標的とする薬剤などが開発されている．抗がん剤の多くは細胞周期に入った分裂速度の速い細胞を標的にしているが，増殖速度の遅いがん幹細胞の多くはG0期（休止期）にあるため，治療抵抗性の原因となっている．

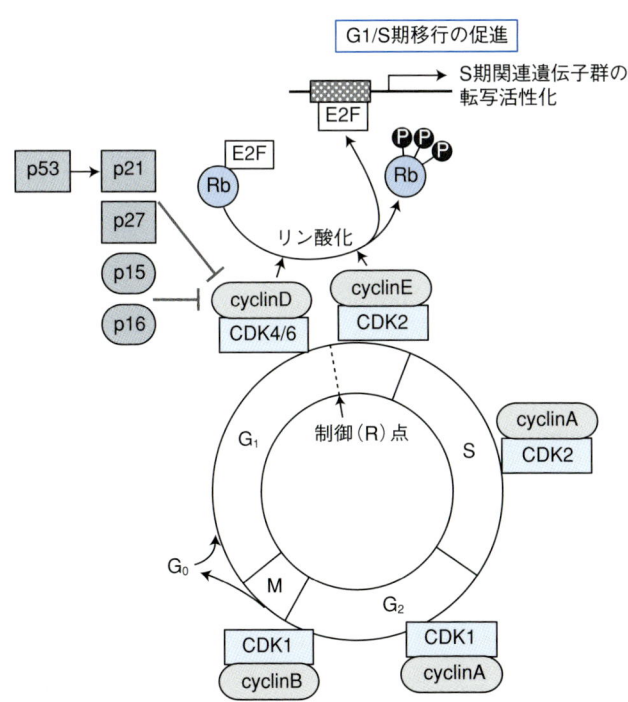

図4 ● G1/S期のチェックポイント制御

4 細胞のがん化とアポトーシス

がん細胞の増殖速度は，細胞の分裂・増殖と細胞死とのバランスの上に依存しており，実際ヒトの皮膚がんでは増殖細胞の97%が自然に死滅すると見積もられている．

細胞死は，主に**壊死**（necrosis）と**アポトーシス**（apoptosis）に分類されるが，後者は遺伝子のプログラムによって制御されていることから**プログラム細胞死**（programmed cell death）と呼ばれる．アポトーシスは，クロマチン凝集，核の断片化，アポトーシス小体の形成，食細胞による貪食を形態学的特徴とし，生化学的にヌクレオソーム単位のDNAの断片化が観察される．アポトーシスは，生体に有害ながん細胞を排除する防衛機能も果たしているが，がんではアポトーシスを制御する機構が破綻して，細胞死が抑制されている．

アポトーシスには，Fasリガンド，TNF-α（tumor necrosis factor）等のデスリガンドが細胞膜の受容体に結合して二次シグナルが形成される外因性経路と，化学療法，放射線，紫外線等のDNA損傷のストレスに応答して，ミトコンドリアを介する系が働く内因性経路がある．最終的には，共通経路に集約され，タンパク分解酵素であるカスパーゼが活性化されて細胞死に至る（図5）．

アポトーシスは複数のBcl-2ファミリータンパクによって制御されている．Bcl-2，Bcl-X$_L$はアポトーシスに抑制的に，Bax，Bakは促進的に働くが，両者のバランスによってアポトーシスは規定される．また，p53は転写因子としてBaxやFasなどの発現を促進し，アポトーシスを誘導している．

がんでは，アポトーシスを回避するために多数の機構が働いている．例えば，多くのがんにみられるBcl-2の高発現，突然変異や上流の制御因子の変化による*p53*遺伝子の不活性化，アポトーシスを促進する遺伝子のプロモーターのメチル化などが含まれる．

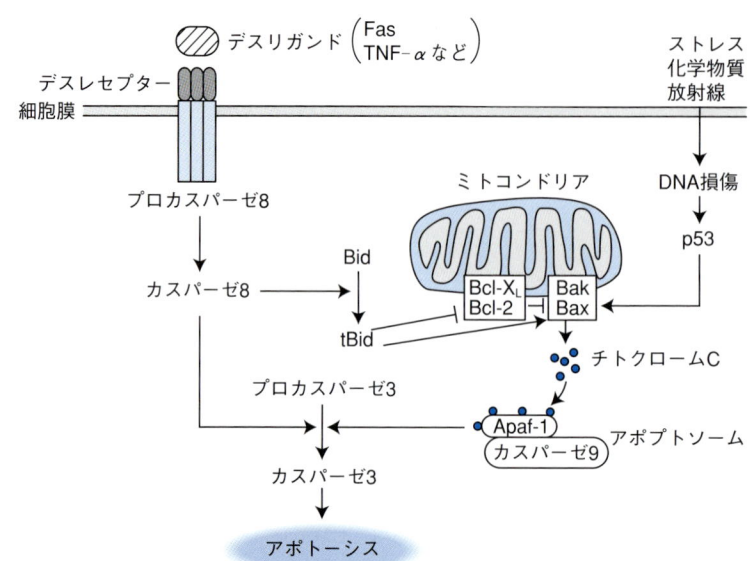

図5 ● アポトーシスの分子経路

Apaf-1：apoptosis protease-activating factor1

5 がんの進展と血管新生

　　がん細胞は，持続的な増殖を維持するための酸素と栄養分を補給するために，**血管新生**を促す．血管新生は，がん細胞や周囲に浸潤しているマクロファージなどの炎症細胞から産生する血管新生促進因子によって誘導されるが，同時にがん細胞は抑制因子も産生している．生体内での血管新生は促進因子と抑制因子のバランスによって厳密に調節されているが，がんではこのバランス機構が破綻している．促進因子で中心的役割を果しているのは血管内皮増殖因子（vascular endothelial growth factor：VEGF）ファミリーであり，一部はリンパ管の新生にも関わっている．抗VEGF抗体を初めとする種々の血管新生標的治療薬が使用されている．

6 がんの浸潤と転移

　　がんの転移は，粘膜内に発生したがんが，基底膜を破壊して浸潤し，血管やリンパ管内に侵入，遠隔部位に運ばれて管外に遊出し，微小転移巣を形成し増殖するという一連の複雑な過程を経て成立する．がんの浸潤，転移には，がん細胞間の接着性の低下と相互の解離が重要である．がん抑制遺伝子産物の1つであるE-カドヘリンは上皮細胞間の接着分子として働き，細胞内でβ-カテニンと結合している．多くのがんでは，E-カドヘリン遺伝子の突然変異やメチル化などによる不活化，あるいはβ-カテニン遺伝子変異によって細胞接着性が失われている．解離したがん細胞は，基底膜と接着した後，がん細胞自身，あるいは線維芽細胞やマクロファージからのマトリックス・メタロプロテアーゼ（matrix metallprotease）と呼ばれるタンパク分解酵素の過剰分泌によって，基底膜や間質結合織が崩壊することで，がん細胞の移動がしやすくなっている．

> **memo** 上皮間葉移行（epithelial mesenchymal transition：EMT）：上皮細胞が線維芽細胞のような間葉系細胞に形態，表現型が変化する現象．がんではTGF-β等のサイトカインによって，浸潤先進部でがん細胞の線維芽細胞様の形態に変化したり，上皮系マーカーの発現抑制，間葉系マーカーの発現上昇が誘導されるとされ，がん細胞の運動性や浸潤能の亢進に関与しているとされる．

文献・参考図書
1) 『分子生物学イラストレイテッド』，田村隆明，山本　雅 編，羊土社，2009
- 『ワインバーグ　がんの生物学』，武藤　誠，青木正博 訳，南江堂，2008
- Kumar, V., Abbas, A.K., Fausto, N., Aster, J.：Robbins and Cotran Pathologic Basis of Disease. Saunders, 2009
- がん薬物療法学　基礎・臨床研究のアップデート，日本臨床，67（増刊号），2009

チェックリスト

- ☐ がん細胞に共通する生物学的特徴，発がんのプロセスの概略を説明できるか
- ☐ がん化における基本的ながん関連遺伝子の役割を理解しているか
- ☐ がん細胞の増殖と細胞死の制御に関して理解しているか
- ☐ 血管新生，浸潤，転移を含む悪性化の過程を理解しているか

Part I §1. がん診療を始める前に必要な基本知識

3. がん診療の基本知識
B) 腫瘍免疫学

奥山 美樹

> **おさえておきたいポイント**
> ★ 免疫反応には自然免疫と獲得免疫があり，各種の免疫担当細胞がそれぞれ重要な役割を担っているが，これらはサイトカインネットワークを介して互いに巧みな連携を取っている
> ★ 腫瘍に対する免疫反応は腫瘍特異的な抗原によって成立し，T細胞が主体の獲得免疫が担っていると考えられている
> ★ 免疫学的治療法には能動的免疫療法と受動的免疫療法があり，古くから様々な試みがなされているが，一定の効果が得られるには免疫学のさらなる進歩と工夫が必要である

はじめに

免疫反応は，外部から侵入した細菌やウイルスなどの"異物"を自分とは異なる他者（非自己）と認識し，それを排除する機構であることは改めていうまでもないが，正常な分化増殖機構を逸脱したがん細胞や老化細胞などの内部の"異物"をも認識し，これらを排除することにより恒常性が維持できると考えられている．本稿では腫瘍免疫を理解する上で必要な免疫学の基礎的な復習から実際に応用されている免疫療法までを概説するが，紙面の関係から詳細に述べられない部分は，成書でさらなる理解を深めていただきたい．

1 免疫機能に対するサイトカインの規制メカニズム

1) 自然免疫と獲得免疫, 細胞性免疫と液性免疫

免疫反応は，**自然免疫**と**獲得免疫**（または適応免疫）に大きく分けられ，自然免疫は初期の免疫応答として抗原非特異的な反応を担い，貪食能をもつ単球・マクロファージや好中球，貪食能とともに強い抗原提示能を持つ樹状細胞，その名の通り抗原非特異的に標的細胞を傷害できるナチュラルキラー（natural killer：NK）細胞などが関与する．一方獲得免疫は抗原特異的であり，より強力な反応を起こす．T細胞，B細胞が主体となって相互に関与しながら最終的にキラーT細胞，ヘルパーT細胞などのエフェクター細胞として免疫反応を行う．さらにこの中でT細胞を主体とする反応を**細胞性免疫**，B細胞を主体とする**液性免疫**という．

このように，免疫反応は様々な免疫担当細胞によって起こり，これらの細胞がネットワークを形成して細胞間相互作用によってそれぞれの役割を演じる．またこれらの相互作用はサイトカインと呼ばれる生理活性物質を介して巧みに制御されている（図1）．

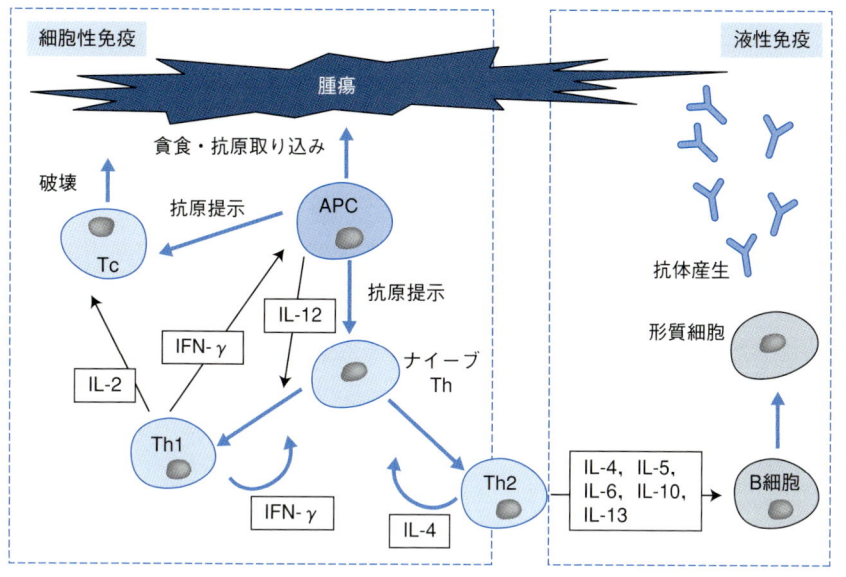

図1 ● 細胞性免疫・液性免疫とサイトカイン

T細胞を主体とする反応を細胞性免疫，B細胞を主体とする液性免疫という．APC：antigen-presenting cell（抗原提示細胞）

2）免疫担当細胞の役割とサイトカインの作用

a. 単球・マクロファージ

単球とマクロファージは同じ系列の細胞であり，血液中では単球と呼ばれ，各組織へ移行したものがマクロファージと呼ばれる．貪食細胞の代表的なものであり，異物を取り込んで自然免疫のエフェクターとして重要な役割を果たすのみならず，取り込んだ異物を細胞内で分解消化（processing）して，MHCクラスⅡ抗原と複合体を形成し細胞表面に発現することにより抗原情報をリンパ球に提示する．このように**抗原提示細胞（antigen-presenting cell：APC）**として獲得免疫反応に関与することも重要な機能である．

また，マクロファージはインターロイキン1（IL-1）や腫瘍壊死因子（tumor necrosis factor：TNF），IL-12，インターフェロン（IFN）などのサイトカインを産生して，リンパ球の増殖，分化，活性化に関与する．

b. 樹状細胞（dendritic cell）

樹状細胞は末梢組織やリンパ節に存在する樹枝状の突起をもつ細胞で，**最も抗原提示能力の高いAPC**である．未熟な段階で各組織に点在しているが，外来抗原と接すると細胞内に取り込み，所属リンパ節に移動してprocessingした抗原をリンパ球に提示する．マクロファージ同様，自然免疫と獲得免疫両面で重要な働きをする．

c. ナチュラルキラー（NK）細胞

NK細胞は，形態学的には通常のリンパ球よりやや大型の顆粒に富む細胞で，先に触れたように**抗原非特異的に標的細胞を傷害**できる．マクロファージが産生するIL-12によって活性化され，細胞傷害活性がさらに増強される．活性化NK細胞はFc受容体を発現して，**抗体依存性細胞傷害（antibody-dependent cell-mediated cytotoxicity）作用**をも発揮することができる．

d. T細胞

細胞表面にT細胞受容体（T cell receptor：TCR）をもち，その構造の違いにより$\alpha\beta$型T細胞と$\gamma\delta$型T細胞に分類されるが，末梢ではほとんどが$\alpha\beta$型T細胞からなる．$\alpha\beta$型

表1 ● T細胞の種類と働き

	Tc	Th1	Th2
表面抗原	$CD3^+$ $CD4^-$ $CD8^+$	$CD3^+$ $CD4^+$ $CD8^-$	$CD3^+$ $CD4^+$ $CD8^-$
MHC拘束	クラスI	クラスII	クラスII
産生するサイトカイン	TNF-β, INF-γ	IL-2, IFN-γ など (Th1系サイトカイン)	IL-4, 5, 6, 10, 13など (Th2系サイトカイン)
細胞の主な作用	細胞傷害	細胞性免疫を促進	液性免疫を促進

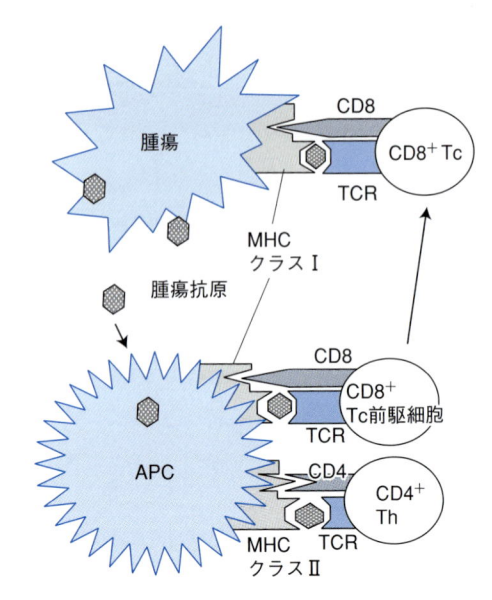

図2 ● CD8陽性細胞とCD4陽性細胞の抗原認識

T細胞はCD4陽性のヘルパーT（Th）細胞とCD8陽性のキラーT（Tc）細胞に分けられ，Th細胞はさらにナイーブTh，Th1，Th2に分類される（表1）．

Th細胞は前述の抗原提示を認識し，各種のサイトカインを産生することによって他の免疫細胞の働きを調節するため，ヘルパーと名がついている．この時Th細胞の中でもIL-2，IFN-γなどのサイトカインを産生してTc細胞やマクロファージ，NK細胞を活性化する，すなわち"細胞性免疫"に主に働くのがヘルパーT1（Th1）細胞であり，IL-4，5，6，10，13などを産生してB細胞が抗体産生するのを促進する，すなわち"液性免疫"に主に働くのがヘルパーT2（Th2）細胞である．また，これらTh1とTh2の分化もサイトカインによって調節されている（図1）．近年新しいTh細胞サブセットとしてTh17細胞が認識されるようになった．主として自己免疫性の疾患に関与すると考えられているが，詳細は他書に譲る．

CD8陽性T細胞は抗原刺激によってTc細胞に分化し，Th1細胞からのサイトカイン（Th1系サイトカイン）によって増殖活性化し，細胞傷害性を発揮する．またこの時MHCクラスI分子によって抗原提示を受ける．一方でCD4陽性T細胞は（ナイーブ）Th細胞に分化し，MHCクラスII分子によって抗原提示を受ける（図2）．

e．B細胞

B細胞は細胞表面にIgMをもっており，抗原刺激によって増殖し，さらに前述のTh2細胞からのサイトカイン（Th2系サイトカイン），IL-4，IL-5，IL-6などの刺激によって抗体を産生する形質細胞へと分化して，その抗原に対する種々のクラスの免疫グロブリンを産生するようになる．これをクラススイッチと呼ぶが，このクラススイッチは種々のサイトカインによって規定されており，IL-4はIgG1やIgE産生へ，IFN-γはIgG2aへ，TGF-βはIgAへのクラススイッチに関与しており，逆にIFN-γはIgE産生の抑制に働くと考えられている．

2 腫瘍と宿主免疫機構の相互関係

腫瘍と免疫の関わりは古くから指摘されており，1950年代にBurnetによって「**免疫学的監視**」（immuno surveillance）という概念が提唱された[1]．すなわち腫瘍細胞を監視し，発

表2 ● ヒト腫瘍抗原の例

種類	抗原名	発現腫瘍種
組織特異的タンパク	gp100 MART1 PSAなど	メラノーマ メラノーマ 前立腺がん
がん精巣抗原	MAGE GAGE NY-ESO-1など	各種がん
腫瘍特異的変異抗原	β-カテニン CDK4 CASP-8 bcr-ablなど	メラノーマ メラノーマ 扁平上皮がん 慢性骨髄性白血病
がん遺伝子・がん抑制遺伝子産物	Her2 p53 WT1 hTERTなど	乳がんなど各種がん 扁平上皮がん 各種白血病など 各種がん
がん胎児性タンパク	CEA AFPなど	各種がん
ウイルスタンパク	EBV-EBNA HPV16-E7 HTLV-1taxなど	Bリンパ腫 子宮頸がん 成人T細胞性白血病
MHC突然変異	変異HLA-A2	腎がん
その他	MUC-1 SART RAGEなど	乳がん,卵巣がん,膵がん 各種がん

(文献2, 3より改変)

見したらそれを排除することによって生体は恒常性を保っている，という考え方である．現在ではその証拠も次第に明らかになりつつあり，この考え方自体は広く受け入れられてきているものの，今なお不明な点は多く全貌の解明には至っていない．感染など本来は外来の異物を排除する免疫機構によって，自己から発生した腫瘍細胞が排除されるメカニズムは大変興味深く，またこの監視機構を振り切って発症した腫瘍に対する治療を考える上で非常に重要である．

1）腫瘍抗原

通常自己に反応しないはずの"免疫機構"が自己の体内に発生した腫瘍細胞を"非自己"として認識し攻撃を行うためには，正常細胞とは異なる標的となる抗原をもつ必要がある．これが腫瘍抗原（がん抗原）である．腫瘍抗原として表2のような各種抗原が同定されている[2)3)]．

腫瘍抗原は細胞内で生成され，細胞表面のみならず細胞質内や核内にも存在する．これらのタンパクが分解断片化（processing）され，腫瘍細胞抗原ペプチドとしてMHCクラスⅠ分子とともに細胞表面に提示されることにより認識される（図2）．

2）宿主の免疫機構

前項で述べたように免疫機構は様々な細胞が役割を分担している．腫瘍に対する免疫も同様であり，初期に反応するマクロファージや樹状細胞，NK細胞などの非特異的ないわゆる自然免疫反応に始まり，これらによる抗原提示やサイトカインネットワークが働き，抗原特異的なT細胞とB細胞による獲得免疫を誘導していく．宿主の体内に発生した腫瘍細胞の排除には後者の抗原特異的な獲得免疫，特にT細胞が主体となっていると考えられている．すなわちT細胞受容体が前述の腫瘍細胞表面に提示された腫瘍細胞抗原ペプチドとMHCクラスⅠ分子の複合体を特異的に認識して腫瘍細胞を直接またはサイトカイン分泌を介して攻撃する．ほとんどの腫瘍細胞はMHCクラスⅠ分子を発現するがMHCクラスⅡ分子は発現していないので，この反応はMHCクラスⅠ分子を認識するCD8陽性によって起こる．一方CD4陽性のT細胞はMHCクラスⅡ分子拘束性であるため腫瘍細胞そのままではCD4陽性T細胞には認識されない．腫瘍細胞表面にある腫瘍抗原がsheddingによって遊離したものや，腫瘍が増大する過程で一部の細胞がアポトーシスや壊死に陥り放出された腫瘍抗原が抗原提示細胞によって取り込まれたり，または抗原提示細胞により腫瘍細胞が直接貪食されたりした後，クラスⅡ分子とともに腫瘍抗原ペプチドが抗原提示細胞表面に提示され，CD4陽性T細胞に認識されることとなる（図2）．

3）免疫監視機構からの逃避

ここまで，腫瘍に対する宿主の免疫作用について概略を述べてきたが，それならばなぜ腫瘍細胞が増大し続け，宿主の命をも奪ってしまうのであろうか．今なお明確に答えることはできないが，腫瘍細胞が免疫反応をかいくぐる何らかの機序が働いていると考えられている．腫瘍細胞からのTGF-βやIL-10，IL-6など免疫抑制物質の分泌，腫瘍細胞からT細胞へアポトーシス誘導，腫瘍細胞におけるMHCクラスⅠ分子の発現減弱，腫瘍抗原の発現低下など様々な機序が示されている．発がんのメカニズム及び免疫学的治療法を考える上で重要であり，今後の詳細な解明が待たれる．

3 免疫学的治療法

以上述べてきた腫瘍細胞に対する宿主の免疫反応を何らかの形で増強することによる治療が免疫学的治療法であり，現在まで様々な臨床試験が試みられている．宿主の体内で特異的な免疫反応を誘導する**能動的免疫療法**と，体外で活性化した免疫担当細胞や作製した抗腫瘍抗体などの生理的物質による**受動的免疫療法**の2つに大別される．

1）能動的免疫療法

腫瘍抗原そのものあるいはその一部の腫瘍抗原ペプチドを，いわゆる**腫瘍ワクチン**（がんワクチン）として投与するものや，腫瘍抗原をコードするプラスミドDNAを患者に投与する**DNAワクチン療法**など，同定された腫瘍抗原（の一部やDNA）を直接投与する方法と，生体内で最も強力な抗原提示能とT細胞を活性化する作用を併せもつ樹状細胞に腫瘍抗原を発現させて患者に投与する方法がある．

近年，末梢血単球にIL-4やGM-CSFなどのサイトカインを作用させて樹状細胞が誘導できることが明らかとなったことや，血液分離装置を用いて末梢血単球が大量に採取可能となったことなどが**樹状細胞療法**を臨床応用へ導くきっかけとなった．

2）受動的免疫療法

免疫担当細胞を体外で刺激し，増幅・活性化した後再び身体に投与する，いわゆる養子免疫療法として古くから試みられた**LAK（lymphokine activated killer）療法**は非特異的な受動的免疫細胞療法である[4]．また培養に腫瘍抗原を加えたり，腫瘍浸潤リンパ球（tumor-infiltrating lymphocyte：TIL）を用いたりする**CTL（cytotoxic T lymphocyte）療法**は，より腫瘍特異的な受動的免疫細胞療法と考えられた[5]．しかし，これらはいずれも次第に副作用や特異性の不均一性などから有効性が疑問視されていたが，最近抗腫瘍CD8陽性CTLクローンの使用[6]など新たな改良も試みられている．しかし，後述のように現在十分な治療効果が期待できるものは少なく，依然改良の余地は残されている．

抗腫瘍抗体を用いた受動的免疫療法はモノクローナル抗体の作製技術の進歩とともに開発されてきたが，近年ではモノクローナル抗体にさらに抗がん剤や放射性同位元素を結合させることにより腫瘍細胞特異的に殺細胞効果を発揮する工夫も行われている．現在，乳がん細胞が発現している**HER2に対する抗体**やB細胞が発現している**CD20に対する抗体**は，すでに標準的な治療として確立されている．

そのほか，IL-2やIL-12などの，T細胞やNK細胞に対する刺激作用を目的としたサイトカ

表3 ● 新しい免疫療法の臨床試験報告例と成績

免疫療法		有効例／施行例(有効率)
悪性黒色腫	大量IL-2単独	27/182 (15%)
	培養TIL投与＋IL-2	29/86 (34%)
	培養TIL投与＋IL-2＋Cy/Flu前投与	6/13 (46%)
	高MHC親和性改変gp100ペプチド＋IFA＋IL-2	13/31 (42%)
	組換えMART1アデノウイルス＋IL-2	4/20 (20%)
	組換えgp100フォウルポックスウイルス＋IL-2	6/12 (50%)
	ペプチド・がん細胞溶解物感作DC＋KLH	5/16 (31%)
	GM-CSF導入自己がん細胞	1/21 (5%)
	HLA-B7・β2mg遺伝子腫瘍内導入	3/11 (27%)
腎がん	IL-2単独	10/41 (24%)
	GM-CSF導入自己がん細胞	1/16 (6%)
	樹状細胞・がん細胞融合細胞	6/17 (35%)
	骨髄非破壊的同種造血幹細胞移植	10/19 (53%)
造血器腫瘍	抗体イディオタイプ感作DC（B細胞リンパ腫）	1/4 (25%)
	ドナーリンパ球輸注（CML）	28/37 (76%)
	骨髄非破壊的同種造血幹細胞移植（AML）	8/15 (53%)

（文献3より改変）

インの投与やbiological response modifier (BRM)，NKT細胞を活性化するα-GalCerの投与などの免疫増強も非特異的な受動免疫療法といえる．

近年報告された免疫療法の臨床試験例を表3に示す[3]が，慢性骨髄性白血病に対するドナーリンパ球輸注療法（donor lymphocyte infusion：DLI）を除くとまだ十分な治療効果が期待できるものは少ない．

おわりに

近年の新しい抗腫瘍抗体の臨床現場への登場は，腫瘍に対する治療に大きなインパクトを与えた．免疫学の進歩で得られた新しい知見や技術による成果であることは間違いない．しかし，本文中で述べたように今なお解明されていないことも多く，発がんのメカニズム及び腫瘍に関する治療を考える上で，今後もさらなる進歩と詳細な解明が待たれる．

文献・参考図書

1) Burnet, F.M. "ImmunologicalSurveillance" p.280, PergamonPress, Sydney, 1970
2) 『腫瘍免疫学 2版』藤原大美 著，中外医学社，2003
3) 河上裕：腫瘍に対する免疫応答，『免疫学イラストマップ』（烏山一），pp.186-193，羊土社，2007
4) Rosenberg, S.A., Lotze, M.T., Muul, L.M. et al.：A progress report on the treatment of 157 patients with advanced cancer using lymphokine-activated killer-cells and interleukin-2 or high dose interleukin-2 alone．N. Engl. J. Med., 316：889-897, 1987
5) Rosenberg, S.A., Parkard, B.S., Aebersold, P.M. et al.：Use of tumor-infiltrating lymphocytes and interleukin-2 in the immunotherapy of patients with metastatic melanoma. N. Engl. J. Med., 319：1676-1680, 1988
6) Yee, C. et al.：Adoptive T cell therapy using antigen-specific CD8[+] T cell clones for the treatment of patients with metastatic melanoma: in vivo persistence, migration, and antitumor effect of transferred T cells. Proc. Natl. Acad. Sci. USA, 99：16168-16173, 2002

チェックリスト

☐ 自然免疫と獲得免疫の違いが理解できたか
☐ 細胞性免疫と液性免疫の違いが理解できたか
☐ 免疫担当細胞とその役割，及びそれに関わるサイトカインの働きが理解できたか
☐ Th1サイトカインとTh2サイトカインの違いが理解できたか
☐ 免疫学的治療法には，そのアプローチの方法によって能動的免疫療法と受動的免疫療法があるが，それぞれについて理解できたか

Part I §1. がん診療を始める前に必要な基本知識

3. がん診療の基本知識
C）疫学とがん検診

岡本 篤武

おさえておきたいポイント

- ★ がんの疫学には「がん登録」を基本にしたデータが必須である
- ★ がんはこの28年間，日本人の死因の第1位である．死亡率は男性が肺，胃，大腸，女性は大腸，胃，肺の順に高い
- ★ 臓器別のがん罹患数は肺，乳房，大腸，前立腺は増加．胃，肝臓は減少傾向にある
- ★ 喫煙，飲酒，食生活及びウイルスや細菌の持続感染は，発がんと強い関係がある
- ★ わが国におけるがん検診受診率は欧米と比較して著しく低い
- ★ がんの一次検診（対策型検診）は五大がんを対象としている
- ★ 一次検診でのスクリーニング法はがん死亡率を低下させる科学的根拠を有する方法を採用する
- ★ がんの早期発見と早期治療は，がんを治癒せしめる最も確実な方法である．早期がんは内視鏡切除や縮小手術など負担の少ない治療が可能となりうる

1 がんの疫学

1）がんの疫学には，「がん登録」の整備が必須である

　　がんの正確な実態を把握するためには「がん登録」が必要で，それにより疫学としての最も信頼できる情報を得ることが初めて可能となる．また，がん検診の有効性を検証し，効率のよい検診方法を確立する上で大変重要である．

　　わが国においては「がん登録」制度は未だ確立されていないが，「地域がん診療拠点病院」制度を導入して「がん登録」の整備に向けて歩み始めた（p.24）．

　　がんの疫学の中心となる事項は，がんの罹患率，死亡率，好発年齢，地域性，発がんに関わる食生活や嗜好品を始めとする生活習慣，ウイルスや細菌による持続感染の有無，環境汚染などである．

2）がんは日本人の死因の第1位である

　　部位別がん粗死亡率から見た五大がんは，肺，胃，大腸（直腸＋結腸），肝，乳房である．肺がん，大腸がん，乳がんは増加しており，肺がんは男性で，大腸がんは女性でそれぞれ死亡率のトップを占めている．一方，胃がんは男女共に減少傾向にある（図1）．

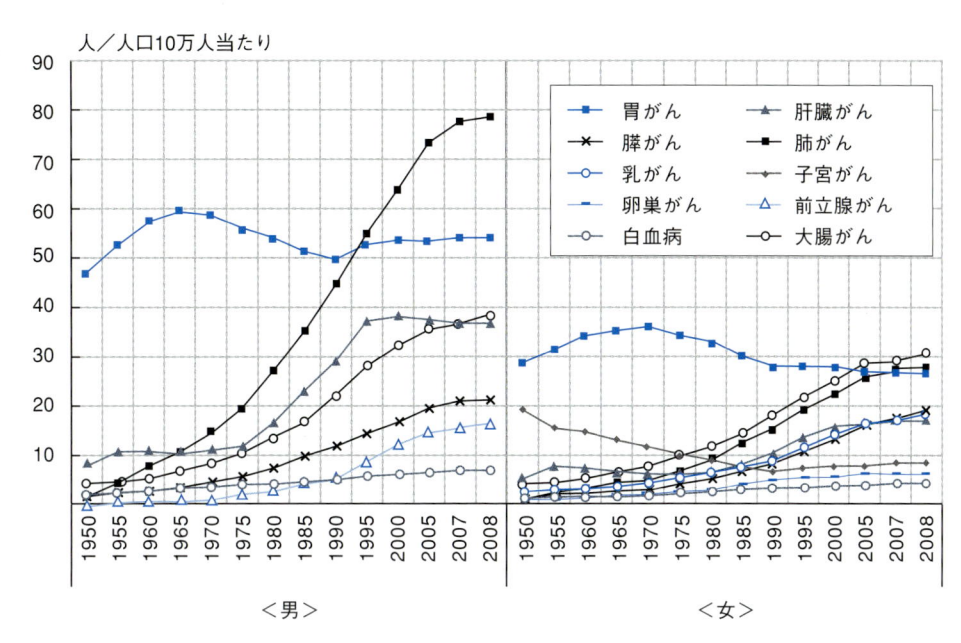

図1 ● 主な臓器別がん死亡率の推移(厚生労働省「人口動態統計」より)
肺がん：気管がん＋気管支がん，大腸がん：結腸がん＋直腸がん，子宮がん：子宮頸部がん＋体部がん

3) がんの一次予防と二次予防

a. 一次予防

がんの罹患を予防すること．禁煙，禁酒，緑黄色野菜や果物を十分に取り入れた食生活，適度な運動，ウイルス感染に注意を払うことで，がんに罹ることを予防する．

b. 二次予防

検診などによりがんを早期の状態で診断，治療することにより，がんによる死亡を回避する．

4) がんの部位別にみた発がんの危険因子と予防（表1）

a. 喫煙

特に肺，口腔，上咽頭，胃，食道，大腸の発がんのリスクを高めることが証明されている．

b. 飲酒

胃，大腸，乳腺，食道の発がんを高める．

c. 緑黄色野菜，果物

大腸がん，胃がん，肺がんの発生を予防する効果があると言われている．

d. 塩分の過剰摂取

冷凍技術の発達や冷蔵庫の普及により，塩を用いた保存食の摂取が減少したため，胃がんの発生が低下しつつあると考えられている．

e. 動物性タンパク，脂肪分

著しい増加を示す大腸がん，乳がんは欧米化した食生活によるとされている．特にハム，ソーセージ，ベーコンなどの貯蔵肉は大腸がんとの因果関係が確実視されている．

表1 ● 発がんのリスクに関わる因子

	リスクを高める因子	リスクを下げる因子
胃がん	塩分摂取過多，たばこの喫煙，Helicobacter pylori菌持続感染*	緑黄色野菜，果物の摂取
大腸がん	喫煙，飲酒，肥満，貯蔵肉（ハム，ソーセージ，ベーコン）	緑黄色野菜，果物の摂取，運動
肺がん	喫煙，飲酒，アスベスト	緑黄色野菜，果物の摂取
乳がん	閉経後の肥満，飲酒	
子宮がん	ヒトパピローマウイルス（HPV）感染	HPVワクチンによる予防
肝がん	肝炎ウイルス（HBV，HCV）感染，飲酒	インターフェロンによるHCV抗体除去 ワクチンによるHBV感染予防

*H.pyloriの除菌が日本ヘリコバクター学会で勧められてはいるが，対象とすべき患者の年齢，胃粘膜の萎縮の有無など未だ検討すべき問題は多い

> *memo* 緑黄色野菜，果物に発がんの予防効果があることは確実とされている．カロテンや各種ビタミンによる酵素活性の上昇，抗酸化作用などが発がんを抑えると推測されているが，科学的根拠をもって明確に示したデータは未だにない．逆に多量にβ-カロテンを服用した方が肺がんの発生率が高かったという大規模なコホート研究もある．従って過不足なく，バランスよく摂取することが推奨されている．

2 がん検診の実際と有用性

1）がん検診はがんの二次予防を目的としたシステムである

がんを早期に発見することにより，体に負担のかからない侵襲の少ない治療法で完治せしめ，がんによる死亡率の低下を期待できる．さらに，がん治療に投入する資源の節約と，ひいては医療費の削減になりうる．

2）がん検診には市町村住民，職域を対象にした一次検診（対策型）とがんドックなど（任意型）がある

対策型では費用は地方自治体が負担し，任意型は自己負担である．

3）日本におけるがん検診の受診率は米国と比較して著しく低い

都道府県，臓器別にもよるが，受診率は20％～30％に留まっているのが現状である．
国は2007年にがん対策基本法を制定して，**75歳未満のがん死亡率を20％減らすこと**と，大腸がんや乳がんの検診では**50％の受診率**を目指している．2009年度にはがん検診のための地方交付税を1,300億円に倍増することが決定された．

4）がん検診は罹患率や死亡率の高いがんを対象にする

男性：肺，胃，大腸，肝
女性：大腸，胃，肺，乳，子宮

5）一時検診は安全かつ有効なスクリーニングである

市町村住民の一次検診（対策型検診）は多人数を対象にしているため，実施するのに安全で受診者に身体的負担が少なく，かつ効率よく短時間で行えるスクリーニング的検査法が基本である．さらにこれらの検査は実施することにより，**がんの死亡率を低下させるという科学的根拠がある検査である**（表2）．

表2 ● 一次検診（対策型，市町村住民，職域検診）の検査法

	一次検診として有用	一次検診には勧められない
胃がん	X線二重造影	胃内視鏡 Helicobactor pylori菌検査 ペプシノーゲン法
大腸がん	便潜血反応	直腸指診
肺がん	胸部X線検査 喀痰細胞診（高危険度群）	低線量CT
乳がん	マンモグラフィー（40歳以上） ＋（視触診）＊	（視触診）
子宮（頸部）がん	擦過細胞診	

＊乳がんの視触診は死亡率を減少させる根拠に乏しいが，自覚症状のない群で減少させる可能性は残されている（日本乳癌学会　ガイドライン　2005）

表3 ● 二次検診（精密検査）を必要とする一次検診の所見とその検査方法

	一次検診の所見	二次検診（精密検査）
胃がん	壁の硬化，変形 粘膜襞の集中，バリウム斑 透亮像，etc	胃ファイバースコープ 生検
大腸がん	便潜血反応陽性	大腸ファイバースコープ （内視鏡的ポリープ切除） 注腸造影
肺がん	胸部異常陰影（E1，E2） 喀痰細胞診（D，E）	ヘリカルCT 気管支ファイバー（TBLB，BAL）
乳がん	マンモグラフィー（カテゴリー3以上）	乳汁細胞診，穿刺吸引細胞診， マンモトーム，切開生検
子宮（頸部）がん	擦過細胞診（クラスⅢ,Ⅲa,Ⅲb,Ⅳ,Ⅴ） ベセスダシステム（扁平上皮系，腺系異常）	コルポスコピー，生検

TBLB：経気管支肺生検（transbronchial lung biopsy），BAL：気管支肺胞洗浄（bronchoalveolar lavage）

6）一次検診は定期的に受診（年に1回，少なくとも2年に1回）することが重要である

1回のみの受診では意味がない．

◆ 一次検診で異常があれば，必ず二次検診（精密検査）を受けるよう指導し，その意義をよく説明する．さもなければ一次検診を受けた意味がなくなる．**二次検診を経て発見されるがんの90％以上は早期がん**であり，ここが検診の最大のポイントであることを受診者によく理解させることが必要である．

◆ 特に大腸がんの二次検診の受診率は他のがんと比較して著しく低い．おそらく痔であろうとの自己診断，検査前の準備が煩わしい，肛門からの検査に抵抗感があるなどの理由によると考えられる．

◆ 二次検診（精密検査）を要する一次検診の所見とその検査方法を示す（表3）．

7）胃X線二重造影やマンモグラフィーなどの画像診断の検診精度

胃X線二重造影やマンモグラフィーなどの画像診断の検診精度は，実際に撮影に携わる放

射線技師の技量に大きく左右される．

　医師の読影力が優れていても，撮影技術が悪く，病巣がうまく描出さていなければ診断は不確実となる．

> **memo** 東京都では五大がんについて，検診対象者，検診方法，認定医のダブルチェックによる読影，検診結果の報告と通知，記録の整備及び精密検査結果の把握など，検診の精度管理のための技術的指針を提示して質の高い検診を目指している．

文献・参考図書

- International agency for research on cancer. Fruits and vegetables. IARC Hanbooks of cancer prevention. Volume 8. IARC Press, 2003
- Mandel, J.S., Church, T.R., Ederer, F., Bond, J.H. : Colorectal cancer mortality: effectiveness of biennial screening for fecal occult blood. J. Natl. Cancer Inst., 91（5）: 434-437, 1999
- Miyamoto, A., Kuriyama, S., Nishino, Y., Tsubono, Y. et al. : Lower risk of death from gastric cancer among participants of gastric cancer screening in Japan: a population-based cohort study. Prev. Med., 44 : 12-19, 2007
- Oken, M.M., Pamela, M., Marcus Hu P. et al. ; Baseline chest radiograph for lung cancer detection in the randomized prostate, lung, colorectal and ovarian cancer screening trial. J. Natl. Cancer Inst., 97 : 1832-1839, 2005
- Kerlikowske, K., Grady, D., Rubin, S.M., Sandrock, C. et al. : Efficacy of screening mammography. A meta-analysis. JAMA, 273（2）: 149-154, 1995
- Warwick, J., Tabar, L., Vitak, B., Duffy, S.W. : Time -dependent effects on survival in breast carcinoma: results of 20 years of follow-up from the Swedish two-country study. Cancer, 100（7）:1331-1336, 2004

チェックリスト

- ☐ 「がん登録」はがんの疫学研究に欠かせないシステムであることを認識できたか
- ☐ **たばこの喫煙と飲酒は各種がんの発がんに関わる重大な因子であることを認識できたか**
- ☐ がん検診の必要性とその意義を理解できたか

Part I §1. がん診療を始める前に必要な基本知識

3. がん診療の基本知識
D）臨床研究と臨床医に必要な統計学

河本 博

おさえておきたいポイント

★ 基本的用語の定義を確認し，研究で用いられるエンドポイントの意味を理解する
★ 研究の"精度"を決定する概念を理解する
★ 臨床研究の種類と研究方法を知るとともに，エビデンスレベルとの対応から，治療選択の根拠になりえるかどうかを判断できるようにする
★ 治療開発相を理解する
★ 臨床試験に必要な人材・組織，試験を実施する際の法律，ガイドラインの存在を知る

はじめに

　本章では，臨床医が必要とする統計の基礎用語の解説とがん領域でよく用いられる臨床研究の種類，研究に用いられるエンドポイントやその評価方法について概説することで，医療実践に必須な研究報告を解釈するための手段提供を目指す．治療選択に寄与する情報の多くは臨床試験によるので，臨床試験が実施される流れや実施組織の構成，倫理の概要についても記載した．臨床研究を自ら行う場合は章末のURLや図書を参考願いたい．

1 臨床研究とその種類

　人を対象とする医学研究のこと．病気の原因の解明，病気の予防・診断・治療の改善，療養生活の質の向上などを目的とする．臨床研究は未来のための貢献を目的とする実験であり，多くの倫理指針・法律で**"一般化可能な知識を獲得するために計画的に行われる体系的調査"** と類似の定義がされている．

　目的により研究方法も分類も異なる．内容に関する分類では**予後因子研究，疫学研究，臨床試験，妥当性研究**が存在する．研究方法は主として観察研究と介入研究とに分類され，予後因子研究と疫学研究，妥当性研究の多くは前者に，疫学研究，妥当性研究の一部と臨床試験は後者に分類される（表1）．

2 臨床研究で使用される基礎的用語の説明

1）尺度について

　調査・研究する対象から情報を得る場合に使用する変数や分類のことを尺度（scale）という．尺度はその性質により数学的・統計的な扱いが異なる．要約統計量は尺度により使

表1 ● 研究の種類と代表的研究方法

研究の種類	目的	代表的な研究方法	対象となる主な倫理指針
予後因子研究	予後に影響する因子の探索	カルテ調査	疫学研究に関する倫理指針
疫学研究	病気の原因の解明	（前向き）観察研究（コホート研究，ケース・コントロール研究）	
臨床試験	予防・診断・治療の開発	（前向き）介入研究	臨床研究に関する倫理指針
妥当性研究	診断法や評価法に対する精度調査	（前向き）観察研究一部は介入研究	（場合による）

用できるものが決まっており，「何検定をすればよいのだろう？」などの，医師がいつも直面する疑問も尺度による．尺度は以下のように4分類される．

① **名義尺度**：病理組織型，性，人種，血液型，住居地域などがある．区別するための分類であり，名称そのものである．同じ名称であれば同じ「カテゴリ」に属するという．要約統計量としては最頻値のみ使用可能である．

② **順序尺度**：病期（Ⅰ期，Ⅱ期など）や腫瘍縮小効果（CR，PRなど）の分類などがある．名義尺度と同様，同じ名称であれば同じ「カテゴリ」とするが，カテゴリには順序がある．要約統計量として中央値を定義することができる．①の名義尺度と併せて**質的データ，カテゴリカルデータ**などと呼ばれる．

③ **間隔尺度**：体温や時間などが間隔尺度である．順序尺度の性質に加えて，差に意味がある．差の比較も可能であり，加減演算も可能である．

④ **比例尺度または比率尺度**：体重や腫瘍の大きさなどである．間隔尺度の性質に加えて剰余演算も可能で，数値の比にも意味がある．比に意味があるということは絶対零点をもつ．③，④は**量的尺度**といわれる．

以上，尺度は①から順に④が最も「高い」水準とされ，高い水準は低い水準の性質を含み，腫瘍縮小効果のように，高い水準の尺度（〜mmなど）を低い水準（CR，PRなど）の尺度に変換することもできる．

2）比・割合・率・オッズの定義

比例尺度の説明に既に「比」が出現したが，比には似た概念で用いられる用語がいくつかある．これらは研究評価の際に「ものさし」＝エンドポイントとして用いられる．そのため信頼区間と共に推定に用いる．

① **比（ratio）**：分子が分母に含まれない．別々のもの．1を超えうる．単位をもたない．
　〈例〉性比　男／女＝1.1

② **割合（proportion）**：分子が分母の一部．1を超えない．単位をもたない．「・・・割合」と表記される場合と，次項の「率」が用いられる場合がある．英語でも「rate」が頻用される．
　〈例〉生存「率」（survival rate）　＝生存者数／調査対象全員
　　　　罹患「率」（incidence rate）＝罹患した人の人数／観察対象人数

> **memo** 罹患率：10万単位で表現することが通常．分母に人年法（person time）を用いて観察対象人年を分母にする場合もある．この場合次項③の「率」となる．なお，外挿する集団の年齢構成に合わせて調整したものをstandard incidence rate（SIR）といい，頻用される．

③ **率（rate）**：単位量あたりの現象が起こる回数，度数など．1を超えうる．単位あり．
　〈例〉ハザード＝死亡数/直前の生存患者数（単位:/単位時間）
④ **リスク（risk）**：ある事象が生じる確率．割合に似る．ある集団にある事象が生じる割合はリスクから計算可能であるが，実際に生じた割合は，リスクから計算された割合と必ずしも一致しない．
⑤ **オッズ（odds）**：ある事象が生じる確率（P）と生じない確率（1−P）の比．
　例のように分子が小さい場合に分母はほぼ1となりオッズはある事象が生じる確率Pとほぼ同じになる．
　　〈例〉二次がん発生オッズ＝二次がんが発生する確率/二次がんが発生しない確率
　　　　　　≒ 二次がんが発生する確率

さらに，診療や予防など「曝露」の結果生じた違い（＝効果）をみるために，よく用いる概念が，上記の比や割合の曝露間での差や比を用いて以下のように定義されている．エンドポイントの定量的な評価を与える．差がない，比が1であるなどの帰無仮説を立て，検定に用いる．なお相対リスク（relative risk）はリスク比として用いることが多いが，ハザード比にもオッズ比にも用いることがあるので注意を要する．

⑥ **罹患率比（incidence rate ratio：IRR）** ⑦ **罹患率差（incidence rate difference：IRD）**：この2つは罹患率調査研究で頻用される．
⑧ **リスク差（risk difference）** ⑨ **リスク比（risk ratio）**：リスクが極端に小さい，大きいなどの場合に，リスク比で表現すると過大・過小評価になってしまう場合がある．この場合にリスク差を用いる．リスク比，リスク差は前向きコホート研究，介入研究で得ることができる．
⑩ **率比・ハザード比（hazard ratio）**：単位時間あたりの死亡数の比として，がん診療域の標準治療を決める検証試験では必ず用いられる重要な指標である．また前向きコホート研究，前向きケースコントロール研究でのアウトカムにもなりうる．
⑪ **オッズ比（odds ratio）**：がん診療域では臨床試験よりも疫学研究，カルテ調査で頻用される．特に，後ろ向きケースコントロール研究ではケース・コントロール比により変化してしまうため，リスク比は求まらない．このためオッズ比がよく用いられる．

3）「生存時間」について

興味のあるイベント（例えば増悪）が生じるまでの期間に興味がある状況では，ある時点（例えば治療開始時）を起点としてイベントが生じるまでの時間を測定し，これに基づいて各時点でのイベント発生割合を算出することができる．イベントが死亡以外の場合にも慣用的にこの時間を生存時間と呼び，この時間に対する解析を生存時間解析と呼んでいる．死亡率の高いがん診療では臨床研究の最も重要なエンドポイントとなっている．ただ事象が死亡以外の場合（増悪，再発など）では，事象が出現する前に死亡することもあり，必ずしも関心のある事象が起こるまでの生存時間を知ることができない．この死亡による情報欠損を**打ち切り**と呼び，これに対応した生存期間算出法として，**生命保険数理法**（actuarial analysis）と**Kaplan-Meier法**が知られる．臨床試験でより一般的に用いられるのは後者である．算出法は比較的簡単である．他書を参考にしていただきたい．なお，信頼区間はGreenwoodの公式を用いて算出可能である．

4）推定について

　生物学や医学などソフトサイエンスは，個体差というバラツキを前提とする人を対象とするため統計学を用いる．統計学はモデルや仮定を通じて，現実の少ない対象（**サンプル**）について検討した結果を，想定する対象の全体（**母集団**）に外挿する手段を提供してくれる．サンプルから推定された特徴（2）の比や割合など）は，サンプルが母集団から偏りなく抽出されていれば，母集団での値に近いと想定でき，推定したリスク差やリスク比などの値＝「**推定値**」と呼ぶ．サンプル数は信頼の程度を示し，推定値の「**信頼区間**」として表現される．サンプル数が少なければ信頼区間は大きくなり，サンプル数が少なければ信頼区間は小さくなる．サンプルが100人の研究で得た信頼区間は10,000人の研究で得た信頼区間の10倍となる．実際の推定方法や信頼区間の算出については専門書を参照されたい．

5）検定について

　検定とは，興味のあること（割合やオッズ，生存期間など）について，対照群と曝露群もしくは治療群とに違いがあるかどうかを**検証**することである．違いがないという**帰無仮説**を棄却できるかどうかという方法をとる．臨床的に知りたい直接の内容は**対立仮説**（帰無仮説に対立するもの）が正しいかどうかである．例えば，Aという新薬はプラセボより効果が高いとするのが対立仮説，Aはプラセボと効果に違いはないというのが帰無仮説である．実際の検定は，仮説で用いられている評価尺度から適切に検定統計量を選択し，サンプルから算出した検定統計量の値が，帰無仮説が正しい場合にそれ以上極端な値をとる確率（「p値」）を算出した後，得られたp値が決められた精度（α水準）以下かどうかをみるという作業のことである．小さい場合に帰無仮説はあり得ない（帰無仮説が正しければこんな結果はでない）ものとして棄却することになる．対立仮説の方向性，優れている／劣っている，もしくは，異なっているに応じて，それぞれ片側，両側が決定する．表2に検定の例を示した．

6）検定における2種のエラーとサンプルサイズ計算について

　臨床研究，特に，有効性に関する検討を目的とする臨床試験では結果解釈において検定が用いられる．ただし検定は常に真実を反映するわけではなく精度をもつ．精度はαとβで表現される．本当は差が「ない」のに差が「ある」と結論する（正しい帰無仮説を棄却する）間違いを「**第一種の過誤（αエラー）**」と呼びその確率がα，本当は差が「ある」のに差が「ない」と結論する（誤っている帰無仮説を採択する）間違いを「**第二種の過誤（βエラー）**」と呼び，その確率がβである．βは$1-\beta$を％で表現し「**検出力**」と表現する

表2 ● 尺度と検定方法

尺度水準	検定の種類	モデル推定
量的尺度	t検定，分散分析（F検定）	回帰分析
名義尺度	χ^2検定，Fisher exact テスト	ロジスティック回帰
順序尺度	Wilcoxon検定，Mantel-Haenszel検定	比例オッズモデル
生存時間	Logrank検定，一般化Wilcoxon検定	Cox比例ハザードモデル

表3 ● 検定における過誤と検出力

		検定の結果	
		帰無仮説を採択する	帰無仮説を棄却する
真実	帰無仮説が正しい	正しい決定	「あわてん坊」のエラー α（第一種の過誤）
	帰無仮説は誤り	「ボンヤリ者」のエラー β（第二種の過誤）	正しい決定 $1-\beta$（検出力）

ことが一般である．通常 a は5%，検出力は研究デザインにより80〜90%とされる（表3）．研究計画の段階で研究デザインを選択すると，必然的に検定の精度もほぼ決定する．後は検出する差の期待値さえ同定できれば，逆にその精度で研究を行うために必要なサンプルサイズも逆算できる．臨床研究は実験であるため，必要最低限の対象症例数で行われる．計画段階での症例数算定は不可欠である．

3 研究内容で分類した臨床研究の概略

1）予後因子研究

がん診療領域では，生存期間や無増悪生存期間（再発までの期間）が一般的な"予後"であり，早期がんや治癒可能性の高い造血器腫瘍や小児腫瘍など一部のがん種では，二次がん発生や晩期合併症が生存期間などよりも重要な"予後"とされる場合もある．

"**予後因子**"とは，それにより予後の良し/悪しに影響するとされるもののことである．代表的な予後因子を表4に列挙した．予後因子としてタンパクなどは，それを阻害するなどの作用による抗腫瘍効果検討の基礎となり，創薬にも役立てられるようになった．

予後因子研究は，前向きの観察研究としても，行いうるが，他の研究の基礎情報を得るための探索的な研究である．既存の医療情報の利用（カルテ調査）が代表的な研究方法であり，医師の研究としても最も多いものの一つといえる．解析方法はモデル推定によるため，ロジスティック回帰やCox比例ハザードモデルが用いられる．

2）疫学研究

喫煙や飲酒のがん罹患率に対する影響などが典型的で，疫学研究に関する倫理指針では「明確に特定された人間集団の中で出現する健康に関する様々な事象の頻度及び分布並びにそれらに影響を与える要因を明らかにする科学研究」と定義されている．横断研究，**コホート研究**（規定した集団を追跡し，曝露と罹患の関連を評価），**ケースコントロール研究**（新たに罹患したケースに対してコントロールをサンプリングし，ケース・コントロール間で曝露を比較）が代表的な方法である．

人年法（person-time）を用いた標準化罹患率や有病率が代表的なエンドポイントである．

3）妥当性研究

評価方法の信頼性，妥当性の検証を行う研究で，ツール開発といえる．代表的なツールはQOL調査票（SF-36など）である．その他，痛みのスケール（visual analogue scale：VAS，numeric rating scale：NRS）や腫瘍縮小効果判定規準（RECIST，WHO規準），毒性規準（CTCAE）があり，臨床研究を進めるためには不可欠な研究である．次頁の診断法の検討も妥当性研究に含まれる．

表4 ● 代表的もしくはよく検討される予後因子

カテゴリー	因子
疾患の状態	初診時病期，病変部位，病変の個数，リンパ節転移の個数，白血病の場合の治療開始前の白血病細胞数　など
疾患の随伴症状・検査所見	染色体異常，癒合遺伝子，タンパク発現，遺伝子変異の有無，血液検査（腫瘍マーカーやLDH値，血球数など），全身状態，合併症，BMI　など
治療介入との関係	発症から治療開始までの期間，併用薬　など

4）臨床試験の定義

疫学研究の多くが観察研究であったが，臨床試験は介入研究の代表である．診断・治療開発上は人に対する検討という最終段階で，「**患者を対象とした…将来の患者に最適な治療法を明らかにすべく企図された計画的実験**」（S.J.Pocock）である．

4 臨床試験の概略

1）診断に関する臨床試験の概略

診断は，核医学検査などのように薬剤の直接の人体投与が必要な一部の検査を除き，人体から採取した検体を用いて ex vivo で検査することが一般である．

診断法は感度，特異度で表される精度がどのくらいかが重要である．**感度，特異度，陽性反応的中率，陰性反応的中率**と**有病率**の関係を図1に示す．

なお，「…的中率」は有病率に影響を受け，有病率が低くなると急速に低下する．そのため検査固有の精度としては感度と特異度が用いられる．有病率が低い時に検査をすることは高い精度の検査であっても検査意義はない．

スクリーニング検査というのは検査値に対して**カットオフ値**を決めて，陽性・陰性の判断をする．カットオフ値を変更すると，感度・特異度は変化し，通常感度と特異度はtrade offの関係を示す．カットオフを小刻みに変え各値で計算される感度・特異度を，縦軸を感度，横軸を（1－特異度）にしてプロットしたものを**ROC曲線**（receiver operating characteristic curve）という．曲線全体が左上に位置するほど，当該検査の識別能が高いことを表す．

2）治療に関する臨床試験の概略

治療開発の全体像の概略を図2に示す．臨床試験は薬剤の治療開発については，**用量探索試験≒第Ⅰ相試験，有効性・安全性（探索的）検討試験≒第Ⅱ相試験，有用性検証試験≒第Ⅲ相試験**という開発相に分けられる．単剤だけではなく多剤併用療法や放射線や手術との集学的治療においても同様の開発相が定義される．ただし適応のない薬剤（未承認，適応外）については，一部の例外はあるが，薬事承認を目的とした臨床試験＝治験（多くは製造販売元となる製薬会社，一部が医師主導．医師主導の場合も承認申請は製造販売元となる企業が行う）として行われ，費用は数十億円とされる．

表5にはがん領域における開発相毎の臨床試験の特徴をまとめた．

第Ⅰ相：薬剤の最大効果は最大投与量（MTD：maximum tolerated dose）で得られると

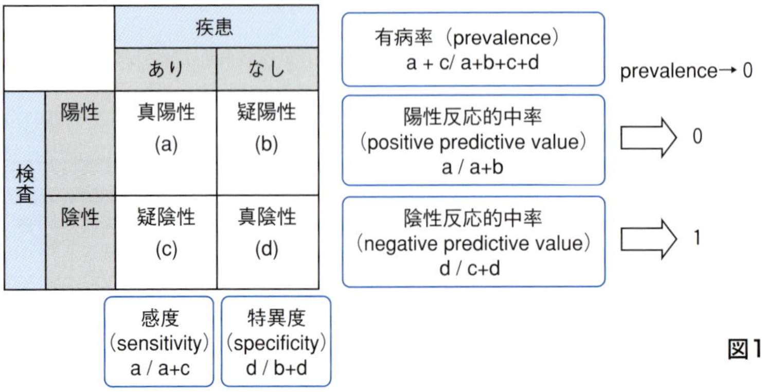

		疾患	
		あり	なし
検査	陽性	真陽性 (a)	疑陽性 (b)
	陰性	疑陰性 (c)	真陰性 (d)
	感度 (sensitivity) a / a+c	特異度 (specificity) d / b+d	

有病率（prevalence）
a + c / a+b+c+d   prevalence → 0

陽性反応的中率
(positive predictive value)
a / a+b   ⇒ 0

陰性反応的中率
(negative predictive value)
d / c+d   ⇒ 1

図1 ● 診断研究（妥当性研究）における感度・特異度・的中率

いう仮定のもと，あらかじめ定義された用量制限毒性［DLT（dose limiting toxicity），CTCAEでG3以上の非血液毒性，G4の血液毒性などが一般的］の出現頻度により最大耐用量を決定することが目的である．人に対しての初めての投与（**First In Man**）である場合は比較的低用量から開始され，DLT出現確率が33%を超えないように増量していく方法（3＋3 design）が標準である．開始用量は動物実験により毒性がないと想定される量を安全係数（体重差などの調整）で除した量とするのが一般であるが，現在はより安全性の高い・効率的な方法の開発が試みられている．

　第Ⅱ相：有効性のスクリーニングが目的である．先行研究を対照とした閾値期待値設定でのスクリーニングデザイン，有効性について最適化を目的とするランダム化選択デザイン，主に有効性についてあまり変わりがないとされる数種の投与量を同時対照群とする並行群間デザインなどがある．治験では，海外で第Ⅱ相が終了していることが多いため，日

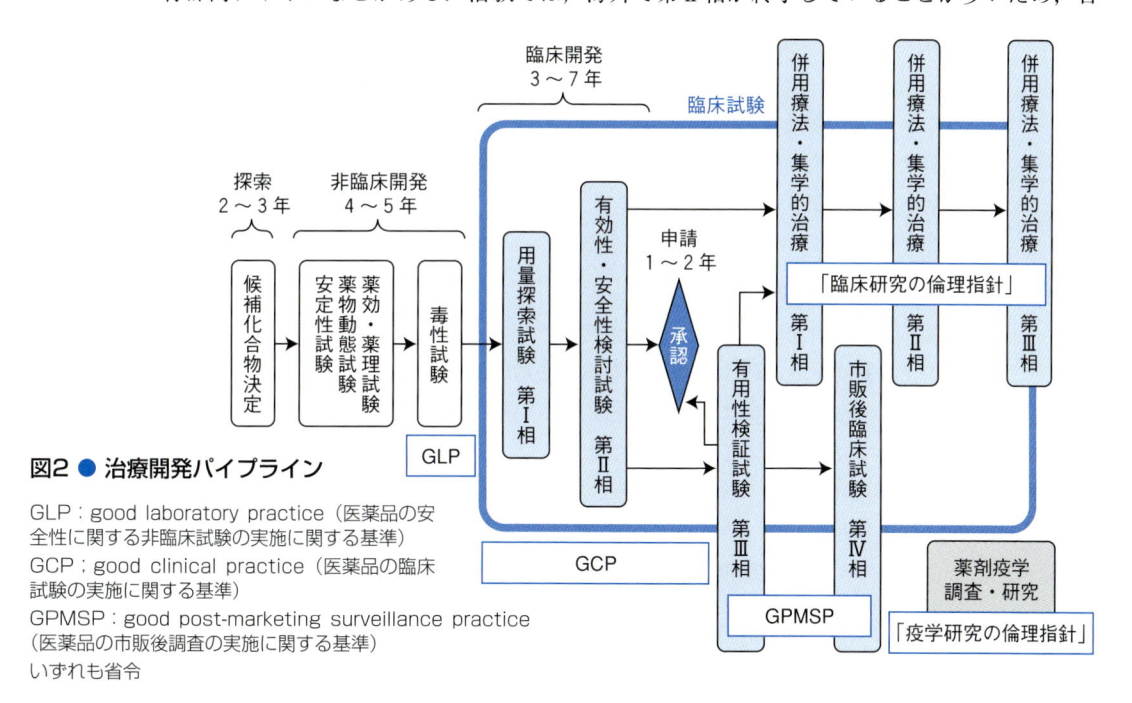

図2 ● 治療開発パイプライン

GLP：good laboratory practice（医薬品の安全性に関する非臨床試験の実施に関する基準）
GCP：good clinical practice（医薬品の臨床試験の実施に関する基準）
GPMSP：good post-marketing surveillance practice（医薬品の市販後調査の実施に関する基準）
いずれも省令

表5 ● 開発相毎の臨床試験の特徴

	用量探索 第Ⅰ相	有効性・安全性検討 第Ⅱ相	有用性検証 第Ⅲ相
主たるエンドポイント	毒性（最大耐用量）	奏効割合（無増悪生存期間）	生存期間（無増悪生存期間）
代表的試験デザイン	3＋3 design, continuous reassessment method（CRM）	Simon's 2 stage design, selection design	優越性（superiority）試験，非劣性（non-inferiority）試験
一症例の評価にかかる期間	1コース〜数コース	数コース〜治療期間	数年
症例数 参加施設数	20例程度 単施設（〜少数施設）	40〜100例 中規模（専門病院主体）	200〜3,000例 大規模（一般病院主体）
試験期間 その他	1〜2年程度 PK/PD	2.5〜4年程度	3〜5年程度 ランダム化，POC（proof-of-concept）

本の開発効率を上げるために第Ⅰ/Ⅱ相試験として行われることも少なくない．

第Ⅲ相：**ランダム化比較試験**である．がん診療域では盲検化されることは少なかった．抗体療法など毒性が比較的少ない薬剤では，**二重盲検化**も行われるようになっている．いずれも治療選択において最重要とされる研究である．

3）ランダム化比較試験

ランダム化比較試験は，現在の最も有効な治療法（標準治療）とランダム化による同時比較を行うことで，比較可能性を最大限に高め，「**新しい治療法が標準的治療法となりうるか**」を検証する試験である．**優越性試験**（superiority trial），**非劣性試験**（non-inferiority trial），**同等性試験**（equivalence trial）がある．"検証"とは，十分な検出力の下で検定することである．そのためランダム化比較試験は数百人～千人のサンプルサイズで行われる．多くの場合，途中で試験継続の可否を確認するため，試験途中で1～2回検定する．これを中間解析といい，試験治療群が明らかに劣る，もしくは優る結果を得る見込みがないかが確認される．研究者は結果を見ることはできず，**効果・安全性評価委員会**もしくは**独立モニタリング委員会**と呼称される委員会に付託する．ただし，検定を何回も行うと本当は差がないのに誤って差があると判断する確率（α）が高まってしまう．これを防ぐために**有意水準を調整する**ことが一般的で，有名な方法にα消費関数や群逐次法がある．中間解析で有効中止となっている試験もあるため，これらを確認することは重要である．

4）臨床試験の実施組織

臨床試験は研究者（医師）と対象者だけで行われるわけではない．単施設で行われる試験か多施設共同試験かにより多少異なる．一般化を目的に行われるランダム化比較試験のほとんどは多施設共同試験のため，多施設共同試験を行うための組織とスタッフを表6に示した．

データマネジメント，統計，広報，運営，システム担当など多くの専門機能が必要で，さらに第三者的なチェックの役割を果たす委員会も必要である．有害事象報告については自ら試験を施行する立場にならずとも治験分担医師や多施設自主研究に参加した際に必要となるので，医師法77条の実地臨床上の副作用報告義務とともに記憶すべきである．

各機能をセンター化した多施設共同臨床研究組織として，日本ではJCOG（日本臨床腫瘍研究グループ），海外ではSWOG（southwest oncology group），ECOG（eastern cooperative oncology group），COG（children oncology group），EORTC（European organisation for research and treatment of cancer）などがある．

表6 ● 臨床試験に必要な「人」と組織

場所	役割としての組織		職種
各医療機関	試験参加施設		CRC，医師，（薬剤管理者）
中央機関	コーディネーティングセンター	データセンター	データマネージャー，生物統計家
			システムエンジニア，統計処理担当者
		オペレーションセンター	各種委員会事務局，組織維持のための広報・運用・資金管理事務局（公認会計士など）
	リファランスセンター	画像診断センター	放射線診断医
		病理診断センター	病理医
		放射線治療品質管理センター	放射線治療医，放射線物理士

・委員会：臨床試験審査委員会，効果・安全性評価委員会，監査委員会，教育委員会など
・リファランスセンターは専門家が委員会として中央診断委員会や中央病理委員会として集まる等としていることも多い

5 エビデンスレベルについて

　研究は研究方法や精度から，臨床応用する際の，結果の信頼性について違いがある．これを「エビデンスレベル」として区分して用いる．分類は数種あるが最もよく知られている旧・米国医療政策研究局（agency for health care policy and research：AHCPR）が作成したものを表7に示した．

6 法的・倫理的事項

　臨床研究は人に対する実験であるため，人権侵害につながらないようにルールが存在する．ルールは，社会・国家からの強制力を伴い行為を直接規制する「法律」と強制力のない相互に申し合わせて自主的に維持すべき社会秩序ともいうべき「倫理」で構成される．

1）法的規制

　本邦には**薬事法に基づく医薬品・医療機器の承認申請を目的とした臨床試験**（「治験」といわれて他の臨床試験と区別される）についてのみ法的規制が存在する．一般の臨床医は治験責任・分担医師となった場合，治験審査をする倫理委員会もしくはinstitutional review board（IRB）の構成委員となった場合にのみ関係するもので，「医薬品の臨床試験の実施の基準」（GCP：good clinical practice）という厚生省令である．2009年11月現在は，2008年2月29日が最終改正であり「**改正GCP**」と呼ばれている．

2）倫理規制

　治験以外の臨床試験についても英国，フランス，ドイツ，米国いずれも法規制が存在するが，本邦には存在しない．厚生労働省を中心に文科省または経産省と合同で，臨床研究に関して6指針が「告示」もしくは審議会答申という形で存在する（表8）．

　研究を自ら行う場合は，研究倫理については以下について理解することは必須である．

1. **ヘルシンキ宣言**：世界医師会が1964年に採択し，修正を加えてきた，ヒトを対象とする医学研究に関わる医師その他の関係者に対する指針を示す倫理的原則．この倫理的原則は常に遵守する必要がある．全文は医師会のウェブ・サイト（http://www.med.or.jp/wma/helsinki08_j.html）に掲載されている．
2. **ニュルンベルグ綱領**（1947）：被験者の自発的同意，権利，福利の優先を強調したもの
3. **ベルモント・レポート**（1979）：ヒトを被験者とする研究での被験者の保護に関する倫理原則と指針で，現在最も標準的とされているもの

表7 ● エビデンスレベル（agency of healthcare research and quality）と研究種類

レベル	具体的エビデンス	臨床研究の方法
Ia	複数のランダム化比較試験のメタアナリシス	システマティックレビュー
Ib	少なくとも1つの，ランダム化比較試験	介入研究
IIa	少なくとも1つの，ランダム化はしていないがよくデザインされた比較試験	
IIb	少なくとも1つの，比較研究以外のよくデザインされた準実験的研究	
III	比較研究や相関研究，ケースコントロール研究など，よくデザインされた観察研究	調査研究・観察研究
IV	専門委員会の報告や意見，権威者の臨床経験	症例報告・ケース・シリーズ

4. CIOMS（国際医科学評議会）及びWHOガイドライン（1982，'93，2002）：ヒトを対象とする生物医学研究についての国際的倫理指針であり，特に外部の資金提供による発展途上国での研究，弱い立場の被験者や共同体でのインフォームド・コンセントに対して配慮したものである．

5. ICH-GCPガイドライン（日米EU）（1996）：医薬品開発のための臨床試験に関する指針

表8 ● 医学研究に関する倫理指針

1. ヒトゲノム・遺伝子解析研究に関する倫理指針
2. 疫学研究に関する倫理指針
3. 遺伝子治療臨床研究に関する指針
4. 臨床研究に関する倫理指針
5. 手術等で摘出されたヒト組織を用いた研究開発のあり方
6. ヒト幹細胞を用いる臨床研究に関する指針

後記：不正確な記載とならないよう，統計量などの説明においては京都大学医学部探索医療センター吉村健一先生，国立成育医療センターの斉藤真梨先生に校閲いただいた．

参考URL

◆ 臨床研究倫理についてのE-learningサイト
- ICR-web［http://www.icrweb.jp/icr/］「臨床研究基盤整備の均てん化を目指した多目的教育プログラムと普及システムの開発」研究班による．国立がんセンター内のスタッフ勉強会から発しているため，がん診療が専門の医師には理解しやすい例が多い
- 福岡臨床研究倫理委員会ネットワーク［http://med.kyushu-u.ac.jp/recnet_fukuoka/index.html］
- 治験促進センター［https://etrain.jmacct.med.or.jp/］

◆ 臨床試験関連の資料や情報が掲載されているサイト
- JCOGホームページ［http://www.jcog.jp/］日本臨床腫瘍研究グループのホームページ．RECIST，CTCAEなどのJCOG版が掲載されている．またどのような臨床試験組織（特に委員会）があるかや自主研究における有害事象報告のしくみがわかる
- CRAB［http://www.crab.org/Calculators.asp］米国多施設共同研究グループの1つSWOGとFred Hutchinson cancer research centerの統計センターcancer research and biostatistics（CRAB）が提供する統計ツールサイト．サンプルサイズ計算の確認ができる
- 医学研究に関する指針［http://www.mhlw.go.jp/general/seido/kousei/i-kenkyu/index.html］医学研究に関する指針一覧

◆ 治験や薬事規制
- 医薬基盤研究所［http://www.nibio.go.jp/guide/top.html］「医薬品・医療機器開発に対する理解増進に関する研究」研究班により作成された薬事規制と治療開発プロセスの説明
- 製薬企業統計担当者のためのICHガイドライン集［http://home.att.ne.jp/red/akihiro/index.htm］

参考図書
- 『米国SWOGに学ぶがん臨床試験の実践―臨床医と統計家の協調をめざして』Green, S. 他著，福田治彦他訳，医学書院，2004
- 『臨床試験の進め方』大橋靖雄 他編，南江堂，2006
- 『NIH臨床研究の基本と実際』Gallin, J.I. 編，竹内正弘他訳，丸善，2004

チェックリスト

☐ 比と割合，率の違い，オッズ（比）とリスク（比）の違いが理解できたか

☐ αエラーとβエラーが理解でき，症例数設定との関係が把握できたか

☐ 研究の種類と代表的な研究方法，エンドポイントの対応が理解できたか

☐ 第Ⅰ～Ⅲ相までの臨床試験の目的・方法・症例数などが理解できたか

☐ 臨床試験には多くの専門職がいること，倫理や法律の規制があることが理解できたか

Part I §2. がんの診断・治療の原則〔がんの診断〕

1. 病理学
A）がん診療における病理診断の役割

船田 信顕

おさえておきたいポイント

★ 病理診断と病期の決定は適切な治療法の選択，治療結果の評価，予後に関する情報の利用などに不可欠である
★ 病理診断の補助的手技として電子顕微鏡，免疫組織学的検索，遺伝子検索などが応用されるが，病理診断が不確実な例もあり，臨床医と病理医とのコミュニケーションが重要である
★ 術中迅速診断は極めて有効な手技ではあるが，その適応と限界を知っておく必要がある
★ がんの分子標的治療にも病理診断から得られる情報が重要である

1 病理診断とがん診療

病理学は剖検や実験を通じて病気の本態を追求してきたが，それとともに病気の診断，治療に貢献することも重要な役割である．臨床的には良性にみえてもがんと病理診断されれば，それに従って治療が行われることになる．また，がんの悪性度も個々の腫瘍によって異なっており，病期も予後に大きく関連している．従って，組織あるいは細胞を採取し，どのような性格をもつ腫瘍であるのか病理診断をし，病期を決め，切除断端への腫瘍進展の有無（図1）などから，追加治療法の方針を選択することはがん診療にとって極めて重要であり，がん治療認定医もその過程に精通する必要がある[1)2)]．

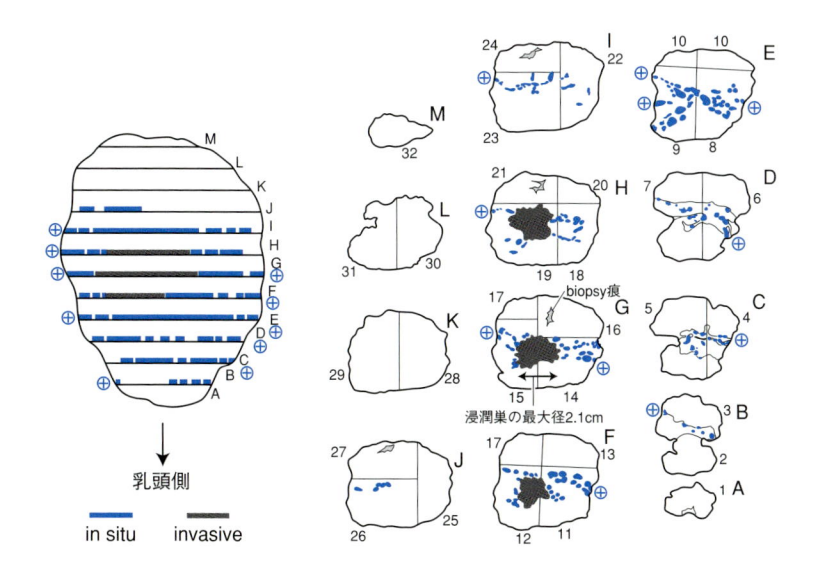

図1 ● 乳腺部分切除材料におけるがんの広がりを示したマッピング

浸潤がんの成分（黒）は断端陰性であるが，乳管内がんの成分（青）で陽性となった部位が示され，追加治療の参考となる

Part I 基本知識

2 病理診断の進め方

1）病理診断の基本

　腫瘍によっては特異的な遺伝子異常をもつが，病理診断は組織診断，細胞診断とも基本的には形態学によってなされる．

　小さな検体は，そのままホルマリン固定後アルコールにて脱水し，キシレンなどの中間剤に浸漬後パラフィンに包埋する．内視鏡的粘膜切除材料や手術材料では肉眼的な観察後に病理診断に必要となる部位から検体を切り出し，同様の過程によってパラフィンに包埋する．このパラフィンブロックから3ミクロン前後の薄い切片を作成し，ヘマトキシリン・エオジンなどで染色後封入剤にて封入，顕微鏡で観察する（図2）．

　一般的には，良性・悪性腫瘍の鑑別は異型度，核分裂数，局所浸潤性，転移などをもとに行われる．異型度とは腫瘍の発生母地となった正常の細胞及び組織からの形態的隔たりの程度を指し，異型度と悪性度とは相関することが多い．そして，各腫瘍の組織型やその臨床病理学的特徴から，悪性度を予測する．また，放射線や化学療法後のがん組織を検索し，がん細胞の変性の有無，泡沫状組織球の浸潤や線維化などを指標として治療効果判定も行われる．パラフィン包埋試料は次に述べるような免疫染色や遺伝子学的検査にも利用することができる．

2）病理診断における補助的手技

　病理診断は従来の染色切片の観察が基本であるが，類似した組織像を示す腫瘍の鑑別診断，原発巣の推定，未分化な腫瘍の診断，悪性リンパ腫の組織型分類，内分泌腫瘍の診断，増殖能の評価など広い範囲で補助的診断が大きな役割を果たす．

　電子顕微鏡検索では，検体を細切しグルタールアルデヒドで固定する必要があり，また0.7mm四方程度の範囲しか観察できないが，光学顕微鏡ではとらえることのできない微細な構造を見ることができる．

　免疫組織学的検索（免疫染色）は種々の抗原を認識する抗体を利用し，その抗原を可視化する方法であり，現在では最も頻用される補助的手技である．マイクロウェーブや加熱による抗原賦活法や検出感度を上げる手法が考案され，パラフィン包埋された検体で多くのモノクローナル抗体，ポリクローナル抗体が使用可能である（図3）．

　in situ hybridizationは放射性同位元素や酵素で標識した相補的核酸配列を用いて細胞における特定のDNAやRNAを可視化する方法であり，**fluorescence *in situ* hybridization**

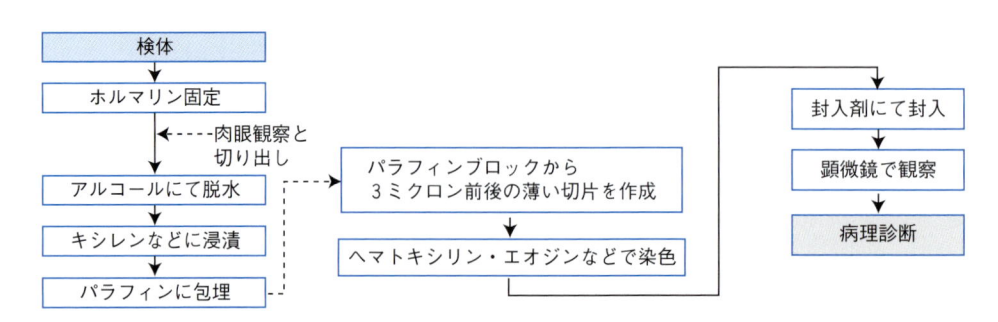

図2 ● 標本作成から病理診断までの過程
標本が作成されるまでには幾つかの工程がある．肉眼観察，切り出しを含め病理診断は病理専門医の主要業務の一つである

図3 ● 抗cyclin D1抗体による免疫染色陽性を示すマントル細胞リンパ腫

腫瘍細胞の核が陽性（茶色）である［カラーアトラス，p.10参照］．cyclin D1はマントル細胞リンパ腫の発生に関与しており，リンパ腫の病理組織学的分類に重要な役割を果たす

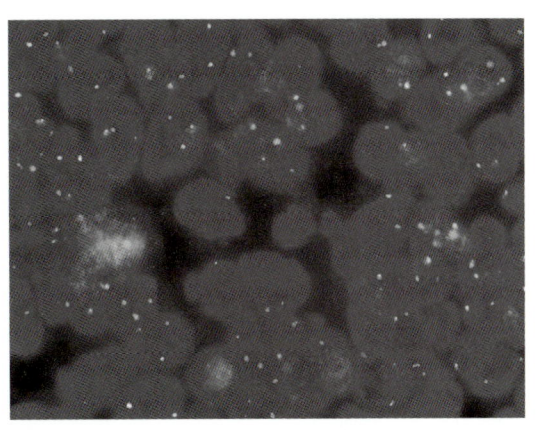

図4 ● SYT（18q11.2）二色分離プローブを用いたFISH法で70％程度に分離シグナルが認められる胸膜原発滑膜肉腫（札幌医科大学附属病院病理部長谷川匡先生からの提供）

頸部リンパ節転移の生検で滑膜肉腫が疑われ，FISH法で確定診断された．滑膜肉腫は18番染色体上の*SYT*遺伝子とX染色体上の*SSX*遺伝子との間に相互転座をもつ．*SYT*遺伝子領域の両側を二色の螢光色素（赤と緑色）で標識すると正常では近接するシグナル（黄色）が，転座により赤と緑色の離れたシグナルとなる［カラーアトラス，p.10参照］．RT-PCRで相互転座による融合遺伝子の検出もできる

(FISH) では，螢光色素標識した相補的核酸配列を用いて特定の遺伝子の増幅や染色体転座などの異常を可視化できる（図4）．Southernブロット法やpolymerase chain reaction (PCR) 法及びRT-PCR法による遺伝子検査も病理診断に応用される．特にアイソトープを使用しないPCRは極めて有効な手法である．

> *memo* **RT-PCR**：遺伝子発現解析に有用な手法で，RNAを抽出後に，プライマー，逆転写酵素 (reverse transcriptase) によりcDNAを合成し，このcDNAをテンプレートにしてPCRを行う．滑膜肉腫にみられる*SYT-SSX*融合遺伝子（キメラ遺伝子）など腫瘍特異的染色体・遺伝子異常もRT-PCRで検出できる．

3) 術中迅速診断

術中に新鮮材料によって短時間で病理診断を行うこともあり，術中迅速診断と呼ばれる．例えば病変の性状や腫瘍の浸潤程度により術式を変更する可能性がある場合，病変の切除が十分に行われ断端陰性であることを確認する場合，診断のために適切な検体が採取されていることを確認する場合など種々の機会に行われる．最近では，がんの転移は最初にセンチネルリンパ節に起こるという考えに基づいて，術中迅速診断で転移が検討されるようになり，乳がんなどではセンチネルリンパ節転移の有無でリンパ節郭清の範囲が決定される（p.236）．しかし，迅速診断の標本は無固定の組織を凍結することで硬化・薄切して作成されるものであり，凍結時に氷の小さな結晶が組織内に発生するなど，アーチファクトが出現しやすく，**ホルマリン固定標本から作成された切片に比べその質は著しく劣る**（図5）．また，大きな標本を作成することや脂肪組織に富む検体，骨を含む検体からの標本作成は困難であり，時間が限定されているために多数箇所の標本作成もできないことなど，その**限界を臨床医も心にとめておく必要がある**．迅速診断による正診率は，提出検体の種類などによって異なってくるが，75〜99％とされており，極めて有効な手技ではある．しかし，

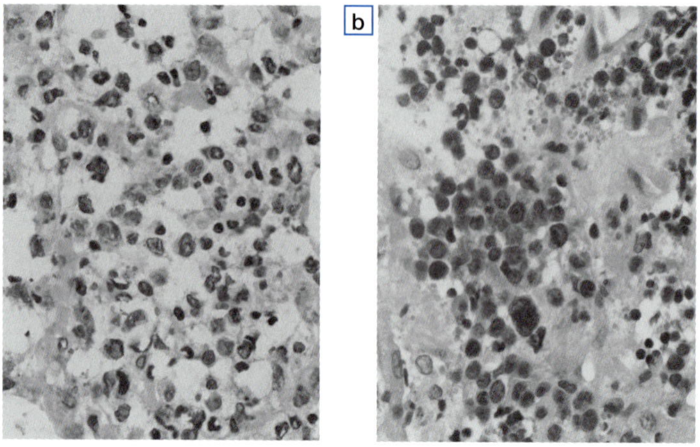

図5 ● 術中凍結標本による骨病変の検索（a：凍結，b：ホルマリン固定パラフィン包埋）

凍結標本はアーチファクトが強く，観察が困難．迅速診断は悪性リンパ腫疑いで，最終診断も悪性リンパ腫 [カラーアトラス，p.10参照]

単に速く結果を知りたい，という目的では迅速診断を依頼するべきではない．

4）病理医と臨床医とのコミュニケーションの重要性

病理医は病変の肉眼像，組織像を観察し，そこから可能性のある病理診断を列挙し，鑑別診断を行っていく．症例によっては免疫染色，遺伝子学的検査などの補助手段を利用し，病理診断の妥当性や確実性を高めていく．しかし，病理診断は，病理医という人間が形態の観察をもとに自分の経験や知識，臨床情報を総合して行う"判断"であり，必ずしも絶対的なものではない．病理診断に不確実性を伴う症例もある．従って，病理診断依頼用紙にほとんど記載がないこと，病理診断や臨床診断に疑問のある症例について病理医と臨床医間で検討が行われないことはさらに不確実性を増し，誤解，誤判断を生み，そして結果的には患者の不利益へとつながる．**がん診療には両者のコミュニケーションと信頼関係が重要である**．

3 TNM分類と病期

病期とはがんの進行程度を示すものである．各臓器のがんごとに病理組織診断を行い，病期を決め，同様の症例を集めることにより，適切な治療法の選択，治療結果の評価，予後に関する情報の利用，追加治療の有効性評価，がん研究への利用などが可能となる．この病期分類には，国際対がん協会（UICC）によるTNM分類が国際的に使用されているが，日本の各学会・研究会が発表している独自の癌取り扱い規約もある．そのほかに婦人科領域のFIGO分類（p.281），大腸がんにおけるDukes分類など臓器特異的分類もある．TNM分類における**Tは原発巣の広がり**であり，臓器・部位により定義されたT1〜T4に分類する．**Nは所属リンパ節転移の有無と広がり**を示し，N0〜N3に，**Mは遠隔転移**がない場合はM0，ある場合はM1に分類される．TNM分類は2002年に出版された第6版が長らく使用されていたが，2009年12月に第7版が出版された[3]．TNM分類はあらゆるがんを同じ基準で分類するシステムであり，すべての部位に適用される総則が設けられているが，最終的には各臓器・部位の特殊性を考慮してTNM及び病期（0，Ⅰ〜Ⅳ期）を決定する．TNM分類は**臨床的（TNMあるいはcTNM）**及び**病理組織学的分類（pTNM）**という2つのシステムからなる．一般的にはcTNMは治療法選択の基礎となり，pTNMは予後評価の基礎となり，また，術後補助療法の決定にも不可欠である．さらにpTNMはcTNMを決定する臨床及び画像診断の正確性を評価

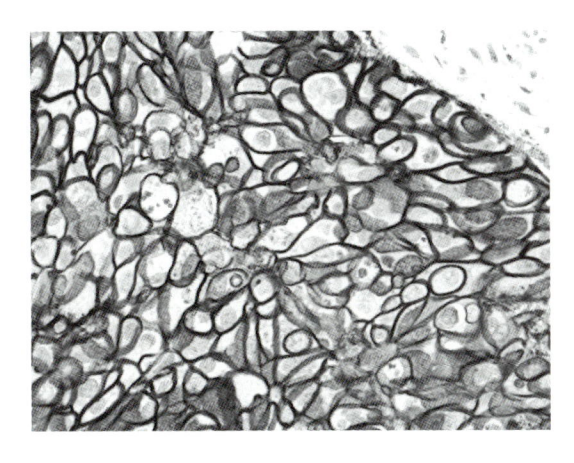

図6 ● 免疫組織学的HER2検査法であるHercepTest™で3＋の過剰発現を示す乳がん
腫瘍細胞の膜に限局した強度の陽性像がみられる［カラーアトラス，p.10参照］

する際にも役立つことから**診療録**には**両者を記載しておくこと**が必要である．さらに，術前化学療法などが実施された例ではyを付けypTNMとするなど，いくつかの接頭記号がある．

TNM分類と病期決定には，臨床医，放射線科医，病理医などから集められたすべてのデータにアクセスして最終的な判定を行う必要があり，専門的な人材を育成し，データを管理することが理想的である．

4 分子標的治療と病理診断

最近ではがんにおける分子標的治療が進歩し，病理診断にはより多くの情報が求められる．例えば，$c-kit$遺伝子異常によってKITタンパク質の異常な発現がみられるGastrointestinal tumor（GIST）の多くの例に，メシル酸イマニチブ（グリベック®）が腫瘍増殖抑制効果を示す．従って，KITタンパク質の免疫染色はGISTの確定診断に不可欠である．また，乳がんでは，免疫染色によるホルモン受容体の評価及びHER2の免疫染色（図6）やFISH法による過剰発現の評価が抗ホルモン剤やトラスツズマブ（ハーセプチン®）投与の判断材料となる．EGFR発現大腸がんに対するセツキシマブ（アービタックス®），EGFRの遺伝子変異をもつ肺腺がんに対するゲフィニチブ（イレッサ®）の投与の可否についても，免疫染色や遺伝子検索の結果により判断される．

文献・参考図書
1 ）『外科病理学（第4版）』（向井清，真鍋俊明，深山正久編），文光堂，2006
2 ）"Rosai and Ackerman's Surgical Pathology, 9th ed."（Rosai, J. ed），Mosby，2004
3 ）"TNM Classification of Malignant Tumours（UICC），7th ed."（Sobin and Wittekind，ed），Wiley，2009

チェックリスト

☐ 病理診断に検体を提出する時及び報告書を受け取った時にどのような点に注意するべきか

☐ 術中迅速診断はどのような症例について行うべきか

☐ 病理診断における補助的手段にはどのようなものがあるか

☐ TNM分類と病期の概要，役割を理解したか

☐ 分子標的治療の決定に病理学的検索はどのような役割を果たしているか

Part I §2. がんの診断・治療の原則〔がんの診断〕

1. 病理学
B）細胞診の考え方

根本 哲生

> **おさえておきたいポイント**
>
> ★ 細胞診とは患者から採取された細胞の形態を観察し，病変の診断を行う技法である．病変の良悪性の判断を初め，がん診療には必要不可欠なツールである
> ★ 細胞診は組織診より低侵襲性であるため，スクリーニング目的にも利用されるが，組織構築の評価については組織診に劣る
> ★ 95％アルコールによる湿固定後のパパニコロウ染色と乾燥固定後のギムザ染色とが代表的な染色法である
> ★ 結果の報告には従来，良悪性を5段階で判定するパパニコロウ分類が用いられてきたが，近年はベセスダシステムに代表される「記述的診断」を行うことが推奨されている

1 細胞診とは

患者から採取された細胞の形態を観察し，病変の推定あるいは確定診断を行う技法である．がん診療においては，①無症状（高リスク）集団からのがん患者の拾い上げ（スクリーニング：喀痰，子宮頸部など），②病変の局在が特定しがたい状況での，がん細胞の有無の検索（胸・腹膜・髄膜播種，尿路，胆道など），③局在が明らかな病変の組織型分類を含む腫瘍の診断などに用いられる．さらに放射線化学療法効果の推定

表1 ● 細胞診で何がわかるのか

1. 細胞の良悪性（がん細胞の有無）
2. 腫瘍の組織型（腺がん・扁平上皮がん・小細胞がん・リンパ腫・肉腫など）
3. 放射線化学療法効果（細胞の変性・壊死）
4. 炎症の性状（急性・慢性，肉芽腫性など）
5. 病原微生物（カリニ，クリプトコッカス，トリコモナスなど）
6. アスベスト小体（悪性中皮腫），尿酸結晶（痛風結節）などの微小構造物

やがん化学療法中に合併する感染症の診断などにも有用であり，細胞診はがん診療において必要不可欠なツールとなっている．

2 剥離細胞診と穿刺吸引細胞診 （表2）

1）剥離細胞診

「剥がれ落ちる」細胞を観察するもの．主な材料は喀痰，胸水，腹水，脳脊髄液，尿，胆汁，分泌物，洗浄液（気管支，胸腔，腹腔），擦過材料（気管支，子宮など）．病変の局在がわからなくとも，ある（広い）領域におけるがん細胞の有無を検索することが可能である．患者への侵襲が少ないのでスクリーニング目的にも用いられる（喀痰，子宮頸部擦過

表2 ● 細胞診（剥離・穿刺吸引）と組織診の特性

	細胞診		組織診
	剥離細胞診	穿刺吸引細胞診	
侵襲	小さい	組織診より小さい（観血的）	大きい（観血的）
標本作製	簡易		煩雑
個々の細胞像の評価	しやすい		十分可能であるが細胞診が勝る
病変の組織構築の評価	しにくい	剥離細胞診に比べしやすい	しやすい
病変と周囲組織との関連の評価	しにくい		多くの場合可能
対象	局在がわからない病変に対しても可	局在がわかる病変	局在がわかる病変
スクリーニング的な利用	可能	不可能	不可能
目的	補助診断	一部確定診断	確定診断

など）．細胞に変性が加わっていることが多い，細胞相互の関係が評価しにくいなどの欠点がある．

2) 穿刺吸引細胞診

目的とする病変の診断を目的に，病変部に注射針を挿入，陰圧下に材料を採取する方法．検体は小組織片として採取されるので，細胞/組織相互関係（組織構築）の情報が剥離細胞診に比べ多く得られる．

> memo　スタンプ・圧挫細胞診：組織診目的に採取された組織片をスライドガラスに押し付けて細胞を貼り付け，個々の細胞像を観察する方法．リンパ腫，脳腫瘍（グリオーマ）の診断などに有用．

3 細胞診業務の流れ（図1）

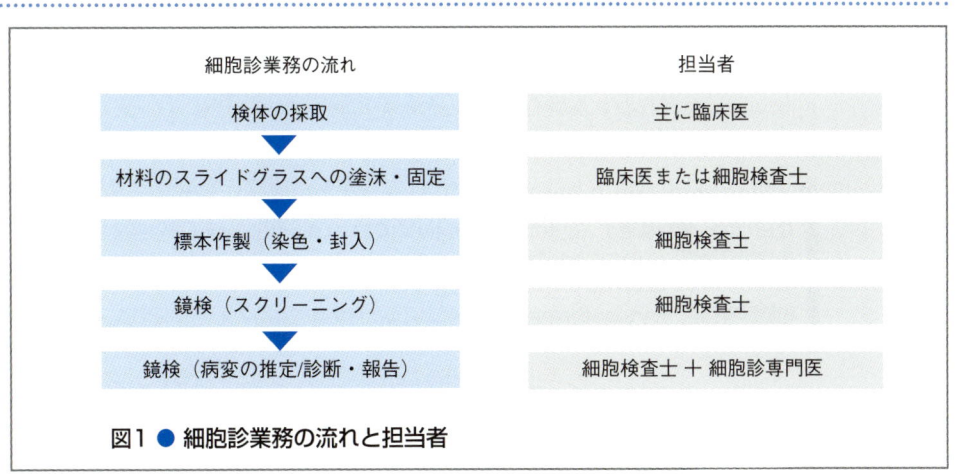

図1 ● 細胞診業務の流れと担当者

細胞診業務の流れ	担当者
検体の採取	主に臨床医
材料のスライドガラスへの塗沫・固定	臨床医または細胞検査士
標本作製（染色・封入）	細胞検査士
鏡検（スクリーニング）	細胞検査士
鏡検（病変の推定/診断・報告）	細胞検査士 ＋ 細胞診専門医

4 標本作製方法（塗沫・固定・染色・封入）

採取された細胞はスライドガラスへの塗沫 → 固定 → 染色 → 封入という過程を経て検鏡可能な標本（プレパラート）となる．

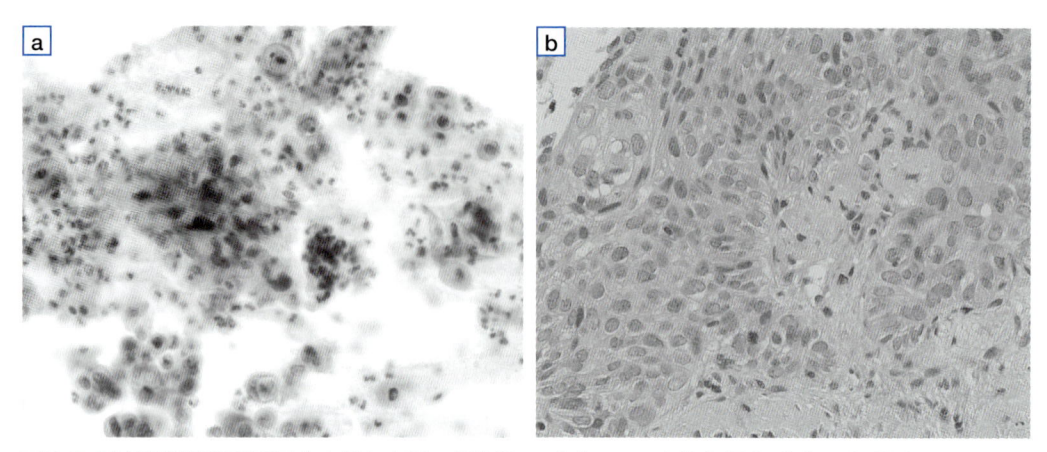

図2 ● 子宮頸部浸潤性扁平上皮がん症例の細胞診のパパニコロウ染色標本（a）と組織診のヘマトキシリンエオジン（HE）標本（b）

a) 細胞診パパニコロウ染色標本（対物40倍）：胞質が青緑色に染色される核細胞質比の高い大型異型細胞が多数みられる．オレンジ色の細胞は角化細胞であり，扁平上皮がんであることが推定できる［カラーアトラス，p.11参照］

b) 組織診HE染色標本（対物40倍）．aと同一症例．細胞の配列や周囲間質組織への浸潤傾向などはこちらの方が評価しやすい

　細胞診検体の固定方法には材料をスライドグラスに塗抹後ただちに（乾燥させぬよう注意して）95％アルコールにて固定する**湿固定（湿潤法）**と塗抹後，塗抹面を冷風ドライヤーなどで乾燥させる**乾燥固定法**とがある．湿固定された材料には主にパパニコロウ染色が施される．**パパニコロウ染色**は細胞診において最も多く用いられる染色法であり，オレンジG，ライトグリーン，ヘマトキシリン，エオジン，ビスマルクブラウンの各色素により，核は青藍色に，細胞質は朱色から緑色まで多彩に染色される（図2）．乾燥固定は主に血液疾患の領域に用いられ，（メイ・グリュンワルド）**ギムザ染色**，**ペルオキシダーゼ反応**などが行われる．

　染色・脱水処理の後，封入剤と共にカバーグラスがかけられ，鏡検に供される．

　必要に応じ，特定のタンパク発現検索のための免疫染色や，遺伝子検索のための*in situ hybridization*が行われる場合もある．

　スクリーニング：標本上のすべての細胞について形態を観察し，悪性の可能性のある細胞を拾い上げる（標本上にマークを付ける）作業．同時に病原体の有無なども観察する．

> *memo* **細胞検査士（cytotechnologist/ CT）**：臨床検査技師が実務経験を積み，あるいは所定の養成機関で研修し，日本臨床細胞学会・日本検査医学会合同の試験に合格して資格認定される．（サイト）スクリーナーとも呼ばれる．
> **細胞診専門医（cytopathologist）**：病理医または細胞診にかかわる領域の臨床医（外科医，内科医，婦人科医など）が5年以上の細胞診断学の研修を受け，日本臨床細胞学会の試験に合格して資格認定される．

　どうやって細胞の良性・悪性を決めるのか（図3）：良性・悪性の鑑別は，基本的には細胞の「**異型度**」（正常の細胞からのかけ離れの度合い）を判断して行われる．異型度の判断は，細胞の大きさと形，核の大きさと形（いびつさ），核細胞質比（N/C比），核クロマチンの量と質，核小体の大きさなど，多くの所見を総合的に評価して行われる．個々の細胞の所見に加え，細胞の集まり方や背景の所見を参考にする．細胞の形は千差万別であり，悪性のように見える良性細胞，良性のように見える悪性細胞がしばしば出現する．正しい判断のためには十分な訓練と多数例の経験が必要である．

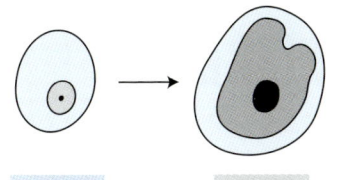

一般的には，がん細胞は正常細胞に比べて
・細胞が大きい
・細胞の形がいびつ
・核が大きい（N/C比が高い）
・核の形がいびつ
・核クロマチンの量が多い，分布が不均等
・核小体が大きい，数が多い

図3 ● 正常細胞とがん細胞

> **memo** 細胞診の正しい判断には十分な臨床情報が必要：臓器，採取法，炎症・治療の有無，ホルモン環境など様々な要因により，細胞の形態は変化する．それに伴って良悪性の判断基準も異なってくるため，細胞診の依頼書には十分な臨床情報を記載する必要がある．婦人科材料における月経周期，腫瘍の既往歴，鑑別診断を含む臨床診断などは必ず記載してほしい．また検査の目的（スクリーニング，組織型の推定，病原体検索など）が明確に記載されていれば，それに即した検討やコメントも可能となる．

5 報告の様式 ―パパニコロウ分類とベセスダシステム―

　従来，細胞診結果の報告には，細胞像をクラスⅠ（良性）からクラスⅤ（悪性）までの5段階に分類する**パパニコロウ分類**（表3）が用いられてきた．しかし細胞診断学の進歩に伴い，細胞診は単なる良悪性判定ではなく，腫瘍の組織型の決定なども可能な「診断」であるという認識が広まってきた．**ベセスダシステム**（表4）は，このような流れを踏まえての子宮頸部膣部細胞診断の報告様式であり，まず検体の適正・不適正を判断し，適正検体に対し，「記述式診断」としての報告を行う．近年では他臓器においても同様の記述式診断を行うことが推奨されている．

文献・参考図書

1) Solomon, D. et al. : The 2001 Bethesda System : terminology for reporting results of cervical cytology. JAMA., 287 : 2114-2119, 2002
・坂本穆彦編『細胞診を学ぶ人のために 第4版』医学書院，2005
・水口國雄監修『実践細胞診カラー図鑑』医歯薬出版，1998
・水口國雄監修『応用細胞診カラー図鑑』医歯薬出版，1998

表3 ● パパニコロウ分類

クラスⅠ	異常細胞または異型細胞を認めない
クラスⅡ	異常細胞または異型細胞を認めるが，悪性細胞ではない
クラスⅢ	悪性細胞を疑うが，確定的ではない
クラスⅣ	悪性細胞を強く疑う
クラスⅤ	悪性細胞と断定できる

表4 ● ベセスダシステムの概要

A. 検体のタイプ（採取・作製方法）
通常標本・液状処理標本などの区別
B. 検体の適・不適
・受け取り拒否検体：ガラスの破損，患者氏名無記入など ・検鏡したが不適正：細胞数不足，炎症細胞や血液に覆われるなど
C. 細胞診の判断／結果（記述方法は文献1参照）
・陰性negative ・上皮性細胞異常 　　扁平上皮細胞　　腺上皮細胞 ・その他の悪性腫瘍

上記の他，自動化細胞診に用いた機器と結果，補助的検査についての記載が必須
任意で総括，提案（組織診の推奨など）を記載することができる
（文献1より引用）

チェックリスト

☐ 剥離細胞診，穿刺吸引細胞診，病理組織診それぞれの特性（利点・欠点）を理解して，適切な方法を選択することができるか

☐ 検体の塗沫・固定は，その後の染色方法を理解した上で，適切に行うことができるか

☐ 細胞診を依頼する際には，診断者に対し十分な臨床情報を提供することができるか

Part I §2. がんの診断・治療の原則〔がんの診断〕

2. 症状からみたがんの鑑別診断

岡本 朋

> **おさえておきたいポイント**
>
> ★ リンパ節腫脹を認める患者では，年齢，部位，リンパ節の大きさや形，硬さ，全身症状などからがんの可能性を鑑別し，リンパ節生検の適応を考慮する
> ★ 不明熱の三大原因は感染症，膠原病，がんである．特に悪性リンパ腫は不明熱で鑑別すべき重要疾患である
> ★ 腹痛患者では緊急性（手術適応，血管の障害）及び重大性（がん）を両軸に，腹痛発症のメカニズムを推論する
> ★ 1ヵ月以上続く，あるいは50歳以上で全身症状を伴う腰背部痛の患者は，がんも鑑別しなければならない

1 リンパ節腫脹

1）正常リンパ節

正常リンパ節の直径は1cm未満．若年成人のリンパ節は比較的大きく，年齢の上昇とともにリンパ節は小さくなる傾向にある．健康な成人でも鼠径リンパ節，頸部リンパ節（特に下顎部）を触知することがある[1]．

2）がんの頻度

リンパ節腫脹の原因ががんと診断された割合は，1.1～17%との報告がある[1]．当院総合診療科の調査ではリンパ節腫脹症例78例のうちがんは12例（15%）で，悪性リンパ腫7例，がんのリンパ節転移4例，急性白血病1例であった[2]．

3）どのような場合にがんを疑うか

40歳以上の患者で2cmを超える球形の硬いリンパ節を触知した場合，がんを念頭におき鑑別診断を行う必要がある[1) 3)]．リンパ節腫脹の鑑別診断は部位別に検討する（表1）．

4）リンパ節生検の適応

リンパ節生検の適応は症例ごとに慎重に検討する．注意深い経過観察は有効であるが，悪性リンパ腫は一過性に縮小することがあるので注意が必要である．リンパ節生検の明確な基準はない．生検の一般的適応を以下に示す[1)～3)]．

① 40歳以上
② 鎖骨上リンパ節腫脹（がんである可能性が高い）

表1 ● 部位別にみたリンパ節腫脹を来す重要疾患

全身性リンパ節腫脹	限局性リンパ節腫脹		
感染症 ・伝染性単核症 ・HIV感染症 ・トキソプラズマ症 ・梅毒 **過敏症反応** ・血清病 ・フェニトインや他の薬剤 ・血管炎，SLE，関節リウマチ **代謝性疾患** ・甲状腺機能亢進症 ・脂質蓄積病 **新生物** ☆白血病 ☆Hodgkin病（進行病期） ☆非Hodgkinリンパ腫	**耳介前** ・ウイルス性結膜炎 ・トラコーマ **耳介後** ・風疹 ・頭皮感染 **顎下または片側頸部** ・口腔内感染 ・咽頭炎（両側もありうる） ☆鼻咽頭腫瘍 ☆甲状腺悪性腫瘍 **両側頸部** ・伝染性単核症 ・サルコイドーシス ・トキソプラズマ症 ・咽頭炎 **右鎖骨上** ☆肺悪性腫瘍 ☆縦隔悪性腫瘍	☆食道悪性腫瘍 **左鎖骨上** ☆腹腔内悪性腫瘍 ☆腎悪性腫瘍 ☆精巣や卵巣悪性腫瘍 **腋窩** ☆乳腺悪性腫瘍や感染 ・乳腺の感染症 ・上肢の感染 **滑車上** ・梅毒（両側） ・手の感染（片側） **鼠径** ・梅毒 ・性器ヘルペス ・性病性リンパ肉芽腫 ・軟性下疳 ・下肢や局所の感染 **あらゆる部位** ・猫ひっかき病	☆Hodgkin病 ☆非Hodgkinリンパ腫 ☆白血病 ☆転移がん ・サルコイドーシス ・肉芽腫性感染症 ・組織球性壊死性リンパ節炎（菊池病） **両側肺門リンパ節腫脹** ・サルコイドーシス ・真菌感染症（ヒストプラズマ症，コクシジオイデス症） ☆悪性リンパ腫 ☆気管支がん ・結核 **片側肺門リンパ節腫脹** ☆悪性リンパ腫 ☆気管支がん ・結核 ・サルコイドーシス

（文献3より引用）☆"がん"に由来するリンパ節腫脹

③ 頸部で**大きさ2cm以上**，特に**リンパ節の形状が球形**（リンパ節の長径/短径が2.0以上は良性の可能性が高い．計測には体表エコー検査が有用）

④ 縦隔や後腹膜リンパ節は大きさ1cm以上で1ヵ月以上退縮しないもの

⑤ **発熱**（38℃以上），**体重減少**（6ヵ月で10％以上の減少），**寝汗**などの全身症状（悪性リンパ腫のB症状）を認めるもの，**肝脾腫**を認めるもの

⑥ **触診上硬い**，痛みや圧痛のないリンパ節はがんが疑われる．悪性リンパ腫は固形がんよりやや軟らかい．

5）リンパ節生検の部位と合併症

生検は切除生検が原則で，最も大きいリンパ節が望ましい．全身性リンパ節腫脹の場合，鼠径や腋窩より頸部より採取する方がよい．頸部リンパ節生検の合併症として後頸部では副神経損傷，顎下部では顔面神経損傷に注意が必要である[3]．

2 発熱（不明熱）

1）不明熱の定義

古典的不明熱とは，38℃以上の発熱が数回あり，3週間以上発熱が持続し，3回の外来通院あるいは3日間の入院精査でも原因不明の発熱を指す．古典的不明熱の3大原因は感

染症，膠原病，そしてがんである[4]．

2）不明熱の原因としてのがん

古典的不明熱の7～20％が新生物である[5]．悪性リンパ腫，白血病，腎がん，大腸がん，転移性骨腫瘍，転移性肝腫瘍などが鑑別に挙がる[4,5]．発熱を主訴に当院総合診療科を受診した251例の調査では，がんは4例（1.6％）で，悪性リンパ腫1例，食道がん1例，大腸がん1例，乳がん骨転移1例であった[6]．

3）表在リンパ節腫脹を伴わない悪性リンパ腫

表在リンパ節の腫脹がなくても，発熱，体重減少，寝汗などの全身症状があり，縦隔や後腹膜リンパ節腫脹を認める患者は悪性リンパ腫を念頭に鑑別診断を行う．CTガイド下リンパ節針生検が可能か放射線診断医にコンサルトする．また咽頭，鼻腔に発生したリンパ腫も不明熱の原因として留意すべきである．

遷延する発熱，肝脾腫と血球減少，フェリチン上昇，トリグリセライド上昇，フィブリノーゲン低下を認めた場合は**リンパ腫関連血球貪食症候群**（**lymphoma associated hemophagocytic syndrome：LAHS**）も考慮し早急な確定診断が必要である．生検可能な表在リンパ節を触知しない場合は骨髄穿刺/生検を施行する．

3 腹痛

1）腹痛の鑑別診断のポイント

腹痛は一般内科診療で最も頻度の高い症状のひとつである[6]．**腹痛患者では緊急性（手術適応，血管の障害）及び重大性（がん）の両軸を考慮しなければならない．**腹痛の評価は病歴聴取と診察から腹痛のメカニズムを推論することに始まる（表2）．腹痛イコール消化器疾患（消化器がん）ではない．

表2 ● 腹痛の主なメカニズム

閉塞	血管の障害	代謝性疾患	関連痛
・胃の幽門部	・塞栓症	・糖尿病性ケトアシドーシス	・肺炎（下葉）
・小腸	・動脈硬化性血管狭窄	・ポルフィリア	・下壁心筋梗塞
・大腸	・低血圧	・鉛中毒	・肺梗塞
・胆道	・大動脈瘤解離	**神経損傷**	**精神疾患**
・尿路	**粘膜障害**	・帯状疱疹	・うつ病
腹膜への刺激	・消化性潰瘍	・神経根症	・不安障害
・感染	・胃がん	・神経浸潤	・神経症
・化学的刺激 （血液，胆汁，胃酸）	**消化管運動障害**	**腹壁の障害**	
・全身性炎症性疾患 （家族性地中海熱）	・胃腸炎	・外傷	
・炎症のある臓器からの波及	・炎症性腸疾患	・筋炎	
	・過敏性腸症候群	・血腫	
	・消化管憩室症		

（文献7より引用）

2）腹痛のメカニズムからみた注意すべきがん

① **閉塞**：閉塞部位が遠位であるほど腹部は膨隆する．大腸の閉塞は**大腸がんイレウス**を考える．大腸の閉塞は小腸の閉塞より，腹痛の程度は軽く，嘔吐の頻度も低い傾向にある[7]．

② **神経根症**：下位胸椎への転移（脊椎の中では胸椎への転移が最も多い．下位胸椎は骨粗鬆症性圧迫骨折の好発部位でもある）により神経根が圧迫されると腹痛を生じる．腹痛の分布，性状が皮膚分節に沿った持続的な体性痛の場合，脊椎転移も考慮する．胃の印鑑細胞がんが脊椎に転移し，神経根症として発症した症例もある．

③ **神経浸潤**：膵がんが後腹膜の内臓神経に浸潤すると，背部に放散する強い腹痛を生じる[7]．

4 腰背部痛

1）腰背部痛をきたすがん

1ヵ月以上続く腰背部痛，あるいは**50歳以上で全身症状を伴う腰背部痛の患者**はがんも鑑別しなければならない．腰背部痛を初発症状とするがんには，多発性骨髄腫，がんの脊椎転移，悪性リンパ腫，後腹膜腫瘍がある[8]．

2）脊椎転移を来すがん

脊椎転移（骨転移）を来しやすいがんは，前立腺がん，乳がん，肺がん，腎がん，胃がん，大腸がん，甲状腺がんである．**下肢の筋力低下や知覚障害，膀胱直腸障害を伴う腰背部痛**は脊髄圧迫が疑われる．緊急MRI検査を含めた早急な対処が必要である[9]．

文献・参考図書

1) Fletcher, R.H. : Evaluation of peripheral lymphadenopathy in adults. UpToDate online 17.1, UpToDate, Inc., 2009
2) 村松崇：リンパ節腫脹を主訴に受診した症例の検討：総合診療医学，10（1）：152，2005
3) Goroll, A. H. et al. "Evaliation of lymphadenopathy. Primary Care Medicine 6th ed." pp.82-86, Lippincott Williams & Wilkins, 2009
4) 青木眞：不明熱『レジデントのための感染症診療マニュアル 第2版』，pp.349-364，医学書院，2008
5) Goroll, A. H. et al. "Evaluation of fever. Primary Care Medicine 6th ed." Lippincott Williams & Wilkins, pp.73-81, 2009
6) 岡本朋, 久保田尚子：総合診療科外来における頻度の高い症状．日本プライマリ・ケア学会誌，30（2）：197-204，2007
7) Goroll, A.H. et al. "Evaluation of abdominal pain. Primary Care Medicine 6th ed." pp.467-478, Lippincott Williams & Wilkins, 2009
8) Aminoff, M.J. "Mechanical and other lesions of the spine, nerve roots, and spinal cord. Cecil Medicine 23rd ed." (Goldman, Ausiello ed.), SAUNDERS, pp.2651-2662, 2008
9) Baker, L.H. "Bone tumors: Primary and metastatic bone lesions. Cecil Medicine 23rd ed." (Goldman, Ausiello, ed.), SAUNDERS, pp.1520-1522, 2008

チェックリスト

☐ リンパ節腫脹における生検の一般的な適応を理解しているか
☐ 不明熱の原因となりうるがんを列挙できるか
☐ 腹痛患者を腹痛のメカニズムから鑑別することができるか
☐ 腰背部痛の患者をがんにも注意を払って鑑別することができるか

Part I §2. がんの診断・治療の原則〔がんの診断〕

3. がんの画像診断

鎌田 憲子

> **おさえておきたいポイント**
>
> ★ 臨床的に疑われた病変がCT，MRIなどの画像上，指摘できるかどうかを確認する
> ★ 認められた病変の大きさや広がり，周囲組織への浸潤の有無などを確認する
> ★ 遠隔転移の有無を知る．それぞれの画像診断の長所・短所を知って検査を行う．必ずしもすべての画像診断のツールが必要ではない
> ★ 治療効果の判定や再発の有無などを検査する場合には，あれもこれもと画像診断を行うのではなく，必要最小限の検査で負担を少なくできるように心がける

1 がん診療における画像診断の役割

がん診療における画像診断の役割はいくつかある．まず，①臨床的に疑われる病変があるかどうかを確かめる存在診断である．そして，②実際に病変がある場合の広がり診断，ステージングである．これらは，最初の治療方針を決定する場合に重要であり，正しい診断がなされないと，患者の予後に関わることになる．もう一つは，③がんと診断され，治療が行われている，あるいは行われた患者の治療効果の判定，再発の有無のチェックなどであり，これも正確に診断がなされなければ，患者の予後を危うくする可能性がある．

近年の画像診断のツールの発達は目覚ましく，様々な装置や手法がある．もはや，主治医が患者を診ながら片手間に画像診断をする時代ではなく，画像診断の専門医やコメディカルが個々の患者に合ったオーダーメイドの画像診断を行う時代となっていると考える．この項では様々な検査の有用性と限界について述べる．あらゆる検査をすべての患者に画一的に行うことは，患者にとっても無駄な被ばくや労力を強いることになるだけではなく，医療経済の面からも無駄が多く，ひいては保険制度の崩壊につながる恐れがある．無駄のない，効率的な検査（画像診断）を行うことはこれからの医療にとって，不可欠と考えられる．

2 X線CT

がんの画像診断にとって不可欠のツールである．**MD-CT**（multidetector-row CT）の登場によって，短時間で広い範囲の撮像が可能となり，再構成画像の作成が容易になったこと，三次元再構成によって血管のみを画像化したり，腸管や気管支の内腔を観察する仮想内視鏡なども比較的容易に行えるようになったため，頻繁に撮像されるようになっている．

しかし，非常に安易に撮像されており，患者の被ばくという点からは問題がある．単純写真と比べると被ばくが多いことを必ず念頭に置いて，できるだけ無駄な被ばくは避けるようにするべきである．また，正確な存在診断や広がり診断を行うには，前処置や適切な条件下での造影検査など，撮られたCT画像から最大限の情報を得られるような検査をすべきである．

　直腸がんの症例を例にとる．内視鏡検査などでがんがあることがわかった患者で検査がなされることがほとんどであるが，図1に示すように経肛門的に薄めた造影剤や水を注入して直腸を拡張させた状態で検査を行うことによってCTでも病変の部位が認識しやすくなる．病変がわかれば，その部位で腫瘍が漿膜側を越えて浸潤しているか否かや領域リンパ節の腫大の有無を知ることが容易になる．また，MD-CTであれば，容易に矢状断や冠状断の画面が再構成できるため，前立腺などの周囲臓器への浸潤の有無を検索できる．そして，全身の撮像が1回あるいは2回の息止めで可能であるので，遠隔転移の検索が容易に行いうる．転移性肝腫瘍の治療法として，動注療法が選択されることがあるが，その際の血管の走行を前もって知っておくことは，特に開腹をしてカニュレーションを行う場合には重要である．以前はそのために血管造影を行うこともしばしばであったが，MD-CTを用いると血管の走行を知ることも容易である．図2はCT-A（CT angiography）の1例であるが，右肝動脈が上腸間膜動脈から分岐しており，カニュレーションの際に肝動脈の一本化が必要であった．また，右胃動脈はコイリングが必要な血管であるが，固有肝動脈から分岐していることがCT-Aで確認できる．

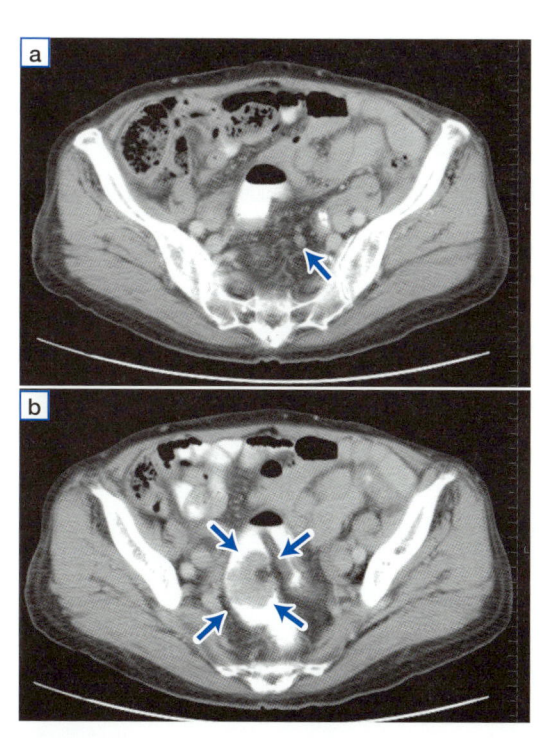

図1 ● 直腸がんとリンパ節腫大
a) 矢印は腫大リンパ節，b) エネマの前処置を行うことで病変の部位の確認が容易にできる

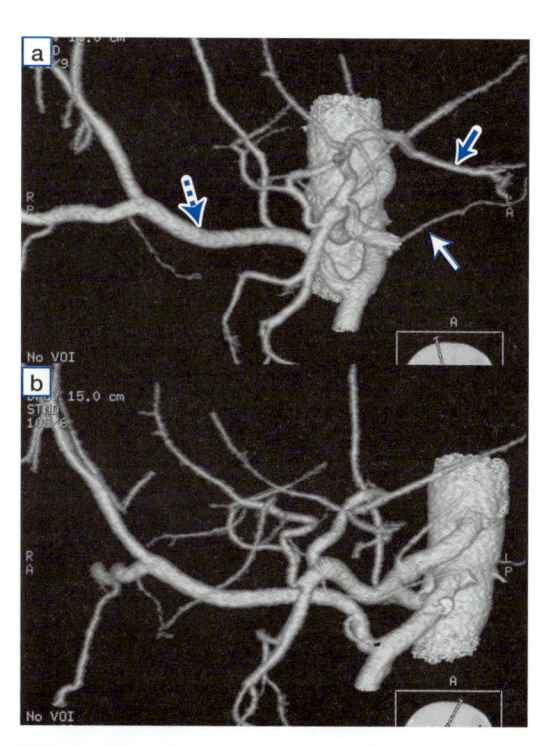

図2 ● CT-A（a：RAO，b：LAO）
━→：左肝動脈　┄→：右肝動脈が上腸間膜動脈から分岐している　⇒：右胃動脈は固有肝動脈から分岐している

Part I　基本知識　69

3 MRI

　X線CTと比べて，検査に時間がかかること，心臓ペースメーカーが埋め込まれている患者では検査ができないことなどから，体幹部のがんに対する診断のツールとしてはこれまではあまり有用とはされていなかった．**脳転移の検索や骨転移によって脊髄の症状が出たような患者に対してその責任部位を把握するために行われる**，などの有用性はいわれていた．特に脳転移や髄膜播種については，図3に示すようにCTでは同定の難しい小さな病変や髄膜播種の診断には欠かせないものとなっている．脊椎転移についても，脊髄に対する圧迫の有無や病変の広がりなどを知るために極めて有用である．図4は甲状腺がんの脊椎転移であるが，複数の部位で転移による脊椎管の狭窄が見られている．

　近年，装置の進歩によって，体幹部の拡散強調画像が撮像可能となり，腫瘍の存在診断に対する有用性が非常に増している．肝特異性造影剤の開発，MRCP（magnetic resonance cholangio pancreatography）なども肝胆道系のがんの診断にMRIが有用であることを後押

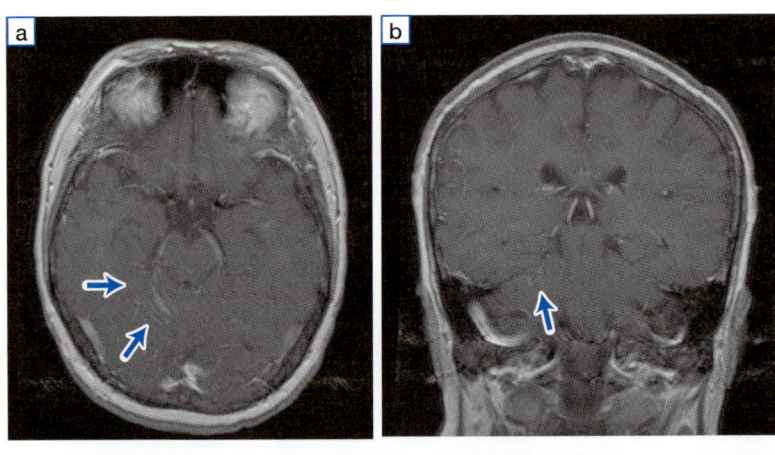

図3 ● 髄膜播種（a：軸位像，b：冠状断像）
小脳の脳表に沿って造影剤増強効果が見られる．CTでははっきりしなかった

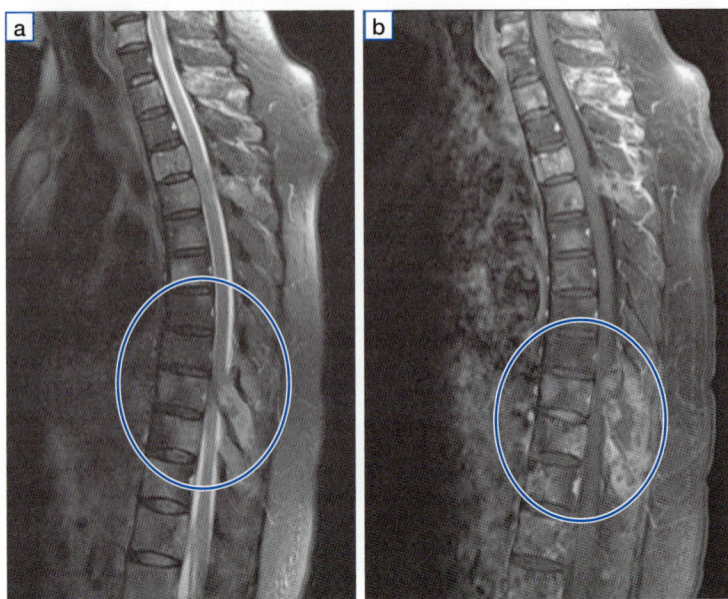

図4 ● 脊椎転移（a：脂肪抑制T2強調像，b：脂肪抑制下の造影画像）
多発骨転移が見られるが，○で囲まれた部位では腫瘍によって脊椎管が狭小となっており，脊髄が圧排されている

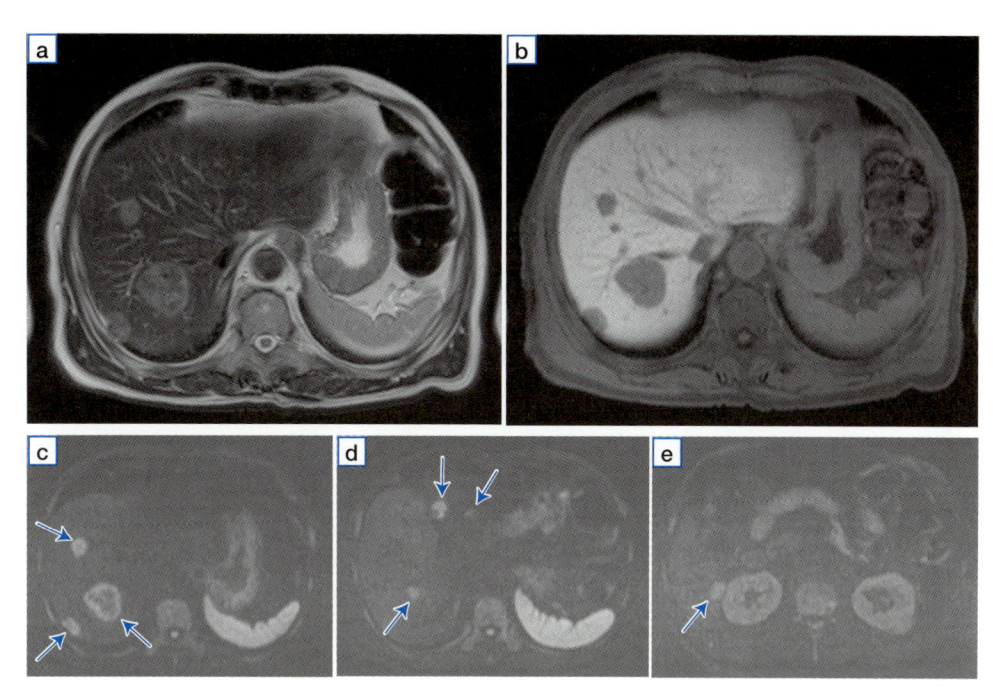

図5 ● 肝転移（a：T2強調像，b：肝特異性造影剤投与後の肝細胞相，c〜e：拡散強調画像）
転移が拡散強調画像で高信号となっている（矢印）

ししている．図5に多発肝転移の症例を示す．肝転移の治療法に切除がかなり行われるようになっているが，CTでは小さな転移の場合，囊胞と鑑別が難しいことがしばしばあった．肝特異性造影剤を使用して撮像を行ったり，拡散強調画像を併用することで正診率が向上しており，切除の適否を判断するのに重要となってきている．

4 PETを含む核医学検査

　PET（positron emission tomography）ががんの診断に有用であることは既知のことであるが，現在行われている**FDG-PET（fluoro-deoxy-glucose-positron emission tomography）**（図6）はがん組織が正常組織よりも活発にブドウ糖代謝を行っていることを応用して画像化しているに過ぎないことを知っている必要がある．そのため，すべてのがんでFDGが高集積となるわけでもないし，正常組織のブドウ糖代謝が強いところではがんが隠されてしまったり，炎症の強いところではFDGが高集積となる場合もある．また，ごく小さながんは見つけられにくい．糖尿病の患者など，血糖が高い場合はFDGが取り込まれにくいなどの制限もある．FDG-PETの限界も知った上で診断のツールとして利用すべきである．

　その他の核医学検査では，骨転移の有無の検索にはまず**骨シンチ**を行うべきであろう．全身骨が短時間で検査可能であり，患者に対する負担も少ない．ただし，骨シンチが陰性となる骨転移があることは知っておく必要がある．

　その他，タリウムやMIBIなど，元々は心筋虚血の有無を調べるための薬剤として開発されたもので，ある種の腫瘍に取り込まれる薬剤があり，適応を知った上で使用することは有用である．タリウムシンチは脳腫瘍や甲状腺腫瘍の診断に有用とされている．MIBIシン

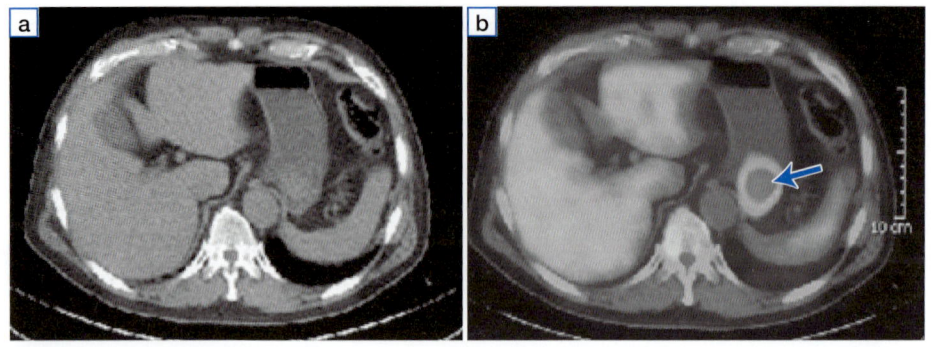

図6 ● CT/FDG-PET
胃原発びまん性大細胞型B細胞性リンパ腫．a) CT：胃Fornix後壁に突出する腫瘤．b) FDG-PET：CTで指摘された部位に強い集積．SUVmax11.4［カラーアトラス，p.11参照］

チも脳腫瘍に有用とされ，いずれも腫瘍の悪性度が高いものに強く集積するとされている．

PETを始め，核医学検査の最大の欠点はその解像力の悪さであった．解像力が悪く，集積増加部位や欠損部が体のどの部位に相当するのか判断がかなり難しいことがしばしば見られた．直近にとられたCTなどとワークステーションを用いて画像の重ね合わせを行うなどの工夫がなされていたが，違う日に撮った画像を重ね合わせる場合には体位が異なることなどによるずれが生じやすく，診断を難しくさせることも多かったが，近年，PET-CTやSPECT-CT（single photon emission computed tomography-CT）など2つの異なる装置を組合わせた機器が開発され，汎用されてきている．これからますます発展する分野であろう．

5 超音波検査

被ばくを伴わないこと，ベッドサイドで簡単に行えることなど，画像診断のツールとして有用である．ただし，検者の技術に左右されることが多く，診断が難しいこともある．がん患者では血栓ができやすく，肺動脈血栓塞栓症の合併が問題となる場合があるが，そのような場合の深部静脈血栓の有無のスクリーニングに簡便でしかも信頼度が高い検査法である．また，最近では肝特異性の超音波造影剤が開発され，肝腫瘍の有無や治療後の変化と残存腫瘍の鑑別などに用いられ，有用とされている．

おわりに

がん診療における画像診断の役割について概説した．あれもこれもではなく，真に必要な検査を選択し，質の高い検査を行うことが，患者にとって有用であるばかりではなく，医療経済にとっても重要であることを知ってもらえれば幸いである．

チェックリスト

□ それぞれの画像診断の長所・短所を理解し，患者に真に必要な検査を考えることができるか

Part I §2. がんの診断・治療の原則〔がんの診断〕

4. 内視鏡診断

門馬 久美子

おさえておきたいポイント

★ 内視鏡検査にて病変を発見した場合は，病巣の質的診断を行うと同時に，範囲診断と深達度診断を行う

★ 治療法を選択するためには，病巣の正確な深達度診断が要求されるため，拡大内視鏡などを併用しながら，正確な診断に努める

★ 病変の特徴を捉えた病型は，各臓器別に消化管がんの取扱い規約を参考に，内視鏡の病型診断を行う

1 内視鏡の基本事項

1）内視鏡の観察方法

　消化管の観察方法として，近年変化したのは，上部消化管の観察方法[1]であり，現在では，**口腔内への内視鏡挿入時から観察を始めるのが一般的**とされている．観察の順序は，硬口蓋，軟口蓋，口蓋垂，口蓋弓を見ながら中咽頭に入り，中咽頭の後壁，側壁，喉頭蓋と喉頭蓋谷を観察し，下咽頭に移行する．内喉頭や声帯などをみて，咽頭後壁，梨状陥凹を観察後，食道入口部へ挿入する．特に，口腔内や咽頭部の注意深い観察が必要な症例は，食道がんや頭頸部のがんを合併する症例である．上部消化管観察時の注意点として，**輪状後部（咽頭・食道接合部）は，常に管腔が閉じており，伸展しても粘膜との距離感がとれず観察が困難なため，わずかでも異常を感じたら，アタッチメントなどを装着し，観察することが必要**である．

　上部消化管でも下部消化管でも，内視鏡の挿入時に観察しやすい部分と，抜去時に観察しやすい部分があるため，いずれの時期も必ず観察を怠らないようにする．

> *memo* 病変を拾い上げるためには，高解像度の電子内視鏡を使用し，大きなモニターで粘膜を観察することや，色素を併用し，粘膜の凹凸を観察することが必要である．また，最近では，**narrow band imaging（NBI）**観察を併用することで，微細な粘膜変化が容易に拾い上げられるようになり，特に，ヨード染色が必須とされてきた食道がんあるいは，中下咽頭がんの拾い上げ診断に有用とされている．

2）病変の記載方法

　内視鏡で病変を発見した場合，その存在位置を正確に記載することが必要である．胃は目安となるものが多数あるが，食道は，切歯列からの距離と存在する壁でしか表現できない．食道は，内視鏡挿入時の伸展により，回転が加わるためか観察している壁がずれることがある．左側臥位で検査していることを意識し，自分が見ている部分がどの壁かを，常に認識しながら観察する必要がある．大腸内視鏡においても，同様のことが考えられる．腸管の形により，観察部位の同定がある程度可能であるが，ひだが多数ある大腸では，ひ

だの陰に隠れた部分を再度観察することが難しい場合がある．従って，挿入時か抜去時かも含めて，肛門からの距離を記載することが必要である．

3）病変の観察方法

病変を発見した場合の観察方法は，病変を遠景，中間景，近景と距離間を変えながら，また，空気量を少量，中等量，最大量と伸展度を変えながら観察する．病変の正面像はもちろんのこと，様々な角度から観察する必要があり，できるだけ側面に近い像も観察することが，病変の深達度診断を行う際に有用である．**観察するポイントは，病変の形，大きさ，色調，表面性状（微細な凹凸，隆起，陥凹，びらん，潰瘍形成など），周囲の変化**（周囲の盛り上がり，ひだの変化，引き連れの有無など）である．弱伸展では，粘膜の色調や**表面の粗糙さ，微細な凹凸を観察し，強伸展では，血管網の変化や周囲の変化を見る．**伸展を変えることによる病変の形態変化は重要であり，強伸展にて病変が伸展されれば，深達度は浅いが，逆に病変全体が盛り上がってくるようであれば，病変が深く浸潤していることによる病変の硬さを示しているため，深達度は深い．

> *memo* 病変の質的診断，範囲診断，深達度診断をより正確に行うには，NBI併用の拡大観察にて，病巣及び病変周囲を詳細に観察することが必要である．

2 病変の形態からみて

消化管の内視鏡診断を考える場合，臓器別に特徴はあるものの，内視鏡の形態を示す基本的な考え方は，消化管のどの臓器でも共通と考える．病変を形態的特徴から分けると，①隆起性病変，②平坦病変，③陥凹性病変，④びまん性病変の大きく4つに分けられる．

1）隆起性病変

隆起性病変は，内視鏡観察にて最も発見しやすい病変である．病変を発見した場合は，表面性状（表面を正常上皮が覆っているかどうか），隆起の立ち上がり方（なだらかか，急峻か）の2つの点から，**上皮性腫瘍か非上皮性腫瘍かを鑑別する**．上皮性腫瘍は，表面に腫瘍が露出しているが，非上皮性腫瘍は，立ち上がりなだらかで，bridging foldを有し，表面は正常上皮で覆われている．

> *memo* bridging fold（架橋ひだ）：粘膜下に主座を置く隆起が周囲粘膜を引っ張り上げて形成するものであり，隆起周囲から隆起表面に向かい，橋が架かるようになだらかに途絶せずに移行するひだのこと．

非上皮性腫瘍と診断した場合は，大きさ，形，色調，硬さなどを参考に診断するが，腫瘍の性質を判断するには，超音波内視鏡検査や穿刺細胞針などによる診断が必要である．

上皮性腫瘍と診断した場合は，大きさ，形（有茎性か，無茎性か），**隆起の高さ**（丈が高いか，低いか），**隆起の色調**（発赤調か，褪色調か），**表面性状**（比較的平滑か，びらんや潰瘍などの形成があるか）**などを観察し，腫瘍とすれば良性か悪性かを鑑別する**．がんの場合は，0-Ⅱa型早期がん，0-Ⅰ型早期がん，1型の進行がんの3つがこの中に含まれる．

a．食道がん（p.180参照）

0-Ⅱa型早期食道がん：高さ1mm程度の丈の低い隆起．発赤隆起と白色隆起があり，深達度は大半が粘膜がんである．

0-Ⅰ型表在食道がん：高さ2mm以上の丈の高い隆起．基部の広い（0-Ⅰs）隆起と基部の狭い（0-Ⅰp）隆起があり，深達度は大半が粘膜下層の中層より深い粘膜下層がんである．0-Ⅰpにはがん肉腫，0-Ⅰsには低分化や未分化ながん，類基底細胞がんなど特殊な組織型

を示すがんが含まれる[2]．

1型進行食道がん：丈の高い隆起で，0-Ⅰと1型の鑑別は腫瘍の可動性の有無で行っており，周囲粘膜より遅くなるも蠕動で動きがあるのが0-Ⅰ粘膜下層がん，動かないのは1型進行がんである．

b．胃がん（p.190参照）

0-Ⅱa型早期胃がん：隆起の高さは粘膜層の2倍以下．分化型がんは発赤調が多く，表面は粗く，不揃いな顆粒状を示し，易出血性．0-Ⅱaは胃腺腫との鑑別が必要である（表1，図1）．

0-Ⅰ型早期胃がん：粘膜層の3倍以上の丈の高い隆起．くびれを有することが多く，表面は顆粒状や結節状を示す．大半は高分化腺がんで，粘膜がんが多いが，広基性の病変では，粘膜下層に浸潤している可能性もある．

1型進行胃がん：ポリープ状の大きな隆起で，30mm以上を示すことが多い．表面は結節状で，びらんや白苔を伴い，自然出血していることも多い．

c．大腸がん

隆起を示す大腸がんには，表面型0-Ⅱa，隆起型0-Ⅰ，1型進行がんがあり，0-Ⅰ型は，茎の有無によりⅠp（有茎型），Ⅰsp（亜有茎型），Ⅰs（無茎型）の3つのtypeに分けられている（図2）[3]．早期大腸がんである0-Ⅰ型，0-Ⅱa型は，腺腫成分の中にがんの成分を伴う症例も多いため，表面性状やpit pattern，周囲の変化などを十分観察し，深達度診断を行う．

2）平坦病変

凹凸のない平坦病変は，発見が最も難しい病変の一つであるが，発見されれば，深達度は最も浅い病変であり，0-Ⅱb型として分類される．**病変を拾い上げるためには，粘膜の発赤や白色混濁などの色調変化，あるいは，正常血管網の消失や血管増生などの血管網の変化，表面構造の違いや粘膜の粗糙さなどに注目し，観察することが必要である．**色素撒布にて，病変が拾い上げやすくなる症例もあるが，色素撒布時はよく水洗し，粘液などを除去後に撒布する．色素で有名なのは，ヨード染色による食道がんの拾い上げ診断であるが，最近では，NBI観察にてbrownish area（BA）を拾い上げることにより，多くの平坦病変が

表1 ● 0-Ⅱa型早期胃がんと胃腺腫の鑑別

	0-Ⅱa型早期胃がん	胃腺腫
大きさ	大きいものが多い（20mm以上）	小さいものが多い（20mm以下）
表面性状	表面粗い	比較的平滑
色調	表面に発赤を伴うことが多い	褪色調のことが多い
易出血性	易出血性である	比較的出血しにくい

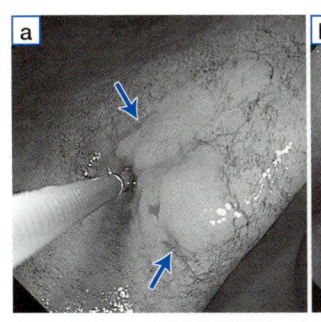

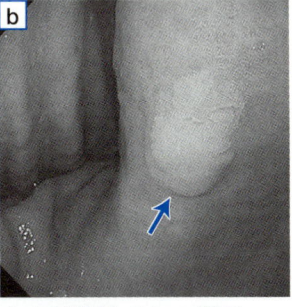

図1 ● 0-Ⅱa型早期胃がん（a）と胃腺腫（b）の鑑別
a）0-Ⅱa型早期胃がん：インジゴカルミン散布後．淡い発赤を示す，不整形で丈の低い隆起性病変．b）胃腺腫：丈が低く，表面やや粗糙で褪色調を示す隆起性病変［カラーアトラス，p.11］

0型（表在型）
- Ⅰ型（隆起型）
  - Ⅰp（有茎型）
  - Ⅰsp（亜有茎型）
  - Ⅰs（無茎型）
- Ⅱ型（表面型）
  - Ⅱa（表面隆起型）
  - Ⅱb（表面平坦型）
  - Ⅱc（表面陥凹型）

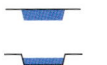

図2 ● 表在型（0型）大腸がんの肉眼分類

発見されている（図3）．

3）陥凹性病変

陥凹性病変は，陥凹の深さから浅い陥凹と深い陥凹の2つに大別される．浅い陥凹を示す病変には，管腔の伸展度を変えないと発見できないようなごくわずかな陥凹も含まれる．**浅い陥凹を示す病変では，陥凹底の色調，陥凹底の凹凸，陥凹周囲の盛り上がりや，ひだの所見などを参考に，良・悪性の鑑別をする．**がんでは0-Ⅱcに分類される病変であり，がんとすれば組織型や深達度診断を行う必要がある．

a．0-Ⅱc型食道がん：浅い陥凹を示す0-Ⅱc病変には，T1a-EPからSM3までの様々な深達度を示す症例が含まれるため，深達度診断が最も重要である（p.182参照）．①脈管侵襲やリンパ節転移がないT1a-EP～LPMがん，②10%程度にリンパ節転移を有するT1a-MM・SM1がん，③30%以上にリンパ節転移を認めるSM2～3がんの3つに分けて診断する．深達度診断は，陥凹の深さや陥凹底の凹凸，陥凹周囲の変化（表2，図4）やNBI併用拡大観察の所見を参考に行う．

b．0-Ⅱc型胃がん：境界明瞭な浅い陥凹であり，病変の境界には蚕食像を認める．陥凹内の色調は，分化型がんでは発赤調，未分化型では褪色調を示す（表3[4]，図5）[5]．0-Ⅱc型胃がんでは，胃MALTリンパ腫，胃潰瘍瘢痕（表4）などの鑑別が必要である．

c．0-Ⅱc型大腸がん：辺縁が不整形を示す境界明瞭な浅い陥凹であり，陥凹面では無名溝

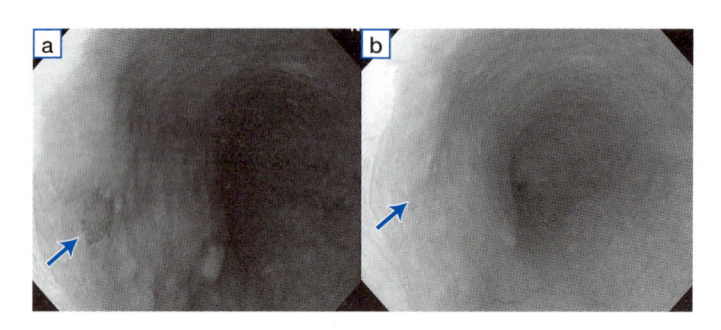

図3 ● NBI発見の食道がん（0-Ⅱb）

a）NBI観察にて病変部は不整形のBrownish area（BA）として観察される．b）NBI発見後の通常観察では，病変部は淡い発赤として観察される

[カラーアトラス，p.11]

表2 ● 0-Ⅱc型食道がんの深達度診断

	T1a-EP～T1a-LPM	T1a-MM，SM1	SM2～3
陥凹の深さ	ごく浅い陥凹	浅い陥凹	深い陥凹
陥凹底の凹凸	平坦～細顆粒状隆起	顆粒～粗大顆粒状隆起	結節状隆起
陥凹周囲の変化	辺縁隆起なし	粘膜肥厚様の盛り上がり	辺縁隆起を伴う

| T1a-EPがん | T1a-MMがん | SM2がん |

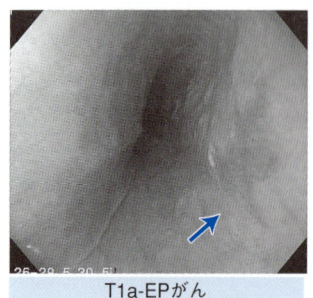

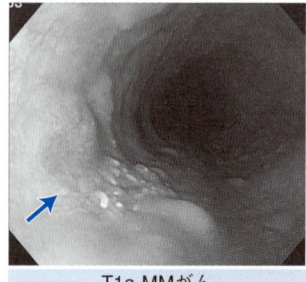

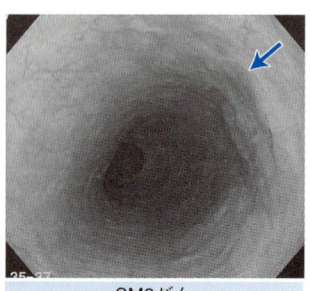

図4 ● 0-Ⅱc型食道がん [カラーアトラス，p.12] T1a-EPがん：陥凹底は平坦で，淡い発赤内に点状の血管増生を伴うごく浅い陥凹性病変．T1a-MMがん：陥凹内に小顆粒～顆粒状隆起を有し，辺縁の一部に粘膜肥厚様の盛り上がりを伴う浅い陥凹性病変．SM2がん：辺縁隆起を伴い，陥凹内に結節状隆起を有する陥凹性病変

表3 ● O-Ⅱc型早期胃がん（分化型と未分化型の鑑別）

	分化型	未分化型
陥凹底の色調	発赤調	褪色調
陥凹面	平滑	大小不同の再生顆粒
陥凹辺縁	棘状，辺縁隆起	直線的，鋸歯状
ひだの先端	なだらかな肥大，やせ	急なやせ，中断
背景粘膜	萎縮腸上皮化生著明	萎縮腸上皮化生軽微

（文献4より引用）

表4 ● 早期胃がんと胃潰瘍瘢痕の鑑別

	早期胃がん	胃潰瘍瘢痕
肉眼形態	境界明瞭な陥凹性病変	不鮮明な境界
ひだの集中	領域性あり	点状
ひだの先端	先細り，中断，蚕食像（＋）	滑らかで，陥凹に向かって凸

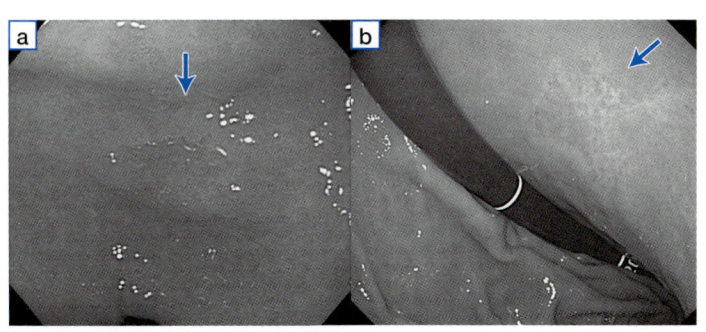

図5 ● 分化型（a）と未分化型胃がん（b）

分化型胃がん：褪色調を示す浅い陥凹性病変であり，陥凹内には発赤調の再生上皮を認める［カラーアトラス，p.12］

が消失していることが多い．また，拡大観察では，腫瘍pitを示す．

　深い陥凹を示す病変は，正常組織の壊死脱落による場合と，腫瘍組織の自壊脱落による場合がある．前者は良性の変化であり，胃では良性潰瘍であるが，大腸では炎症性腸疾患（潰瘍性大腸炎やクローン病など）や感染性腸炎，虚血性腸炎などによる変化である．後者の腫瘍組織の自壊脱落による場合は，腫瘍としては深達度が深く，2型（潰瘍限局型）あるいは3型（潰瘍浸潤型）の進行がんを示している．2型は，周囲粘膜との境界が明瞭な周堤隆起を伴う陥凹性病変であり，3型は，周堤はそれほど高くなく，周囲粘膜との境界が不明瞭な病変である．

4）びまん浸潤性病変

　いずれの臓器においても，びまん性に浸潤する病変が存在する．著明な潰瘍形成や周堤隆起を伴わず，壁の肥厚と硬化で示される病変であり，4型に分類される病変である．

文献・参考図書

1) 門馬久美子，吉田操，川田研郎，他：中・下咽頭癌の通常内視鏡観察．胃と腸，42：1239-1254，2005
2) 門馬久美子，吉田操，山田義也，他：粘膜下腫瘍様の形態を示した食道表在癌　臨床および画像的特徴，鑑別診断．胃と腸，38：1505-1528，2003
3) 『大腸癌治療ガイドラインの解説　2009年版』大腸癌研究会編，金原出版，2009
4) 『食道・胃・十二指腸診断』中原慶太，pp.77-87，羊土社，2009
5) 馬場保昌，吉田諭史：組織特性から見た早期胃癌のX線診断．日本消化器がん検診学会誌，46：166-176，2008

チェックリスト

- □ 病変の観察手順と病変の記載方法が理解できているか
- □ 病変の形態を示す，隆起性病変，平坦病変，陥凹性病変，びまん性病変が理解でき，内視鏡診断ができるか
- □ 食道がん，胃がん，大腸がん，それぞれにおいて病型及び深達度診断が可能か
- □ 隆起型食道がん，陥凹型胃がんでは組織所見の異なる病変が鑑別できるか
- □ 良性疾患との鑑別が必要な病変において，鑑別点が理解できるか

Part I §2. がんの診断・治療の原則〔がんの診断〕

5. 腫瘍マーカー

佐々木 栄作

> **おさえておきたいポイント**
> ★ 腫瘍マーカーとは，正常細胞ではほとんど産生されず，腫瘍細胞から特異的に産生される物質，あるいは腫瘍細胞が生体内にあることによって産生される物質である
> ★ 腫瘍マーカーは，悪性腫瘍診断の補助，ハイリスク群または悪性腫瘍治療後の患者群の経過観察において有用である

はじめに

　身体への侵襲の少ない簡便な検査方法で，悪性腫瘍の早期発見を行うことを目標として，多数の腫瘍マーカーが開発され，臨床的に使用されている．実際に臨床で使用可能となっている腫瘍マーカーのほとんどは血液あるいは尿などの材料から簡便に測定できる．その簡便さのために，日常臨床で頻繁に使用されるようになっているが，腫瘍マーカーについての基本的な知識（悪性腫瘍診断における信頼性，各々の腫瘍マーカーの特徴に合わせた使用目的・使用方法など）を熟知して使用する必要がある．
　また，近年，分子標的薬剤の臨床導入をはじめとして，悪性腫瘍に対する薬物療法の領域でも個別化治療（テーラーメード治療）に注目が集まっている．薬剤の標的分子や効果予測因子などのバイオマーカーの研究も活発に行われている．最近のバイオマーカー研究の結果として使用可能となった腫瘍マーカーもある．
　本稿では，腫瘍マーカーの基本的な知識を述べ，併せてバイオマーカーについて悪性腫瘍領域に関連する項目を簡単に述べる．

1 腫瘍マーカーとは

　腫瘍マーカーとは，**正常細胞ではほとんど産生されず，腫瘍細胞から特異的に産生される物質，あるいは腫瘍細胞が生体内にあることによって産生される物質**と定義される．
　理想的な腫瘍マーカーは，悪性腫瘍の全例で陽性となり，健常人や良性疾患では全例で陰性を示すものである．しかし，このような腫瘍マーカーは実際に存在しない．相関性の低い腫瘍マーカーを組合わせることで，感度をある程度向上させることは可能であるが，いずれの腫瘍マーカーも単独では，悪性腫瘍の診断において，感度，特異度ともに不十分であることに留意しなければならない．

表1 ● 主な腫瘍マーカーの種類

腫瘍マーカー		検査材料	対象となる主な悪性腫瘍
Ⅰ型糖鎖抗原（シアリルルイスAグループ）	CA19-9 CA50 SPan-1 DUPAN2	血液	胃がん，大腸がん，膵がん，胆道がん，卵巣がん
Ⅱ型糖鎖抗原	シアリルSSEA-1（SLX） CSLEX NCC-ST-439	血液	肺がん（腺がん），乳がん，胃がん，大腸がん，膵がん，胆道がん
母核糖鎖抗原（シアリルTnグループ）	CA72-4 STN CA54/61	血液	胃がん，大腸がん，膵がん，胆道がん，子宮体がん，卵巣がん
ムチンタンパク抗原	CA125 CA602 CA130	血液	子宮体がん，卵巣がん
乳がんムチンタンパク抗原	CA15-3 BCA225	血液	乳がん
CEA（がん胎児性抗原）		血液	甲状腺がん，肺がん（腺がん），乳がん，胃がん，大腸がん（扁平上皮がんの一部）
		乳頭分泌液	乳がん
AFP（αフェトプロテイン）		血液	胃がんの一部，肝細胞がん，胚細胞腫
AFP-L3分画		血液	肝細胞がん
PIVKA-Ⅱ		血液	肝細胞がん
SCC抗原（扁平上皮がん関連抗原）		血液	頭頸部がん，食道がん，肺がん（扁平上皮がん），子宮頸がん
CYFRA21-1（サイトケラチン19フラグメント）		血液	肺がん（扁平上皮がん）
NSE（神経特異エノラーゼ）		血液	肺がん（小細胞がん），神経内分泌がん
ProGRP（ガストリン放出ペプチド前駆体）		血液	肺がん（小細胞がん），神経内分泌がん
GAT（がん関連ガラクトース転移酵素）		血液	卵巣がん
SP1（妊娠特異β1糖タンパク）		血液	絨毛性腫瘍
HCGβコア定量（ヒト絨毛性ゴナドトロピンβ分画）		尿	絨毛性腫瘍，胚細胞腫
PAP（前立腺酸性ホスファターゼ）		血液	前立腺がん
PSA（前立腺特異抗原）		血液	
フリーPSA/トータルPSA比			
γ-Sm（γ-セミノプロテイン）			
BTA		尿	膀胱がん
NMP22			
BFP（塩基性フェトプロテイン）		血液	肝細胞がん，膵がん，胆道がん，腎がん，前立腺がん，精巣腫瘍，子宮体がん，卵巣がんなど（臓器非特異的）
		尿	膀胱がん
TPA（組織ポリペプタイド抗原）		血液	臓器非特異的
PⅠCP（Ⅰ型プロコラーゲンC末端プロペプチド） ⅠCTP（Ⅰ型コラーゲンC末端テロペプチド）		血液	転移性骨腫瘍
p53抗体		血液	食道がん，大腸がん，乳がん
HER2タンパク		血液	乳がん（組織でのHer2/neu過剰発現確認例のみ）
		乳頭分泌液	乳がん（comedo-type）
sIL-2R（可溶性インターロイキン-2受容体）		血液	悪性リンパ腫（非Hodgkinリンパ腫）

> *memo* バイオマーカーとは：生体内の生物学的変化を定量的に把握するため，生体情報を数値化・定量化した指標をバイオマーカーという．臨床的には，血液，尿あるいは組織中に含まれる生体物質で，特定の病気の状態や薬剤の効果などに応じた生体内の生化学的，病理学的，薬理学的変化を定量的に測定できるためのDNA，RNA，タンパク，またはタンパク断片，低分子化合物などが該当する．現在使用されている腫瘍マーカーも，バイオマーカーの一つである．

2 腫瘍マーカーの種類

現在臨床的に使用されている主な腫瘍マーカーを表1に示す．

3 腫瘍マーカーの用途

1）ハイリスク群の経過観察

感度，特異度ともに不十分であることから，健康診断や不定愁訴時の悪性腫瘍のスクリーニングに腫瘍マーカーは適さない．ただし，特定の悪性腫瘍について，既知のハイリスク群の経過観察として定期的な腫瘍マーカー測定が推奨されている．

B型，C型の慢性ウイルス性肝炎患者は肝細胞がんのハイリスク群であり，この患者群に対するフォローアップでは，血液生化学検査，腹部超音波検査，CT検査に加えて，血清AFP，AFP-L3分画またはPIVKA-Ⅱの精密測定を1～3ヵ月に1回行うことで小肝がんの診断に結び付くことができる．

50歳以上の男性に定期的に（1～2年に1回）PSA（prostate-specific antigen，前立腺特異抗原）を測定し，4 ng/mL以上の患者を泌尿器科で精査することで，潜在性前立腺がんを発見できる．

2）悪性腫瘍診断の補助

悪性腫瘍の診断における腫瘍マーカーの役割は，画像診断の補助である．画像診断で悪性腫瘍の疑いのある患者で，腫瘍マーカーが陽性ならば，進行期にある可能性が類推される．いわゆるグレーゾーン以下の場合には，早期あるいは良性の可能性がある．

しかし，悪性腫瘍の確定診断は，あくまでも組織診（場合によっては細胞診）で行わなければならず，悪性腫瘍の原発検索及び病期診断は各種画像検査が必須である．

腫瘍マーカー陽性のみで，細胞組織学的に悪性腫瘍の確定ができず，画像上も病変が見つからない場合は，精査継続あるいは経過観察の方針となる．

3）悪性腫瘍の組織型の予測

悪性腫瘍の主な組織型に対応する腫瘍マーカーを表2に示した．

CEA（carcinoembryonic antigen，がん胎児性抗原）は，腺がんに対して陽性となることが多いが，扁平上皮がんの場合にも高値になりうる．

sIL-2Rは，悪性リンパ腫の腫瘍マーカーとして使用されることが多いが，リンパ球の動員を示すバイオマ

表2 ● 悪性腫瘍の組織型と陽性を示す腫瘍マーカー

組織型	陽性になることの多い腫瘍マーカー
扁平上皮がん	SCC，CYFRA，（CEA）
腺がん	CEA，Ⅰ型糖鎖抗原（シアリルルイスAグループ），Ⅱ型糖鎖抗原，母核糖鎖抗原（シアリルTnグループ），ムチンタンパク抗原
神経内分泌がん	NSE，ProGRP
悪性リンパ腫	sIL-2R

ーカーでもあり，リンパ球の動員を伴う非腫瘍性の病態（膠原病，感染症など）でも上昇しうることを念頭に置く必要がある．

4）腫瘍マーカーのmicroheterogenietyを利用した良悪性の鑑別

　　AFPに結合した糖鎖の構造の違いをレンズマメレクチンに対する親和性で分画測定可能となっている．L1分画はAFPの基本糖鎖で良性肝疾患に認められ，L2分画は卵黄囊腫瘍（yolk sac tumor）や消化器がんの肝転移などで多く認められるが，肝細胞がんではほとんど出現しない．一方，L3分画は肝細胞がんに特異的で診断価値は高いが，例外的に急性肝炎，特に劇症肝炎や慢性肝不全の急性増悪期に高値を示すことがある．また，L3分画比率とAFP値の間には有意な関連がなく，互いに独立した因子と考えられている．

　　PSAは，遊離型PSA（free PSA）とタンパク結合型PSAの両者を測定したものである．前立腺がんの場合，free PSA/total PSA比が低いことが知られており，良悪性の鑑別の一助として使用されている．

5）治療効果判定

　　胚細胞腫瘍では，腫瘍マーカーによる効果判定基準が定められており，腫瘍マーカーが陰性化し，4週以上持続することで完全寛解としている．

　　その他の固形腫瘍の一部で，腫瘍マーカーの変動が治療効果の代理マーカーとなりうることが示されている．

　　GCIG（gynecological cancer intergroup）では，卵巣がんの化学療法時の効果指標として，CA125による有効性評価基準（GCIG-CA-125）を作成し，この判定基準の有効性を，RECIST基準と比較した．その結果，治療前値から50%の低下を有効と判定するGCIG-CA-125による判定基準は，RECIST基準よりも2.6倍高く生命予後と相関し，優れた判定基準であることが示された．

6）治療後の経過観察

　　治療により陰性化した場合，その後の経過観察に腫瘍マーカーは有用である．通常は画像で再発が発見される1ヵ月以上前から腫瘍マーカーの上昇が観察される．

　　大腸がん再発診断におけるCEAの有効性は高く，現在最も鋭敏な再発のマーカーとされている．メタアナリシスでも，CEAによるモニタリングが切除可能再手術数の増加及び生存期間の延長に寄与することが示されている．また，CEAはアメリカ臨床腫瘍学会（ASCO）のガイドラインでも大腸がんモニタリングマーカーの選択肢の一つとされている．

　　経過観察で使用する腫瘍マーカーとしては，進行がんの治療前に，陽性が予測されるマーカーを2〜4種類測定して，陽性高値の項目を選択する．

　　手術症例では，退院時または術後1ヵ月目に1回，それ以後は再発リスクに従って3ヵ月，6ヵ月，1年後に検査する．術前値が陰性の場合でも，進行がんで組織検査によりマーカー産生が確認または予測される場合は，再発リスクに応じて定期的に検査する．

　　担がん患者への併用化学療法，放射線療法では治療中は月1回，ホルモン療法，経口抗がん剤ならびに術後補助療法などでは2〜3ヵ月に1回の検査でモニターする．

　　治療後の患者で，腫瘍マーカーが徐々に増加している場合は，画像検査（CT，シンチグラム，FDG-PET/CTなど）で再発発見に努めなければならない．

7）予後因子

　　腫瘍マーカーの値は腫瘍量を反映するため，一般に，数値がグレーゾーンを超えて高い

表3 ● 予後因子とされる主な腫瘍マーカー（バイオマーカー）の例

腫瘍の種類	腫瘍マーカー（バイオマーカー）
消化器がん	CEA，CA19-9
胚細胞腫瘍	治療後の血清HCG（特にβサブユニット）
骨肉腫	血清ALP
乳がん	Her2/neu遺伝子過剰発現（組織検査のみ）
胃がん	Her2/neu遺伝子過剰発現（組織検査のみ）

表4 ● 特定のバイオマーカーの有無が適応条件となっている分子標的薬剤の例

薬剤名	腫瘍	バイオマーカーの条件
トラスツズマブ	乳がん（胃がん）	Her2/neu遺伝子過剰発現
セツキシマブ	大腸がん	EGFR陽性
イマチニブ	慢性骨髄性白血病	bcr/abl 融合遺伝子
イマチニブ	消化管間質腫瘍	c-kit 変異遺伝子
リツキシマブ	B細胞性悪性リンパ腫	CD20陽性

ほど予後が悪いと考えられる．腫瘍マーカーの増加スピードが速いほど，腫瘍の増殖速度が速いと考えられ，予後不良の指標となる．手術前，及び根治切除後の腫瘍マーカー値が高いほど，潜在転移率と再発率が高く，予後不良である．

予後因子として知られている腫瘍マーカー（及びバイオマーカー）の代表例を表3に示す．

memo バイオマーカーの腫瘍領域への応用：今日，多数の分子標的薬が使用可能であるが，特定のバイオマーカーが証明されていることが適応の条件となっている分子標的薬もある（表4）．なお，EGFR陽性大腸がんで使用されるセツキシマブについて，*KRAS*遺伝子変異及び*BRAF*遺伝子変異が，効果予測因子（predictive factor）として知られてきており，今後，これらのバイオマーカーの測定も治療時に必須になる可能性がある．
無効な患者群に対する不必要な治療継続を回避する目的に，治療前後でのバイオマーカー変動によって治療効果を予測しようとする研究も進められており，最近その結果も徐々に発表されてきている．副作用予測の面で，塩酸イリノテカンを使用した治療を行った際に*UGT1A1*遺伝子多型によって，副作用の程度が変化することが報告されているが，日本での塩酸イリノテカン適応量（150 mg/m^2）では，副作用の程度に大きな差がないともいわれている．

おわりに

腫瘍マーカーは，特異度，感度ともに不十分であることから，腫瘍の確定診断には向かず，組織診断，画像診断の補助として使用するべき診断ツールである．ただし，悪性腫瘍として診断確定された患者の治療後経過観察には有用であり，まだ限定的ではあるが，治療効果判定にも有用である．

文献・参考図書

・『新臨床腫瘍学』，臨床腫瘍学会編，南光堂，2006
・『臨床検査ガイド（2009〜2010年版）』，Medical Practice編集委員会編，文光堂，2009

チェックリスト

□ 腫瘍マーカーの定義を説明できるか
□ 腫瘍マーカーの長所と短所をふまえて，その用途を説明できるか

Part I §2. がんの診断・治療の原則〔がんの治療学〕

6. がん手術（外科療法）の基本

鶴田 耕二, 松本 寛, 大橋 学

おさえておきたいポイント

- ★ 化学療法の進歩や新しい治療法の開発に伴い手術適応は変遷する．以前は適応でないとされたものが根治的切除の適応となったり，逆に以前は手術適応であったものが手術以外の治療法が第一選択となったりしている
- ★ 根治性を損なわずに，切除範囲を小さくして機能を温存すること，進行度に合わせてリンパ節郭清の範囲を縮小すること，さらに最近は内視鏡外科手術の導入により手術侵襲を軽減することができるようになった
- ★ 姑息手術は，症状を緩和して患者の生活の質を向上させるだけでなく，化学療法と併施することで生存期間の延長にも寄与する可能性がある
- ★ エビデンスだけでなく，個々の患者の身体的状態とともに社会的背景なども考慮し思いやりと倫理感を持って行う医療が真のEBMである

ここでは総論を記述する．詳細は各臓器の項を参照されたい．

1 がん手術の歴史

手術は最も古くから行われているがんの治療法であり，現在でも固形がんに対して最も有効な治療法であることに変わりはない．麻酔はおろか細菌の存在すら知らなかった時代から，勇気ある患者と外科医により手術は施行されてきた．『外科の歴史』（川満富裕訳，William John Bishop著 "The Early History of Surgery"）[1]の序文の一部を以下に掲げる．

「近代」外科は麻酔法の普及と無菌法の受容という二つの出来事から始まった．麻酔法は1846年にエーテルの麻酔作用が公開されてから数年で普及したが，無菌法は1870年代と80年代にまだ受け入れられずに苦闘していた．それゆえ，近代外科はまだ〔1960年現在〕百歳にも満たないのである．

今の若い外科医たちは，昔の偉大な外科医の誰よりも外科疾患の治療手段に恵まれている，とよくいわれる．しかし──あらゆる技術と学問と同じように──医学の歴史が発展途上にあることもよく忘れられている．現代の技術と学問は急に出現したのではなく，数世紀の間に観察と実験が積み重ねられた結果なのである．十四世紀の指導的な外科医ギー・ド・ショリアックは，1362年に『大外科学』を書き上げた．この本の冒頭で，先人たちの恩恵に感謝してこう述べた．「われわれは巨人の肩の上に立った子供のようなものだ．われわれに見えるのは巨人にみえているものよりほんの少し多いだけだ」．

医学はいつの時代もその時々の"現代"科学技術の粋を取り入れ発展してきた．最近の内視鏡外科手術もそのひとつである．まさに手術は今なお発展途上である．電気もなく解

剖学的知識も乏しい時代に，先人たちが我々と同じようなことを考え実践していたことがわかり興味深い．ひと通りの修練を積んだ外科医に一読をお勧めする．

1881年のBillrothによる胃がん切除を嚆矢とするがんの外科治療の現代につながる発展過程は，元駒込病院外科部長高橋孝先生による"胃がん外科におけるリンパ節郭清の始まりとその展開"（臨床外科）に詳しい[2]．

がんの手術は治癒を目指した切除を行う根治手術と腫瘍による症状を緩和するための姑息手術に大別される．

2 根治手術

1）適応

がんは上皮から発生し深部に浸潤するにつれてリンパ節や他臓器に転移する．遠隔転移がなくリンパ節転移がその臓器の近傍に止まっているがんが手術療法のよい適応である．しかし外科医のチャレンジと化学療法の進歩の結果，大腸がんでは肝転移，肺転移があっても局所に関しては根治的切除が適応となることもあるし，食道がんや膵がんなどでも術前の化学療法や放射線療法によりに手術適応の拡大を図ることが行われている（p.184参照）．

一方，新しい医療技術の開発に伴い外科手術の適応から外れてきた疾患もある．胃がん，食道がん，大腸がんの早期がんの一部はIT（insulation tipped）ナイフなどの開発により内視鏡的切除が第一選択となったし，ラジオ波凝固療法の登場により小さな肝細胞がんの治療は一変した．放射線治療の進歩により脳腫瘍や肺がんの一部は外科手術の適応から外れてくるものも出てきている．医療の進歩に伴い診療ガイドラインは数年毎の見直しが必要とされている．手術適応は時代とともに変遷するのである．

2）リンパ節郭清

がんの手術は病巣の切除と所属リンパ節の郭清からなる．TNM分類では所属リンパ節を規定し，それを超えたリンパ節転移は血行性転移と同じ遠隔転移M1（LYM）としている．日本の癌取扱い規約ではリンパ節転移によるM1は規定せず，リンパ節を部位によって3群に分類している．第2群リンパ節までがTNMの所属リンパ節にほぼ相当し日本における標準的な郭清範囲であり，第3群リンパ節は拡大郭清の対象である．進行がんでは広範囲にリンパ節転移することから生存率の改善を目指して拡大郭清が積極的に行われた時期もあったが，胃がんを含めて多くのがん種において拡大郭清の意義は否定されている[3,4]．

欧米のRCT（randomized control trial）の中には，拡大郭清どころかがん種によっては系統的なリンパ節郭清の意義すら疑問視する報告がある[4]．進行胆道がん自験例205症例を対象としてリンパ節転移と再発形式の関連を検討してみると，リンパ節の転移個数が1〜3個の症例ではリンパ節転移はN2に留まり血行性転移は少なく郭清により長期生存が得られたのに対し，4個以上の場合はN3で，術後早期に血行性転移を来し予後は極めて不良であった．郭清効果の認められた転移個数1〜3個の症例の占める割合は3割程度にすぎず，約半数はリンパ節転移が陰性で，残りの2割弱は郭清効果のない転移個数4個以上の症例であった（図1）．郭清によりメリットを受ける患者の割合は他のがん種においても高くはなく[4]，あらゆる病期の症例が対象となる通常のRCTで系統的なリンパ節郭清の有効性を証明することが難しい場合もあると考えられる．

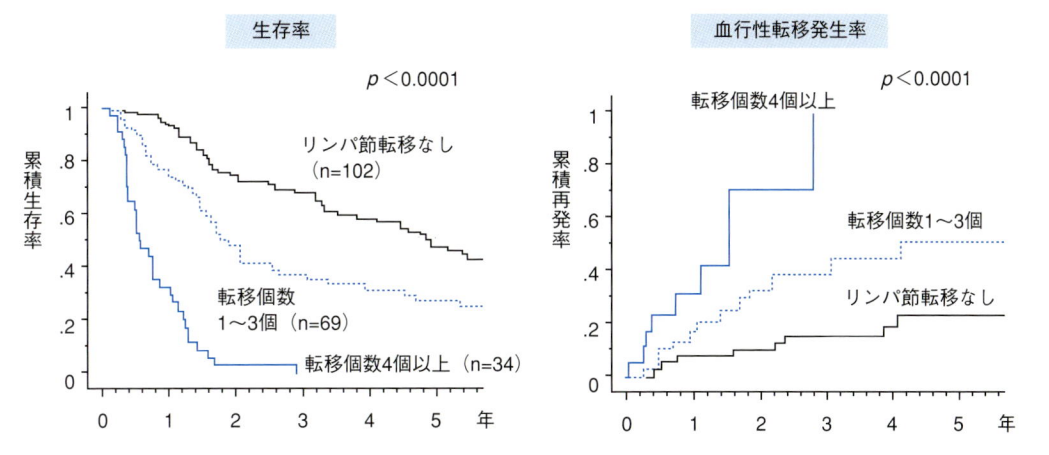

図1 ● 進行胆道がんにおけるリンパ節転移個数別の生存率と血行性転移発生率

3）手術の合理化

　拡大手術で根治を追及する一方で，根治性を損なうことなくがんの進展に応じて臓器の切除範囲やリンパ節郭清の範囲を縮小する試みが行われてきた．

　術後の機能障害を最小限に止めるための**温存手術**がその代表で，様々ながんで施行されている．直腸がんに対する神経温存術や肛門機能温存術（超低位前方切除術），早期胃がんに対する幽門保存胃切除術や噴門側胃切除術，膵がんに対する幽門輪温存膵頭十二指腸切除術などが根治性を損なわないことが確認され，今日では標準手術として確立している．また以前はリンパ節郭清のために乳がんでは大胸筋や小胸筋を，胃がんにおいては膵体尾部を合併切除していたが，これらを残しても根治性は損なわれないとされ現在では温存するのが標準となっている．

　病期に合わせて**リンパ節郭清を縮小**することも行われている．日本の癌取扱い規約ではTNM分類の所属リンパ節をN1とN2（乳がんではレベルⅠ，Ⅱ，Ⅲ）に分けている．深達度とリンパ節転移の広がりが詳細に検討されてきた胃がん，大腸がん，乳がんなどでは，進行度別に適正な郭清範囲がガイドラインで示されている（参照：胃がん→p.191，大腸がん→p.198，乳がん→p.239）．例えば，胃がんの標準的郭清はD2であるが，早期がんに対してはD1郭清という縮小した郭清が推奨されている．さらに乳がんや黒色腫ではセンチネルリンパ節（SN）の概念を導入し郭清の縮小を図っている．原発巣から最初に転移すると想定されるSNをラジオアイソトープや色素などを使って同定し，SNに転移がなければ郭清を省略する方法である．胃がんなどの消化器がんでも試みられているが，複雑なリンパ流のためまだ確立には至っていない．

4）低侵襲手術

　以前は「Great surgeon, Great incision」と謂われ，確実で安全な手術のために切開創を大きくすることが推奨されていたが，近年，切開創を小さくして手術侵襲を軽減することが模索されるようになってきた．低侵襲手術の代表が**内視鏡外科手術**である．内視鏡外科手術は1987年に胆のう摘出術として施行されたのが最初で，その後，悪性腫瘍に対しても応用されるようなった．当初は郭清があまり必要ない症例を対象として施行されていたが，手術機器の発達と技術の向上により開腹手術と遜色のない手術操作ができるようになり急

速に普及してきている．結腸がんを例にとると，1991年から内視鏡外科手術が開始された欧米において1993年以降大規模なRCTが行われ，進行がんにおいても開腹手術と比較して再発率や生存率に差がないという結果が得られている[5)6)]．現行の日本の大腸がん治療ガイドラインでは，D2以下の郭清で済むcStage0～cStageⅠが腹腔鏡手術のよい適応とされているが，現在，日本でも進行大腸がんに対するRCTが行われていて，その適応は拡大されていくものと思われる．

■内視鏡外科手術の特徴

内視鏡外科手術の利点は手術創が小さく疼痛が軽いこと，美容的に優れていること，術後の回復が早く在院日数が短縮されることなどの他に，スコープの拡大視効果により正確な剥離層の同定ができるようになることである．欠点としては，視野が狭く立体的把握が難しいこと，小さな切開から片手を挿入して行う内視鏡外科手術（hand assisted laparoscopic surgery：HALS）は別にして完全内視鏡外科手術では触覚が使えないこと，技術的に難易度が高く習熟するまでは手術時間が長くなることなどが挙げられる．

3 姑息手術

治癒を目指した根治手術の他に，**症状緩和**を目的とした姑息的手術が行われることがある．胃がんや大腸がんなどによる通過障害に対する吻合術や人工肛門造設術などである．出血がある場合には病巣だけを切除することもある．最低限の侵襲で患者の苦痛を軽減し療養生活の質を向上させることも，外科医に課せられた重要な仕事である．

最近は，化学療法の発展に伴い姑息手術にも単なる症状緩和だけでなく新たな適応が出てきた．胃がんにおける経口化学療法剤S-1による化学療法を行うための胃空腸吻合術である．S-1投与により根治的切除はできないと考えられた腫瘍が縮小し根治手術が可能になることもある．

4 合併症対策とリスク評価

がんの手術に術前，術後管理で特有なものはなく，術後合併症は予防が第一である．糖尿病などの並存疾患は術前のコントロールが大切である．米国では病院間で手術死亡（mortality），合併症（morbidity）などを含めた手術成績に差があり，手術件数の多い病院（high volume hospital）での手術を勧めているが，日本においてはその差がほとんどなく，手術のリスクは患者の全身状態によるところが大きい．総合的な手術のリスク評価には術後合併症の発生頻度と高い相関のある米国麻酔学会（ASA）の分類が広く用いられているが，駒込病院で考案された**小野寺指数**はアルブミン値とリンパ球数の2つだけを用いた簡便で信頼性の高い評価法である（表1）．手術侵襲と組合わせたリスクを具体的数値で提示するものとしてP-POSSUMやE-PASSスコアがある．高齢者で問題となる心機能や呼吸機能の評価にはNYHA分類やHugh-Jones分類などが用いられるが，心疾患についてはGoldman評価法が具体的である[7)]（表2）．

しかし，これらの基準はある母集団から

表1 ● 小野寺指数
（prognostic nutritional index：PNI）

PNI = アルブミン値（g/dL）× 10 + リンパ球数（/mm³）× 0.005
5以下　　　⇒　手術禁忌
40 < PNI < 45　⇒　注意

表2 ● Goldman評価法

基準	点数
1．既往歴	
（a）70歳以上	5
（b）6ヵ月以内の心筋梗塞	10
2．理学的所見	
（a）S3ギャロップ，頸静脈怒張	11
（b）有意の大動脈弁狭窄	3
3．心電図	
（a）洞性以外の調律，心房性期外収縮	7
（b）1分間5回以上の心室性期外収縮	7
4．一般状態	
$PO_2 < 60$ または $PCO_2 > 50\,mmHg$	いずれか該当すれば 3
$K < 3.0$ または $HCO_3 < 20\,mEq/L$	
$BUN > 50$ または $Cr > 3.0$	
ASTの異常，慢性肝機能障害	
心疾患以外の疾患で臥床	
5．手術	
（a）開腹手術，開胸手術，大動脈手術	3
（b）緊急手術	4
最大点数	53

（文献7より引用）

＜心臓合併症の頻度＞

クラス	点数	合併症発生頻度(%) 無／軽度	合併症発生頻度(%) 重篤	心臓死の頻度 (%)
Ⅰ	0〜5	99	0.7	0.2
Ⅱ	6〜12	93	5	2
Ⅲ	13〜25	86	11	2
Ⅳ	26以上	22	22	56

導き出された結果であって，ガイドライン（適応率60〜95%）と同様にすべての患者にそのまま当てはまるものではないことを銘記すべきである．エビデンスに基づいて手術による治癒の可能性とリスクを患者及び家族に説明し，患者個々の病態，家庭環境や価値観を考慮しよく相談した上で手術の是非や治療方針を決定するのが真のEBMである．手術は患者の体にメスを加えるのである．外科医は知識や技術と共に，患者に対する深い思いやりと高い倫理感を持って事に当たらねばならない．

文献・参考図書

1）『外科の歴史』（Bishop,W.J.著，川満富裕訳），時空出版，2005
2）高橋　孝：胃癌外科におけるリンパ節郭清の始まりとその展開・1〜18．臨床外科，61（3）〜62（8），2006〜2007
3）Sasako, M., Sano, T., Yamamoto, S. et al.：D2 lymphadenectomy alone or with para-aortic nodal dissection for gastric cancer. N. Engl. J. Med., 359：452-462, 2008
4）Gervasoni, J.E. Jr., Sbayi, S., Cady, B.：Role of lymphadenectomy in surgical treatment of solid tumors：An update on the clinical data. Ann. Surg. Oncol., 14：2443-2462, 2007
5）Lacy, A.M., Garcia-Valdecasas, J.C., Delgado, S. et al.：Laparoscopy-assisted colectomy versus open colectomy for treatment of non-metastatic colon cancer：A Randomized Trial. Lancet, 359：2224-2229, 2002
6）Clinical Outcomes of Surgical Therapy Study Group：A comparison of laparoscopically assisted and open colectomy for colon cancer. N. Engl. J. Med., 350：2050-2059, 2004
7）Goldman, L., Caldera, D.L., Nussbaum, S.R. et al.；Multifactorial index of cardiac risk in noncardiac surgical procedures. N. Engl. J. Med., 297：845-850, 1977

チェックリスト

- □ 日本の癌取扱い規約とTNM分類のリンパ節分類の違いを理解しているか
- □ 各種がんにおける標準郭清及び拡大・縮小郭清の定義を理解しているか
- □ 内視鏡外科手術の利点，欠点を理解しているか
- □ 姑息的手術の重要性を理解しているか
- □ 手術前のリスク評価の重要性を理解できたか

Part I §2. がんの診断・治療の原則〔がんの治療学〕

7. がんの内視鏡治療

門馬 久美子

> **おさえておきたいポイント**
>
> ★ 内視鏡治療を行うには，病変の正確な深達度診断や範囲診断が必要である．また，周囲に存在する可能性がある多発病変の有無を確認しておく
> ★ 内視鏡治療施行医は，治療に必要な技術の習得だけでなく，合併症発生時の対策も十分に立てておく
> ★ 内視鏡治療例は高齢者も多いため，治療前には全身状態を把握し，使用する鎮静薬の特徴を確認する
> ★ 各臓器別に内視鏡治療の適応，あるいは相対的適応の条件を確認しておく

1 内視鏡治療を行うにあたって

内視鏡治療を行う内視鏡医は，いろいろな点で習得しなければならないことがある．

1) 内視鏡診断の問題

内視鏡治療を行うには，**病変の正確な深達度診断と範囲診断が必要**である．絶対的適応とされる病変は，リンパ節転移の可能性がない凹凸の軽微な早期病変のため，深達度診断はある程度容易である．しかし，相対的適応とされるような病変は病変の形態が多彩であり，深達度診断が難しいことがある．また，範囲診断においても，Ⅱb様の伸展を示す部分は診断が難しく，切除範囲の決定が困難である．ESD（endoscopic submucosal dissection）にて病変を大きく切除したにもかかわらず，断端が陽性であったり，逆に，大きく切除したが病変が意外に小さかったりする場合もある．これらを防ぐためには，**NBI（narrow band imaging）観察や拡大観察などを併用し，診断精度を上げる**努力が必要である．

術前診断におけるもう一つの問題点は病変数であり，食道がんや胃がんでは20％に病変が多発するとされている．食道はヨード染色を行えば，病変の発見が容易であるが，胃では，このような染色法がないため，多発の判断が難しい症例もある．多発病変のために，切除断端が陽性になったり，局所再発の要因になる可能性もあるため，範囲診断を行う際は，常に多発病変の存在の可能性も考慮に入れて診断することが望ましい．

2) 内視鏡技術の問題

a．観察技術の問題：いずれの部位に病変が存在しても，容易に治療ができるようにするには，**病変の部位存在に関わらず，いずれの方向からも病変が観察できる**ようでなければならない．特に，胃病変は，観察しやすい部位と治療しやすい部位が異なるため，内視鏡の観察技術の習得が必要である．

b．合併症発生時の対策：内視鏡治療時に遭遇する合併症としては，出血と穿孔が挙げられ

る．合併症発生時に速やかに対応するには，**止血処置やクリップによる縫縮に慣れておく必要がある**．止血処置には，アルゴンプラズマ凝固療法（algonplasma coagulation：APC）や，HSE（高張Na-epinephrine）局注，クリップなど色々な手技法があるため，複数の手技の習得が望ましい．

3）全身状態の把握

内視鏡治療が必要な症例は，中高年や高齢者に多いため，循環器系の問題や脳血管障害，呼吸障害などを有する症例も多い．治療病巣の大きさによっては，内視鏡治療でも長時間を要するため，できるだけ安全に内視鏡治療を行うには，全身状態をよく把握し，起こりうる合併症を予測しておくことが大切である．抗凝固薬や抗血小板薬の内服の有無，また，内服中の場合は服薬中断の可否，薬剤アレルギーの有無などを確認する．

4）インフォームド・コンセント（informed consent：IC）

機能温存が可能な内視鏡治療は，外科切除治療に比べ侵襲度が軽いとはいえ，がん治療を行うという意味では，ICを確実に行うべきである．治療の必要性，治療における合併症発生の危険性，発生した場合の対策，切除標本の組織学的検索の結果からみた追加治療の必要性の有無まで説明し，本人，家族の同意の元に治療内視鏡は行うべきである．

5）鎮静薬の使用について

内視鏡治療を安全に行うには，患者の鎮静が最大限必要であり，治療時の体動は穿孔などの大きな合併症を招く危険性が高い．治療時に十分は鎮静を得るためには，鎮静薬が使用されるが，鎮静薬の使用により血圧低下や呼吸抑制，呼吸停止などの偶発症が発生する可能性がある．**内視鏡医は，使用する鎮静薬の適切な使用量や作用時間**[1]**などの特徴を把握した上で，使用するべきである**．鎮静薬使用時は，血圧，脈拍，血中の酸素をモニタリングしておくことはもちろん，合併症発生時にすぐに対処できるように，救急カートを近くに用意しておくことも忘れてはならない．

2 内視鏡治療の適応

内視鏡治療は，リンパ節郭清を伴わない局所治療のため，**リンパ節転移のない症例であることが最大の条件**である．しかし，術前のリンパ節の診断は未だ不十分であり，切除標本の病理組織所見を参考に，追加治療の検討がなされるため，正確に評価できる切除標本を得ることが必要である．内視鏡治療の適応は，各臓器によりその適応が異なるため，臓器別に述べる．

1）食道がん（p.180参照）

食道がんでは，2つの治療手技が行われており，小さい病変にはendoscopic mucosal resection（EMR），大きい病変にはendoscopic submucosal dissection（ESD）を行っている．治療手技の選択は，それぞれの利点を生かし病変の大きさに合わせて選択しているが，**病変の正確な一括切除を目的とするなら，大きさ15mm程度までがEMRの適応**と考える．内視鏡治療の**適応を決定する因子は，（a）がんの壁深達度と（b）病変の周在性**である．

a．がんの壁深達度

①がん浸潤が上皮内に限局する上皮内がん（T1a-EP）と粘膜固有層に止まる粘膜固有層がん（T1a-LPM）は，リンパ節転移や脈管侵襲が極めて稀なため，内視鏡治療の**絶対的適応**，②粘膜筋板に接するか浸潤する粘膜筋板がん（T1a-MM）と粘膜下層の浅層に浸潤す

絶対的適応	相対的適応	研究的適応
壁深達度EPないしLPMと診断され、かつ周在性2/3以下のもの	臨床的にリンパ節転移がない症例で壁深達度MM、SM1と診断したものあるいはEP、LPMで周在性2/3以上のもの	SM2以深で局所コントロールを目指した治療

↓

臨床的，病理組織学的評価

↓

根治度の判定

↓

経過観察　追加治療（根治手術，放射線療法，化学療法）

図1 ● 食道がんにおける内視鏡切除の適応

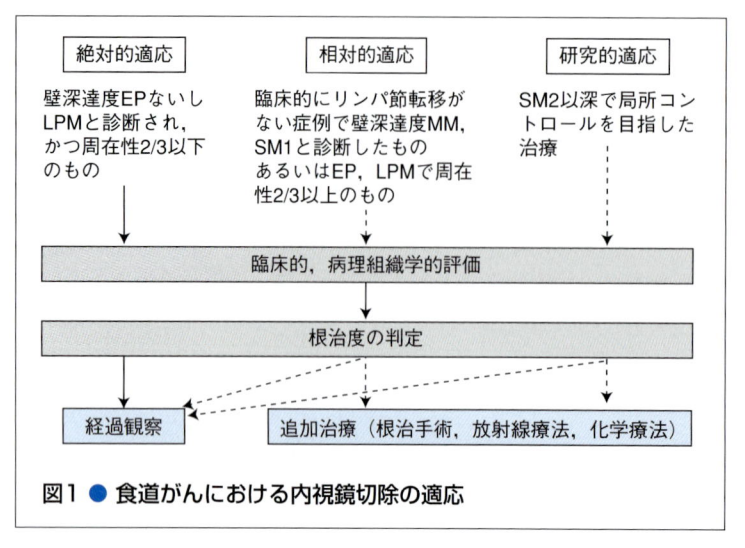

表1 ● T1a-MM，SM1食道がんにおける追加治療の判定基準（駒込病院における）

- 内視鏡病型
  （0-Ⅰ,0-Ⅲ,0-Ⅱc＋Ⅱa型）
- 脈管侵襲陽性
- INFc
- droplet infiltration
- 低分化型扁平上皮がん

1項目でも陽性の場合は追加治療を勧める

る粘膜下層浅層がん（SM1）は，10％程度にリンパ節転移を認めるため**相対的適応**とされている（図1）[2]．T1a-MM・SM1がんの内視鏡治療の選択に際しては，内視鏡病型などを参考に，リンパ節転移の可能性が高い症例を避け，超音波内視鏡検査，頸・胸・腹部CT，頸部・腹部の超音波検査などを行い，臨床的にN0と判断した症例を対象に内視鏡治療を行う．これらの症例では，内視鏡治療による切除標本の組織学的検索の結果を踏まえ，追加治療の必要性（表1）を判断しているが，追加治療の内容に統一した決まりはまだない．

b．病変の大きさ

EMR/ESD後の粘膜欠損部が，管腔の3/4周以上に及ぶと，約80％の確率で狭窄を起こすため，狭窄を起こさないように2/3周までの病変が絶対適応とされている．しかし，狭窄部の拡張は，**ブジー拡張術**を行えばある程度可能なため，最近ではより広い病変の治療が行われている．しかし，3/4周以上の粘膜欠損が予測される症例では，予め，治療前にブジー拡張術までの十分な説明を行う必要がある．

2）胃がん

内視鏡治療は，リンパ節転移のない症例が前提であるが，術前のリンパ節診断もさることながら，深達度診断や範囲診断が難しい症例もあり，胃がんでは"根治できる可能性のある病変"が対象とされ，内視鏡治療による切除標本の正確な病理組織学的検索が重要視されてきた．この点から，分割切除では，組織学的な判断が難しい場合もあり，容易に，そして確実に組織学的な診断ができる一括切除が必要とされた．2001年3月日本胃癌学会より，『胃癌治療ガイドライン』が発表された．ガイドラインでは，"2cm以下の肉眼的粘膜がん（cM）と診断される病変であり，組織型は分化型がん（pap，tub1，tub2），肉眼型は問わないが，陥凹型では，UL（－）に限る病変"が適応とされた．しかし，ガイドライン以外の症例で，外科切除治療を行った症例の中に，内視鏡治療でも根治できた症例の存在が確認され，病理学的な再検討が行われた結果，2004年4月出版の『胃癌治療ガイドライン第2版』[3]では，コメントの中に，組織学的所見はMがんで，①分化型UL（－），②分化型UL（＋），3cm以下は，EMRの対象になりうると記載され，現在使用されている（表2）[4]．

3）大腸がん

大腸がんに対する内視鏡治療の適応に関しては，『大腸癌治療ガイドライン2009』（大腸がん研究会編）[5]で，その条件が述べられており，①粘膜内がん，粘膜下層への軽度浸潤がん，②最大径2cm未満，③肉眼型は問わない，とされている（p.197，図3参照）．大きさ

表2 ● 早期胃がんにおける内視鏡治療の適応基準[*1]

ガイドライン病変（絶対適応病変）
・2 cm以下の分化型粘膜がん 　（陥凹型の場合は潰瘍所見を伴わない）

適応拡大病変（相対適応病変）
・分化型粘膜がん ・潰瘍所見を伴う3 cm以下の分化型粘膜がん ・3 cm以下の分化型粘膜下層軽度浸潤（sm1）がん ・2 cm以下の未分化型粘膜がん[*2]

[*1] いずれも組織学的検索にて脈管侵襲陰性であること
[*2] 内視鏡治療適応の是非についてはコンセンサスが得られていない

（文献4より引用）

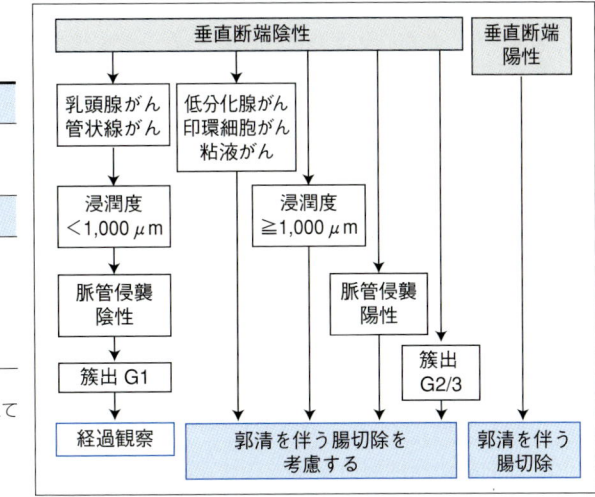

図2 ● 内視鏡的摘除のpSMがんの治療方針（文献5より引用）

　の原則が2 cm未満とされているのは，スネアにて一括切除可能な病変の大きさが，平均2 cm程度であることに基づいている．腺腫成分を伴う病変（腺腫内癌）では腺腫部分での分断による計画的分割EMR（がん部分は一括切除する）の根治性が証明されており，最大径2 cm以上のいわゆるLST（laterally spreading tumor）には，計画的分割切除が容認されている．しかし，多分割切除では病変を遺残させる可能性があり，最近ではESDが行われている．大腸ESDの適応は，内視鏡治療の適応病変のうち，一括切除が必要であるが，スネアEMRでは分割になってしまう病変である．ESDは手技の難易度が高く，穿孔など合併症の危険性が高いことを十分に考慮して実施すべきである．

　最後に，大腸癌治療ガイドライン2009で示された内視鏡的摘除後の追加治療の適応基準を示す（図2）．摘除標本の組織学的な検索の結果，垂直断端陽性の場合は外科的切除が望ましい．①SM浸潤度1,000 μm以上，②脈管侵襲陽性，③低分化腺がん，印環細胞がん，粘液がん，④浸潤先進部の簇出（budding）grade 2/3の4項目のうち1項目でも認めた場合はリンパ節郭清を含めた腸切除を考慮する，という考え方で現在追加治療が検討されている．

文献・参考図書

1) 梶原慶三，且股英樹，藤本道夫，他：Sedation 静脈麻酔の基礎知識．胃と腸，41：436-442, 2006
2) 『食道癌診断・治療ガイドライン 2007年4月版』日本食道学会 編，金原出版，2007
3) 『胃癌治療ガイドライン 第2版』日本胃癌学会 編，金原出版，2004
4) 『食道・胃・十二指腸診断』後藤　修，小野敏嗣，藤城光弘，pp.166-170，羊土社，2009
5) 『大腸癌治療ガイドライン 2009』大腸がん研究会 編，金原出版，2009

チェックリスト

- □ 内視鏡治療を行うのに必要な技術は習得されているか
- □ 内視鏡治療時に使用する機械，使用する鎮静薬などについて理解しているか
- □ 内視鏡治療の手技，合併症，追加治療の必要性などについて，十分なインフォームドコンセントが行えるか
- □ 食道がん，胃がん，大腸がん，それぞれの内視鏡治療の絶対的適応，相対的適応を理解しているか
- □ 内視鏡治療後の組織学的検索において，追加治療の判断基準が理解できているか

Part I §2. がんの診断・治療の原則〔がんの治療学〕

8. 放射線療法の基本

唐澤 克之

おさえておきたいポイント

★ 放射線治療は，根治療法・緩和療法の一環として，また手術や化学療法との併用で行われる．放射線治療の適応や強度は状況により異なり，目的により使い分けることが重要である

★ 放射線治療は障害を発生させずに腫瘍を治癒させる曲線の値を最大にするところを目指す．その指標となるのが治療可能比（詳細は本文参照）である

★ 放射線療法の急性期有害事象は主に局所の炎症反応である．また晩期有害事象は局所の毛細血管の脱落による臓器の機能不全による．晩期有害事象は一般に不可逆性であり，発生しないよう治療時から注意する

★ 最近の技術の進歩により，腫瘍に限局して照射を行うことが可能になり，定位放射線治療，強度変調放射線治療等の高精度な治療技術が普及し，肺がん，前立腺がん等種々のがんで治療成績を改善している．今後さらなる進歩が期待されている

1 放射線療法の原理

1）生物学的基礎

　放射線による生物作用の主な原因はDNA損傷である．DNA損傷の多くは修復されるが，修復されずに残った損傷が原因となり，細胞死や突然変異が起こる．DNAは二本鎖で，そのうち一本が切断されても，修復されることが多いが，二本同時に切断されるとその細胞に致命的なダメージが加わることが多い．一本切断される確率は放射線の線量に比例し，また二本切断される確率は放射線の線量の二乗に比例し，図1にあるような細胞の生存率曲線になる．そしてその効果はDNA局所の酸素濃度などの因子の影響を受ける．

　放射線療法で腫瘍を制御させるモデルを考える．例えば1回の放射線治療2Gyにて腫瘍細胞の半分が死滅すると仮定すると，10回20Gyの照射で細胞数は約1,000分の1に減少する．20回40Gyで百万分の1，30回60Gyで10億分の1となり，約1mLの腫瘍に含まれる腫瘍細胞数と同じ程度になる．このモデルは比較的臨床に合致しており，通常の放射線感受性を持つ腫瘍に関して言えば，50Gy，60Gy，70Gy等で制御可能な腫瘍の大きさはおよそ3mm，1cm，3cm程度となっている．また同じ大きさの腫瘍が線量により，どれだけ制御される確率が得られるかを示す曲線は図2のようなシグモイド曲線を形成する．また正常組織の障害発生確率曲線も同様な曲線となり，放射線治療は障害を発生させずに，腫瘍を治癒させる曲線の値を最大にするところを目指して治療を行う．

　その両曲線の50％の値の比を**治療可能比**と呼び，それを1よりできるだけ大きくすべく，

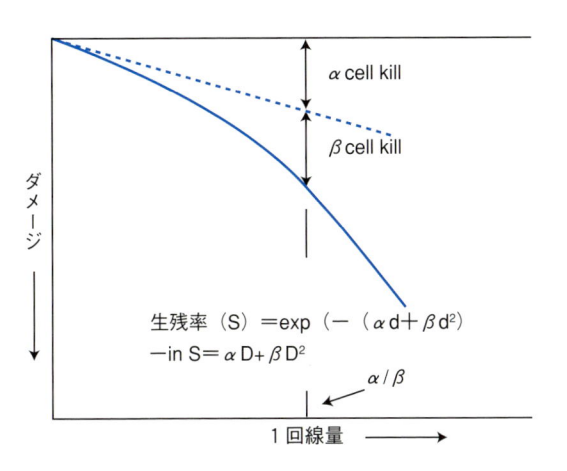

図1 ● 細胞の生存率のモデル（Linear Quadratic Model）

DNAの一本鎖切断による細胞死と，二本鎖切断による細胞死を合わせたものを1より引いたものが，細胞の生残率（生存率）となる．なおこのグラフは半対数グラフである

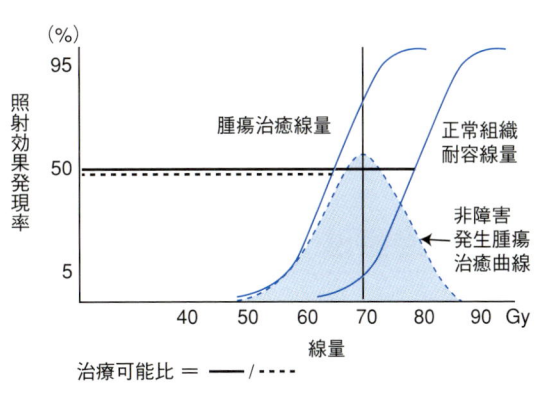

図2 ● 放射線治療による線量効果曲線

腫瘍の放射線感受性を上げたり，また正常組織にかかる線量を減らしたりする，様々な治療法が工夫されている．

2）物理学的基礎

放射線治療に通常用いられるのは電離放射線であるが，その種類は図3のように分類される．すなわちX線，γ線と呼ばれる光子と，電子線や陽子，中性子，炭素原子などの粒子に大きく分類される．我々が日常臨床で使用するのは，X線，γ線と電子線である．

図4に主な放射線の深部線量率曲線を示す．X線γ線は表面よりやや深い部分に線量のピークを持ち，その後は深さによって徐々に減衰していく．電子線は表面付近にピークを持つが，その後急速に減衰していく．陽子や炭素原子は深くなるまでの線量は低い代わりにある一定の深さで急激に線量を増して，その奥で急速に減衰する．それらの特徴を適切に理解して臨床に応用する．すなわち，**身体の表面にある病変には電子線を，深部にある病**

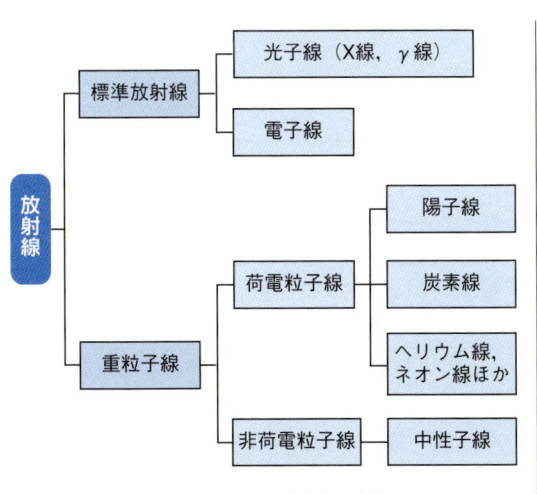

図3 ● 治療に用いられる放射線の種類

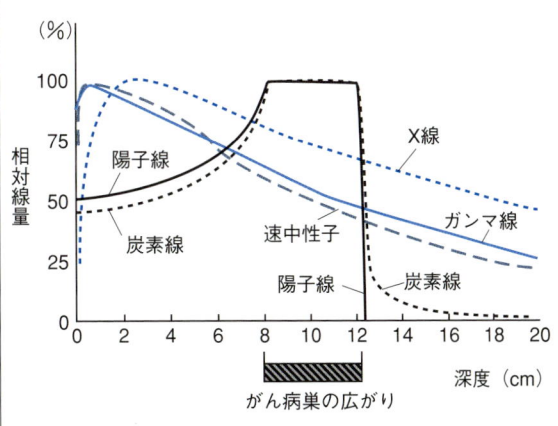

図4 ● 放射線の種類による深部率曲線の違い

変にはX線を，深部にあり，周囲にどうしても避けなければならない正常組織がある場合には陽子線や炭素線を用いたりする．

1Gyとは1kgの物質に1Jのエネルギーが吸収される線量を指すが，生体に及ぼす効果は単なる熱の反応よりは，比較にならない程大きい．

2 根治療法・緩和療法での放射線療法の適応・禁忌

1）根治療法での適応・禁忌

放射線治療の用いられ方には根治目的，手術の補助目的，そして緩和目的と大きく分けて3つの用いられ方がある．このうち**根治目的の治療（根治的放射線治療）としては放射線療法±化学療法によって，腫瘍を治癒させることを目的とする治療である．**放射線療法による治癒に必要な線量を表1に示すが，放射線感受性の高い腫瘍は比較的少ない線量で治癒するが，感受性の高くない腫瘍は70Gyもしくはそれ以上の総線量が必要とされる．しかしながら，70Gyを超える線量は照射範囲が大きくなると，有害事象の発生の危険性も高まるので，それ以上の線量を上げずに，化学療法等を併用して，より少ない線量で根治を目指す．

a. **切除不能なものを治療する場合**：例えば子宮頸がんのⅢ期では手術で根治切除が極めて困難であるため，放射線療法＋化学療法で治療する．またⅢ期の非小細胞肺がんでも，化学放射線療法で根治を目指す．

b. **切除が可能な場合**：例えば早期の喉頭がんなど手術は可能であるが，手術によって声を失う可能性がある場合などに，放射線療法が先行して用いられる．放射線療法でも手術と同等に治癒させることが可能で，なおかつ発声機能を保つことができる．

c. **適応とならない場合**：例えば胃がんや結腸がんは腺がんで放射線感受性が低い．これらの切除不能例に関しては，放射線療法により根治は望めないので，根治的な適応とはならない．

2）緩和療法での適応・禁忌

放射線療法のもう一つの適応は遠隔転移があるなどして，根治的な治療が行えない症例に，痛みをとる等の，症状を軽快させる目的の治療を行うことがある．主な例としては，

表1 ● 様々な腫瘍の根治線量

20～30Gy	セミノーマ，急性リンパ性白血病
30～40Gy	Wilms' 腫瘍，神経芽細胞腫
40～50Gy	Hodgkin病，皮膚がん（非メラノーマ）
50～60Gy	リンパ節転移（顕微鏡学的），髄芽腫，乳がん，ユーイング腫瘍
60～65Gy	喉頭がん（＜1cm）
70～75Gy	咽頭がん，膀胱がん，子宮頸がん，リンパ節転移（1～3cm），肺がん（＜3cm），前立腺がん
80Gy 以上	頭頸部がん（＞4cm），乳がん（＞5cm），膠芽腫，骨肉腫，メラノーマ，軟部組織肉腫（＞5cm），リンパ節転移（＞6cm）

（文献1より改変）

骨転移に対して除痛目的の放射線治療を行うことや，脳転移による頭痛，意識障害等の症状の緩和に用いたりすることなどが挙げられる．症例ごとの期待される予後によって，治療期間，総線量等を決定する．**脳転移，骨転移の場合よく用いられるレジメンは37.5Gy/15分割や30Gy/10分割等である．**

緩和的放射線治療の適応とならない場合としては，遠隔転移があるものの，まだ症状が出ていない時期で，放射線治療を行うことにより，有害事象によって，症状の増悪が予想される場合などである．この場合は症状が出てからの治療で十分である．

3 他の療法との併用

1) 手術との併用

放射線治療の用いられ方としては，術前照射，術後照射，そして術中照射がある．

術前照射のメリット：切除不能な腫瘍を縮小させ，切除可能にすること，切除可能な腫瘍に対しても，切除範囲を縮小させ，縮小手術を行うことが可能になること，局所再発や遠隔転移の頻度を減らすこと，また血行動態的に放射線治療の効果が落ちていないため，効果が期待できること，などが挙げられる．

術後照射のメリット：手術所見によって，腫瘍の残存が疑わしい場合に，再発率を低下させる目的に追加する．また治療が不必要な症例まで治療をしてしまう危険性がないこと，などが挙げられる．

術前照射が行われている部位：直腸がん，食道がん，膵がんなどがある．これらのがんではいずれも放射線治療に化学療法が併用されている．

術後照射が行われている部位：頭頸部がん，乳がん，脳腫瘍，子宮頸がん等がある．

術中照射：外照射だけで，線量が足りない場合に手術時に腫瘍の進展範囲を把握しつつ，また正常臓器を照射範囲から避けて，有害事象を発生させないようにして治療をする方法である．膵がんや直腸がんなどに行われてきたが，最近海外では早期の乳がんに対して，乳房温存療法時に全乳房への術後照射を省略する代わりに，腫瘍床へ術中照射を行う試みもされている．

2) 化学療法との併用（化学放射線療法）

化学療法との併用に関しては，**同時併用**と**逐次併用**がある．同時併用により有害事象は強くなるものの，治療効果に優れるとされ，一方逐次併用は治療効果に劣るが，有害事象は少ないとされる．最近では化学放射線療法の成績が向上し，手術と対比された立場に置かれる場合も少なくなく，頭頸部がん，局所進行肺がん，肛門がん，膀胱がん等で，非手術的治療法として，標準治療の選択肢の一つとして考えられている．放射線治療の効果を増強させる抗がん剤には，フルオロウラシル（5-FU），シスプラチン，ゲムシタビン等の薬剤がある．

4 新しい治療法

1) IMRT（intensity modulated radiation therapy，強度変調放射線治療）

照射野内の放射線の強度を変調して（強弱を付けて）線量分布を腫瘍の形状に一致させ，

なおかつ隣接する正常臓器の線量を最小に止める照射法．これまでの照射技法が，均一な強度のビームを最適な（と考えられる）方向から照射して，治療を最適化していたのに対し，IMRTでは照射野内の線量強度分布に強弱をつけて最適化するという，全く新しい照射の方法である．2000年頃から欧米で普及し始め，日本でも2006年以降に普及しだした．現在前立腺がん，頭頸部がん，脳腫瘍に保険適応がなされ，さらに限局した固形腫瘍に対しても，先進医療で治療を受けることができる．腫瘍の周囲に消化管，脊髄，唾液腺など有害事象が懸念される臓器のがんに対しては，治療成績の向上に大きく役立っており，今後の普及が予想される．

2）定位放射線治療

腫瘍の位置を定めて，誤差を小さくして，1回に大線量を投与する技術を定位放射線治療と呼ぶ．頭部，体幹部に分かれる．頭部に関してはガンマナイフに代表されるように，一回の照射で20Gy程度の線量を頭蓋内の小病変に投与する方法で，体幹部定位照射としては，肺，肝臓などにある小病変に対して，1回10〜15Gy程度の線量を数回投与する方法である．このうち肺がんの定位照射は良好な局所制御率，と生存率を挙げることができ，また有害事象も少なく抑えられることから，手術ができない高齢者や低肺機能の患者に対しては，将来標準的な治療法となる可能性が高い．IMRTと同様に治療の精度が要求される．

3）新しい小線源治療

小線源治療は放射線を発生する放射線同位元素を密封された容器につめて，腫瘍の近傍もしくは内部から照射を行う方法である．腫瘍の内部から照射を行うため，線源の近傍の腫瘍には大きな線量が投与される一方，周囲の少し離れたところにある正常臓器に投与される線量を軽減できる．最近では線源の大きさ（直径）が小さくなり（1mm程度），腔内照射（子宮腔内，食道腔内など）や組織内照射（舌，前立腺など）への挿入が簡便になった．特に最近早期（低リスク）前立腺がんに対する沃素（I-125）粒子を挿入する治療は，その低侵襲性と優れた局所効果から脚光を浴び，手術，外照射と並ぶ標準治療の一つとまでなってきている．

4）粒子線治療

通常のX線，γ線，電子線の放射線治療の他に，最近は陽子（水素の原子核），及び炭素イオン（炭素の原子核）を加速して，腫瘍に対して照射する技術が行われ出している．陽子線，炭素線ともに体内に入って，ある深さのところで急激にエネルギーを放出して，その付近でストップする．そこでの線量が頂点に達する，その部位を**ブラッグピーク**と呼ぶ．そして，それより浅い部分の線量は低く抑えられ，またその奥の部分では線量がほとんど0になり，X線よりすぐれた線量分布になる．ブラッグピークの深さはその粒子のエネルギーに依存しエネルギーが高い粒子程体内の深部にピークをもつ．よって適切にエネルギーの異なる粒子を組合わせて，腫瘍の位置に合わせた線量分布を取らせて，腫瘍の位置だけに線量を集中させることができる．最近X線でも行われている小型肺がんの体幹部定位照射や，前立腺がん等の治療の他に，正常組織の有害事象が懸念される肝臓がんなどに応用され，良好な成績を挙げている．また，炭素線は生物学的にも強い放射線とされ，例えば通常の放射線に抵抗性の悪性黒色腫や肉腫，腺様嚢胞がんなどにも効果がある．

5 放射線治療の有害事象とその対策

　放射線治療の有害事象は，早期（急性）と晩期（遅発性）に分類される．早期の方は主に治療中から，治療終了後3ヵ月程度までに認められるもので，主に放射線治療されたことによる，急性炎症反応によるものとされる．晩期については，組織，器官を養う毛細血管が閉塞，脱落することによる，臓器の機能不全が原因とされる．早期は主に常に分裂を繰りかえしている細胞がターゲットとなり，例として，放射線皮膚炎，粘膜炎，肺臓炎等があり，晩期はあまり分裂をしない細胞もターゲットとなり，例として，放射線脊髄症（p.122参照）や放射線直腸炎（直腸からの出血，狭窄，瘻孔）などがある．対策としては，早期のものは，正常組織に対する線量を減らしたり，照射される体積を減らしたりして，その程度を抑える努力をすることと，対症療法を行うこと，晩期のものについては，一般に一度出現すると治すことができないので，治療を行う時にその臓器の耐容線量を理解し，その限度を超えないようにすることである．表2に主な臓器の耐容線量を挙げる．

表2 ● 主な臓器の耐容線量（5年で5％障害の発生する線量）

臓器／器官	照射体積 1/3	照射体積 2/3	照射体積 全体	症状
肺	45 Gy	30 Gy	17.5 Gy	肺臓炎
胃	60 Gy	55 Gy	50 Gy	潰瘍，穿孔
小腸	50 Gy	—	40 Gy	閉塞，穿孔
直腸	75 Gy	70 Gy	—	高度の直腸炎
肝臓	50 Gy	35 Gy	30 Gy	肝不全
腎臓	50 Gy	30 Gy	23 Gy	腎臓炎
膀胱	80 Gy	75 Gy	65 Gy	萎縮膀胱
脳	60 Gy	55 Gy	55 Gy	壊死，梗塞
脊髄	50 Gy (5 cm)	50 Gy (10 cm)	47 Gy (20 cm)	脊髄症
眼（網膜）	部分照射は該当せず		45 Gy	失明
水晶体	部分照射は該当せず		10 Gy	白内障

（文献2より引用）

文献・参考図書

1) Rubin, P. : Clinical Oncology 8th ed., W. B. Saunders, Philadelphia, 2001
2) Emami, B., Lyman, J., Brown, A., et al. : Tolerance of normal tissue to therapeutic irradiation. Int. J. Radiat. Oncol. Biol. Phys., 21 : 109-122, 1991

チェックリスト

☐ 「治療可能比」が何を表す指標かを理解しているか
☐ 放射線治療を手術や化学療法と併用する際の利点・欠点を理解しているか
☐ 化学放射線療法が根治的に行われているがんについて理解しているか
☐ 放射線の種類とそれらの特徴を理解しているか
☐ 今後発展が期待されている放射線治療の種類について理解しているか

Part I §2. がんの診断・治療の原則〔がんの治療学〕

9. 化学療法と分子標的治療薬

前田 義治

おさえておきたいポイント

★ 化学療法はその目的，適応，有効性を客観的に評価して実施しなくてはならない

★ 抗がん剤の臨床薬理を理解するとともに，患者条件に即して投与の実際を行うことが必要である

★ 分子標的治療薬はこれまでの抗がん剤とは異なり，がん細胞の増殖・進展に関わる種々の標的分子をターゲットとして創られた薬剤である

★ 分子標的治療薬ではこれまでの抗がん剤では経験されなかった各薬剤特有の副作用がみられる

化学療法の基礎

1 化学療法の目的，適応，有用性

化学療法は目的，適応，有用性を評価し，客観的な考察に基づき，その適応と限界を十分に見極めた上で実施されなければならない．それがひとつでも欠けると抗がん剤を単なる毒薬にしてしまう恐れがあることに十分留意すべきである．

1）化学療法を行う目的を明確にする

がん患者に化学療法を行う際には，まず治療の目的を明確にする必要がある．すなわち，①治癒，②生存期間の延長，③症状緩和・QOLの向上，④局所療法との併用による効果増強，のいずれを目的とするのかによって治療の方法は異なる（表1，2）．

表1 ● 化学療法の目的

1. 治癒
2. 延命・生存期間の延長
3. 症状緩和・QOLの向上
4. 局所療法との併用による効果増強
    ・術前補助化学療法（neoadjuvant chemotherapy）
    ・術後補助化学療法（adjuvant chemotherapy）
    ・放射線化学療法

a．根治生存期間の延長を目的とした化学療法

化学療法に対する感受性が高く，化学療法のみで治癒が得られる疾患（白血病，悪性リンパ腫，絨毛がん，胚細胞腫など）に対しては副作用を恐れて安易に減量せず，可能な限り本来のスケジュールを完遂することが重要である．このためには適切な支持療法により，副作用を最小限にとどめる技術が求められる．

表2 ● がん化学療法の2つの考え方

	intensive chemotherapy	palliative chemotherapy
特徴	・化学療法で根治ができるがん腫あるいは症例に行う ・治療の完遂に耐えうる十分な臓器機能を有する患者に用いる ・代表的治療 　　dose intensive chemotherapy 　　high dose chemotherapy ・G-CSF，造血幹細胞移植などの支持療法を併用することが多い	・化学療法で症状の緩和が期待しうるがん腫あるいは症例に行う ・多臓器障害（悪液質）を有し，治療の完遂を期待できない患者に用いる ・投与量の減量，投与間隔の延長などを行うこともある ・局所療法として動注療法，腫瘍内投与，体腔内投与を行うこともある
目的	・根治，生存期間の延長を目指す	・症状の緩和を目的とし，QOL向上に重点を置く

b. 症状緩和・QOL向上を目的とした化学療法

この目的で化学療法を行う場合は腫瘍の縮小よりも患者のQOLが優先される．治療による毒性のために患者の予後を縮めたりQOLを損なったりすることのないようにする．

重篤な副作用が出現する場合は，投与スケジュールの変更や投与量の減量が必要である．

患者の状態が著しく悪い場合は，化学療法の適応とならず，緩和中心の治療・ケアが必要となる．

c. 他の治療法との併用

全身療法である化学療法は局所療法である手術・放射線など他の治療法の効果をさらに高める目的で併用されることもある．

i) **術前化学療法**（neoadjuvant chemotherapy）：術前に化学療法を行うことで腫瘍を縮小させ，手術不可能な局所進行がんを手術可能にしたり，縮小手術を可能にしたりする目的で行われる．

局所進行乳がん，咽頭がん，食道がん，膀胱がん，肛門がん，骨肉腫，軟部組織肉腫などで有用性が示されている．

ii) **術後補助化学療法**（adjuvant chemotherapy）：術後補助化学療法は，原発巣を手術によって切除した後，全身の微小な転移を根絶し再発を予防することを目的とする．乳がん，結腸がん，胃がん，非小細胞肺がん，骨肉腫などで有用性が示されている．

iii) **放射線治療との併用（集学的治療）**：化学療法を同時に併用することで，腫瘍細胞の放射線感受性を高め，同時に照射野外の微小転移を根絶することが期待できる（p.95）．

しばしば併用されるのはフルオロウラシル系薬剤＋白金製剤の併用であり，頭頸部がん，小細胞肺がん，食道がん，子宮頸がんなどに対して行われている．

さらに手術療法なども含めた治療を集学的治療と総称する．

2) 化学療法の適応を考える

a. 患者の適応条件の検討

実際の化学療法に際しては，病理組織診断や病期分類など疾患自体の客観的評価を行った後に，**患者が抗がん剤治療に耐えられるか否かを評価する必要がある**．副作用を最小限に抑えかつ最大限の効果を得るためにも，以下の条件を満たすことが必要である．

i) **年齢**：高齢であることのみでは化学療法の適応外とはならない．特に悪性リンパ腫など血液系腫瘍においては積極的に化学療法を考えるべき場合もある．ただし加齢に伴う骨

髄・臓器機能の低下があり，実際の用法・用量については慎重な考慮が必要である．

ii) **全身状態**：全身状態はperformance status（PS）scaleによって評価される．PSは多くのがん腫で予後因子となる重要な指標である．PS 0～2で化学療法の適応と考える．ただし骨転移の痛みなどによりPSの低下を来している場合は除く（表3）．

iii) **主要臓器機能の評価**：十分な骨髄，肝，腎，心，肺機能を有しているかの確認が必要．心機能低下時の塩酸ドキソルビシン（アドリアシン®）などアンソラサイクリン系抗がん剤，腎機能低下時のシスプラチン（ランダ®，ブリプラチン®），呼吸機能低下時の塩酸ブレオマイシン（ブレオ®）やブスルファン（マブリン®）などは慎重投与が必要．

iv) **前治療の有無**：前治療のある症例は骨髄抑制，臓器障害などの毒性が未治療例に比較して強く出やすい．また，すでに薬剤耐性を獲得している可能性も高く，十分な治療効果が期待できない場合が多い．

v) **合併症の有無**：消化性潰瘍や糖尿病を合併する場合は化学療法による悪化を十分注意する．感染症の合併では抗がん剤の骨髄抑制により感染を増悪させることがあるので感染症が改善してから治療を考慮する必要がある．

vi) **インフォームド・コンセント**：抗がん剤を投与する際は，抗がん剤による効果及び毒性について本人に十分説明し，患者本人から同意を得ることが必要である．

b．適切な抗がん剤の選択

個々の患者のがんの状況把握，患者自身の全身状態などの評価の後に**適切な抗がん剤治療を選択**しなくてはならない．表4に各種がんに対する化学療法の有用性を示した．治療法の進歩とともにその効果も向上しているが，現状ではここでの評価を客観的に考慮した上で治療法を選択する必要がある．また，治療法の選択については，個々の経験ではなく，臨床試験など客観的な結果に基づいて行われるべきである（evidence-based medicine：EBM）．

表3 ● 全身状態の評価（performance status）

ECOG	karnofsky（%）	活動の程度
0	100	社会活動ができ，制限をうけることなく発病前と同様にふるまえる
1	80～90	肉体労働は制限を受けるが，歩行，軽労働や坐業はできる（例：軽い家事，事務など）
2	60～70	歩行や身の回りのことはできるが，軽労働はできない．日中50％以上起居している
3	40～50	身の回りのことはできるが，日中50％以上は就寝している
4	20～30	身の回りのこともできず，介助が要り，終日就寝を必要とする

表4 ● 各種悪性腫瘍に対する化学療法の有効性

A群 治癒が期待できる （奏効率80%～）	B群 延命が期待できる （奏効率60～80%）	C群 症状の緩和が期待できる （奏効率30～60%）	D群 効果の期待は少ない （奏効率30%以下）
・絨毛がん ・急性非リンパ性白血病 ・急性リンパ性白血病 ・Hodgkin病 ・非Hodgkinリンパ腫 　（中高悪性度） ・睾丸腫瘍（胚細胞腫）	・乳がん ・卵巣がん ・多発性骨髄腫 ・小細胞肺がん ・慢性骨髄性白血病 ・非Hodgkinリンパ腫 　（低悪性度） ・神経芽細胞腫	・非小細胞肺がん ・前立腺がん ・軟部組織肉腫 ・頭頸部がん ・膀胱がん ・食道がん ・胃がん ・大腸がん ・子宮頸がん	・脳腫瘍 ・悪性黒色腫 ・腎がん ・膵がん ・肝がん ・甲状腺がん

3）化学療法の有用性の評価

有用性の評価は**抗腫瘍効果**のみでなく**副作用**からも行う必要がある．この両面からの評価によって治療の軌道修正が行われる．漫然と無用な抗がん剤投与を行うことは避けなくてはならない．

a. 抗腫瘍効果の評価（RECISTガイドライン）

抗腫瘍効果の判定方法として2000年に『RECIST（Response Evaluation Criteria in Solid Tumors）ガイドライン』が示され，世界共通の指標として広く用いられている．RECISTによる評価の流れを以下に示す．2009年1月にver 1.1として改訂がなされた（図1，表5，6）．

① 病変を「測定可能病変」と「測定不能病変」に分類する．「測定可能病変」とはリンパ節病変以外の病変では最大径10mm以上，リンパ節病変では短径15mm以上（5mm以下のスライス厚のCT）である．「測定不能病変」は胸水，腹水，骨病変などである．

② 測定可能病変を「標的病変」と「非標的病変」に分類する．「標的病変」とは径の大きい順に5つまで，1臓器あたり最大2個まで選択する．標的病変として選択されなかった病変は，測定可能か否かを問わず非標的病変である．

③ すべての標的病変の径の和を計算し，縮小率を算出する．

④ 標的病変，非標的病変の評価を行い，新病変の有無も含めて総合判定を行う．

判定は「完全奏効（complete response：CR）」，「部分奏効（partial response：PR）」，「安定（stable disease：SD）」，「進行（progression disease：PD）」の4段階に分け評価する．

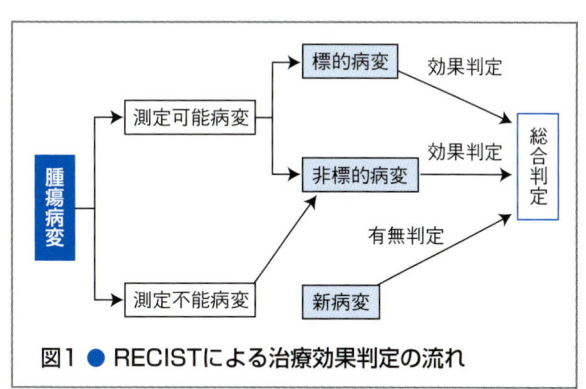

図1 ● RECISTによる治療効果判定の流れ

表5 ● 効果判定基準

標的病変

完全奏効（CR）	すべての標的病変の消失．病的リンパ節腫大は短径が10mm未満に縮小
部分奏効（PR）	治療前の径和を基準として標的病変の径和が30%以上縮小
安定（SD）	PRには縮小が不十分で，PDには増大が不十分
進行（PD）	治療中の最小径和を基準として標的病変の径和が20%以上増加，かつ絶対値として5mm以上増加
評価不能（NE）	何らかの理由で検査が行えない．またはCR, PR, SD, PDいずれとも判定できない

非標的病変

完全奏効（CR）	すべての非標的病変の消失と腫瘍マーカーの正常化，リンパ節はすべての短径が10mm未満
非CR/非PD（Non-CR/Non-PD）	病変の残存かつ/または腫瘍マーカーが正常化しない
進行（PD）	既存の非標的病変の明らかな増悪
評価不能（NE）	何らかの理由で検査が行えない．またはCR, Non-CR/Non-PD, PDいずれとも判定できない

表6 ● 総合効果（標的病変を有する場合）

標的病変	非標的病変	新病変	総合効果
CR	CR	なし	CR
CR	Non-CR/non-PD	なし	PR
CR	NE	なし	PR
PR	PD以外 or NE	なし	PR
SD	PD以外 or NE	なし	SD
NE	PD以外	なし	NE
PD	問わない	問わない	PD
問わない	PD	問わない	PD
問わない	問わない	あり	PD

*総合効果の判定規準（標的病変を有さない場合）

<非標的病変>	<新病変>	<総合効果>
CR	なし	CR
Non-CR/non-PD	なし	Non-CR/non-PD
NE	なし	NE
PD	問わない	PD
問わない	あり	PD

b．副作用の評価

副作用評価の国際的共通基準として米国国立がん研究所によって作成された**CTCAE**（Common Terminology Criteria for Adverse Events：有害事象共通用語基準）が用いられており，2009年versin4.0が発表されている．日頃からCTCAEを活用した正確な副作用の評価を心がけることが必要である（p.110参照）．

2 抗がん剤の臨床薬理

1）抗がん剤の特徴

一般に薬物の投与量とそれによる生体反応の関係（用量反応関係）はS字状の曲線を示す（用量反応曲線）．効果及び副作用のそれぞれに用量反応曲線があり，その間が治療域となる．**抗がん剤は一般薬に比べ治療域が狭い**．従って標準投与量でも用量反応関係の個体差のため重篤な副作用を生じることがある（図2）．

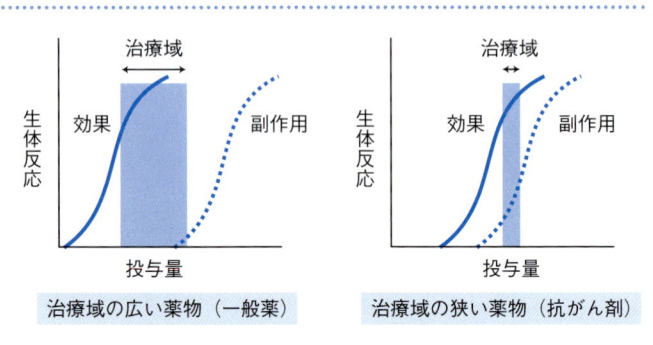

図2 ● 治療域と副作用域（用量-作用曲線）

この用量反応関係を検討する際に**薬物動態**（pharmacokinetics：PK，薬物投与と血中濃度の関係）と**薬力学**（pharmacodynamics：PD，血中濃度と薬物反応との関係）の2つの因子が重要となる．

2）抗がん剤の薬物動態と薬力学

多くの抗がん剤では薬物動態は直線的であり，薬力学はS字状の曲線を示す．標準投与量で重篤な副作用を経験した時は，その原因が薬物動態（PK）の変化によるのか，薬力学（PD）の変化によるのか，を分けて考える必要がある

3）薬物動態と薬力学が変化する要因

薬物動態の変化の要因には臓器障害（肝臓，腎臓など），年齢，遺伝的多形性，食事・喫煙，などがある．これらの要因により血中濃度が上昇した場合は，薬物動態の変化に応じた減量により平均的な効果・副作用を回復できる（図3a,c）．薬物反応が変化した場合は減量により副作用は軽減するが効果も減弱する（図3b,d）．すでに濃厚な前治療を受けた後の状態などに該当し，この場合は減量ではなく治療の中止を検討せざるをえない．

さらに抗がん剤は他の抗がん剤と併用されるだけでなく，制吐薬など副作用対策に用いられる薬剤あるいは合併症に対する一般薬とも併用される．このような場合には薬物動態や薬物反応に相互作用がみられる場合がある．

3 実地臨床における留意点

1）抗がん剤の毒性プロファイルの理解

抗がん剤は種々の副作用を発現するが，その中でも特に重要となる副作用を十分熟知す

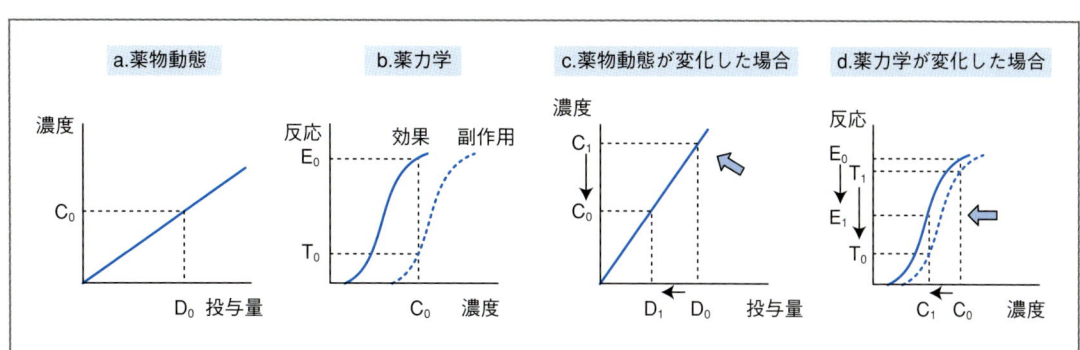

図3 ● 薬物動態と薬力学（文献1より改変）

多くの抗がん剤では薬物動態は直線的であり（a），薬力学の関係はS字状（b）を示す．通常量D_0の投与で平均的濃度C_0が得られ，C_0が平均的効果E_0と副作用T_0を生じる．何らかの原因で薬物動態が変化し血中濃度が上昇した場合は（C_1），D_0をD_1まで減量することにより濃度をC_0へ戻すことができる（c）．副作用が感受性などにより変化する場合は副作用の薬力学曲線が左方に移動する．C_0でE_0が得られるが副作用もT_1へ増大する．副作用を軽減するために投与量を減量してC_0をC_1まで下ると副作用はT_0に減じることができるが，効果もE_1まで低下してしてまう（d）

表7 ● 主な抗がん剤の毒性プロファイル

薬剤名	骨髄	心	肺	腎	肝	神経	消化器
ドキソルビシン	◎	◎			○	○	○
ブレオマイシン			◎	○	○	○	
マイトマイシンC	○		○	◎	○		
シスプラチン	◎	○		◎		◎	◎
カルボプラチン	◎			○		○	○
オキサリプラチン	○			○		◎	○
ドセタキセル	○		○		○		
パクリタキセル	○	◎			○	◎	
ビンクリスチン		○		○		◎	
ビンブラスチン		○				◎	
イリノテカン	○	○			○		◎
5フルオロウラシル		○			○	○	
シクロホスファミド	○	○	○	○			○
エトポシド	○	○		◎	○	○	
シタラビン	○	○			○	○	
メトトレキサート		○	○	○	◎	◎	
ブスルファン	○		◎				

◎…特に注意を要する毒性あり
○…毒性あり

ることが必要である．これにより実際の治療管理を適切かつ安全に行うことが可能となる（表7）．

2）抗がん剤の累積投与量の把握

抗がん剤の中には副作用の発現と累積総投与量との関係が明らかとなっているものがある．この知識があれば漫然とした投与による重大な副作用発現を避けることができる（表8）．

3）臓器障害時の抗がん剤の投与

腎排泄が主である薬物や肝排泄・代謝が中心の薬物はそれぞれの機能に応じた投与設計

表8 ● 累積総投与量に注意すべき抗がん剤

薬剤名	毒性プロファイル	累積総投与量
ドキソルビシン エピルビシン ダウノルビシン ミトキサントロン	心毒性	450 mg/m² 935 mg/m² 900 mg/m² 200 mg/m²
シスプラチン オキサリプラチン パクリタキセル ドセタキセル ビンクリスチン	神経毒性	300〜500 mg/m² 1,020 mg/m² 250 mg/m² 400 mg/m² 2 mg/m²
ブレオマイシン	肺毒性	550 mg/m²

表9 ● 腎機能に基づく抗がん剤投与量修正

薬剤名	クレアチニンクリアランス			
	正常〜60	60〜45	45〜30	<30
シスプラチン	100	75	50	中止
カルボプラチン	＊	＊	＊	＊
イホスファミド	100	80	75	70
シクロホスファミド	100	100	75	50
メルファラン	100	85	75	70
シタラビン	100	60	50	中止
メトトレキサート	100	65	50	中止
エトポシド	100	85	80	75
トポテシン	100	80	75	70
ブレオマイシン	100	70	60	中止
マイトマイシンC	100	75	60	50

＊Calvertの式（表10）にて算出する

表10 ● カルボプラチンの投与量の計算法

カルボプラチンの投与量はCalvertの式で算出する

投与量（mg/body） = 目標AUC × （GFR + 25）

＊GFR（糸球体濾過率）：
実地臨床ではGFRは24時間CCrあるいは予測式から求めた推定CCrが代用される

＊CCr = [(140 − 年齢) × 体重 × 性] ÷ (72 × Cr)

性：男性1　女性0.85
Cr：血清クレアチニン値

AUC：血中濃度曲線下面積

表11 ● 肝障害時の抗がん剤減量基準

	Bil<1.5 及び SGOT<60	Bil1.5〜3.0 または SGOT60〜180	Bil3.1〜5.0 または SGOT>180	Bil>5.0
5フルオロウラシル	100%	100%	100%	禁
シクロホスファミド メトトレキサート	100%	100%	75%	禁
ダウノルビシン	100%	75%	50%	禁
ドキソルビシン パクリタキセル	100%	50%	25%	禁
ビンクリスチン ビンデシン エトポシド	100%	50%	禁	禁

が必要となる．

シスプラチン（ランダ®，ブリプラチン®）など腎機能障害を主たる副作用とする薬剤においては各患者における腎機能に応じた減量調節を必要とする（表9）．ただしカルボプラチン（パラプラチン®）はそのクリアランスが糸球体濾過率（GFR）と良い相関を示すので一定のAUCを得るためにGFRに応じて投与量を決める方法がとられる（表10）．

塩酸ドキソルビシン（アドリアシン®），パクリタキセル（タキソール®）などの肝代謝型の薬物では肝障害時にクリアランスが低下するため減量が必要である（表11）．

4）高齢者における注意

加齢に伴う臓器機能低下により薬物のクリアランスが低下する．また薬物の感受性が亢進していたり，副作用に対する抵抗力・予備能力が低下していることから重篤な障害を起こす可能性がある．

加齢に伴う変化には個体差があり個体間変動も大きい．さらに高齢者では合併症が多く，これらに対して併用される薬物との相互作用についても注意を要する．

表12 ● 投与開始基準例（CPT-11）

項目	基準
白血球数	3,000/mm³以上
好中球数	1,500/mm³以上
血小板数	100,000/mm³以上
AST及びALT	100IU/L以下
総ビリルビン	1.5mg/dL以下
血清クレアチニン	1.3mg/mL未満
クレアチニン・クリアランス	50mL/分以上
下痢	grade 1 以下
その他の非血液学的毒性（悪心，嘔吐，脱毛，食欲不振は除く）	grade 1 以下

表13 ● 投与量変更基準例（CPT-11）

項目	基準（前コースでの有害事象）	減量
白血球数	1,000/mm³未満	
好中球数	500/mm³未満	
血小板数	50,000/mm³未満	
38℃以上の発熱または感染を伴う好中球減少	grade 3（1,000/mm³未満）	150mg/m² →
血清クレアチニン	1.3mg/dL以上	
クレアチニン・クリアランス	50mL/分未満	100mg/m²
下痢	grade 2 以上	
その他の非血液学的毒性（悪心，嘔吐，食欲不振を除く）	grade 3 以上	

5）抗がん剤の投与開始，投与量変更

　患者個々の条件に応じた抗がん剤投与の調節に加えて，抗がん剤投与の一般的な投与基準の知識も必要である．表12と表13はイリノテカン塩酸塩，CPT-11（トポテシン®）単剤投与における投与開始基準と投与量減量基準の1例である．各薬剤あるいは併用レジメンごとにこのような基準を設けることが安全な抗がん剤投与につながる．

分子標的治療薬の基礎

1 分子標的治療薬とは

　近年，分子生物学の進歩により，遺伝子レベルでがんの発生・進展のメカニズムが解明されつつある．その結果，がん細胞の浸潤・増殖・転移にかかわる因子が分子レベルで明らかにされている．

　がん細胞の浸潤・増殖・転移に関わる分子を標的としてその働き（経路）を遮断できれば，がんの進展を制御することが可能となる．このような目的で創られた薬剤を分子標的治療薬と呼ぶ．あらかじめ前もって特定した標的分子をターゲットとして薬剤を創り出していく点においてこれまでの抗がん剤開発の手法とは異なる．

　一般に分子標的治療薬はがん細胞を殺す力は弱く細胞増殖を抑えることが主たる目的となるが，細胞を殺す効果を主目的とする従来の抗がん剤と併用することによりさらなる効果増強が期待される（表14）．

　現在開発途上にある薬剤の多くは分子標的治療薬であり，その標的分子は多様化している．

表14 ● 分子標的治療薬と従来の抗がん剤との比較

対象項目	従来の抗がん剤	分子標的治療薬
効果の仮設	経験的	理論に基づく
作用標的	核酸，DNA，タンパク合成	がん細胞に特異的な分子
主な作用	増殖が活発な細胞を殺す	標的とする分子の作用の抑制・阻止など
投与量設定	多いほどよい	標的分子に働きかけうる至適量
生体への影響	正常細胞への障害が強い	標的分子以外は少ない
対象とするがん種	固形がんなどすべてのがん	標的分子の存在するがん
期待される効果	がんの消失・縮小	がんの進展の阻害

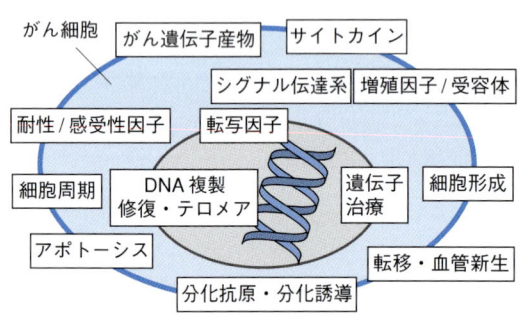

図4 ● がん細胞における標的分子

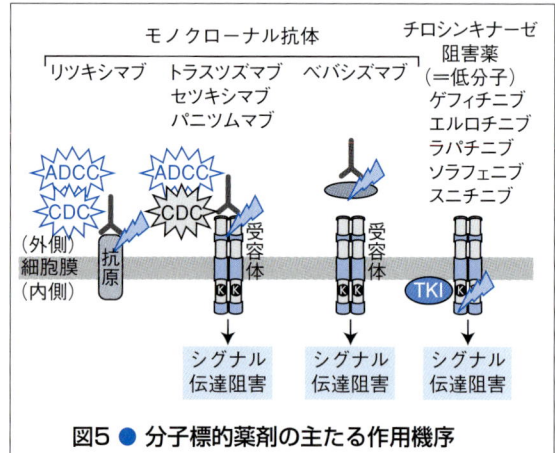

図5 ● 分子標的薬剤の主たる作用機序
ADCC：抗体依存性細胞介在性細胞傷害反応
CDC：補体依存性細胞障害反応

2 標的となる分子

　分子標的治療薬の標的は，がん細胞の発生・進展に関わる種々の因子に及び，①**増殖シグナル伝達経路**，②**細胞周期調節**，③**腫瘍関連遺伝子産物**，④**浸潤・転移機構**，⑤**免疫機構**，⑥**血管新生因子**などがある．それらの標的分子はその局在により細胞外分子，細胞表面分子，細胞質分子，核内分子に分類される（図4）．

3 分子標的治療薬の分類 （図5）

　分子標的治療薬は大きく抗体薬と小分子薬剤に大別される．
　抗体薬は細胞増殖因子などの細胞外分子や増殖因子受容体の細胞外ドメインなどの細胞表面分子を標的にする．標的分子に対する特異性が高い反面，infusion reactionなどの抗体特有の副作用がある．
　小分子薬剤は細胞内分子を標的にすることが可能であり，増殖因子受容体の細胞内ドメインのATP結合部位や各種標的分子の触媒部位への特異的結合により活性を阻害する．抗体薬に比べ特異性は低く，結合部位の構造が類似する類縁分子に対しても阻害する．

4 分子標的薬の副作用 (表15)

　これまでの抗がん剤の多くは細胞分裂や核酸合成といった正常細胞にも共通する過程に作用するため，正常細胞への障害は避けられず，骨髄抑制などの副作用が共通して認められた．分子標的治療薬では腫瘍細胞に特異的に発現している標的分子をそのターゲットとしているため従来のような副作用はみられない反面，これまでに経験のない特有の症状が現れることが多い．

　これらは薬剤のタイプや標的分子によって共通して出現する．**上皮成長因子受容体（epidermal growth factor receptor：EGFR）阻害薬による肺毒性，皮膚障害，血管内皮増殖因子（vascular endothelial growth factor：VEGF）中和抗体による消化管穿孔，血栓症，抗体薬によるinfusion reaction**（p.137）が重要であり，時に重篤化する場合もある．

　ただし，EGFR阻害薬での皮膚障害のように重篤度とその抗腫瘍効果が相関するものもある．この場合は適切な副作用対策により皮膚障害をコントロールしつつ治療を継続する努力をしなければならない．

　このように分子標的治療薬による副作用は多岐にわたることから，その対応にはそれぞれの分野の専門医との密接な連携が必須となってくる．

5 わが国で使用可能な分子標的治療薬

　表16に現在わが国で使用可能な分子標的治療薬をまとめた．わが国においてもここ数年の間に急速に新薬が導入され，欧米の標準治療が実践できる体制が整えられつつある．ただし，次々と新たな分子標的治療薬が導入される中で，これらをどのように使い分けるかが今後の課題となり，これが治療の個別化につながるものと考えられる．

1）ゲフィチニブ（イレッサ®）

　EGFRチロシンキナーゼ阻害薬である．非小細胞肺がん（特に女性，腺がん，非喫煙者）に有効である．ゲフィチニブが有効な患者のEGFRには遺伝子変化があることが知られている．間質性肺炎の副作用が知られているが皮疹や下痢も高頻度に出現する．

表15 ● 分子標的治療薬の副作用まとめ

● 循環器 　不整脈 　高血圧 　心筋虚血・梗塞 　深部静脈血栓 　肺梗塞，脳梗塞	ベバシズマブ セツキシマブ スニチニブ ソラフェニブ トラスツズマブ	● 肝障害 　肝不全，黄疸	スニチニブ ソラフェニブ エルロチニブ	● アナフィラキシー	セツキシマブ ベバシズマブ
		● 腎障害 　急性腎不全 　ネフローゼ	スニチニブ ベバシズマブ	● 眼症状	セツキシマブ
● 消化器 　消化管穿孔 　急性膵炎 　下痢	ベバシズマブ セツキシマブ ソラフェニブ エルロチニブ	● 甲状腺機能不全 　機能低下症	スニチニブ ソラフェニブ	● 皮膚障害 　手足症候群 　発疹	セツキシマブ エルロチニブ スニチニブ
		● 出血	ベバシズマブ スニチニブ ソラフェニブ		
● 呼吸器 　間質性肺炎	セツキシマブ ゲフィチニブ エルロチニブ スニチニブ ソラフェニブ	● 創傷治癒遅延	ベバシズマブ ソラフェニブ		

表16 ● 分子標的治療薬

薬剤名（ ）内は商品名	標的分子（薬剤の作用）	適応がん種
トラスツズマブ（ハーセプチン）	HER 2/neu（細胞外ドメインに対する抗体）	HER2陽性乳がん
イマチニブ（グリベック）	BCR-ABL，c-kit（チロシンキナーゼ阻害）	Ph1陽性CML，GIST
ゲフィチニブ（イレッサ）	EGF受容体（チロシンキナーゼ阻害）	非小細胞肺がん
リツキシマブ（リツキサン）	CD 20（細胞外ドメインに対する抗体）	CD20陽性非Hodgkinリンパ腫
エルロチニブ（タルセバ）	EGF受容体（チロシンキナーゼ阻害）	非小細胞肺がん
ベバシズマブ（アバスチン）	VEGF（VEGFに対する抗体）	転移性結腸直腸がん（5-FUと併用），肺がん
セツキシマブ（アービタックス）	EGF受容体（細胞外ドメインに対する抗体）	転移性結腸直腸がん（CPT-11と併用）
ソラフェニブ（ネクサバール）	マルチターゲット・チロシンキナーゼ阻害薬（VEGFR，PDGFR，KIT）	肝細胞がん，腎細胞がん
スニチニブ（スーテント）	マルチターゲット・チロシンキナーゼ阻害薬（VEGFR，PDGFR，KIT）	腎細胞がん，GIST
ボルテゾミブ（ベルケイド）	プロテアソーム阻害薬	多発性骨髄腫

2）エルロチニブ（タルセバ®）

EGFRチロシンキナーゼ阻害薬である．わが国においては非小細胞肺がんのみ使用が認められているが，海外では膵がんに対する有効性も報告されている．副作用はゲフィチニブと同様であるが，皮疹が出現する患者に有効性が高いことが知られている．

3）トラスツズマブ（ハーセプチン®）

ヒト上皮増殖因子受容体2型（human growth factor receptor 2：HER2）に対する抗体である．HER2が過剰発現している乳がんに有効である．最近HER2過剰発現の胃がんに対する有効性も報告された．副作用としてinfusion reactionや心不全がある．

4）ベバシズマブ（アバスチン®）

血液中のVEGFに対する中和抗体である．大腸がんにおいて化学療法（FOLFOX，FOLFIRIなど）との併用で有意に生存期間を延ばすことが示されている．肺がん，乳がんなどでも有効性が示され，現在胃がんにおいて臨床試験中である．副作用として，消化管穿孔，静脈血栓塞栓症，高血圧，タンパク尿などがある．

5）セツキシマブ（アービタックス®）

EGFRに対する抗体である．治療抵抗性の大腸がん，頭頸部がんでの有効性が示されている．他のEGFR阻害薬と共通して皮疹が重要な副作用であるが，この重症度と治療効果が相関するといわれている．

6）イマチニブ（グリベック®）

チロシンキナーゼ阻害薬である．慢性骨髄性白血病，フィラデルフィア染色体陽性の急性リンパ性白血病，消化管間質腫瘍（gastrointestinal stromal tumor：GIST）に有効である．

7）ソラフェニブ（ネクサバール®）

多標的治療薬であり，複数の分子を標的としてがん細胞の増殖を抑制する．腎細胞がん，肝がんなど今まで有効な薬物療法がなかったがん種への効果が示された．

8) スニチニブ（スーテント®）

多標的治療薬である．腎細胞がん，イマチニブ耐性のGISTに有効であることが示されている．

9) リツキシマブ（リツキサン®）

悪性リンパ腫細胞の表面抗原であるCD20に対する抗体である．腫瘍細胞に結合し，抗腫瘍効果を示す．副作用としてはinfusion reactionに注意する．

10) ボルテゾミブ（ベルケイド®）

プロテアソームを阻害することでがん細胞の増殖を抑える．多発性骨髄腫への効果が知られている．副作用として，間質性肺炎，心毒性，末梢神経障害がある．

11) ゲムツズマブオゾガマイシン（マイロターグ®）

白血病細胞の表面抗原であるCD33に対する抗体のゲムツズマブに抗がん性抗生物質であるオゾガマイシンを結合した薬剤．CD33陽性急性骨髄性白血病に有効である．

12) イブリツモマブ（ゼヴァリン®）

CD20抗原に対する抗体であるイブリツモマブに放射性同位元素90Y（イットリウム90）が結合した薬剤である．CD20陽性の悪性リンパ腫細胞に対して抗体薬としての作用と放射線による抗腫瘍効果を示す．リツキシマブと同様の副作用に加え，重篤な骨髄抑制が出現する危険性がある．

文献・参考図書

1) 南　博信：薬物動態学・薬力学，『新臨床腫瘍学』（日本臨床腫瘍学会編），pp.240-246，南江堂，2006
・櫻井千裕他：がん化学療法の適応と目的．『がん化学療法ベストプラクティス』（佐々木常雄編），pp.26-28，照林社，2008
・前田義治：抗がん剤の分類・作用機序・適応，『がん化学療法の有害反応対策ハンドブック』（栗原稔，佐々木常雄編），pp.98-108，先端医学社，2004
・棟方　理他：新しい抗がん剤「分子標的治療薬」とは．『がん化学療法ベストプラクティス』（佐々木常雄編），pp.15-18，照林社，2008
・上田龍三他：分子標的療法（総論），『臨床腫瘍内科学入門』（金倉　譲編），pp.45-50，永井書店，2005

チェックリスト

- ☐ 化学療法の目的を明確にできるか
- ☐ 化学療法と他の治療法との併用ができるか
- ☐ 患者の適応を明確にできるか
- ☐ それぞれのがん腫に有効な抗がん剤，併用療法を選択できるか
- ☐ 化学療法の効果判定を客観的に行えるか
- ☐ 副作用を評価できるか
- ☐ 抗がん剤の薬力学を理解し，個々の患者条件に即した投与を行えているか
- ☐ 分子標的治療薬の分類や標的分子を理解できているか
- ☐ 分子標的治療薬の副作用を管理できるか
- ☐ 個々のがん腫に対して有効な分子標的治療薬を選択できるか

Part I §2. がんの診断・治療の原則〔がんの支持療法〕

10. がん薬物療法の副作用対策
A）主要な副作用とその対策

岡元 るみ子

> **おさえておきたいポイント**
> ★ がん薬物療法副作用の定義，評価としてNCI-CTCAE ver.4.0有害事象共通用語規準を理解する
> ★ 副作用対策の必要性，主な副作用である骨髄抑制，消化器症状の予防，対策について理解する
> ★ 過敏反応，肺障害，皮膚障害，晩期障害について予防，対策について理解する
> ★ 抗がん剤投与におけるリスクマネジメントを理解する

1 がん薬物療法副作用と支持療法

1）副作用（薬物有害反応）の定義

「副作用」とは狭義では，薬剤あるいはその他の治療による治療効果以外の作用のことである．従って，「がん薬物療法の副作用」は，抗腫瘍効果という主作用以外の作用を指し，有害かどうかは問わない．しかし一般臨床では「副作用」という言葉は好ましくない作用として用いられている．「有害事象」「有害反応」「薬物有害反応」（「毒性」）の定義を示した（図1）．

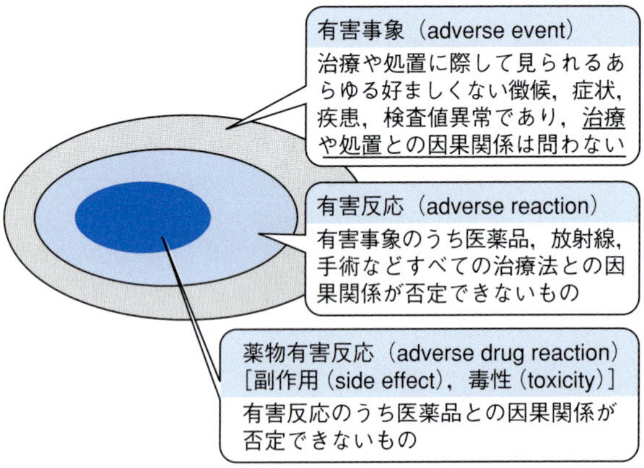

有害事象（adverse event）
治療や処置に際して見られるあらゆる好ましくない徴候，症状，疾患，検査値異常であり，治療や処置との因果関係は問わない

有害反応（adverse reaction）
有害事象のうち医薬品，放射線，手術などすべての治療法との因果関係が否定できないもの

薬物有害反応（adverse drug reaction）
[副作用（side effect），毒性（toxicity）]
有害反応のうち医薬品との因果関係が否定できないもの

図1 ● 有害事象，有害反応，薬物有害反応の定義

2）副作用の評価NCI-CTCAE ver.4.0

がん薬物療法の有用性は抗腫瘍効果と安全性によって決定される．NCI-common terminology criteria for adverse events（NCI-CTCAE）はがん薬物療法にとどまらず，すべての有害事象の記録や報告を標準化したものである．この規準は臨床試験での使用を目的に作成されたが，標準的治療の際も有害事象の現状を把握し，治療継続と，薬剤減量，中止を決定するために有用である．2009年5月にver.4.0が公表された．皮膚障害など分子標的治療薬に特徴的な有害事象が追加されている（http://ctep.cancer.gov/protocolDevelopment/electronic_applications/docs/ctcaev4.pdf）．JCOGのホームページに日本語訳が公開されている．

3）支持療法の必要性

標準治療を完遂するため，初回治療より必要な支持療法を行う．また，初回投与で出現した副作用の種類，程度，出現時期及び対策を把握することで，次回以降の副作用を予測でき，予防，対策が可能となる．

2 主ながん薬物療法副作用とその対策各論

1）骨髄抑制

ほとんどのがん化学療法剤の投与量規制因子となっている．好中球減少症に対しては感染症対策，G-CSF投与の検討，血小板減少と貧血に対しては輸血が必要になる．

a．好中球減少症

発熱性好中球減少症（febrile neutropenia，以下FN）の定義は，①好中球数が1,000未満で500未満になる可能性がある状況下で，②腋窩検温37.5度以上，または口腔内検温38度以上の発熱が生じ，③薬剤熱，腫瘍熱，膠原病，アレルギーなど非感染熱を除外できる場合である．発熱時，病歴，診察，血液検査，画像検査，培養など治療前評価を行うと同時に，患者が重症化する可能性を予測するため，MASCCスコアリングする（表1）．図2にFNに対する抗生物質使用に関するガイドライン[1]を示した．敗血症ショックなど重症感染症を予防するため，菌の同定を待たずに抗菌薬投与が必要になる．

b．顆粒球コロニー刺激因子（granulocyte colony stimulating factor：G-CSF）投与について

添付文書では好中球減少時，ASCOのガイドライン[2]では，FNの可能性20％以上の場合，高危険群に相当する危険因子（10日を超える好中球減少の長期化と100/μL未満の重症化，原疾患のコントロール不能，肺炎，低血圧，多臓器不全，侵襲性の真菌感染症など）が存在する場合は，G-CSFの予防使用が考慮されている．

表1 ● MASCC（multinational association for supportive care in cancer）スコアリング システム

危険因子		点数
臨床症状	良好か無症状	5点
	症状が軽度	5点
	症状が中程度	3点
低血圧がないこと		5点
慢性閉塞性肺疾患がないこと		4点
固形腫瘍や血液疾患で真菌感染既往なし		4点
脱水症状なし		3点
発熱時に外来管理下		3点
年齢60歳未満（ただし16歳未満には適応しない）		2点

低危険群：21点以上　　高危険群：20点以下

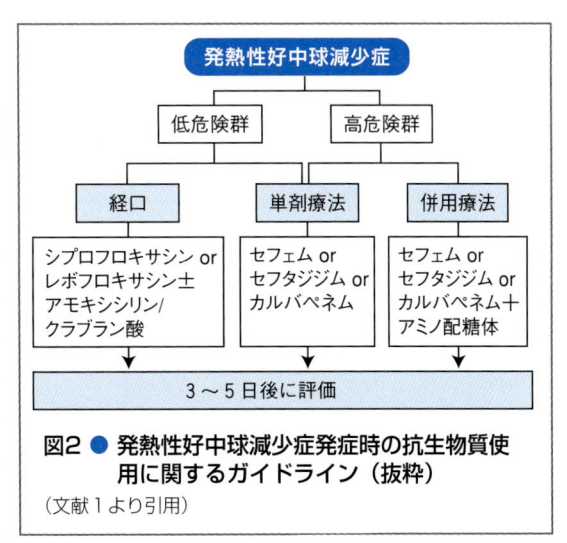

図2 ● 発熱性好中球減少症発症時の抗生物質使用に関するガイドライン（抜粋）
（文献1より引用）

発熱性好中球減少症
- 低危険群 → 経口：シプロフロキサシン or レボフロキサシン±アモキシシリン/クラブラン酸
- 高危険群
  - 単剤療法：セフェム or セフタジジム or カルバペネム
  - 併用療法：セフェム or セフタジジム or カルバペネム＋アミノ配糖体

→ 3〜5日後に評価

c. 貧血

　がん化学療法や放射線治療の他に，がんの骨髄浸潤，出血，播種性血管内凝固症候群，鉄利用障害，エリスロポエチンの産生・骨髄反応性の低下などの原因が考えられる．がん性貧血予防や治療を目的に施行された赤血球造血刺激因子（erythropoiesis-stimulating agents：ESAs）臨床試験の結果，2007年米国FDA（food and drug administration）は「抗がん剤，放射線未治療のがん患者にHb12g/dLを目標にESAsを投与すると，死亡の危険性が高くなる」と注意勧告した．本邦では，がん性貧血に対するESAs適応申請中である（2010年1月現在）．厚生労働省の血液使用指針では血液疾患ではHb7g/dLを赤血球輸血の目安としている．輸血はウイルス感染，容量負荷，輸注反応などの副作用に注意する．

> **memo** 2007年ASCO/ASHがん患者ESAs使用ガイドライン：①Hb1g/dL上昇は少なくとも2週間以上かける ②11g/dLを超えないようESAsを減量する．③ESAsを減量しても静脈血栓塞栓症の危険性は減少しない．

d. 血小板減少症

　血小板減少が用量規制因子となっている抗がん剤は，カルボプラチン，ネダプラチン，ゲムシタビン，マイトマイシンCなどである．抗凝固薬投与や，観血的検査，手技をできるだけ避ける．本邦の血小板濃厚液適正使用の指針では，予防投与は血小板数1～2万/μL，米国のガイドライン[3]では血小板数1万/μL以下である．血小板造血因子は一般臨床では用いられていない．

2）消化器症状

a. 悪心・嘔吐

【分類と機序】

　発現時期から3つに分類できる．①**急性悪心嘔吐**：抗がん剤投与後24時間以内に出現し，セロトニン受容体拮抗薬に感受性が高い時期．②**遅延性悪心嘔吐**：抗がん剤投与後24時間以降に出現．③**予測性悪心嘔吐**：抗がん剤投与前から出現し，過去の化学療法時に経験した悪心嘔吐に対する心因性反応．予測性悪心嘔吐を予防するためにも，初回治療から急性，遅延性悪心嘔吐を確実に予防することが大切である．悪心・嘔吐重症度分類を表2に，催吐頻度による分類を表3に示した．

　嘔吐は延髄の嘔吐中枢が刺激されることで引き起こされる．嘔吐中枢の刺激経路としては，①化学受容体引き金帯（chemoreceptor torigger zone：CTZ）を介するもの，②消化管―自律神経を介するもの，③大脳皮質を介するもの，に分類できる．

【予防と治療】

　2009年NCCN（national comprehensive cancer network）の制吐薬使用ガイドラインを表4にまとめた[4]．palonosetronは5-HT$_3$受容体拮抗薬（第二世代）であり，長い半減期（約40時間）が特徴である．aprepitantはサブスタンスP/ニューロキニン-1受容体拮抗薬であり，

表2 ● がん化学療法の悪心・嘔吐重症度評価法

grade	1	2	3	4	5
嘔吐	24時間に1～2回（5分以上あけて）	24時間に3～5回（5分以上あけて）	24時間に5回以上（5分以上あけて）経管栄養・TPN・入院が必要	生命を脅かす	死亡
悪心	摂食習慣に影響のない食欲低下	著明な体重減少脱水，または栄養失調を伴わない摂取量の減少	カロリーや水分の経口摂取が不十分 経管栄養・TPN・入院が必要		

NCI-CTCAE（有害事象共通用語規準）　ver.4.0

既存の制吐薬と作用機序が全く異なるため，他の制吐薬と併用可能である．予測性嘔吐に対しては，抗不安薬（ロラゼパム，アルプラゾラム）投与，必要があれば精神療法を併用する．

b．粘膜炎

口腔を含めた消化管，気管に認められることがあり，患者のQOLを低下させ，重症感染の要因にもなりうる．

○ 口内炎

【発症機序と分類】

抗がん剤投与後2～10日目に出現するフリーラジカルやサイトカイン放出による粘膜上皮基底細胞の直接障害と投与後10～14日目に出現する好中球低下による口腔内感染の間接作用が影響していると考えられる．

フルオロウラシル（5-FU）やメトトレキサートは口内炎が用量規制因子となっている．

表3 ● 化学療法誘発性急性嘔吐リスク（静脈内投与抗がん剤）[制吐薬が投与されていない時]

静脈内投与抗がん剤の嘔吐リスク			
高度（>90%）	中等度（90～30%）	低度（30～10%）	最小（<10%）
Carmustine シスプラチン シクロホスファミド≧ 　1,500 mg/m² ダカルバジン アクチノマイシンD Mechlorethamine Streptozotocin	カルボプラチン シクロホスファミド< 　1,500 mg/m² シタラビン>1 mg/m² ダウノルビシン ドキソルビシン エピルビシン イダルビシン イホスファミド イリノテカン オキサリプラチン	フルオロウラシル ボルテゾミブ セツキシマブ シタラビン≦1,000 mg/m² ドセタキセル エトポシド ゲムシタビン メトトレキサート マイトマイシン ミトキサントロン パクリタキセル ペメトレキセド トポテカン トラスツズマブ	クラドリビン ベバシズマブ ブレオマイシン ブスルファン フルダラビン リツキシマブ ビンブラスチン ビンクリスチン ビノレルビン

表4 ● 奨励される制吐療法

危険群	高（high）	中（moderate）	低（low）	最小（minimal）
嘔吐発現率	>90%	90～30%	30～10%	<10%
急性	Apr ＋抗5-HT₃ ＋Dex ±lorazepam ±H₂ブロッカー PPI	Apr ＋抗5-HT₃ ＋Dex ±lorazepam ±H₂ブロッカー PPI	Dex，Met，Pro 単剤 ±H₂ブロッカー PPI	予防投与なし
遅延性	Dex＋Apr ±H₂ブロッカー PPI	Apr±Dex or 抗5-HT₃ or Dex or Met ±lorazepam ±H₂ブロッカー PPI	予防投与なし	予防投与なし

抗5-HT₃：セロトニン受容体拮抗薬，Dex：デキサメタゾン，Apr：aprepitant（ニューロキニン1受容体拮抗薬），Met：metoclopramide，Pro：prochlorperazine，PPI：proton pump inhibitor

（文献4より引用）

【予防と治療】

抗がん剤治療前には，①口腔内，歯科領域の感染源の除去，②口腔内衛生管理指導，口内炎発症時は，①食事の工夫，②含嗽薬の使用，③鎮痛薬の使用が必要になる．予防法としては，フルオロウラシル静脈注射時のクライオテラピー，メトトレキサート投与時のロイコボリンレスキューがあげられる．

> **memo** 5-FU投与時の口内炎予防クライオテラピー：クライオテラピーとは口腔内への氷片投与のことである．口腔粘膜への血流を低下させることで，急速静注5-FU血中濃度のピークを低下させる．5-FU急速静注投与の5分前から30分間継続することで口内炎発生率を50％低下させる[5]．

c. 下痢

【発症機序と分類】

抗がん剤投与直後に出現するコリン作動性による早期性下痢と抗がん剤投与後24時間以上経過し出現する腸管の粘膜障害による遅発性下痢に分類される．

【下痢を起こしやすい抗がん剤】

イリノテカン，フルオロウラシル，メトトレキサート，シタラビン，ドキソルビシン，シスプラチン，エトポシド，アクチノマイシンD，ゲフィチニブなどがあげられる．

【予防と対策】

便の性状，腹痛，悪心・嘔吐などの随伴症状の観察が大切である．安静や食事療法，止瀉薬，整腸薬などの薬物療法，輸液療法，皮膚障害，感染予防のため肛門周囲の清潔化が必要になる．止瀉薬として，腸管運動抑制薬としてアヘンアルカロイド関連薬剤（ロペラミド塩酸塩，リン酸コデイン），副交感神経遮断薬（抗コリン薬），乳酸菌製剤が投与される．偽膜性大腸炎など感染症と鑑別する必要がある．図3にイリノテカンの代謝経路と下痢対策を示した．

d. 便秘

ビンクリスチン，ビンデシン，パクリタキセル等で起こしやすく，下剤で対応する．

3）過敏反応

パクリタキセルは，予防のための**前投与**が必要である．投与30分前にデキサメタゾン20mgとラニチジン50mgまたはファモチジン20mgを静注，ジフェンヒドラミン塩酸塩50mg

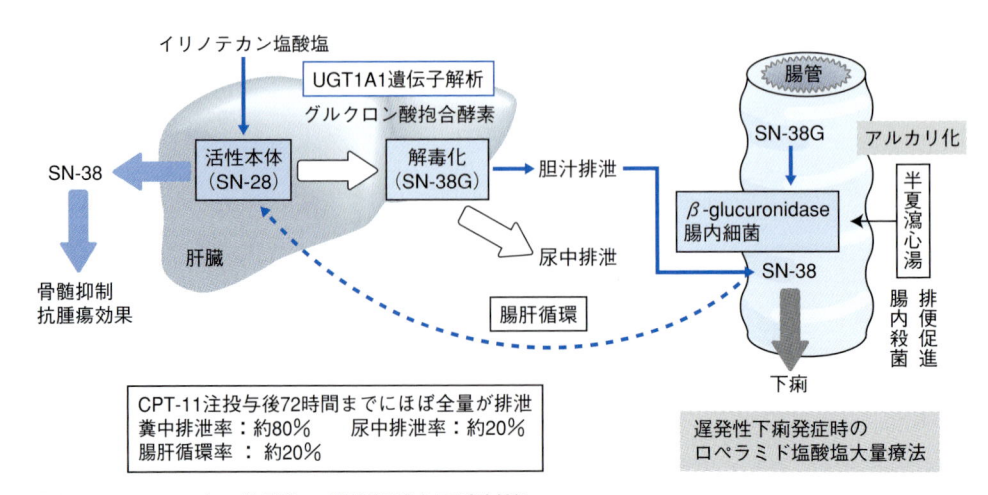

図3 ● イリノテカン塩酸塩の代謝経路と下痢対策

を経口投与する．オキサリプラチンの過敏反応は6コース前後で出現頻度が高くなるため，外来治療中は特に注意が必要である（infusion reactionについては，p.107，137参照）．

　シタラビン症候群として発熱，筋肉痛，骨痛，時に斑状丘疹性皮疹，胸痛，結膜炎及び倦怠感が現れることがある．通常薬剤投与後6～12時間で発現し副腎皮質ホルモン剤の投与が有効である．

4）呼吸器障害[6]

【発症機序と分類】

早発性は抗がん剤投与後，2ヵ月以内に出現．炎症性間質性肺炎，肺浮腫，気管攣縮，胸水，遅発性は投与後2ヵ月以降に出現→肺線維症が主たる病態．

【特に注意する抗がん剤】

ブレオマイシン，マイトマイシン，メトトレキサート，ブスルファン，シクロホスファミド，ゲムシタビンなどであるが，分子標的治療薬であるゲフィチニブにおいても重篤な肺毒性が問題になっている．

【予防と対策】

①肺毒性の起こる頻度と時期，②危険因子（年齢，総投与量，併用薬との相乗作用，呼吸器基礎疾患の存在，喫煙歴，放射線治療歴など）を把握．治療中は，③早期診断：発熱，咳そう，呼吸困難など非特異的臨床症状に注意する，④薬物投与中止とステロイド投与などの治療について検討．ステロイド投与が常に有効とは限らず，致死的な場合もある．

5）皮膚障害（分子標的治療薬の皮膚障害はp.107参照）

a．脱毛

ほとんどの抗がん剤が脱毛を来す．頭皮を清潔を保ち，かつら，帽子などの対策をとる．患者にとって精神的苦痛が大きい症状であるため，治療前に化学療法による脱毛は可逆的であること，脱毛の頻度や時期についても十分説明をしておく．

b．手足症候群（hand-foot syndrome）

5-FU系薬剤投与後に生じる四肢末端の皮膚炎．持続投与，高用量投与に発症する．その他，ドキソルビシン，リポソーム，ドセタキセル，マルチキナーゼ阻害薬にても出現する．症状は知覚過敏，腫脹を生じ，さらに有痛性紅斑，落屑，皮膚亀裂を生ずる．確立した治療法はないが，抗がん剤中止し，局所治療として保湿クリーム，ステロイド外用薬の塗布を行う．

c．血管外漏出[7]

【抗がん剤と血管外漏出に伴う皮膚軟部組織の反応性の分類】（表5）

vesicant drugは周囲組織の壊死，潰瘍を形成し，irritant drugは局所炎症にとどまる．抗がん剤希釈濃度によっても周囲軟部組織の障害程度は異なる．

【漏出予防】

①適切な静脈の選択（脆弱，硬化，細い血管を避ける），②適切な位置の選択（放射線治療部分，上大静脈症候群，リンパ浮腫，血管炎を避ける．固定しやすい前腕が最適），③点滴技術と管理の向上（点滴針が血管内に留置されたかの確認，抗がん剤投与中の定期的観察，患者教育）を徹底すべきである．

【血管外漏出時の対処方法】

①抗がん剤投与を中止，漏出残存している薬液を吸引し抜去，②局所冷却（アントラサ

表5 ● 抗がん剤血管外漏出時の組織侵襲

起壊死性	炎症性	非壊死性
〈DNA-binding vesicant drugs〉	〈irritant drugs〉	〈non vesicant drugs〉
ドキソルビシン	ダカルバジン	L-アスパラギナーゼ
ダウノルビシン	イホスファミド	クラドリビン
エピルビシン	メルファラン	シタラビン
イダルビシン	チオテパ	5-FU
マイトマイシン	カルボプラチン	ゲムシタビン
ダクチノマイシン	シスプラチン	イリノテカン
ミトキサントロン	オキサリプラチン	メトトレキサート
〈non-DNA-binding vesicant drugs〉	エトポシド	
ビンブラスチン		
ビンクリスチン		
ビノレルビン		
ビンデシン		
パクリタキセル		

イクリン，タキサン系）または保温（ビンカアルカロイド）を開始，③形成外科処置が必要かの判断．本邦ではDMSOなど解毒薬投与が困難であり，一般的に，ステロイドと局所麻酔薬を漏出部周囲に皮下注射する方法がとられているが確立した方法ではない．

6）晩期障害

a．生殖器障害[8]

放射線治療を含めたがん治療は，一過性，あるいは永久的妊孕能の低下を起こすが，その程度はがん種，治療時年齢，性腺機能，抗がん剤の種類，治療プロトコールに左右される．自然妊娠率はがん化学療法治療開始年齢が20歳未満では28％，20歳以上では5％との報告[9]もあるが，正確に予測することは困難である．妊孕能温存療法として，**男性の精子凍結法**，女性の配偶者との体外受精で得られた**受精卵凍結法**が可能である．不妊治療専門医と連携し最新の情報を患者に提供できることが望ましい．

b．二次発がん

化学療法の二次発がんはシクロホスファミドを代表とするアルキル化剤，エトポシドの総投与量が多く，長期生存患者に認められる．Hodgkinリンパ腫治療後，乳がん術後補助化学療法後に急性骨髄性白血病の発症，Hodgkinリンパ腫や多発性骨髄腫治療後に非Hodgkinリンパ腫の発症が報告されている．原疾患治癒後も二次発がんの危険性について認識しておく必要がある．

3 抗がん剤投与におけるリスクマネジメント

1）抗がん剤に関する事故は大きく下記に分類できる

①治療指示書（レジメン）の間違い，②誤った薬剤・薬剤量の準備，③患者の取り違え，④投与経路の間違い，⑤薬剤の投与順・投与速度の間違い，⑥前処置を含めた薬剤・点滴の省略．これら事故は個人の責任ではなく病院内のシステムの問題として取り組む必要がある．

2）抗がん剤投与に関するリスクマネジメント

電子カルテ使用施設では下記①②のシステムを導入する（がん・感染症センター都立駒込病院の例）．電子カルテがない施設でも，レジメンは登録制とし手書きではなく印刷した指示書を用い，ダブルチェックすることがリスク管理上大切である．

① **電子カルテのレジメン登録管理**：レジメンは電子カルテに登録する．抗がん剤の過量指示，レジメン範囲を超えての連続投与指示は受け付けないシステムとなっている．

② **バーコード認証システム**：患者，レジメン，投与薬剤をベッドサイドでダブルチェックをする．電子カルテのバーコードで認証することで患者の取り違えを防ぎ，レジメンは順守される．

③ **多職種での抗がん剤治療勉強会**：知識のレベルアップを図るとともに各職種のコミュニケーションをよくすることで，治療に関する疑問点はすぐに確認し合える体制を構築する．

4 支持療法とチーム医療

がん治療は入院治療から外来治療へ移行している．薬物有害反応の予防，早期発見，対策のため，抗がん剤の投与方法，注意すべき点を整理し，総合基盤医を含めた連携医療チーム間でのレベルアップを図るとともに，患者教育にも力をいれるべきである．

文献・参考図書

1) Masaoka, T.: Evidence-based recommendations for antimicrobial use in febrile neutropenia in Japan: executive summary. Clin. Infect. Dis., 39（Suppl 1）: S49-52, 2004
2) Smith, T.J., Khatcheressian, J., Lyman, G.H. et al.: 2006 Update of recommendations for the use of white blood cell growth factors: an evidence-based, clinical practice guideline. J. Clin. Oncol. Publish. Ahead of Print, 2006
3) Schiffer, C.A., Anderson, K.C., Bennett, C.L. et al.: Platelet transfusion for patients with cancer: Clinical practice guidelines of the American society of clinical oncology and the American society of hematology. J. Clin. Oncol., 19: 1519-1538, 2001
4) National Comprehensive Cancer Network Clinical Guidelines and Outcomes Date in Oncology.〔www.nccn.org〕
5) Mead, G.M.: Management of oral mucositis associated with cancer chemotherapy. Lancet, 359: 815-816, 2002
6) Meadors, M., Floyd, J., Perry, M.C.: Pulmonary toxicity of chemotherapy. Semin. Oncol., 33: 98-105, 2006
7) Goolsby, T.V., Lombardo, F.A.: Extravasation of chemotherapeutic agents: Prevnention and treatment. Semin. Oncol., 33: 139-143, 2006
8) Lee, S.J., Schover, L.R., Partridge, A.H. et al.: American society of clinical oncology recommendations on fertility preservation in cancer patients. J. Clin. Oncol., 24: 2917-2931, 2006
9) Lobo, R.A.: Potential options for preservation of fertility in women. N. Eng. J. Med., 353: 64-73, 2005

チェックリスト

- □ 副作用（有害事象）の定義が説明でき，副作用の評価NCI-CTCAEの必要性とその概要が理解できているか
- □ 発熱性好中球減少症の定義と抗生物質，G-CSF投与の適応が理解できているか
- □ 悪心・嘔吐の発症時期による分類，嘔吐リスクによる分類が理解でき，制吐薬を適切に選択できているか
- □ 粘膜障害の対応，過敏反応の対応，肺障害の危険因子，皮膚障害と血管外漏出の対処，末梢神経障害を来す薬剤，晩期障害について理解できているか
- □ 抗がん剤誤投与を防ぐための対策を説明できるか

Part I §2. がんの診断・治療の原則〔がんの支持療法〕

10. がん薬物療法の副作用対策
B）がん治療の副作用としての神経障害：症状と対策

田中 こずえ，岸田 修二

おさえておきたいポイント

★ 抗がん剤は中枢神経，末梢神経を障害し，末梢神経障害は薬剤の中止により徐々に軽快することが多く，中枢神経系の障害には非可逆的なものも多い

★ 放射線障害は一次障害（急性障害，遅発性障害）さらに10年以上を経て生ずる二次障害がみられ，障害は照射線量に依存する

★ それらの治療の基本は原因の除去であるが，想定される障害は避けがたいものや，頻度は少ないが予後不良なものもあるので，予測を含めてあらかじめきちんと説明しておくことが必要である

1 抗がん剤

1）中枢神経系の副作用

a．白質脳症

【原因薬剤】カルモフール，テガフール，フルオロウラシル，メトトレキサート，シクロスポリン等

【頻度・傾向】正確な発症頻度は不明であるが，他の薬剤や放射線治療との併用例に多く，1日投与量の多い症例で多い傾向にある．

【臨床症状】歩行時のふらつきや記銘力障害など．進行すると意識障害や摂食障害など．

【診断】このような症候が出現したら直ちに頭部CTやMRIなどの画像検査を行い，左右対称的な病変［CTでは低吸収域，MRI（T2WI）では高信号域としてとらえられる，図1］を認めたら白質脳症を考えることが必要である．しかし早期には明らかな異常を呈さず，脳波

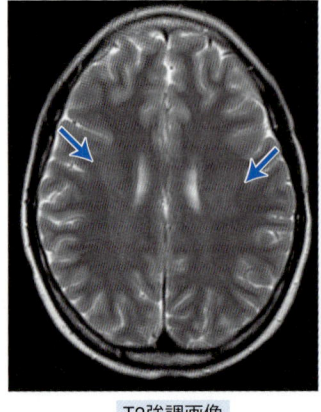

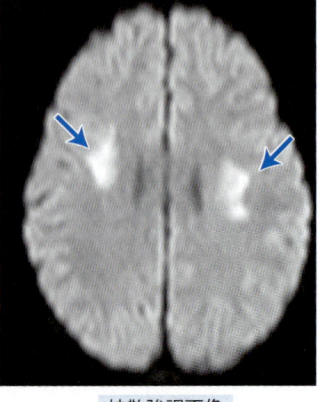

T2強調画像　　　拡散強調画像

図1 ● メトトレキサートによる白質脳症のMRI所見

検査ではより早期に対称性の徐波化を認めることもあるとされる．

【治療】 早期に発見し可能な限り使用中の抗がん剤の中止，減量を行う．副腎皮質ステロイドや脳圧降下薬が使用されるが，効果については不確実である[1]．

【病態】 大脳白質の脱髄病変[1]．

【重症度】 CTCAE ver.4を表1に示す．

b. PRES（posterior reversible encephalopathy syndrome，可逆性後白質症候群）

※PRESは特定の疾患ではなく臨床放射線診断的概念

【原因薬剤】 リツキシマブ，ベバシズマブ，スニチニブ，タクロリムス等

【臨床症状】 頭痛，視野障害，意識障害，痙攣等．画像的には頭頂・後頭葉に浮腫性と考えられる病変を認める．

【診断】 神経症候に加え頭部MRI所見が有用で，T2WIやFLAIR画像（図2）で後頭葉に，

表1 ● 白質脳症の重症度（CTCAE ver. 4）

grade1〈無症状〉	T2強調画像，FLAIR画像で軽微な局所所見．すなわち脳室周囲の白質あるいは大脳感覚野の1/3未満の高信号域 軽度のクモ膜下腔の拡大and/or 軽度の脳室拡大
grade2〈中等度局所症状〉	T2強調画像，FLAIR画像で局所の所見．すなわち半卵円中心に及ぶ脳室周囲の白質，あるいは大脳感覚野の1/3から2/3の高信号域 中等度のクモ膜下腔の拡大and/or 中等度の脳室拡大
grade3〈強い症状〉	T2強調画像，FLAIR画像で脳室周囲の白質，あるいは大脳感覚野の2/3以上に及ぶ高信号 中等度から重度のクモ膜下腔の拡大and/or 中等度から重度の脳室拡大
grade4〈生命を脅かすような事態〉	T2強調画像，FLAIR画像で脳室周囲の白質，あるいは大脳の感覚野のほとんどをしめる広範な高信号域 中等度から重度のクモ膜下腔の拡大and/or 中等度から重度の脳室拡大
grade5〈死亡〉	

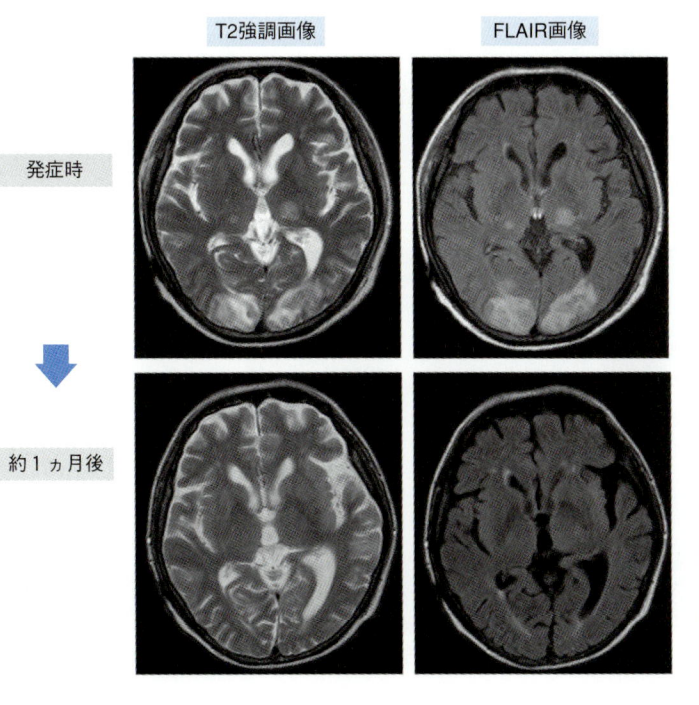

図2 ● PRESのMRI所見
発症時ではT2強調画像，FLAIR画像で両側後頭葉に高信号域を認める．治療にて症状が改善した1ヵ月後ではそれらの高信号域はほぼ消失している

多くは左右対称性に高信号域を呈する．reversibleといわれる通り薬剤の中止や，降圧等の対症療法で臨床症状と画像所見が可逆的にほぼ消失する．

【治療】原因となっている病態（高血圧など）の是正や薬剤の中止，あるいは減量を行う．痙攣，その他の症状に対しては，対症療法や抗痙攣薬などの投与を行う．

【病態】まだ不明な点も多く，諸説あるが[2]虚血説と血管脳関門破綻によるとする相反する説が唱えられたが，近年血流低下の報告が多い．

> *memo* PRESは1996年にRPLS（reversible posterior leukoencepharopachy syndrome）として報告されたが[3]，病変が必ずしも白質に限局しないことからここではPRESを使用した．

c．PML（progressive multifocal leukoencephalopathy，進行性多巣性白質脳症）

【原因薬剤】化学療法剤の多剤併用，シタラビン，分子標的治療薬であるリツキシマブ，その他の免疫抑制薬などの使用時における発症が知られている．

【病態】細胞性免疫が低下した状態で常在するJCウイルスが再活性化され，中枢神経のオリゴデンドロサイトに感染しこれを破壊することから生じる脱髄性障害である．

【診断】診断は臨床症状，MRI所見（図3），髄液のJCウイルスDNAの測定が有用である．確定診断は生検などの組織学的診断が必要であるが，髄液からのJCウイルスDNA検出率は約75％と高く，特異性も約100％で有用な検査である[4]．

【臨床症状】精神症状や運動麻痺，失語など障害部位により異なる神経症状が出現する．

【治療】種々の治療方法が試みられているがいずれも確実な効果は確認されておらず，早期に診断して発症に関与したと考えられる薬剤を速やかに中止することが必要である．さらにシタラビン，シドフォビル（日本では未発売），リスペリドン，インターフェロンα，ミルタザピン，トポテカン[5][6]などによる治療が試みられているが，いずれも確実な効果は認められず，未だ予後不良な疾患として認識されている．

2）末梢神経系の副作用

抗がん剤の末梢神経障害は出現頻度も高く，ビンクリスチン，パクリタキセル，シスプラチンの使用で日常的に遭遇する．薬剤の中止により症状が改善するものも多く，末梢神経伝導検査等で早期に異常を捉え，十分な問診を行い，ボタンがかけられない，物が握れないなどgrade3の症状が出現する前に，原因薬剤を減量，中止する必要がある．CTCAEによる重症度判定を表2に示す（p.104，表8参照）（文献7には以下に記載したことが詳細に記されているので一読してほしい）．

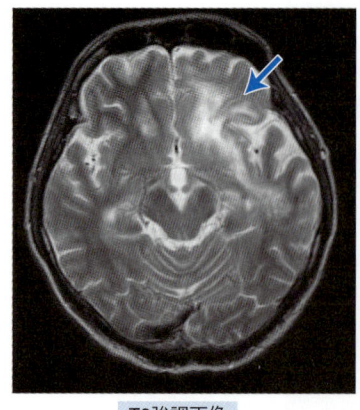

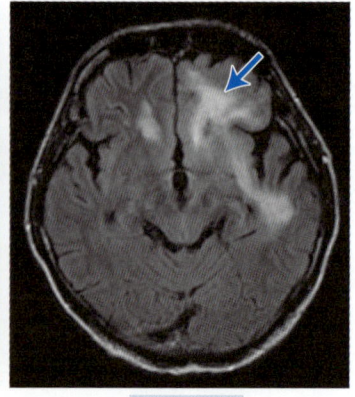

T2強調画像　　　FLAIR画像

図3● 進行性多巣性白質脳症のMRI所見
左前頭葉，側頭葉の一部に高信号域を認める

表2 ● 末梢神経障害の重症度（CTCAE ver. 4）

	運動神経[*1]	感覚神経[*2]
grade1	無症状，あるいは診察によってのみ症状が確認され，特に対応が不要なもの	無症状 腱反射の消失か感覚異常
grade2	中等度の症状があるが日常生活には支障がない	中等度の症状があるが日常生活には支障がない
grade3	重度の障害があり，日常生活に制限があり，杖その他の用具を要する	重度の障害があり，日常生活に制限がある
grade4	生命を脅かす事態で，早急な対応を要する	生命を脅かす事態で，早急な対応を要する
grade5	死亡	死亡

*1：［定義］末梢運動神経の炎症や変性による障害　*2：［定義］末梢感覚神経の炎症や変性による障害

a．ビンクリスチン

常用量使用のほとんどの症例で末梢神経障害の出現を認める．数回の投与で四肢遠位部のしびれ感，感覚鈍麻，さらには筋力低下が出現する．ビンクリスチンの場合は他の多発ニューロパチーとは異なり上肢に主に発症する．病理学的には神経細管の合成を阻害して軸索流を障害するために生ずる軸索障害型の末梢神経障害である．症状は薬剤の中止により徐々に軽減することが多い．対策として，1回投与量2 mgを厳守する．

b．シスプラチン

シスプラチンが末梢神経障害を来す詳細な機序は明らかではないが，白金とDNAの結合体が神経毒性を有し感覚神経のアポトーシスを誘発させるといわれている[7]．主として深部感覚が障害され感覚性失調を呈し，運動障害，温痛覚障害，自律神経障害は軽微である．病理学的には大径有髄線維の軸索変性である．本剤による末梢神経障害は薬剤を中止しても改善が困難であるとされる．

c．オキサリプラチン

急性障害は寒冷刺激で誘発されるため，投与時は冷たい飲み物を避け，防寒具を使用するなど寒冷曝露を避ける必要がある．

d．パクリタキセル

本剤も常用量使用者のほとんど全てに末梢神経障害が出現するといわれている．投与開始の初期から四肢遠位部の痛みを伴う感覚障害が出現するが，多くは症状は軽微で数日で改善する．

e．サリドマイド

胎児に対する催奇形性で知られる本剤はまた高頻度に末梢神経障害を来すとされる．高用量では1～2ヵ月，低用量でも1年以内に下肢に優位の感覚障害が出現する．症状出現後速やかに本剤を中止すれば症状は改善される．

2 放射線障害（p.37参照）

1）脳障害[8]

a．一次障害

血管，神経細胞，膠細胞などに直接及ぼす障害で下記の（i）（ii）以外にも情動障害，下垂体前葉機能障害等が認められる．

(i) **急性障害**：脳血管関門の機能障害による脳浮腫が原因とされ，照射開始2週間後頃に出現する．頭痛，嘔気，嘔吐，痙攣等を呈し，通常は自然経過で改善する．副腎皮質ホルモンや脳圧降下薬が有効なことが多い．

(ii) **遅発性障害**

① **早期遅発性障害**：通常照射終了後2～6ヵ月で出現する．無気力や食欲不振，嘔気，嘔吐などを呈し，副腎皮質ホルモンや脳圧降下薬などで症状は改善する．

② **遅発性放射線壊死**：照射終了後6ヵ月～3年で生じ，病理学的に確認されたものとされる．病理学的には血管病変を主体とした凝固壊死とされ，非可逆的な変化である．

③ **白質脳症**：照射終了後3～15ヵ月に生じやすく，性格変化，記銘力障害，運動麻痺，失語など障害部位によって異なる症状を示す．メトトレキサート髄注との併用で最も起こりやすく，病理組織学的には小血管の障害や髄鞘の変性とされ生命予後は極めて不良である．

b．二次障害

放射線照射から5年以上経過し，照射野に一致して照射前にはなかった腫瘍が発現した場合で，**放射線誘発腫瘍**である．最初の腫瘍とは組織学的に異なる．比較的若年者に多く発生し，髄膜腫が最も多くみられる．

2) 遅発性放射線脊髄障害

放射線照射終了後数ヵ月から数年で1年前後で出現し，その発症には総線量，1回照射量，照射期間，照射される脊髄の長さなどが関連する．68～73Gyでは50%の率で出現するとされる[9]．多くは下肢から始まる四肢の感覚異常で発症し，解離性知覚障害を呈する．症状は徐々に進行し下肢の痙性や筋力低下，感覚性運動失調などが認められる．治療としてはステロイド，抗凝固療法，高圧酸素療法などが試みられ，有効であったという報告もあるが，一般的には非可逆的とされる．

文献・参考図書

1) 水谷智彦：抗悪性腫瘍薬による白質脳症．Brain & Nerve, 60 (2)：137-141, 2008
2) 藤原広和 他：高血圧性脳症の画像診断．『Annual review 神経』pp.131-136, 2008
3) Hinchey, J. et al.: A reversible posterior leukoencephalopathy syndrome. N. Engl. J. Med., 334：494-500, 1996
4) 岸田修二：進行性多巣性白質脳症．化学療法の領域, 25 (6)：73-79, 2009
5) Verma, S. et al.: Mirtazapine in progressive multifocal leukoencephalopathy associated with polycythemia vera. J. Infect. Dis., 196：709-711, 2007
6) Royal, W. 3rd, et al.: Topotecan in the treatment of acquired immunodeficiency syndrome-related progressive multifocal leukoencephalopathy. J. Neurovirol., 9：411-419, 2003
7) 楠淳一他：抗悪性腫瘍薬による末梢神経障害．Brain & Nerve, 60 (2)：131-136, 2008
8) 窪田 星．『脳腫瘍を究める』，永井書店，2008
9) 嶋崎晴雄他：放射線照射による脊髄障害と神経叢障害．Brain & Nerve, 60 (2)：115-121, 2008

チェックリスト

☐ 中枢・末梢神経障害を起こしやすい薬剤について説明できるか

☐ 障害を早期に発見するポイントと障害が発生した際の対策について説明できるか

Part I §2. がんの診断・治療の原則〔がんの支持療法〕

10. がん薬物療法の副作用対策
C）がん治療の副作用としての腎臓障害，高血圧：症状と対策

安藤 稔

おさえておきたいポイント

★ 腎臓障害は悪性腫瘍そのもの及びその治療に合併することが多い．急性腎臓障害は迅速な診断とそれに基づく治療の開始が求められる

★ 最近広汎に使用されているゲムシタビンと，抗VEGF阻害作用を有する分子標的治療薬は腎臓障害と高血圧の副作用がある

★ 新規のがん治療薬の中には開発時点で予期できなかった重篤な副作用を呈する可能性がある．腫瘍専門医と総合医療基盤を支える専門医とが円滑に協力できる医療体制の構築が必要である

1 がん及びがん治療に関連する腎臓障害

1）概要（表1）

がん患者における腎臓障害は多因性の場合が多いが，その原因から**腎前性，腎性，腎後性**に分けて考えるのが通常であり，臨床的にも有用なことが多い．本項のテーマであるがん薬物療法に関連した腎臓障害の場合ではいずれのタイプも起こりうる．また，腎臓障害の発症が急性か慢性かの判断も重要である．急性の場合はその原因究明と治療開始は迅速でなければならない．早期に腎臓専門医にコンサルテーションすることで治療開始までのロスタイムを減らすことが可能になる．

2）腎前性腎臓障害

がん患者では腎前性の腎臓障害の頻度は高い．慢性的な低栄養状態に抗がん剤投与後の嘔吐，下痢などが加わり**脱水症**を呈する．経時的な体重測定による脱水症のモニタリング

表1 ● がん薬物療法の副作用と腎臓障害

	副作用	関連する抗がん剤
腎前性	食思不振，嘔吐，下痢などに関連した脱水症	各種抗がん剤
腎性	尿細管，間質障害	白金系抗がん剤（シスプラチンなど）
	血管性：腎臓内血栓性微小血管症（TMA）	抗VEGF阻害作用薬（ベバシズマブ，スニチニブ，ソラフェニブなど） その他（ゲムシタビン，マイトマイシンCなど）
腎後性	腫瘍崩壊症候群（尿酸腎症，結晶性腎症）	各種抗がん剤

TMA：thrombotic microangiopathy　　VEGF：vascular endothelial growth factor（血管内皮細胞増殖因子）

が必要である．重度な脱水症の持続は急性尿細管壊死に至ることもあり，回復までに時間がかかる．

3）腎性腎臓障害

腎性の腎臓障害の多くはシスプラチンを代表とする腎毒性を持つ抗がん剤による**尿細管障害**であるが，それが広汎であれば糸球体障害を合併してくる．一般検尿，尿沈渣，尿細管タンパク（NAG，β2microglobulinなど）の測定による予知と早期診断が重要であり，早期であれば補液による強制利尿が奏効することも多い．また，検査で用いるヨード系造影剤の使用やNSAIDsの頻用は慎重でなければならない．最近汎用されつつあるゲムシタビンと分子標的治療薬の一種であるベバシズマブの糸球体毒性と高血圧誘発については次項で詳述する．

4）腎後性腎臓障害

化学療法後の腎臓障害の代表は**腫瘍崩壊症候群**である（p.133）．これは腫瘍細胞の急激な代謝回転の変化と化学療法による腫瘍崩壊に関連した高尿酸血症，高リン血症，低カルシウム血症，高カリウム血症といった代謝性合併症の複合により生じる急性腎機能障害である．尿酸の尿細管内沈着があり便宜上腎後性に分類される．アロプリノールの投与や輸液療法が早期に開始されなければならない．

2 注目すべき腎毒性をもつ抗がん剤

1）ゲムシタビンと血栓性微小血管症（TMA）及び高血圧

ゲムシタビン（ジェムザール®）は膵がん，膀胱がん，及び進行期非小細胞肺癌の治療などに用いられるヌクレオシドアナログで，現在広く使用されている．この薬剤が血栓性微小血管症（TMA）（*memo*参照）の発現に関与することが報告されている．

Humphreysらによるとゲムシタビン関連TMAの累積発症率は0.31％であり，以前報告された推計値0.015％より有意に高いことが明らかにされた．ゲムシタビンの投与開始から診断までの期間は中央値8ヵ月で，累積用量は9～56g/m^{2}の範囲であった．ゲムシタビン関連TMAの患者9例中7例における顕著な特徴は，新たな高血圧の発症または既存高血圧の増悪であるとされる．また，こうした高血圧はTMA診断に先行しており，高血圧はTMAとの関連を強く疑わせる[1]．TMAが高血圧を誘発する機序としては毛細血管閉塞による糸球体虚血の可能性が高いと考えられている．従って，**ゲムシタビン投与患者ではさらなる腎臓障害発症の予知のためにも来院時の血圧測定がきわめて重要である．**

> *memo* **血栓性微小血管症（TMA）**：TMA（thrombotic microangiopathy）という用語は血栓性血小板減少性紫斑病や溶血性尿毒症候群，強皮症，子癇前症など多用な臨床症候群でみられる一連の病理学的変化を意味する．血管内皮の腫脹と微小血管閉塞を伴う腎臓内もしくは全身性の微小血管血栓形成が特徴である．腫瘍そのものが原因の場合と治療内容に関連する合併症の場合がある．

2）ベバシズマブ（抗VEGF阻害薬）

a．VEGF阻害とタンパク尿及び高血圧発現の推定機序（図1）

腎においてVEGFは糸球体上皮細胞（podocyte）で高濃度に産生され，尿流に逆らう形で内皮細胞上に発現しているVEGF受容体に結合する．詳細は未だ解明されていないが，適度

```
                    ┌─────────────────────────────┐
                    │         VEGF阻害薬          │
                    └─────────────────────────────┘
                         ↓                  ↓
              ┌──────────────────┐  ┌──────────────────────┐
              │  抵抗血管床の減少  │  │ 腎組織におけるVEGF産生低下 │
              └──────────────────┘  └──────────────────────┘
                      ↓                     ↓
              ┌──────────────────┐  ┌──────────────────────┐
              │ 全身末梢血管抵抗の上昇│  │ 糸球体内皮障害・スリット膜機能異常│
              └──────────────────┘  └──────────────────────┘
                      ↓                     ↓
              ┌──────────────────┐  ┌──────────────────────┐
              │      高血圧       │  │      タンパク尿        │
              └──────────────────┘  └──────────────────────┘
```

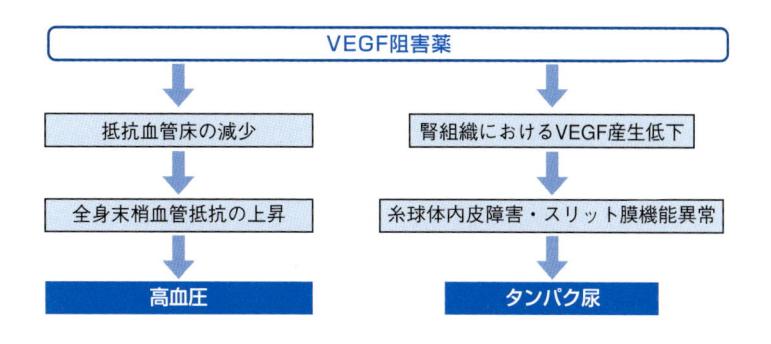

図1 ● 抗VEGF阻害薬と高血圧，タンパク尿発症機序

な量のVEGFが糸球体内皮の機能や上皮細胞間のスリット膜機能維持に重要な働きをもつネフリンの合成に関係するなどして，糸球体の構造と濾過機能（バリアー機能など）維持にとって重要な役割を果たしていることが明らかにされつつある[2]．すなわち，VEGFの阻害が糸球体におけるタンパク尿，濾過機能低下に関係する可能性がある．

また，VEGFの阻害は高血圧に関係する．生体の血圧は心拍出量と末梢血管抵抗の積で決定されているが，VEGFの絶対量の減少または血管内皮での反応低下は末梢血管抵抗の維持に関わる細小血管床量を減少させ，末梢血管抵抗を上昇させる．また，VEGFは内因性NO合成を増加させ，血管弛緩，血圧低下作用，血管透過性亢進などに関係するため，抗VEGF薬投与時にみられる高血圧には，NO合成低下による末梢血管抵抗の上昇も関係すると考えられる[3]．

b．ベバシズマブと高血圧，タンパク尿，血栓性微小血管症

ベバシズマブ（アバスチン®）はVEGF-Aに対するモノクローナル抗体であり，血中のVEGF-Aの活性を選択的に阻害することでがん細胞の血管新生を阻害するものである．ベバシズマブによるタンパク尿，高血圧の発生率は用量依存性に上昇する．メタアナリシスではベバシズマブ投与は有意にタンパク尿のリスクを上げ，タンパク尿発症の相対リスク（RR）は低用量治療ではRR 1.4（95%CI：1.1〜1.7），高用量治療ではRR 2.2（95%CI：1.6〜2.9）であった．同様にベバシズマブは有意な高血圧関連因子であり，RRは低用量治療群では3.3（95%CI：2.2〜4.2），高用量治療群では7.5（95%CI：4.2〜13.4）とかなり高い値が示されている[4]．また，ベバシズマブで治療中にTMAの特徴を有した糸球体疾患を発現した6例のケースが報告されている[2]．

c．抗VEGF阻害薬投与時の高血圧，タンパク尿に対する対策

血圧管理不十分な高血圧患者への本剤投与は慎重に検討されるべきであり，投与を開始された患者においては血圧測定を義務づける注意も必要である．高血圧が発現した患者には速やかに降圧薬投与を開始し，腎庇護のために早期から十分にコントロールすべきである．現状で特別な降圧目標レベルや降圧薬選択に関する基準はないが，日本高血圧学会のガイドラインに従った治療法に準じてよい（p.129，表2）．抗VEGF薬がNO合成を低下させることが原因の一つと推察されることから，それを代償する作用を有するACE阻害薬またはAT1受容体拮抗薬が第一選択であろう．カルシウム拮抗薬はCYP450経路に干渉するため

抗VGEF薬の代謝を変える可能性があり，利尿薬は，がん患者においては脱水を誘発し，他剤の相対的薬物濃度を変化させる可能性がある．十分な降圧薬投与でも血圧が十分管理できない患者においては投薬の中止も検討すべきである．タンパク尿も定期的に試験紙で測定すべきであり，タンパク尿が陽性化した患者においては随時尿による半定量（g/gクレアチニン）または24時間蓄尿による定量的評価が必要である．CTCAE grade2（2＋～3＋または＞1.0～3.5g/24時間），grade3（4＋または ＞ 3.5g/24時間）を超える場合やgrade4（ネフローゼ症候群）に至った例では腎臓内科医にコンサルトした上で投薬中止も検討すべきである．また，前述した高血圧の管理がタンパク尿減少や腎庇護療法として重要なことは言うまでもないことである[5]．

3 腫瘍専門医と腎臓専門医の協力体制の構築

近年のがん医療における治療薬の開発の発展には目覚ましいものがあり，今後もますますその役割は拡大していくものと期待が持たれる．一方で，開発時点では予期できなかった副作用の発現もあり，それらの中には腫瘍専門医だけでは対処しきれない病態を呈する場合もありうる．こうした場合を念頭に置く時，今後のがん医療では腎臓専門医と円滑に協力できる総合的医療基盤の構築が必要となるであろう．

文献・参考図書

1) Humphreys, B.D., Sharman, J.P., Henderson, J.M. et al.: Gemcitabine-associated thrombotic microangiopathy. Cancer, 100：2664-2670, 2004
2) Eremina, V., Jefferson, J.A., Kowalewska, J. et al.: VEGF inhibition and renal thrombotic microangiopathy. N. Engl. J. Med., 358：2008
3) Sane, D.C., Anton, L., Brosnihan, K.B.: Angiogenic growth factors and hypertension. Angiogenesis, 7：193-201, 2004
4) Zhu, X., Wu, S., Dahut, W. et al.: Risks of proteinuria and hypertension with bevacizumab, an antibody against vascular endothelial growth factor: systemic review and meta-analysis. Am. J. Kidney Dis., 49：186-193, 2007
5) 安藤　稔：分子標的治療薬による特異的な副作用とその対策　腎毒性―タンパク尿と高血圧―　癌と化学療法, 35：1649-1653, 2008

チェックリスト

☐ 悪性腫瘍患者及びその治療中の患者では腎臓障害の合併が多いことに留意して治療にあたる必要性を理解したか

☐ 急性腎臓障害を見落とさないためには，体重測定，血圧測定，尿検査を定期的に行うことを理解したか

☐ 疑わしき患者は早期から腎臓専門医（総合基盤医）にコンサルテーションすべきことを理解したか

Part I §2. がんの診断・治療の原則〔がんの支持療法〕

10. がん薬物療法の副作用対策
D) がん治療の副作用としての循環器障害：症状と対策

荒尾 正人

> **おさえておきたいポイント**
>
> ★ 心毒性を有するアントラサイクリン系薬剤による心筋障害は不可逆性であり、予防対策が重要である。その危険因子の中でも、高血圧を含む心血管疾患の存在と総投与量が重要であり、治療前に十分な心機能評価が不可欠である
>
> ★ 投与中投与後は定期的に状態観察（胸部X線写真等）を行い、有害事象の早期発見、治療に努める。適宜心臓超音波検査などを施行し、状況により抗がん剤を中止し、心不全の治療を行う
>
> ★ 担がん状態や治療のための血管内留置カテーテルが血栓の誘因となることが少なくない。また抗がん剤の中には血栓塞栓症のリスクを高めるものもあり、発症時の対応を準備しておくことが望ましい
>
> ★ がんの進行や放射線治療に伴い多量の心膜液が貯留する場合があり、状態により予後に重大な影響を及ぼす症例もある。心膜穿刺ドレナージにより予後が大きく改善する症例もあり、循環器専門医と協議の上治療方針を決定する

1 心機能低下と心不全

1) アントラサイクリン系薬剤

　累積投与量550 mg/m²以上のドキソルビシン（アドリアシン®）の投与を受けた患者の約5％に将来不可逆性のうっ血性心不全を生じるといわれ、死亡率も高い。その危険因子を図1に示す。循環器疾患治療歴のない症例も、詳細な問診、胸部X線、心電図、心臓超音波検査を施行し、器質的異常や心機能を調べた上で投与の可否や投与量を決定しなければならない。
　エピルビシンのように心毒性の軽減を目的に開発された薬剤もあり、現在広く用いられている。ドキソルビシンを1として比較した各種アントラサイクリン系薬剤の相対危険度と5％の心毒性が出現する総抗がん剤量を図2に示す[1]。

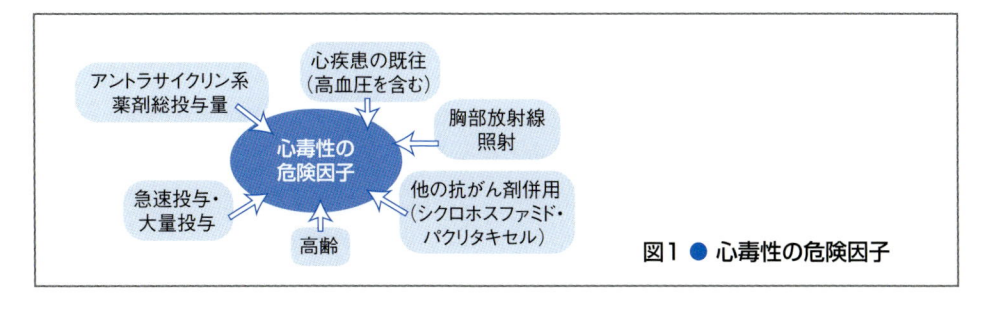

図1 ● 心毒性の危険因子

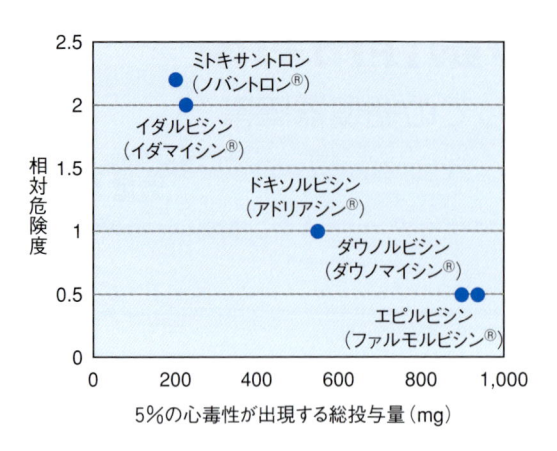

図2 ● アントラサイクリン系薬剤による心筋障害の危険度

ドキソルビシンを1とする

表1 ● 主な抗がん剤と心毒性

うっ血性心不全（心筋症）	・アントラサイクリン系薬剤 ・トラスツズマブ（ハーセプチン®）
心筋炎・心膜炎	・アントラサイクリン系薬剤 ・シクロホスファミド（エンドキサン®）
心筋出血	・シクロホスファミド
不整脈伝導障害	・アントラサイクリン系薬剤 ・メトトレキサート（メソトレキセート®） ・パクリタキセル（タキソール®） ・リツキシマブ（リツキサン®）
心膜液貯留	・アントラサイクリン系薬剤 ・シクロホスファミド ・イマチニブ（グリベック®） ・シタラビン（キロサイド®）

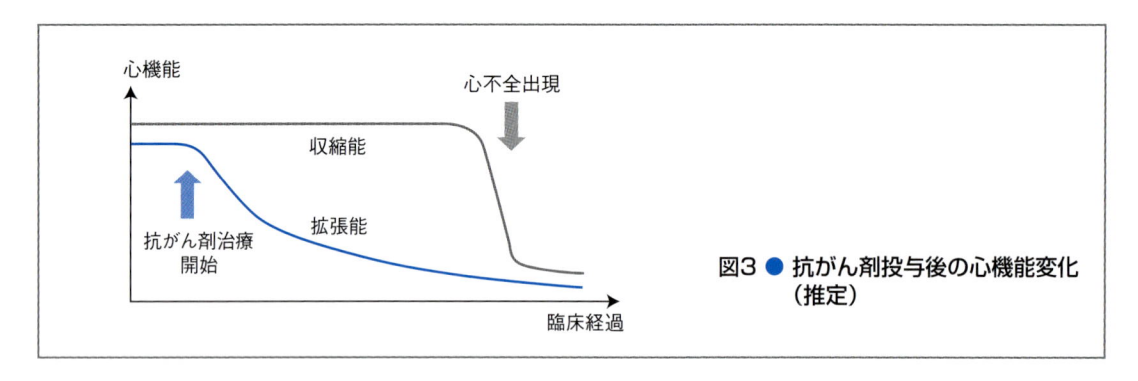

図3 ● 抗がん剤投与後の心機能変化（推定）

2）その他の薬剤

　表1に主な抗がん剤と心毒性をまとめた．移植時などの大量シクロホスファミド投与後にしばしば認められる心筋出血は特異な病態で，予防も難しく大変予後不良である．不整脈，心膜液貯留については，心筋障害や心不全，がん性心膜炎に関連して出現する場合が多く薬剤の影響と断定できる症例は少ない．

　抗がん剤の中には投与時に大量の輸液が必要なものもある．左室駆出率（LVEF）等収縮能に異常を認めないにもかかわらず，大量輸液後に不測のうっ血性心不全を惹起し治療に苦慮する症例を見かける．とりわけ高齢者，心房細動等の不整脈を有する患者，弁膜症患者ではLVEFに異常を認めなくとも，すでに拡張能や心拍出量（cardiac output）が低下している場合があり，**事前に十分な心機能評価**を行い，輸液量や速度を調節し，利尿薬を適宜増量するなどの配慮が必要である．

　図3に心毒性を有する抗がん剤治療開始後に推定される心機能の変化のイメージを示す．収縮能が低下し心不全を招く場合もかなり早期から拡張障害は始まっていると考えられる．拡張能は心臓超音波検査や心プールシンチグラフィにより測定可能であるが，しばしば評価が難しい場合もある．有害事象評価として広く用いられているCTCAE ver.4.0は拡張

能の評価項目が含まれておらず，従来のモニタリングに見られるようなEF等収縮機能低下後の抗がん剤減量中止では心不全を予防しきれないケースも多く，早期から循環器内科医と連携し注意深く経過観察することが望ましい．

2 高血圧

ベバシズマブ（アバスチン®）に代表される分子標的治療の登場により，高血圧発症例が増加している．しかしがん治療に伴う諸症状や心理状態が一過性血圧上昇の一因となっている場合も少なくない．降圧薬開始前に，血圧上昇の原因となり得る他の因子を除外した上で，複数回の測定を行い（外来の場合家庭血圧も参考にする）降圧治療の可否を決定する必要がある．表2に高血圧治療ガイドラインによる降圧目標を示す．抗がん剤治療に伴い二次性に血圧上昇を認めた症例の場合，少量のカルシウム拮抗薬にてコントロールされることが多く，**症例により適宜アンギオテンシンⅡ受容体拮抗薬（angiotensin Ⅱ receptor blocker：ARB）の併用**が望ましい．とりわけ，ARBは諸臓器の優れた保護作用が期待されており積極的な使用が勧められる．中止が難しいβ遮断薬は手術や全身状態の変化により投与中断を余儀なくされる場合を考慮し新規の使用を極力控える．筆者はまずアムロジピン（アムロジン®，ノルバスク®）2.5～5 mg投与し，1週間以上の内服にて降圧が不十分な場合には，カンデサルタン（ブロプレス®）4 mg～8 mg追加とし，減量の際にはCa拮抗薬から減量するようにしている．抗がん剤等治療の終了や治療内容の変更により降圧薬の減量中止が必要となる可能性もあることを忘れずに経過観察を進めなければならない．特に降圧治療を他の医師に依頼する場合には情報交換等十分な配慮が必要である．

免疫抑制薬のシクロスポリン，タクロリムスは高頻度に高血圧を発症させることが知られている．治療にはカルシウム拮抗薬が有効であるが，ACE阻害薬との併用がより有効とも言われている（処方例：アムロジピン5 mg＋エナラプリル2.5 mg）．

表2 ● 降圧目標（mmHg）

	診察室血圧	家庭血圧
若年者・中年者	130 / 85	125 / 80
高齢者・脳血管障害患者	140 / 90	135 / 85
糖尿病・CKD・心筋梗塞後患者	130 / 80	125 / 75

（高血圧治療ガイドライン2009より）　CKD：chronic kidney disease

3 静脈血栓症

血管内留置カテーテルや，分子標的治療薬ベバシズマブ（アバスチン®）など一部の抗がん剤が血栓塞栓症の誘因となることが知られており，また悪性腫瘍の存在自体が凝固線溶系を変化させ一層その発症率を高めている．

1）深部静脈血栓症（deep vein thrombosis：DVT）

四肢など局所の浮腫，疼痛，発赤により発症する場合もあるが，経過中に偶然CTや超音波検査等の画像所見で発見される症例が非常に多い．

a. 初期治療

　絶対的禁忌がなければヘパリンまたは低分子ヘパリン（フラグミン®）の投与を開始する．ワーファリンの単独治療は初期治療としては禁忌である．ヘパリン80U/kgをボーラスで，その後18U/kg/時間にて投与し目標APTT値へ到達させる．その後APTTをモニタリングしながら投与量を調整する．急性DVTに対する初期治療としては低分子ヘパリンの方がヘパリンを用いた場合より生存率が優れているという結果が出ており，APTTモニタリングも不要で，出血のリスクを抱える症例でも使用しやすい．留置カテーテルに伴い形成された血栓の場合は，慎重かつ速やかな抜去を目指す．

　下腿のみのDVTの場合，下大静脈へのフィルターの設置はすすめられない．また近位部のDVTの場合，下大静脈フィルターの設置は短期的には肺塞栓の予防となるが，長期的にはDVTの再発率を上げると考えられているので慎重な対応が必要である．出血のあるDVT症例では下大静脈フィルター設置の適応となるが，止血後，出血の問題が解決後速やかに抗凝固療法を開始し，フィルターを除去できれば最善である．

b. 亜急性期及び長期的抗凝固療法

　初期のヘパリン治療にてAPTTが対照の1.5倍を超えたらワーファリンを開始してよい．ワーファリンの開始（INR2.0～3.0）開始により出血のリスクが1年あたり3～4％上昇することが知られており，有害事象により長期投与を断念せざるをえない症例も多い．とりわけ担がん患者ではその配慮が欠かせない．

　最大6ヵ月まで続けられる亜急性期の治療ではINR2.0～3.0を目標とし，その後の慢性期では状況により適宜低めのINR1.5～2.0を目標にワーファリンを用いる．

　表3にワーファリンの効果に影響を及ぼす各種状態をまとめた．

表3 ● ワーファリンの効果を増減させる各種病態

効果増強因子	効果減弱因子
● 高齢	● ビタミンK過剰
● 発熱	● 甲状腺機能低下
● 甲状腺機能亢進	● ネフローゼ症候群
● 吸収不良	● ワーファリン抵抗性（遺伝性）
● うっ血心不全	
● 悪性腫瘍	
● 栄養不良	
● 肝障害	

2）肺塞栓症

　肺血栓塞栓症の3徴（呼吸困難，胸痛，頻呼吸）により発症する場合が多い．動脈血液ガス分析で呼吸性アルカローシス，低酸素血症，FDP，D-dimmerの上昇を認め，診断に有用である．心臓超音波での右室拡大，肺換気血流シンチグラムでの血流欠損像，造影CT検査等の画像所見も参考になる．

　肺塞栓を疑った場合，禁忌がなければ検査施行の前から抗凝固療法を開始する．担がん患者の場合出血が問題となる場合が多く，ウロキナーゼなど出血リスクの高い薬剤は使用が困難なことが多い．急性期には，低分子ヘパリンが安全かつ効果的である上，血中モニタリングの必要はなく扱いやすい．下大静脈フィルターの設置は抗凝固療法が絶対的禁忌の症例に限られるべきで，とりわけ「可動性のある」DVTは適応にならない．

4 心膜液貯留

◆放射線照射後心膜炎

　　放射線照射技術の向上により，心膜への被爆は最小限に抑えられているが，胸部照射を伴う治療とりわけ食道がんの治療の際には数年以上にわたり慢性的に多量の心膜液貯留が遷延することがある．放射線治療に伴う心膜炎の多くは40Gy以上の線量を心臓の広範囲に照射されている場合が多く，照射線量が50Gy以上に及ぶ場合，リスクはさらに増大するといわれる．照射後の急性心膜炎の発生率は5〜13%で，潜行性に発症し治療後約9ヵ月でピークが見られる．慢性収縮性心膜炎は治療後5〜10年で発症し，軽度の労作性呼吸困難を呈する例もある．駒込病院での経験例では，心房細動や弁膜症といった他の病態を合併しなければ，全身状態は比較的良好で心タンポナーデや心不全を呈する症例は少ない印象である．しかし，筆者は食道がんにて照射後，中等量の心膜液を経過観察中，治療後6年を経てから，心膜液原発の体液性悪性リンパ腫を発症し突如心タンポナーデを呈した症例経験もあり，定期的な観察は必要である．

※がん性心膜炎については，p.136を参照

> **memo　心膜穿刺について**：がん性心膜炎による多量の心膜液貯留のため，しばしば心タンポナーデとなり穿刺が必要になることがある．心膜穿刺の死亡を含む合併症発症率は（5〜50%）ともいわれ，穿刺法によって死亡率が19%に達するとも言われている．近年の医療を取り巻く環境は大きく変化しており，いわゆる市民感情が先行し穿刺後の合併症で医療過誤同等の扱いを受けている不幸な事例も見受けられる．心膜穿刺の適応については個々の症例につき臨床情報を慎重に検討の上，家族などにその処置の必要性，特殊性や必然的に起こりうる死亡を含む高い合併症発生率に関する説明を十分に行った上で文書による承諾書を得ることが望ましい．また施行に当たってはなるべく穿刺経験症例数の豊富な循環器専門医の立ち会いが望ましい[2]．

文献・参考図書

1）『がん化学療法ベスト・プラクティス』佐々木常雄 編，照林社，2008
2）荒尾正人 他：心膜穿刺を施行し得たがん性心膜炎の予後調査−より安全な心膜穿刺法の提唱．心臓，40：691-697，2008
・『がん化学療法と患者ケア改定第2版』福島雅典，柳原一広 監修，医学芸術社，2007

チェックリスト

- ☐ 心毒性を有する抗がん剤をあげることができ，各薬剤で起こりうる影響を理解し，実際の投与に応用できるか
- ☐ 心毒性を高める因子を理解し，問診，理学的所見，諸検査から治療前の心機能を正確に評価し，適切な治療計画を立てることができるか
- ☐ 有害事象を早期発見し，循環器専門医と連携し適切な治療を行うことができるか

Part I §2. がんの診断・治療の原則〔がんの支持療法〕

11. がんの救急

北村 和広, 細見 幸生

おさえておきたいポイント

★ がんの救急とはがんの進行や治療に伴う合併症によって緊急な状態になることである

★ がんの救急には転移性脳腫瘍・脊椎腫瘍, 上大静脈症候群やがん性心膜炎などの器質的な原因によるものと高カルシウム血症や抗利尿ホルモン分泌異常症候群などによる代謝・内分泌によるもの, 抗がん剤の副作用によるものなど, 多彩な病態がある

★ 早期にそれぞれの病態の徴候を発見し, 検査・診断を適切に行うことで迅速な対応が可能となり, 患者の生命を救い, また苦痛を除去できる

はじめに

近年悪性腫瘍の治療は進歩し, 患者の予後は改善された. それに伴って緊急に診断・治療が必要ながん特有の合併症に遭遇する可能性は高くなっている. 病態を理解し, 適切な加療を行うことで患者を致命的な状態から救い, また苦痛から逃すことができる（表1）.

表1 ● がん救急の病態（例）

呼吸器系	気道狭窄・大量喀血・大量胸水
循環系	上大静脈症候群・心タンポナーデ
神経系	転移性脳腫瘍による脳圧亢進・転移性脊椎腫瘍による脊髄圧迫
消化器系	腸閉塞・消化管穿孔・消化管出血・重度下痢
泌尿器系	尿路閉塞
代謝系	高カルシウム血症・抗利尿ホルモン分泌異常症候群・腫瘍崩壊症候群
血液系	発熱性好中球減少症・過粘稠度症候群・血栓症
アレルギー系	抗がん剤によるアレルギー/過敏反応

1 代謝系救急

1) 高カルシウム血症

高カルシウム血症は進行がんではよくみられ, 乳がん, 肺がん, 多発性骨髄腫などで多い. 【成因】がんによる高カルシウム血症の成因は, ①PTHrP（parathyroid hormone-related protein）を介すもの, ②局所の骨破壊により腫瘍細胞から破骨細胞活性を亢進するサイトカインが放出されるもの, ③腫瘍細胞からビタミンD類似物の放出を起こすもの

表2 ● 高カルシウム血症の治療（例）

	内　容	注意点
生理食塩水	250〜500mL/時間静注で脱水解除まで輸液，以降は100〜150mL/時間静注で投与	重症の高カルシウム血症の患者は強い脱水状態にある．心疾患などの既往がある場合は注意
フロセミド（ラシックス®）	20〜40mg静注	脱水が解除されるまでは投与を避ける
ゾレドロン酸（ゾメタ®）	4mg静注（15分かけて投与）	ゾメタ®は従来のものより有効性が高く，投与も簡便である．腫瘍による骨合併症出現低下や疼痛緩和の意味でも投与が推奨される．**顎骨壊死**の副作用は稀であるが注意を要す
カルシトニン（エルシトニン®）	40〜80Uを12時間ごと筋注	効果は短時間．副作用に紅潮がある
グルココルチコイド	プレドニゾロン（プレドニン®）60mg経口投与もしくはヒドロコルチゾン（水溶性ハイドロコートン®）を6時間ごと100mg静注	できるだけ一時的投与にとどめる．ステロイドはビタミンD類似物放出タイプのものに効果的である
その他		カルシウムを増加させる輸液・薬（サイアザイド系利尿薬やビタミンDなど）は避ける

（文献1より改変）

（悪性リンパ腫，特にHodgkin病にみられる）がある．

【症状】 主な症状は傾眠，混迷，食思不振，吐気，便秘，多尿，口渇などである．

【診断】 血中カルシウム濃度（アルブミン補正値＝実測値＋4－血中アルブミン値）を計測すればよい．一般に12 mg/dLを超えるものは治療を要することが多い．

【治療】 表2に示す．

2）抗利尿ホルモン分泌異常症候群（syndrome of inappropriate secretion of antidiuretic hormone：SIADH）

【病態】 腫瘍による異所性の**抗利尿ホルモン**産生が原因となる**低ナトリウム血症**である．肺がん（特に小細胞がん）で多くみられる．

【症状】 食思不振，吐気，筋肉痛や頭痛，意識障害，痙攣（脳浮腫）などがある．

【診断】 ①脱水・浮腫がなく，②ナトリウムの血中濃度低下（120〜125mEq/L以下で症状出現），③血清浸透圧の低下（270mOsm/L以下），④尿中ナトリウム排泄持続（20mEq/L以上），⑤尿浸透圧が低値ではなく（通常尿浸透圧が血清より高値），⑥腎機能・副腎機能が正常であることである．

【治療】 基本的には**原疾患の治療（抗がん剤や放射線治療など）がSIADHに対する治療の要となる**（表3）．

3）腫瘍崩壊症候群

【病態】 **腫瘍崩壊症候群**は腫瘍細胞死の後に細胞内容の多量の放出によって起こる．具体的には**急性腎機能障害，高尿酸血症，高カリウム血症，低カルシウム血症（高リン血症）**などがある．また**高尿酸血症**により尿路に尿酸が結晶化，閉塞を来し急性腎不全を起こすこともある．

増殖速度が速い腫瘍系で腫瘍量が多く，特に化学療法に感受性の強い場合に起こりやすい（急性白血病や未分化悪性リンパ腫などの造血器腫瘍や固形がんでは小細胞肺がんや胚

表3 ● 抗利尿ホルモン分泌異常症候群（低ナトリウム血症）の治療（例）

	内容	注意点
水制限	1日500～1,000mLに制限する	
生理食塩水または3％高張食塩水	初期の補正目標は125mEq/L程度とし、ゆっくり補正する．補正は毎時間1～2mEq/L以内とし、24時間で12mEq/L以内とする	頻回に採血を行い補液の量、速度を変更する．急激なナトリウムの補正は**橋中心髄鞘崩壊**を来す
デメチルクロルテトラサイクリン（レダマイシン®）	1回3.5mg/kgを6時間ごと，もしくは1日に450～900mgを3回にわけて内服	尿細管における抗利尿ホルモン作用抑制を目的としている
モザバプタン（フィズリン®）	1日30mg内服	V2受容体拮抗薬であり抗利尿ホルモンの水分再吸収抑制作用がある．専門医の監視下で注意深く行う
その他	フロセミド（ラシックス®）が初期治療に併用されることもある	

表4 ● 腫瘍崩壊症候群の治療（例）

病態	治療	内容	注意点
腎機能障害	輸液	予防を目的に時間100mL/m^{2}以上の尿量をキープする	
高尿酸血症	アロプリノール（ザイロリック®）	8時間ごと100mg/m^{2}もしくは初期に600mg、その後300mgを分3で内服	尿酸の尿路での結晶化予防．かつては尿のアルカリ化も推奨されたが、逆にキサンチンの結晶化が起こりやすくなるため、有効性に議論の余地があるとされる
	ラスブリカーゼ（ラスリテック®）	初回抗がん剤使用の4～24時間前に0.15mg/kgもしくは0.20mg/kgを単剤で5日間、30分以上かけて静注	遺伝子組み換え型ウリカーゼ．欧米では既に承認、使用されている．効果・安全性の点でわが国でも期待されている．国内製造販売承認（2009.10）、薬価収載（2009.12）
高カリウム血症	グルコース＋インスリン（速効型）	50％グルコース50～100mL静注 インスリン（速効型）10U静注	治療に反応しなければ透析が必要
	グルコン酸カルシウム（カルチコール®）	10～20mL静注	
	炭酸水素ナトリウム（メイロン®）	20～60mL静注	
	ケイキサレート®	15～30g分3で内服もしくは30gを注腸	
高リン血症	リンの摂取制限 水酸化アルミニウム（アルミゲル®）	1日3gを分3で内服	治療に反応しない場合は透析が必要となることもある
低カルシウム血症	グルコン酸カルシウム（カルチコール®）	5～20mL静注	症状がなければ治療を要しないことが多い．高リン血症がある時は注意

（文献1より改変）

細胞腫など）．そのような患者に抗がん剤治療を行った後、比較的早期に出現する．
【治療】腫瘍崩壊症候群を来さないよう予防することが重要である．重症の場合は血液透析が必要となる（表4）．

2 神経系救急

1）転移性脊椎腫瘍による脊髄圧迫（麻痺）

【症状】 転移性脊椎腫瘍による脊髄圧迫はすべての悪性腫瘍（主に血行性転移）で起こりうる．背部痛，運動・感覚機能障害，さらに進行すれば麻痺に至るため早期診断，早期治療が必要な状態である．

【診断】 神経学的診察でレベル診断をし，MRIやCT画像で障害部位に一致した腫瘍による所見を確認することで診断ができる（p.70）．

【治療】
① **放射線治療**が除痛，病的骨折予防，脊椎の圧迫症状の改善を目的として行われる．
② 麻痺発生初期にはデキサメタゾン（デカドロン®）（最初に10～16 mg静脈注射，以降4時間ごと4 mg投与等）を使用する方法がある．麻痺がなければ通常，予防的なステロイド投与は要しない．
③ 骨破壊が強く，圧迫変形，不安定性を来した不全麻痺例では手術療法が検討されるが，適応は予後等を鑑みて専門医と相談すべきである．

2）転移性脳腫瘍

【病態・症状】 悪性腫瘍が血行性に脳に転移した状態であり，病巣の局在に伴う症状と脳圧亢進による症状がみられる．

【治療】
① 腫瘍血管の透過性減少による浮腫改善目的にデキサメタゾン（デカドロン®）4～16 mg/日の投与を行う．
② 痙攣発作時は抗痙攣薬を使用する．ステロイドや抗がん剤との相互作用に注意を要する．通常，痙攣発作のない患者への予防投与は不要とされる．
③ 重症例では脳脊髄圧低下目的に浸透圧利尿薬〔マンニトール（マンニットール®）〕や電解質加高張グリセリン液（グリセオール®）等を使用することもある（出血が疑われる時は使用不可）．
④ 腫瘍に対しては**放射線全脳照射**，手術，ラジオサージャリー等が行われる（p.164）．

3 循環系救急

1）（悪性腫瘍による）上大静脈症候群

【病態】 **上大静脈症候群**は腫瘍による圧迫，浸潤，血栓塞栓形成によって血流が途絶し，頭頸部，上肢，体幹上部からの静脈環流の障害に伴うものである．

【症状】 呼吸困難・顔面浮腫・咳嗽が主な症状であり，頸部の前屈やしゃがむ行為で症状は悪化する．

【診断】 胸部CT（可能なら造影CT）で容易に診断できる．

【治療】 成人では致死的になることはほとんどない．
① 時間的経過で奇静脈などを介した側副血行路が病態を代償し，自然軽快することも多い．
② 治療感受性が高い腫瘍（悪性リンパ腫・胚細胞腫・小細胞肺がんなど）は化学療法，放射線療法など標準的治療を行う．
③ ②でない場合では放射線治療が適応である．他に狭窄部にステントの留置が試みられ

ている．
④ 症状緩和目的でステロイドの投与や利尿薬の投与が有効である．
⑤ 浮腫の強い上肢からの点滴投与は避けたほうがよい．

2）がん性心膜炎，心タンポナーデ

【病態】 がん性心膜炎とは悪性腫瘍の心膜への転移播種や心膜への直接浸潤によって起こる病態である．肺がん・乳がん・悪性リンパ腫などで多い．

【症状】 少量の心膜液貯留では症状はみられない．心膜液が多量に貯留し，心臓の拡張障害を起こし心拍出量が保てない状態，すなわち**心タンポナーデ**となると呼吸困難，起座呼吸，脈圧低下，奇脈，意識障害等を起こす．

【診断】 CTやMRIでも心膜液の貯留は確認できるが，**心エコー**では液量や存在部位，心膜腔内の腫瘍の有無や血行動態の検索ができ，診断はもとより穿刺など処置の適応決定に必須となる．

【治療】 心タンポナーデでは救命・症状緩和のため速やかな対応が求められる．

① エコーガイド下での**心膜穿刺**は劇的な症状改善が認められる（p.131）．ただし，穿刺だけでは再貯留は高頻度で起こる．
② **経皮的チューブ心膜腔ドレナージ**は最も一般的に行われており，エコーガイド下で穿刺，カテーテルを心膜腔内に留置し，持続的吸引で心囊水の完全排除を行う方法である．
③ 外科的方法としては心膜開窓術がある．
④ 通常心膜液の排液が20〜25 mLになればカテーテルは抜去する．排液量が多く抜管できない場合は心膜腔内にブレオマイシン（ブレオ®）などの薬剤をいれて癒着を起こす方法が報告されている．

4 血液系救急

◆ 発熱性好中球減少（p.111参照）

抗がん剤治療後に好中球が減少し，発熱を来した場合は適切な治療が行われねばならない．特に外来治療が多く施行される昨今においては，遭遇する機会は多い．好中球数が1,000/μL未満で，500/μLになる可能性がある状況下で1回の腋窩検温で37.5度以上であり，他の発熱の原因が否定できる場合を**発熱性好中球減少**と定義している．重症度を鑑みて初期は経験的な抗生剤治療が行われる．重症化が予想される場合はG-CSF（granulocyte colony stimulating factor）の使用も推奨されている．

5 アレルギー系救急

◆ 抗がん剤によるアレルギー/過敏反応

外来にて抗がん剤治療が行われている昨今，抗がん剤による**アレルギー/過敏反応**に対する対応は重要である．

外来でよく行われる抗がん剤で，アレルギー/過敏症を起こすものには**パクリタキセル**（タキソール®）があり，初回投与時に出現することが多い．また，溶解液にアルコールが含まれているためアルコールに対するアレルギーがある患者にも投与はできない．**オキサリプラチン（エルプラット®）をはじめとする白金製剤**ではアレルギー/過敏反応は投与が累

積することで，出現してくることが知られている．

【症状】悪心，皮膚掻痒，発赤，蕁麻疹，呼吸困難，気管支痙攣，血圧低下（ショック），意識障害などがある．

【治療】〈例〉抗がん剤投与中であれば直ちに中止し，別に静脈ラインをキープする（使用していたライン中には抗がん剤が残存しているため，使用は避ける）．

　症状の程度（表5）に合わせて治療を考慮する．grade1では抗がん剤の中止のみで改善することも多い．grade2ではステロイド（ソルコーテフ®100〜300 mgなど）の投与を検討する．grade3ではステロイドに加えて，酸素投与，血圧の低下に対し細胞外液（ヴィーンF®など）の輸液，エピネフリン（ボスミン®）を0.3mgずつ筋注・皮下注，または10倍希釈をして0.1〜0.2mgずつゆっくり投与する．基本的に入院を要する．grade4では人工呼吸管理や，カテコールアミンの投与など全身管理を行う必要がある場合がある．

表5 ● アレルギー反応/過敏症（薬剤熱を含む）

grade 1	一過性の潮紅あるいは皮疹；＜38℃の薬剤熱
grade 2	皮疹；潮紅；蕁麻疹；呼吸困難；≧38℃の薬剤熱
grade 3	蕁麻疹の有無によらず症状のある気管支痙攣；非経口的治療を要する；アレルギーによる浮腫/血管性浮腫；血圧低下
grade 4	アナフィラキシー
grade 5	死亡

（文献2より引用）

> **memo** infusion reaction：成因は詳細になっていない．成因は異なるが，**アレルギー/過敏症**と類似する部分がある．**リツキシマブ（リツキサン®）やトラスツズマブ（ハーセプチン®）などのモノクローナル抗体の点滴静注製剤で一般に起こる可能性がある**とされる．初回投与時の出現が多いが，リツキシマブでは2回目以降の投与でも留意が必要である．重度のものではアナフィラキシー様症状を呈し，アナフィラキシーショックに対する加療と同様の対応が行われる（p.107）．

文献・参考図書

1) Halfdanarson, T.R. et al.: Oncologic Emergencies:Diagnosis and Treatment. Mayo. Clin. Proc., 81（6）: 835-848, 2006
2) Common Terminology Criteria for Adverse Events;CTCAEv3.0 日本語訳　JCOG/JSCO版
- "The Washington Manual of Oncology" 2nd ed.（Ramaswamy Govindan），Lippincott Williams & Wilkins. Wolters Kluwer business, 2007
- 『新臨床腫瘍学がん薬物専門医のために-』（日本臨床腫瘍学会 編），南江堂，2006
- Higdon, M.L. et al : Treatment of Oncologic Emergencies. Am. Fam. Physician.,74 : 1873-1880, 2006
- 『がん化学療法-ベストプラクティス』（佐々木常雄 編），照林社，2008
- 『腫瘍内科オリエンテーション』（畠 清彦 編），医薬ジャーナル社，2008

チェックリスト

- ☐ 高カルシウム血症，抗利尿ホルモン症候群の成因を説明でき，適切に検査・診断を行うことができるか．また，治療を実行できるか
- ☐ 腫瘍崩壊症候群の成因を把握し，予防の重要性を理解できたか
- ☐ 転移性脳腫瘍・脊椎腫瘍，上大静脈症候群やがん性心膜炎などの器質的な病態は症状より障害部位を推定できるか．適切な検査を行って診断をし（専門医にコンサルトを含む），治療を計画できるか
- ☐ 抗がん剤によって起こるアレルギー/過敏性反応や発熱性好中球減少に対し，適切な対応を行うことができるか

Part I §2. がんの診断・治療の原則〔がんの支持療法〕

12. がん患者の栄養管理

岩永 知大，本田 五郎

> **おさえておきたいポイント**
> ★ 担がん患者では安静時代謝率の上昇によってエネルギー必要量が増加することに加え，糖・タンパク質・脂質の代謝異常を伴うため，低栄養状態に陥りやすい
> ★ 栄養投与ルートの選択は，①経口投与，②経腸投与，③経静脈投与の順に，がんの特徴を考慮して慎重に選択すべきである
> ★ 栄養療法は患者のがんの進行状態によって変化させるべきであり，がん終末期に漫然と栄養療法を継続すべきではない

1 担がん患者の栄養療法

1）担がん患者の栄養状態

がん患者には何らかの栄養障害が生じている．病状が進行するとエネルギー代謝異常が起こり，炎症性サイトカインによる食思不振や異化亢進，免疫能低下などから栄養不良となり，いわゆる悪液質の状態に陥る[1)2)]（図1）．

2）栄養療法の必要性

担がん患者は低栄養に陥りやすい状態であるため，患者の状態に応じて不足する栄養量を補うように栄養管理を行うべきである．また，がん終末期にはしばしば栄養療法が適応外となり，がんの進行状態によって栄養療法を変化させなければならない．

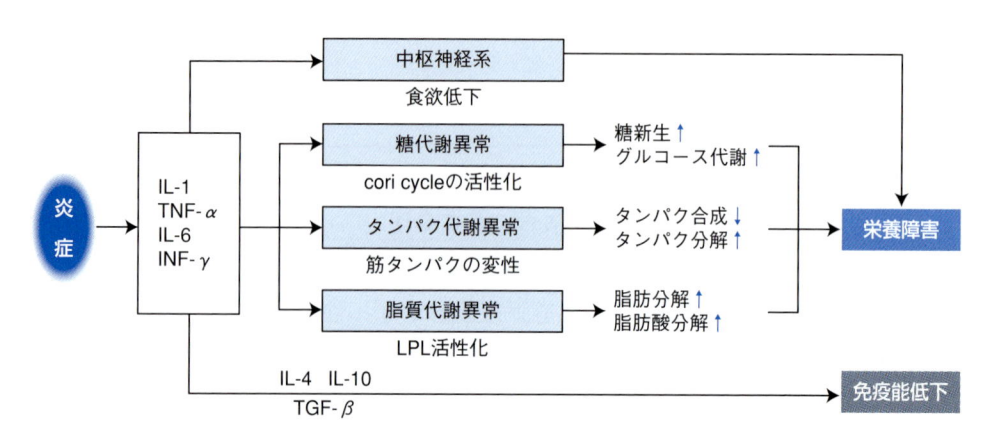

図1 ● 代謝栄養障害とサイトカイン
LPL：リポタンパクリパーゼ　　（文献1，2より改変）

2 栄養療法の実際

1）栄養療法の適応

すべてのがん患者に栄養療法をルーチンに行うのではなく，すでに低栄養状態であるか，十分な栄養摂取が困難な状態が長期間〔(ESPEN (The European Society for Clinical Neutrition and Metabolism, ヨーロッパ臨床栄養代謝学会) ガイドラインでは7日以上〕続いた場合に栄養療法を開始することが推奨されている[3)～5)].

2）栄養投与ルートの選択

栄養療法の基本は経口摂取である．10日間の絶食によって腸管粘膜は脱落しbacterial translocationのリスクを増大させる[6)]．各種栄養療法のガイドラインにおいても安易な経静脈栄養の選択は避けるべきであるとされており[3)～5)]，栄養投与ルートの選択は，①経口投与，②経腸投与，③経静脈投与の順に，がんの特徴や患者の状態を考慮して慎重に選択すべきである（図2）．

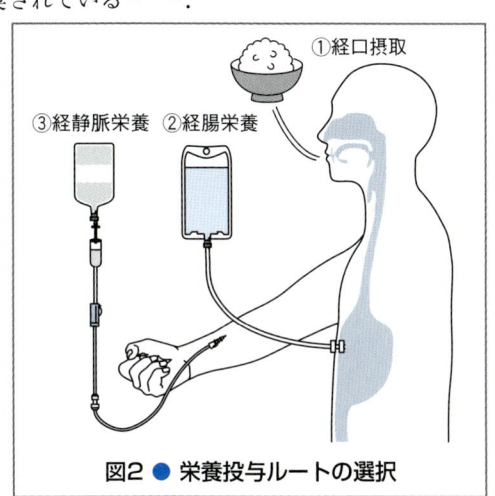

図2 ● 栄養投与ルートの選択

3）栄養管理法

通常の栄養管理法は原則的に以下のa）～d）の手順で決定し，個々の患者状態によって多少のアレンジを行うとよい．

a. エネルギー必要量の算出（表1）

エネルギー必要量はHarris-Benedictの公式で導かれる基礎エネルギー消費量に活動係数と障害係数をかけて求める．現在の患者状態及び治療内容に合わせて障害係数を変化させ必要エネルギー量を調節する．

b. 必要水分量の算出

一日必要水分量の基本的な計算式を表2に示すが，慢性の下痢や発熱，消化管ドレナージ

表1 ● 1日のエネルギー必要量の求め方

エネルギー必要量 ＝ 基礎エネルギー消費量 × 活動係数 × 障害係数
基礎エネルギー消費量（Harris-Benedictの式）
● 男性：66.47 ＋ (13.75 × 体重kg) ＋ (5 × 身長cm) － (6.76 × 年齢)
● 女性：665.1 ＋ (9.56 × 体重kg) ＋ (1.85 × 身長cm) － (4.67 × 年齢)

活動係数（1.0～1.8）		障害係数（1.0～2.0）	
寝たきり	1.1	術後（軽度～高度）	1.00～1.10
ベッド上安静	1.2	がん	1.10～1.30
ベッド外活動あり	1.3	腹膜炎・敗血症	1.10～1.30
軽度の労働	1.4	重篤な感染症	1.20～1.40
重度の労働	1.8	多臓器不全	1.20～1.40
		熱傷	1.20～2.00

表2 ● 一日必要水分量の求め方

一日必要水分量（成人）＝ 体重 × 33 mL

などによる水分の喪失や，腹水や胸水，著明な浮腫などによる水分の貯留など，患者の状態に合わせて水分投与量を調節する必要がある．

c．栄養投与ルートの選択

利用可能な栄養投与ルートと栄養形態（食事，経腸栄養剤，点滴など）を選択し，栄養投与の計画を立てる．栄養投与方法はできる限り単純な方がよい．

d．各種栄養素の組成

糖質・タンパク質・脂質の3大栄養素の組成に関しては，脂質が必要カロリーの20～30%になるよう設定し，残りを糖質とタンパク質で補う．糖質とタンパク質の比率は窒素平衡を考えて，カロリー摂取量が窒素1gあたり100～200kcalになるように決定すればよい．この際に，ビタミン・微量元素の投与は忘れずに行う（図3）．

4）栄養状態の評価

栄養療法開始時に患者の状態のすべてを把握することは困難である．患者の全身状態や体重の変化，血液検査所見を参考にし，栄養療法への反応をみて栄養内容を調節する（表3）．

5）がん終末期の栄養管理

がん終末期には栄養管理が適応外となることがあり，これまで行ってきた栄養管理を変更しなければならない．患者QOLを効果の指標とし，患者・家族の価値観や意向，個別性の尊重を重要視する．QOLの改善が期待されない輸液治療はむしろ行わない[7]．がん終末期においては患者・家族の意向に即して在宅での栄養療法も選択すべきである．

6）NST（nutrition support team）のかかわり

医師や看護師以外に管理栄養士や臨床検査技師など多職種が一致団結して栄養サポートを実践するNSTは，担がん患者の栄養療法を行っていく上で極めて有用である．栄養を専門とする医師や管理栄養士から適切な栄養療法のアドバイスを受けられるだけではなく，多くの診療科の医師，看護師などをメンバーに加えることで，様々な状態の栄養療法に対応でき，外科的治療や緩和医療への円滑な移行も可能となる．

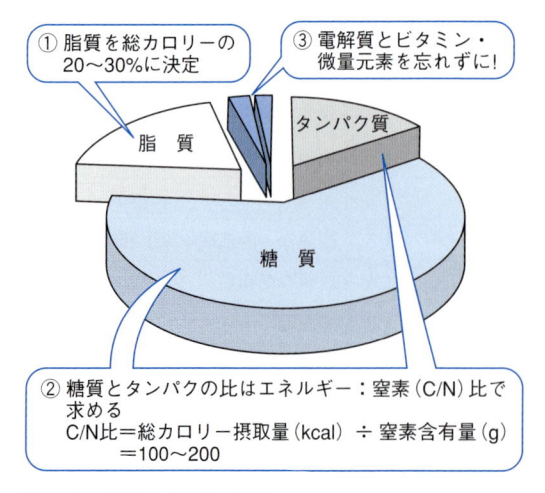

図3 ● 栄養組成の決定法

① 脂質を総カロリーの20～30%に決定
③ 電解質とビタミン・微量元素を忘れずに！
② 糖質とタンパクの比はエネルギー：窒素（C/N）比で求める
C/N比＝総カロリー摂取量（kcal）÷窒素含有量（g）
＝100～200

表3 ● 栄養状態の指標となるもの

- 全身状態：体重の増減，皮下脂肪量，骨格筋量，患者の活動性の変化など
- 検査所見：血清タンパク値（総タンパク値，アルブミン値，rapid turnover protein値（プレアルブミンなど），総リンパ球数，免疫グロブリンなど
- 体重減少，活動性の低下，血液検査での栄養評価値の悪化 → 投与カロリーの不足
- 浮腫や胸・腹水の増加，肝機能障害の出現 → 水分及び投与カロリーの過剰

おわりに

　食事は人生の重要な要素であり，喜びである．たとえ終末期の状態となっても，ほんの少量の食事ががん患者のQOLを改善することになる[8]．がん患者の診療に携わる医療者は，終末期に至るまでのあらゆる時期において，常に経口摂取の可能性を検討すべきである．

文献・参考図書

1) 濱田吉則, 北川克彦, 中井宏治 他：癌と栄養療法. 静脈経腸栄養, 18 (4)：17-23, 2003
2) 小山諭, 畠山勝義：がん栄養療法　抗がん剤投与時の栄養管理の注意点. 臨床栄養（0485-1412）別冊『栄養力UP NST症例集』pp.90-96, 2008
3) A.S.P.E.N. Board of Directors and The Clinical Guidelines Task Force. Fuidlines for the use of parenteral and enteral nutrition in adult and pediatric patients. JPEN., 26 (1), 2002
4) Arends, J., Bodoky, G., Bozzetti, F. et al.：ESPEN guideline on enteral nutrition: non-surgical oncology. Clin. Nutr., 25：245-259, 2006
5) 『静脈経腸栄養ガイドライン第2版』日本静脈経腸栄養学会 編, 南江堂, 2006
6) Deithch, E.A., Winterton, J., Li, M., Berg, R.：The gut as a portal of entry for bacteremia. Role of protein malnutrition. Ann. Surg., 205 (6)：681-692, 1987
7) 『終末期がん患者に対する輸液療法のガイドライン（第1版）』pp.67-70, 日本緩和医療学会, 2006
8) 比企直樹, 松本三千代, 畠山久男：栄養管理とスピリチュアルケア－命のスープ. 臨床栄養, 113 (5)：642-646, 2008

チェックリスト

☐ 担がん患者の栄養状態と栄養療法の必要性を理解したか
☐ 最適な栄養投与ルートを選択し，栄養管理を実践できるか
☐ 患者の全身状態を評価し，適切な栄養療法を選択できるか

13. 緩和医療

田中 桂子

おさえておきたいポイント

★ 緩和ケアとは，疾患の進行度に関わらず，必要に応じて提供されるべき医療・ケアである
★ がん性疼痛を適切にマネジメントするためには，適切な評価が重要である
★ がん性疼痛には，WHO方式がん疼痛治療法が基本となる
★ オピオイドやその他の鎮痛薬の薬理と副作用について理解した上で，オピオイドローテーションや鎮痛補助薬の併用を検討する
★ がん患者の苦痛症状はトータルペインと呼ばれる多面的なものであるので，多職種チームにより多角的にアプローチする

1 緩和医療の重要性

1) 緩和ケアとは？

　緩和ケアとは，「生命を脅かす疾患による問題に直面している患者とその家族に対して，疾患の早期より，身体的・心理的・社会的・スピリチュアルな（霊的な・魂の）問題に関してきちんとした評価を行い，それが障害とならないように予防したり対処したりすることで，クオリティ・オブ・ライフ（QOL）を改善すること」と，WHO（世界保健機構）で定義されている．

　重要な点は，①患者だけでなく家族も対象とする，②終末期だけではなく**疾患の早期から対応する**，③身体面だけではなく多角的な問題に対応する，④延命だけではなく**QOLの向上**を目指しその人らしい生き方をサポートする点である．

　緩和ケアは積極的抗がん治療をサポートし相補う位置づけであり，抗がん治療か緩和ケアかという二者択一では決してない．患者家族のニーズがあれば，それが**緩和ケアの適応**であり，開始すべきタイミングである（図1）．

2) 緩和医療はなぜ必要か？

　疼痛・呼吸困難などの身体症状や，抑うつ・不安などの精神症状が，積極的抗がん治療への意欲や治療に関する意思決定に悪影響を及ぼし，その結果QOLのみならず，治療経過や生存期間にまで悪影響を与えることが示唆されている．がん治療のアウトカムとして，生存期間・無病期間と共に，QOLは重要な位置を占める．がん診療に携わるすべてのスタッフが，症状緩和についての関心とスキルをもっていなければならない．

3) 緩和ケアチームとは？

　このように，一般病棟における緩和ケアのニーズが拡大したこと，複雑で多様化する諸

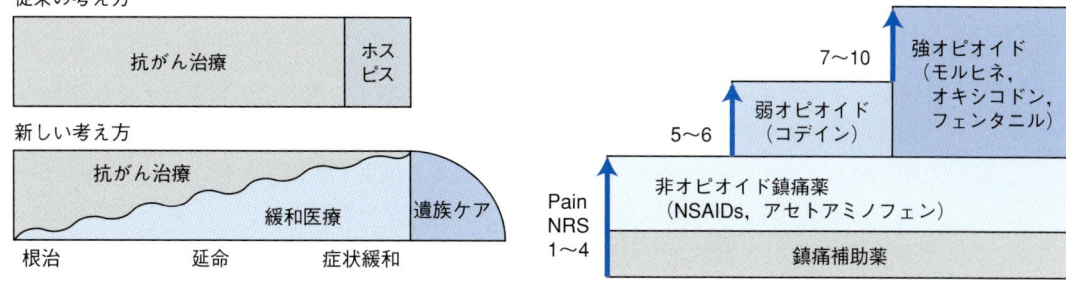

図1 ● 緩和医療の考え方

図2 ● WHO方式がん疼痛治療法（3段階除痛ラダー）
（文献1より改変）

問題に対してより専門的な緩和ケアの知識が必要となっていることから，緩和ケアチーム活動が広まりつつある．

緩和ケアチームとは，身体症状専門医師・精神症状専門医師・看護師・薬剤師の4名を中心に，心理職・ソーシャルワーカー・栄養士・リハビリテーションなど多職種の専門家からなるサポートチームで，がん診療連携拠点病院の必要条件となっている

2 疼痛緩和の基本

1）定義・疫学・分類

痛みは「本人が痛いと感じているもの」と定義される主観的なものである．がん患者の症状で最も頻度の高い症状の一つで，進行期では70～90％の患者に生じる．がん性疼痛の分類として，①**体性痛**（骨転移痛に代表される限局した鋭い痛み），②**内臓痛**（肝転移の皮膜腫大に代表される，局在のはっきりしない鈍い痛み），③**神経障害性疼痛**（開胸術後や神経浸潤などによるびりびり感，電撃痛など）に分類される．

2）評価

疼痛は前述のように主観的な感覚なので，本人の評価がゴールドスタンダードになる．疼痛の重症度を，numeric rating scale（NRS）など使用して評価する．さらに，疼痛の部位，生活への支障，時間因子（発症時期，発症からの経過，間欠的か持続的か），質（電気が走るようなど），増強因子と緩和因子，併存症状，現在の疼痛治療とその効果などを適切に評価する．

3）WHO方式がん疼痛治療法

がん性疼痛に対しては，**WHO方式がん疼痛治療法**が基本となる．

「**WHO 3段階除痛ラダー**」（図2）は，痛みの強さに応じて効力の順に鎮痛薬を選択し，積み重ねていく方法を示したものである．NSAIDsは，特に骨転移痛に有効で，オピオイドとの併用により相加的効果以上の効果が示されており，禁忌でない限り第2・3ステップに進んでもオピオイドと併用することが推奨される．

「**WHO鎮痛薬使用の5原則**」は，鎮痛薬投与の際注意すべき点を挙げたもので，①可能な限り経口投与とする（できる限り簡便で管理しやすい投与経路を選ぶ），②頓用でなく規則正しく使用する，③除痛ラダーに沿って効力の順に薬剤を選択する，④患者ごとの個別的

な至適量を決定する，⑤十分な副作用対策と細かい配慮を行う，の5点である．

4) オピオイドの副作用対策（表1）

① **便秘**：モルヒネ・オキシコドンの使用により9割以上の患者に出現するとされるため，通常の緩下薬を適宜調整していく．

② **嘔気嘔吐**：モルヒネ使用時に約3〜4割の患者に出現するとされる．いったん嘔気が出現すると服用継続が困難になるため，通常の制吐薬を頓用処方し，いつでも使用できるようにしておく．耐性がつく1〜2週間程度で制吐薬は漸減・中止可能な場合が多い．

③ **眠気**：オピオイドによる眠気は投与開始初期や増量時に出現することが多く，数日で耐性が生じることが多い．オピオイド開始にて疼痛が緩和され，痛みによる睡眠不足が解消された結果眠気が強くなることもある．

④ **せん妄**：高齢者やオピオイド大量使用者に発現頻度が高いとされる．対症的にハロペリドールを使用する．

これらの副作用はいったん出現すると服用コンプライアンスに大きく影響を及ぼすので，十分な説明の上，早期に，または場合により予防的に薬物的対症療法を行う．十分な副作用対策にも関わらず緩和困難な場合は（他の原因を除外した上で）以下に示す**オピオイドローテーション**を検討する．

5) オピオイドローテーション

適切な副作用対策にも関わらず副作用により増量ができず鎮痛効果を得られない場合，オピオイドを変更し，活性代謝物の差・受容体親和度の差を利用して，最小限の副作用で有効な除痛を得ることを目指す（表2）．各オピオイドの特徴を理解した上で薬剤を選択し，等力価換算表（表3）に従い変更する．

表1 ● オピオイドの副作用対策処方例

便秘	浸透圧性　：酸化マグネシウム（酸化マグネシウム®），ラクツロース（ラクツロース®） 大腸刺激性：センノシド（プルゼニド®），ピコスルファートナトリウム（ラキソベロン®）	
嘔気嘔吐	プロクロルペラジン（ノバミン®）（5mg） ジフェンヒドラミン・ジプロフィリン配合（トラベルミン®） ハロペリドール（セレネース®）（0.75mg）	3錠分3 3錠分3 1錠眠前
眠気	耐性がつくのを待つ	
せん妄	セレネース®（0.75mg）1錠 or リスペリドン（リスパダール®液）（0.5mg）1包 セレネース®（5mg/A）0.5A 皮下注・点滴	

→　緩和困難な場合はオピオイドローテーション

表2 ● オピオイドの比較（文献2より改変）

		モルヒネ	オキシコドン	フェンタニル
腎障害の影響		あり	少ない	なし
副作用	嘔気嘔吐	++	+	±
	便秘	++	++	±
	眠気	++	+	±
	せん妄	++	+	±
	呼吸抑制	+	+	+

表3 ● オピオイドの等力価換算

一般名	商品名	等鎮痛力価
モルヒネ	MSコンチン® 塩酸モルヒネ®注射	60mg 20〜30mg
オキシコドン	オキシコンチン® パビナール®注	40mg 30mg（≒4A）
フェンタニル	MTパッチ® フェンタネスト®注	4.2mg 0.6mg

表4 ● 鎮痛補助薬の処方例

一般	持続痛（じんじん、痺れ）
クロナゼパム（リボトリール®） 　　　　0.5〜1.5 mg（眠前） ガバペンチン（ガバペン®） 　　　　400 mg（眠前）〜1,200 mg（分4）	アミトリプチリン塩酸塩（トリプタノール®） 　　　　10 mg（眠前）〜50 mg アモキサピン（アモキサン®）　（夕・眠前分2） メキシレチン塩酸塩（メキシチール®）100 mg 分3
電撃痛（びりびり）	内服困難時
カルバマゼピン（テグレトール®） 　　　　300〜600 mg（眠前） バルプロ酸ナトリウム（デパケン®） 　　　　200 mg（眠前）〜800 mg（分2）	ケタミン塩酸塩（ケタラール®）（麻） 　　　　20〜200 mg/日　持続皮下・静注 塩酸リドカイン（キシロカイン®） 　　　　5 mg/kg/日　持続皮下・静注

＊保険適応はないので注意

6）神経障害性疼痛（ニューロパシックペイン）の対応

神経障害性疼痛とは，末梢・中枢神経系の直接的損傷に伴って発生する痛みと定義される．①腫瘍関連症候群（骨転移による脊髄・根圧迫，パンコースト型肺がんなどの神経叢浸潤），②治療関連症候群（開胸術後，シスプラチン・パクリタキセルなどの化学療法後），③その他（ヘルペス後神経痛，糖尿病性・ビタミンB欠乏性神経障害など）に分類される．

オピオイドによる鎮痛が基本であるが，十分に鎮痛効果が得られないことも多く，早期から**鎮痛補助薬**（*memo*参照）を併用することが推奨される．鎮痛補助薬には，①抗痙攣薬，②抗うつ薬，③抗不整脈薬，④NMDA受容体拮抗薬，⑤ステロイドなどがある（表4）．

薬剤の選択については，①疼痛の種類により選択する方法（電撃痛に対しては抗痙攣薬，持続的なしびれ感に対しては抗うつ薬を第一選択とする），②疼痛の種類には関わらず，比較的副作用が少なく短期間で効果が得られやすいガバペンチン（ガバペン®）を第一選択とする方法が広く行われている．十分な徐痛効果が得られない場合は，副作用のプロファイルを考慮しながら作用機序の異なる薬剤を重ねていくことが一般に推奨されている．

> *memo* **鎮痛補助薬**：鎮痛補助薬とは，本来の治療目的の使用量より少量で，鎮痛薬と併用することで鎮痛補助効果をもたらす薬剤をいう．ヘルペス後神経痛・糖尿病性神経障害などで有効性は確認されているものの，がん患者の神経障害性疼痛で有効性は必ずしも確認されていないものが多く，本邦では保険適応も認められてはいないので，使用には注意が必要である．

7）薬物療法以外の対応

標準的薬物療法で疼痛緩和が困難な場合，特に骨転移に対する放射線治療や，膵がん・上部消化管がんの腹腔神経・肋間神経などの**神経ブロック**など，薬物療法より徐痛効果が期待される疼痛の場合は，積極的に専門家にコンサルトする．

8）トータルペイン

がん性疼痛は「**トータルペイン**」と呼ばれ，身体的・精神的・社会的・霊的な側面を含む多面的な痛みであるとされる（図3）．疼痛に限らず，がん患者の様々な苦痛症状はこのように多面的・総合的であることが近年サイコオンコロジーの研究でも示されており，その緩和には医師・看護師・心理療法士・リハビリテーション・薬剤師・栄養士・ボランティアなど多職種チームによる**多面的なアプローチが重要**である．

図3 ● トータルペイン

身体面
痛み
その他の身体症状

精神面
不安
いらだち
孤独感
恐れ
うつ状態
怒り

社会面
仕事上の問題
経済上の問題
家庭内の問題
人間関係
遺産相続

スピリチュアル面
人生の意味への問い
苦しみの意味
罪の意識
死の恐怖

→ トータルペイン

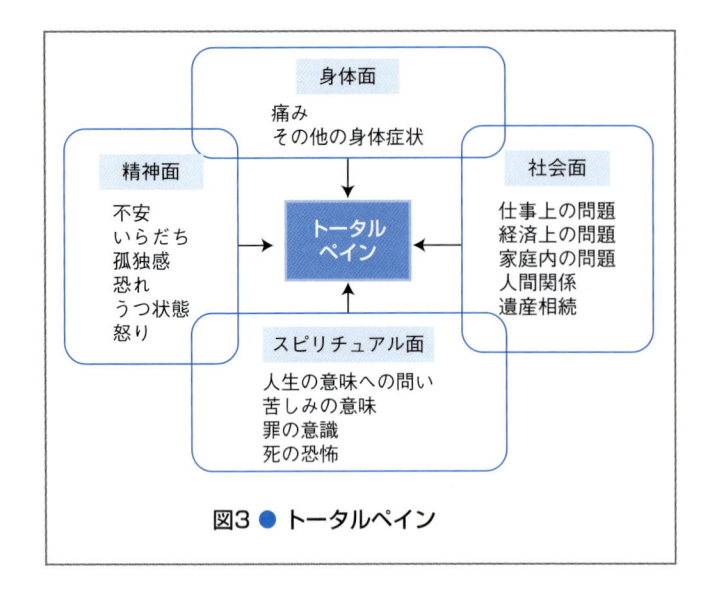

3 終末期ケア

　がん終末期とは，便宜的に「生命予後が6ヵ月以内と考えられる段階」とされる．一般市民と遺族に対して行った「終末期に大切にしたいこと」に関する調査によると，「苦痛がない」，「望んだ場所で過ごす」ことを多くの人が共通して大切だとする一方で，「できるだけの治療を受け最期まで病気と闘う」と「機械につながれず自然な形で最期を迎える」，「残された時間を知り先々のことを自分で決める」と「良くないことは知らされずに病気のことは意識しないで過ごす」などが，それぞれ多くの人に支持されており，価値観は様々であることが示されている．

　治癒をゴールとすることが困難になり残された時間が限られている段階では，本人が苦痛と感じている症状を緩和していくと同時に，本人の**人生観・価値観を尊重**し，本人が選択し納得した治療を支え，その方らしい生活を支えることが治療ケアの最大のゴールとなる．

文献・参考図書・URL

1) "Cancer Pain Relief 2nd ed." p.15, WHO, Geneva, 1996
2) 平山武司，黒山政一：オピオイド製剤の特徴と効果的な使用法．薬事，47(2)：209-217, 2005
- World Health Organization, Palliative Care [http://www.who.int/cancer/palliative/definition/en/]
- Hanks, G., Cherny, N.I., Christakis, N.A. et al. "Oxford Textbook of Palliative Medicine, 4th ed." Oxford, 2010
- 日本医師会監修　がん緩和ケアガイドブックステップ緩和ケア [http://gankanwa.jp/tools/step/opening/index.html]
- 日本緩和医療学会　苦痛緩和のための鎮静に関するガイドライン，終末期がん患者に対する輸液治療のガイドライン [http://www.jspm.ne.jp/guidelines/index.html]
- Twycross, R., Wilcock, A.著『トワイクロス先生のがん患者のマネジメント』，医学書院，2003
- 的場元弘 監修『がん疼痛治療のレシピ』，春秋社，2006

チェックリスト

☐ 緩和ケアの定義を理解し，適応と開始のタイミングを理解したか

☐ がん性疼痛の評価が重要であることを理解し，適切に評価できるか

☐ WHO方式がん疼痛治療法（3段階徐痛ラダー，WHO鎮痛薬使用の5原則など）を理解し実践できるか

☐ オピオイド麻薬やその他の鎮痛薬の薬理と副作用について理解したか？　副作用に対して適切に対応できるか

☐ がん患者の苦痛症状はトータルペインと呼ばれる多面的なものであり，多職種チームによる多角的なアプローチが重要であることを理解し，実践できるか

Part I §2. がんの診断・治療の原則〔がんの支持療法〕

14. サイコオンコロジー（精神腫瘍学）

赤穂 理絵

> **おさえておきたいポイント**
>
> ★ がん患者に合併する主な精神障害は，**適応障害**，**うつ病**，**せん妄**の3つである
> ★ がん患者の気持ちのつらさ（精神的苦痛）を評価し，適応障害，うつ病，せん妄をスクリーニングして，適切な治療につなげることが重要である
> ★ がん患者とのコミュニケーションでは，患者の気持ち（感情）に配慮することが大切．そのためにコミュニケーションスキルを学ぶ必要がある
> ★ がん患者の精神的苦悩は，身体的苦悩，社会的苦悩，スピリチュアルな苦悩とつながっている．精神的ケアも多職種との連携の中で，最も効果を発揮できる

1 サイコオンコロジー概説

1) サイコオンコロジーとは

サイコオンコロジー（精神腫瘍学）は，"がん"と"こころ"の関係を，精神医学・心理学を中心として，社会学，倫理学など多くの分野から学際的に扱う学問領域である．

①がんが心に与える影響を明らかにして，患者，家族の心理的状態をサポートし，療養生活におけるQOL向上を目指す，②心や行動ががんに与える影響を探り，ライフエピソードや性格とがん罹病の関係，コーピングや心理状態とがんの予後との関係を解き明かす，という2点が，サイコオンコロジーの大きな目標になっている．

2) がんの経過とサイコオンコロジーの役割

がんの経過とサイコオンコロジーの役割を図1に示した．患者に対しては，経過のすべての場面で心理状態やQOLをサポートし，合併する精神症状をケアすることが役割となる．患者と医療スタッフのコミュニケーションをサポートする役割もある．心や行動がが

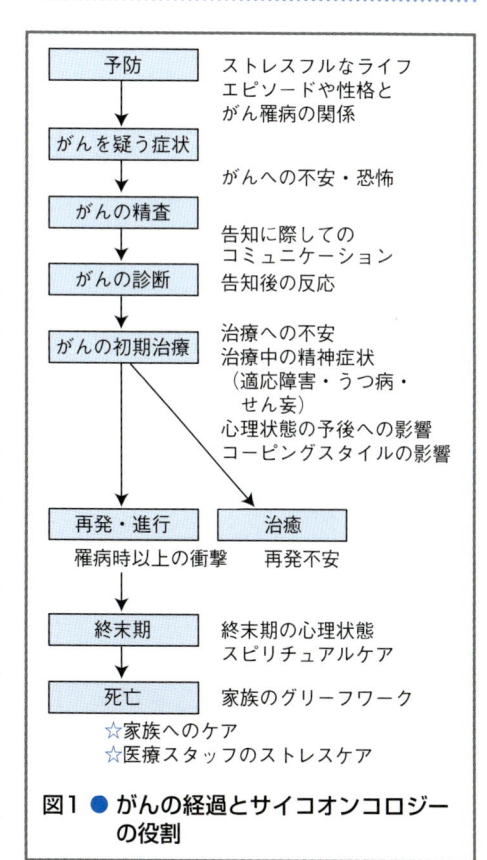

予防	ストレスフルなライフエピソードや性格とがん罹病の関係
がんを疑う症状	がんへの不安・恐怖
がんの精査	告知に際してのコミュニケーション
がんの診断	告知後の反応
がんの初期治療	治療への不安 治療中の精神症状 （適応障害・うつ病・せん妄） 心理状態の予後への影響 コーピングスタイルの影響
再発・進行 / 治癒	罹病時以上の衝撃 / 再発不安
終末期	終末期の心理状態 スピリチュアルケア
死亡	家族のグリーフワーク

☆家族へのケア
☆医療スタッフのストレスケア

図1 ● がんの経過とサイコオンコロジーの役割

んに与える影響という点では，性格傾向やストレスががん罹病に影響を与えるかという問題から始まり，コーピングスタイルとがんの予後やQOLの関係に注目した研究が行われている．

> **memo** **ストレスや性格は，がん罹病と関連しているか**：人生に影響を与えるようなストレスフルなライフイベントや，性格傾向ががんの罹病に関係しているかを調べた研究報告は多い．これまでのところ，ストレスとがん罹病には関連はなく，性格傾向とがん罹病の関連については現時点で結論は出せないといわれている．
> **コーピングスタイルは，がんの予後に影響するか**：一般には，"前向きな気持ちでがんと立ち向かう方が，がんの予後によい影響を与えるだろう"と思われていることが多い．コーピングスタイルと予後に関しての研究は数多くみられるが，現時点では，コーピングスタイルと生存期間を延長の関連は証明されていない．ただし前向きなコーピングをもつ患者の方が，QOLが高いということはわかっている．

サイコオンコロジーでは患者だけでなく，**家族もケアの対象としている**．家族あるいは遺族の気持ちのケアをすることも大きな役割の一つである．またがん医療現場のスタッフの心理をサポートしていく役割もある．

2 がん患者の気持ちのつらさ（精神的苦痛）を評価する

患者の気持ちのつらさを評価して，通常反応として見守っていてよい状態か，精神科専門の治療を要する状態なのかを見極めることが重要である．例えばがんを告知された時，身体機能が低下した時，再発がわかった時，有効な治療法がなくなった時，誰にとっても気持ちがつらくなる局面である．最初にがんを告知された時の心理的反応（図2）[1]として，最初の2〜3日はショック期．「まさか自分が，そんなはずはない」という否認，"がん＝死"という思い込みからくる絶望感におそわれる．その後にはがんになってしまったことをしみじみと落ち込む時期になり，集中力低下，食欲低下，不眠が1週間〜10日続くと言われる．2週間ほどたつと，がんに罹患したという状況に適応するための努力を始められる．これは多くの患者にみられる，いわゆる通常反応である．しかし2週間たった後も当初と同様の混乱が続いていたり，あらたに強い落ち込みが生じてくる場合，適応障害，うつ病など精神障害の合併を考える必要がある．

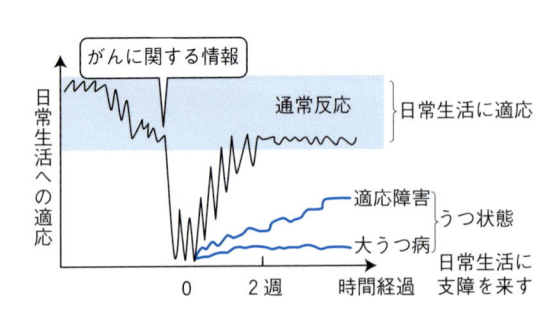

図2 ● がんに関する情報に対しての反応
（文献1より引用）

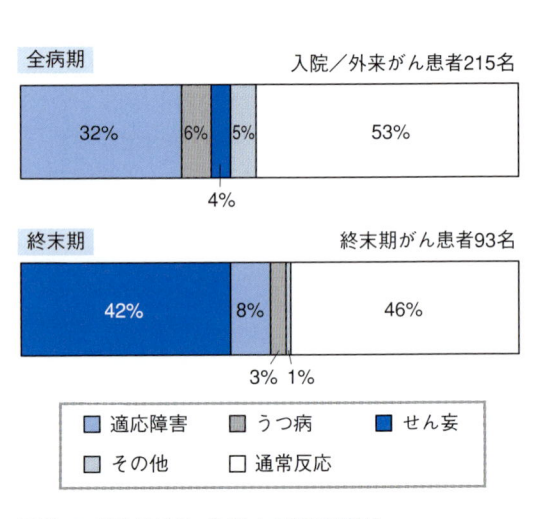

図3 ● がん患者に合併する精神障害
（文献2より引用）

全病期　入院／外来がん患者215名
適応障害 32%　うつ病 6%　せん妄 4%　その他 5%　通常反応 53%

終末期　終末期がん患者93名
適応障害 42%　うつ病 8%　せん妄 3%　その他 1%　通常反応 46%

図3はアメリカ東部の3つのがんセンターにおける調査で，がん経過中の精神障害合併の有病率を示したものである[2]．全病期においてはがん患者の47%に，終末期にかぎってみると54%に何らかの精神障害が認められている．精神障害の内訳は，適応障害，うつ病，せん妄が主要なものであり，終末期ではせん妄が中心となる．わが国における調査の結果も同様で，がん患者に合併する精神障害としては**適応障害，うつ病，せん妄**の3つが重要となる．

3 がん患者に合併する精神障害のアセスメント

1) 適応障害

適応障害とは，『はっきりと確認できる心理的ストレスに反応して出現するもの』と定義され（表1），主な症状としては，"不安"と"抑うつ"の情緒面の症状と"行動面の症状"があげられる．表2にがん患者の適応障害の原因となりうる心理社会的ストレスをまとめた．経過中のどの段階でも適応障害が生じる可能性がある．適応障害の"不安"，"抑うつ"という症状は具体的にどのような状態として現れてくるかを表に示した（表3，4）．これらのうち覚えておきたいことは，不安が引き起こす状態として動悸，頭痛などの身体症状として現れることがあること，抑うつが引き起こす状態にはイライラして不機嫌にみえる状態もあるということである．行動面の症状としては，時には顕著な退行や怒りの表出に，いわ

表1 ● 適応障害の診断基準

- はっきり確認できるストレス因子に反応して，情緒面の症状（不安・抑うつ），または行動面の症状が出現
- そのストレス因子に暴露された時に予測されるものをはるかに超えた苦痛，あるいは社会的・職業的機能の著しい障害

DSM-Ⅳから抜粋[4]

表2 ● がん患者にみられる心理社会的ストレス

1. 身体的苦痛
   ・抗がん剤の副作用（倦怠感，吐き気，脱毛など）
   ・がんそのものによる身体症状（疼痛，呼吸困難感など）
2. 心理的危機
   ・病状の進行（再発，転移）
   ・治療経過（治療継続の断念）
3. 喪失体験
   ・身体的機能の喪失
   ・社会的機能の喪失
4. その他
   ・経済的問題
   ・家族調整

表3 ● 不安が引き起こす状態

1. 毎日，次々に心配が浮かんでくる
2. いつも身体が緊張している
3. イライラする，怒りっぽい
4. 何となく落ち着かない
5. 眠れない
6. 動悸，めまい，呼吸困難感などの身体症状

表4 ● 抑うつが引き起こす状態

1. 1日中，気持ちが沈む
2. 何をしても楽しめない，興味がもてない
3. 何をするのもおっくう，やる気がでない
4. あせってイライラしてしまう
5. 物事に集中できない
6. 自分を責めてしまう
7. 死ぬことを考えてしまう
8. 食欲低下・不眠

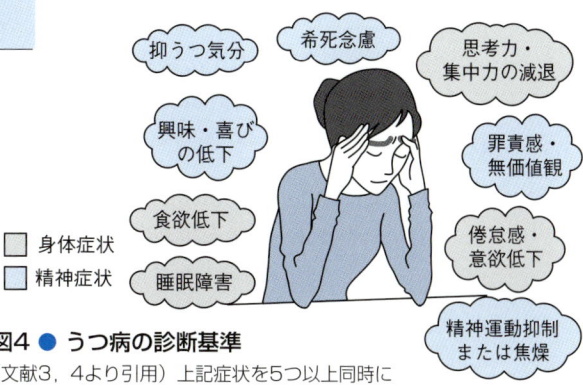

図4 ● うつ病の診断基準
（文献3，4より引用）上記症状を5つ以上同時に満たし，2週間以上持続している

図5 ● つらさと支障の寒暖計
（文献5より引用）

1. この1週間の気持ちのつらさを平均して寒暖計の中の最も当てはまる数字に○をつけて下さい
2. その気持ちのつらさのためにこの1週間どの程度，日常生活に支障がありましたか？

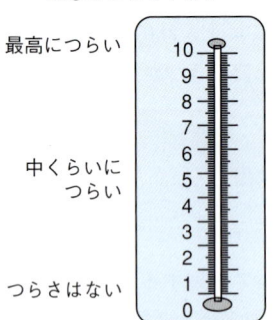

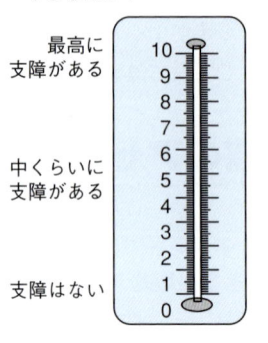

表5 ● がん患者のせん妄の原因

- 中枢神経への直接的な障害
- 臓器不全による代謝性脳症
- 電解質・代謝異常
- 治療薬剤の副作用
- 感染症
- 血液学的異常
- 栄養障害
- 腫瘍随伴症候群

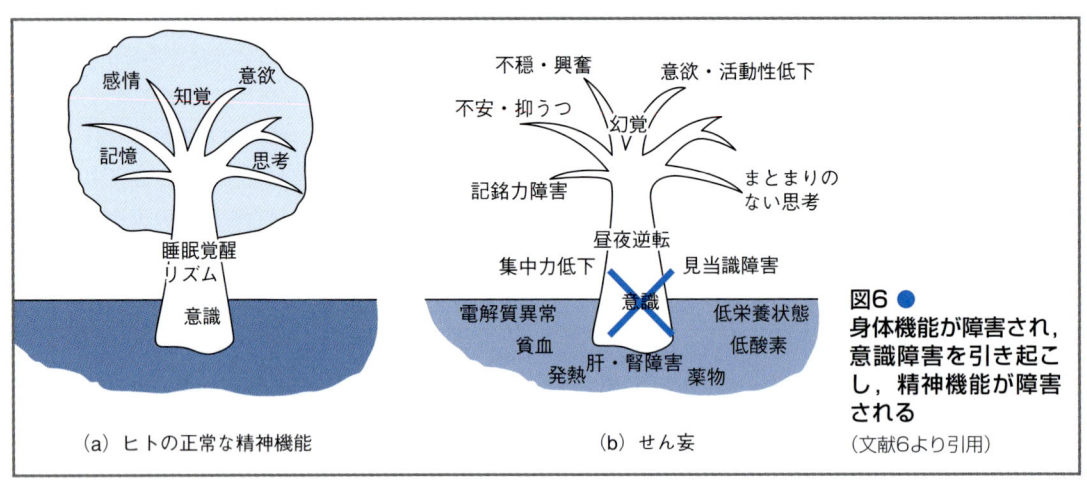

図6 ● 身体機能が障害され，意識障害を引き起こし，精神機能が障害される
（文献6より引用）

(a) ヒトの正常な精神機能
(b) せん妄

ゆる「困った患者」と受け止められることもあるが，ストレス機転の有無と「本来のその人らしさ」との相違の有無に注目すべきである．

2）うつ病

うつ病の診断基準（DSM-Ⅳ）（図4）[3)4)]は，9つの典型的な抑うつ症状のうち5つ以上を同時にみたし，2週間以上持続していることということになっている．抑うつ症状のうち，"食欲低下""睡眠障害""倦怠感""思考力・集中力の減退"は，がん治療中の患者にしばしばみられる症状でもある．がんそのものによる苦痛，がん治療の厳しい副作用でつらい状態になることの多いがん患者において，うつ病の合併を見分けることは難しい．有効なスクリーニング法が必要として，秋月らは，気持ちのつらさと生活への支障度を10段階で評価する"つらさの寒暖計"を報告している（図5）[1)5)]．

3）せん妄

せん妄は，様々な原因によって脳機能が低下した急性脳機能不全の状態である．意識のくもりを基盤に，多彩な精神症状がみられる（図6）[6)]．がん患者におけるせん妄の原因を表に示した（表5）．せん妄には，幻覚，妄想，不穏を主症状とする過活動型せん妄と，傾眠，意欲低下を主症状とする低活動性せん妄がある．低活動型せん妄は認知症やうつ病と間違われたり，見逃されることがあるので注意が必要である．

4 がん患者に合併する精神障害へのケア

1）適応障害

支持的精神療法と薬物療法が基本となる．支持的精神療法とは，患者の気持ちのつらさを理解しようと努めながら傾聴し，患者の感情を承認することで共感を示していくことである．薬物療法としては**ベンゾジアゼピン系抗不安薬**が中心となる．

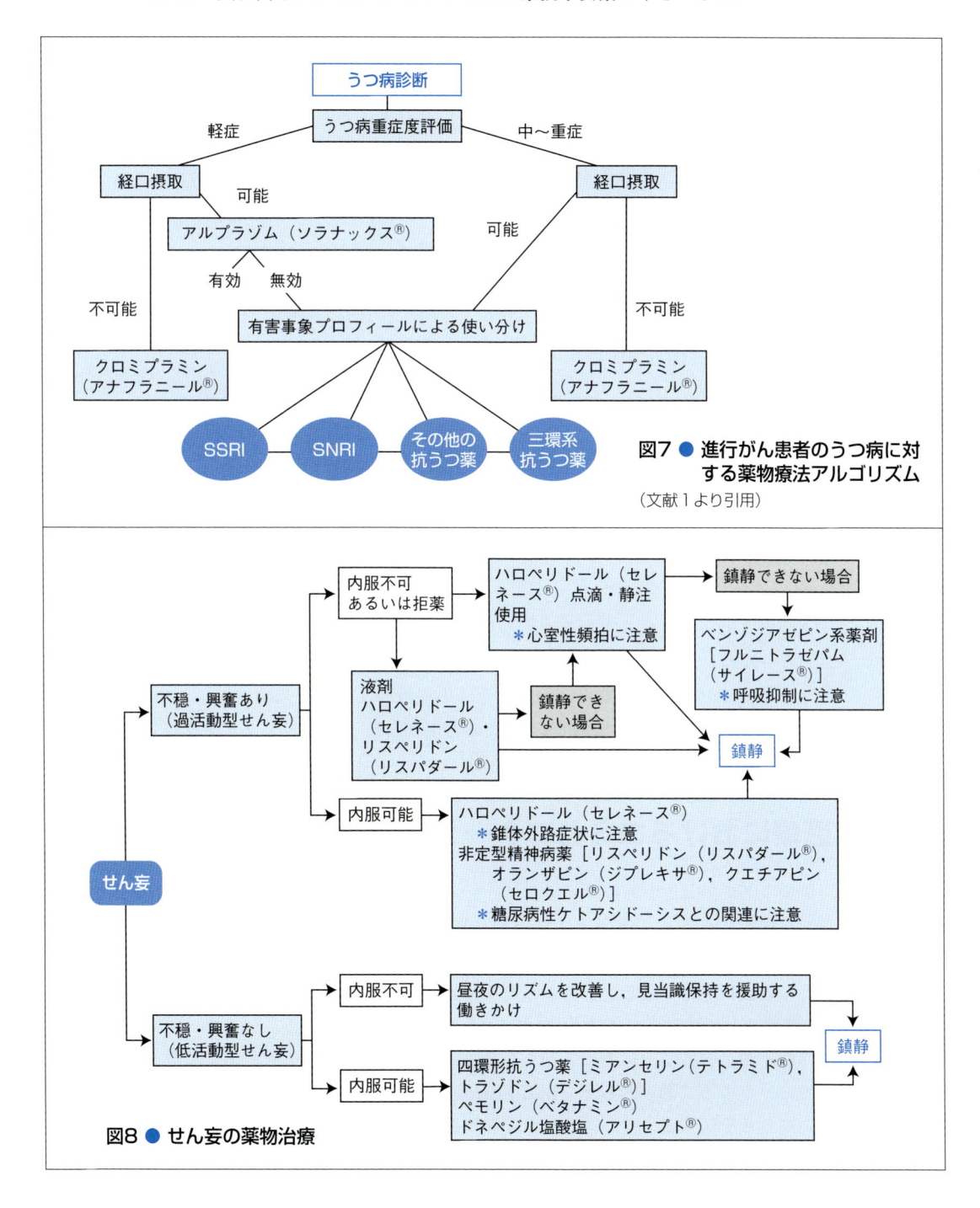

図7 ● 進行がん患者のうつ病に対する薬物療法アルゴリズム
（文献1より引用）

図8 ● せん妄の薬物治療

表6 ● せん妄への対応

Ⅰ．危険防止のために
　①処置
　　・ベッドはなるべく低くし，ベッド柵を用いる
　　・ライン類は整理して，できるだけ少なくする
　　・ルートの固定位置を工夫する
　　・処置はできるだけ日中にする
　②部屋の環境
　　・夜間は薄明るい照明
　　・危険物を置かない
　③抑制
　　・できるだけ短時間にする
　　・頻回の観察が必要

Ⅱ．見当識保持を援助するために
　　・日時，状況の説明を織り交ぜた声かけ
　　・カレンダー，時計の配置
　　・眼鏡，補聴器の確認

Ⅲ．不安を緩和するために
　①接触の仕方
　　・なじみのあるスタッフが頻回に関わる
　　・家族の付き添い
　②コミュニケーション
　　・ゆったりした雰囲気と大きな声で話しかける
　　・簡潔で具体的な言葉で伝える
　　・幻覚妄想には否定も説得もせず，話題をかえる

（文献7より引用）

適応障害の原因となったと思われる心理社会的ストレスを緩和するために，ケースワークや家族カウンセリングが必要となる場合もある．

2）うつ病

うつ病の治療には，抗うつ薬を中心とした薬物療法が優先される．がん患者においては，抗うつ薬としては有害事象の少ないSSRI（選択的セロトニン再取り込み阻害薬），SNRI（セロトニン・ノルアドレナリン再取り込み阻害薬）を第1選択とし，ベンゾジアゼピン系抗不安薬を併用するのが一般的である．『進行がん患者に対する薬物療法アルゴリズム』（図7）が示されている[1]．

うつ病治療においては，薬物療法のみならず，支持的精神療法，認知行動療法を適宜組合わせていくことも重要である．

3）せん妄

せん妄治療は原因を除去することが優先とされるが，がん患者の場合，いくつもの除去できない要因を抱えていることも多く，多くの場合薬物療法を併用することになる（図8）．薬物療法の原則は**ハロペリドール（セレネース®）**を中心とする抗精神病薬が中心となる．がん患者においては，有害事象である錐体外路症状の発現率を考えて，**リスペリドン（リスパダール®），クエチアピン（セロクエル®）**などの非定型抗精神病薬もよく使用される．

薬物療法以外にも，危険を防止するための環境の工夫，見当識保持のための働きかけ，患者の不安を緩和するための対応を考える必要がある（表6）[7]．また家族に対して，せん妄への理解を促すための説明が必要である．

5　がん医療におけるコミュニケーション

医療スタッフと患者間のコミュニケーションにおいて，患者側からの不満として，「専門用語を使われること」「見下したような態度をとられること」「こちらの話を聴いてもらえないこと（あるいは聴く気がないように見えること）」などがあげられている．礼儀正しい態度で誠実に対応すること，わかりやすい言葉を用いて正直に話すことは，どのような場合にもスムーズなコミュニケーションの基本となるものである．加えて，がんの医療においては，がんの告知，再発の告知，有効な治療がなくなったことを伝えるなど，患者にとってのいわゆる"**悪い知らせ（bad news）**"を伝える難しいコミュニケーションが多い．悪い知らせを伝えるコミュニケーションにおいては，事実を正確に伝え意思決定を促すとともに，患者の気持ち（感情）に配慮することが重要となる．

近年，がんの患者に悪い知らせを伝えるためのコミュニケーションスキルとして，海外でも様々な指針やトレーニングが開発されている．望まれるコミュニケーションには文化間で差があると言われているが，日本における患者の希望を取り入れて開発された**SHAREプロトコール**[8]は，がん専門医を対象にした研修プログラムで学ぶことができるようになっている．

6 チーム医療の中でのサイコオンコロジー

がん患者の苦痛には身体的苦痛，精神的苦痛，社会的苦痛，スピリチュアルな苦痛があげられており，これらはすべての要素が互いに影響し合いながら生じている．例えば身体的にコントロールがつかない疼痛を抱えている時には精神的苦痛も増すし，逆に精神症状が身体症状を修飾することもあるだろう．患者の精神的苦痛だけを取り出してケアするわけにはいかない，苦痛のすべての要素を見渡して検討することが必要である．

サイコオンコロジーは医療チームあるいは緩和ケアチームの一員として活動することで，より効果的に役割を果たせるものと考える．

文献・参考図書

1) 『精神腫瘍学カンファレンス』（小川朝生，内富庸介編），p.111，創造出版，2009
2) Derogatis, L.R., Morrow, G.R., Fetting, J. et al：The prevalence of psychiatric disorders among cancer patients. JAMA, 249：751-757, 1983
3) 赤穂理絵，新井敏子．副作用のベストプラクティス─不安・抑うつ．『がん化学療法ベスト・プラクティス』（佐々木常雄編），pp.164-169，照林社，2008
4) American Psychiatric Association編，高橋三郎・大野裕・染谷俊幸訳：DSM-Ⅳ精神疾患の分類と診断の手引き，医学書院，1995
5) Akizuki N, Yamawaki S, Akechi T, et al. Development of an Impact Thermometer for use in combination with the Distress Thermometer as a brief screening tool for adjustment disorder and/or major depression in cancer patients. J. Pain Symptom Manage, 29（1）：91-99, 2005 ［http://pod.ncc.go.jp］
6) 『がん疼痛治療ガイドライン』日本緩和医療学会　がん疼痛治療ガイドライン作成委員会編，真興交易医書出版部，2000
7) 赤穂理絵．Q34せん妄への対応を教えて？『全科に必要な精神的ケアQ and A』（上島国利，平島奈津子 編），総合医学社，2006
8) 『がん医療におけるコミュニケーション・スキル』（内富庸介，藤森麻衣子 編），医学書院，2007

チェックリスト

☐ がん患者に生じた適応障害，うつ病，せん妄の症状をアセスメントすることができるか
☐ がん患者の適応障害，うつ病，せん妄に対する適切なケアについて理解できたか
☐ 患者，ご家族の心理状態とそのケアについて，他職種と話し合い，連携して対応する重要性が理解できたか
☐ がん患者に悪い知らせを伝える際に，気をつけるべきことが理解できているか

Part I §2. がんの診断・治療の原則〔がんの支持療法〕

15. チーム医療

佐治 重衡

> **おさえておきたいポイント**
> ★ チーム医療とは，共通のミッションとビジョンを共有した集団である
> ★ 医師，薬剤師，看護師など多くの職種からなるが，患者もまたチームのメンバーである
> ★ コミュニケーション，EBM，リーダシップが成功のためのキーワードである

1 チーム医療とは（チーム医療の定義）

"チーム医療"という言葉が広く知られるようになって久しい．学会や講演会，雑誌など様々な媒体で取り上げられるトピックであるが，分野や職種，診療科や状況などによって形態は異なり，本質的に何を指しているかという点では定義が必要である[1]．

チームとは，**ある共通の使命・価値観・信念（ミッション）を持ち，望ましい将来像・実現したい世界観（ビジョン）を共有した集団**を意味し，ただ単に集合を意味するグループとは異なる．チーム医療は，患者自身もチームの一員と考え医療に参加し，医療に関わるすべての職種がそれぞれの専門性を発揮することで，患者の満足度をより高めることを目指した医療を指す．

チーム医療に関わる職種は，医師，看護師，薬剤師，栄養士など，直接医療を提供するチームのみならず，福祉職，心理職，スピリチュアルケアなど患者及び家族のサポートを行うチーム，家族・友人，企業，マスコミ，政府などを含めた医療や患者を囲む社会資源からなるチームも含まれる（図1，表1）[1]．

従来の医療は，医師を頂点とした指示体制に基づく診療活動であったが，チーム医療は，**各職種が平等な関係**にある．また，それぞれの職種がもつ専門的な意見をもとに**患者と共に議論**し，そこで得られたチームの**コンセンサス**に基づき，協働しながら行う医療である．それゆえ，各職種の行動はチームとして責任を負う必要がある．さらに，チーム医療では，状況に応じて，**それぞれの職種がリーダーシップを発揮**し，相互尊重することが求められる．

2 チーム医療における協力体制，医療過誤を防ぐための工夫（通院治療センターを例に）

実際の臨床現場では，表1に示すような職種，立場から必要に応じたメンバーがチームを形成し協働していく．がん患者さんに対して化学療法を実施する，通院治療センターを例

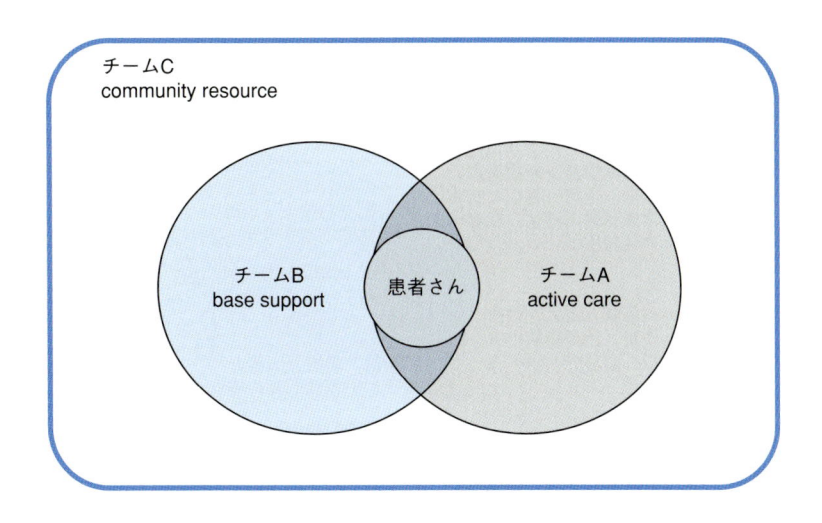

図1 ● チーム医療における
　　　チームABC
（文献1より引用）

表1 ● チームA（active care），B（base support），C（community resource）の職種の例

チームA	チームB	チームC
・医師	・chaplain	・家族，友人
・看護師	・臨床心理士	・基礎研究者
・薬剤師	・ソーシャルワーカー	・疫学研究者
・放射線技師	・音楽療法士	・製薬メーカー
・栄養士	・絵画療法士	・診断薬メーカー
・リハビリ療法士	・アロマセラピスト	・医療機器メーカー
・病理技師	・図書館	・NPO/NGO
・CRC	・倫理委員会	・財界
・地域連携	etc.	・政府
etc.		etc.

CRC：clinical research cordinator（臨床試験コーディネーター）

に体制を考える（図2）[2]．

　実際に治療に関わる医師，看護師，薬剤師は，チームA（active care）として治療にあたるが，その中でも"それぞれの職種がもつ専門的な意見をもとに患者と共に議論"と"各職種が平等な関係にある"という点に注意したい．チームとして稼働していく中で，行われている化学療法が何であるか，どんな副作用が出現しうるか，実施にあたり注意すべきことは何か，などの点について**チームで情報を共有**していることが重要となる．

　看護師は点滴治療の実施中に患者から，有害事象とその程度を聴取して評価する．薬剤師は実施レジメのサイクル数や間隔，減量の有無などを確認する．また支持薬の適正な使用に関して医師や患者に助言するなどの関係が可能となる．最も重要な点は，これらの中に**患者自身の参加**を促すことである．今自分がどんな治療を何回受けているのか，何のために継続するのか，どんなことに注意すべきか，これらを患者自身が把握，理解していることは安全な外来通院化学療法を実施していく上で欠かすことのできない役割を占める．

ミッション：安全・安心な通院化学療法を患者さんに提供する

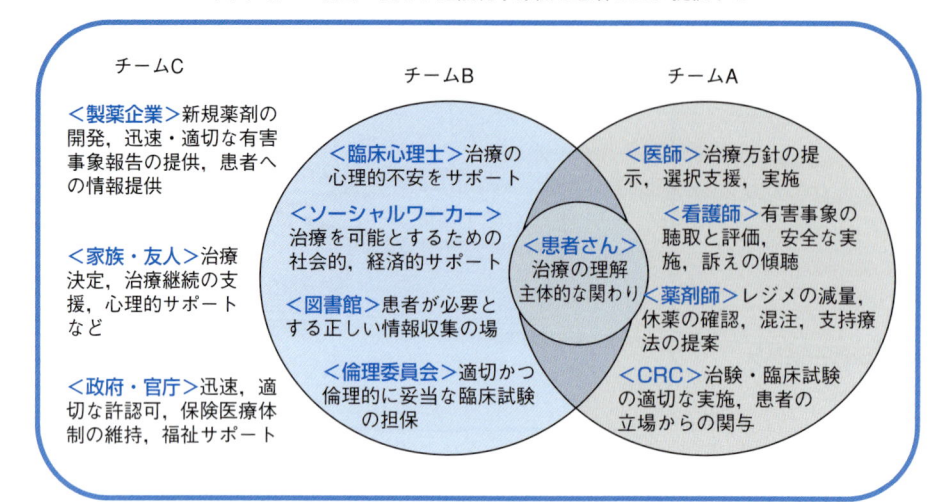

```
　チームC　　　　　　チームB　　　　　　チームA
＜製薬企業＞新規薬剤の開発，迅速・適切な有害事象報告の提供，患者への情報提供
　　＜臨床心理士＞治療の心理的不安をサポート
　　＜ソーシャルワーカー＞治療を可能とするための社会的，経済的サポート
　　　　＜患者さん＞治療の理解　主体的な関わり
　　　　＜医師＞治療方針の提示，選択支援，実施
　　　　＜看護師＞有害事象の聴取と評価，安全な実施，訴えの傾聴
＜家族・友人＞治療決定，治療継続の支援，心理的サポートなど
　　＜図書館＞患者が必要とする正しい情報収集の場
　　　　＜薬剤師＞レジメの減量，休薬の確認，混注，支持療法の提案
＜政府・官庁＞迅速，適切な許認可，保険医療体制の維持，福祉サポート
　　＜倫理委員会＞適切かつ倫理的に妥当な臨床試験の担保
　　　　＜CRC＞治験・臨床試験の適切な実施，患者の立場からの関与
```

図2 ● 通院治療センターにおけるチームの構成と役割の例

　チームBにあたる臨床心理士やソーシャルワーカーは，化学療法の継続をサポートし，患者向け図書館は治療に関連した正しい情報を届ける重要な窓口である．

　チームCに相当する製薬企業や政府も安全な治療の確立や新規薬剤の適切な開発，医療者と患者への迅速かつ正確な情報提供のために，社会的役割を果たすことが期待される．

　ここでは通院治療センターを例に具体的な役割を概説したが，NSTチーム，感染対策チーム，緩和ケアチーム，褥瘡チームなど，院内の様々なチームも同様な成り立ちで構成することができる．

　全員が目指すミッションを明確にすれば，どのような職種や立場からも治療への関与は可能である．EBM（evidence based medicine）を土台にした共通言語・知識を使って，円滑なコミュニケーションを保ち，各々の役割を理解したリーダシップを発揮することが成功のカギとなる．

> **memo** Mission & Vision：ミッションとは組織やチーム，個人が目指す使命や信念であり，ビジョンはそれに基づいて未来のある時点に目標とする姿，状態である．

文献・参考図書
1) チームオンコロジー.Com［www.teamoncology.com］
2) 『乳がん看護トータルガイド』照林社，2008

チェックリスト

☐ チーム医療の定義を理解しているか
☐ チーム全員の目指すミッションを明確にしているか

Part II 診療の実際

§1 各がん腫における診療　158

§2 がん診療ケーススタディ　339

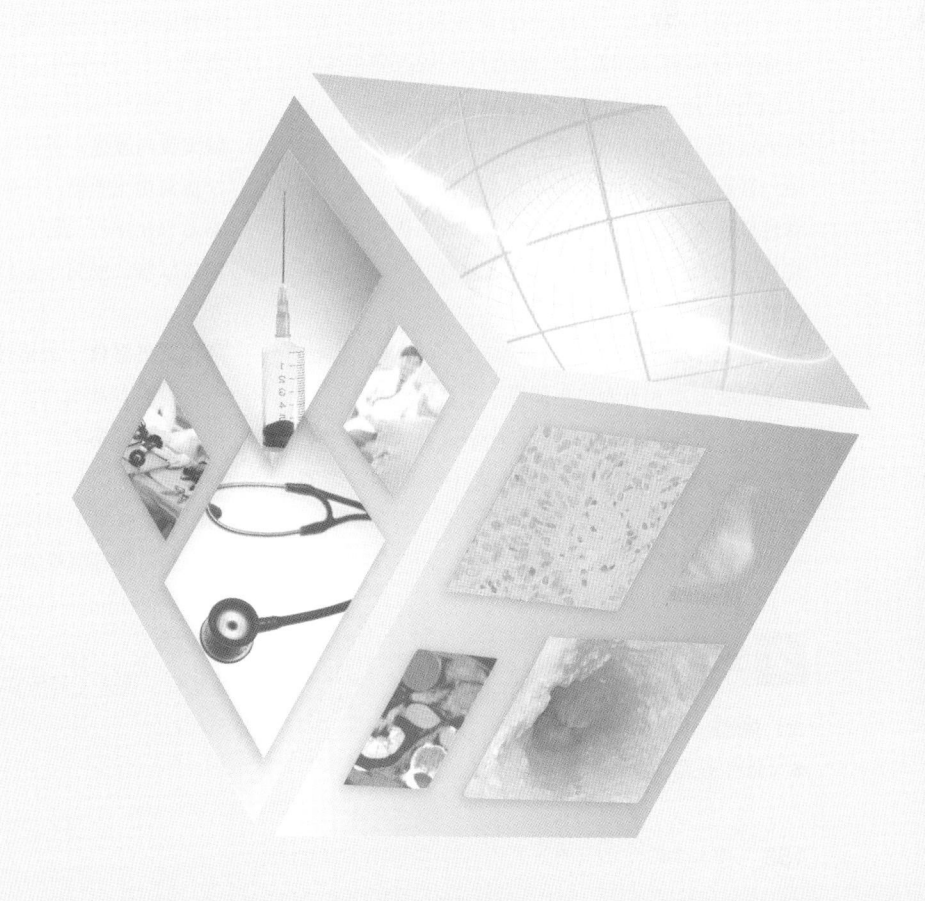

Part II　§1. 各がん腫における診療

1. 脳腫瘍

篠浦 伸禎

> **おさえておきたいポイント**
>
> ★ 脳腫瘍は，病理学的に良性でも機能的に重要な場所にあり，手術が困難なため，臨床的には悪性に準ずる場合もあり，治療計画を立てるにはできるだけ機能予後を考慮すべきであろう
> ★ 悪性脳腫瘍の化学療法に関しては，新しい治療法としてテモゾロミド（テモダール®），メトトレキサート（メソトレキセート®）の大量療法，持続髄注が有効な例がある
> ★ がん治療の進歩により転移性脳腫瘍の症例が増加しており，治療に関して様々な留意点があるので，悪性脳腫瘍に造詣の深い医師との緊密な連携が必要である

1 疫学

1）罹患数

　脳腫瘍は，頭蓋内組織から発生する原発性脳腫瘍と他臓器がんからの転移性脳腫瘍に分けられ，原発性脳腫瘍は10万人に年間11〜12人発生する〔Central Brain Tumor Registry of the United States（CBTRUS）〕．原発性脳腫瘍では，神経膠腫，髄膜腫を合わせて約半数を占める．近年，転移性脳腫瘍（全脳腫瘍の約20％，がんの死因の約10％を占めると推測される）と悪性リンパ腫が増加傾向である．

2）死亡数

　全脳腫瘍で10万人に年間男女それぞれ9人，12人死亡する（国立がんセンターがん対策情報センター がん情報サービス 統計，2005年度版）．脳腫瘍手術後の5年生存率は68％である（日本脳腫瘍全国統計委員会，2003年度版）．

2 病態・症状

1）病態

■［発育形式による分類］悪性：浸潤性，良性：圧排性．良性のみ手術で治癒する．ただし，良性腫瘍であっても手術で摘出できない場所で発育すれば臨床的には悪性になる．

　脳腫瘍は転移することは稀であるが，播種は転移性脳腫瘍，髄芽腫，神経膠芽腫，胚細胞性腫瘍等でしばしば生じる．

■［発生部位による分類］
　脳実質内腫瘍：神経上皮由来腫瘍，リンパ腫及び血液由来腫瘍，胚細胞腫瘍，転移性脳腫瘍がある（p.161，表2）．一部の腫瘍を除いて基本的には脳に浸潤しており悪性腫瘍ということになる．

　脳実質外腫瘍：末梢神経由来腫瘍，髄膜腫瘍，トルコ鞍部腫瘍がある（p.161，表2）．基本的には良性であるが，一部病理学的に悪性化し，脳に浸潤するものもある（例：悪性髄膜腫）．

■ 遺伝子の異常が密接に関係している脳腫瘍もある（例：神経線維腫症タイプ2−両側聴神経腫瘍，von Hippel-Lindau症候群−血管芽腫）．

2）症状

　症状は，大きく局所症状と頭蓋内圧亢進症状に分かれる．

a. 局所症状

- 一般的には脳腫瘍の圧迫による周囲の脳機能の低下による症状（例：運動領の圧迫にて麻痺が出現）であるが、逆にてんかんのような異常な機能亢進で発症することもある。特に、悪性腫瘍の末期は、痙攣発作を繰り返して症状が悪化することがある。局所症状を表1にまとめる。
- 良性腫瘍はゆっくり発育するため、症状が出た時は大きくなっていることが多く、そのような場合術後症状が悪化する可能性が高い。悪性腫瘍は逆で、小さな時から脳浮腫等により症状が出現することが多く、ほとんど摘出できれば一過性には症状が改善することが多い。

b. 頭蓋内圧亢進症状

- 初期症状として頭痛、嘔吐、視力障害があり、さらに圧が上がると脳ヘルニアによる意識低下が出現し死亡に至る。
- 特にテント下に発生した腫瘍は、意識がはっきりしていた状態から急激に呼吸停止し死に至る場合があり、迅速な対応（手術）が望まれる。
- それと同様に、脳室内もしくは周辺部に発症した腫瘍は髄液通過障害もしくは吸収障害を来し、水頭症による頭蓋内圧亢進を急激に来すことがあるので注意が必要である。

表1 ● 脳腫瘍の局在と症状

脳腫瘍の局在	代表的な症状
前頭葉	前半部は精神の変化（記憶の低下、うつ、抑制がとれる）、尿失禁、後半部は麻痺（運動領の障害）、巧緻運動障害（前運動領の障害）、優位半球は運動性失語症
側頭葉	深部であれば視野障害、優位半球は、感覚性失語症、後方下部で漢字の障害、劣位半球は視覚記憶低下、音痴
頭頂葉	感覚障害（深部、複合覚）、優位半球は構成失行、Gerstmann症候群（左右失認、手指失認、失算、失書）、ひらがなの障害、劣位半球は半側空間無視、身体失認
後頭葉	反対側の同名半盲、視覚失認
第三脳室前半部	痴呆、傾眠、内分泌障害（視床下部の障害による）、水頭症
松果体部	水頭症、上方注視麻痺、Argyll Robertson瞳孔
トルコ鞍（周辺部）	両耳側半盲、視力低下、内分泌異常、尿崩症、（海面静脈洞浸潤による）複視、顔面の感覚異常
小脳橋角部	ふらつき、聴力低下、顔面神経麻痺、眼振、麻痺、小脳症状
脳幹部	脳神経麻痺、麻痺、感覚障害、小脳症状
第四脳室部	水頭症、小脳症状、脳神経麻痺

水頭症は、頭蓋内圧亢進による頭痛、嘔吐、意識レベル低下を来す

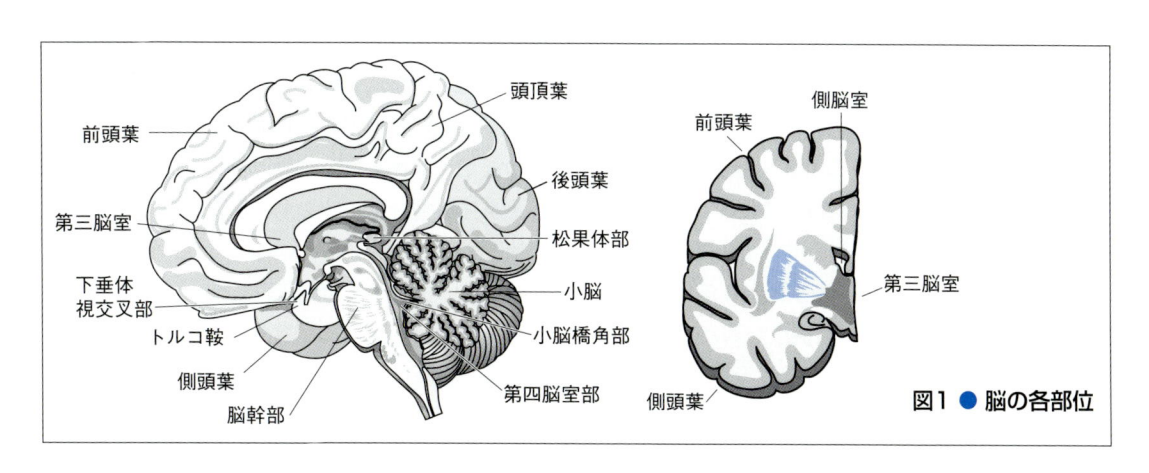

図1 ● 脳の各部位

- また，a，bとも脳腫瘍（下垂体腫瘍，転移性脳腫瘍，神経膠芽腫）からの出血により急激に症状が悪化することがある．

3 診断

1) 画像診断

- 画像診断はCTもしくはMRIを施行する．それにより，悪性度，組織診断がある程度推測できる．つまり，画像的にも浸潤性（悪性）か圧排性（良性）かの発育は予測できる．例えば，神経膠芽腫であれば，不整形で不均一な造影効果があり，髄膜腫であれば均一で境界鮮明な造影効果がある．

- また，画像から発生が脳内か脳外を推測でき，悪性度を見当づけることが可能になる．それぞれの腫瘍に特徴的な画像所見がみられることもある．例えば，乏突起神経膠腫は単純CTで石灰化が見られることが多い．PET（メチオニン，FDG）も，悪性度，再発か壊死かに関してある程度の参考にはなる．手術が必要であれば，血管撮影，tractography（神経線維を描出可能なMRIの撮像法），functional MRI（運動領等が検出可能なMRIの撮像法）等も追加すると，手術アプローチに関して有用な情報を得ることができる（図2）．つまり，運動線維等の神経線維が腫瘍により強く圧迫されていると，術後症状が悪化する可能性が高く，覚醒下手術等の注意深い手術が必要となる．また，血管撮影は，腫瘍周囲の血管を把握することにより，手術戦略に重要な情報を得ることができる．ただし，動脈，静脈に関しては，MRA（magnetic resonance angiography），MRV（magnetic resonance venography）にて非侵襲的に情報を得，ナビゲーションシステムを用いて腫瘍像と重ねることにより，より安全に手術が可能である．

> **memo** ナビゲーションシステム：カーナビと同様に脳のどの部位を手術しているかがわかる装置で，安全に手術するために有用．

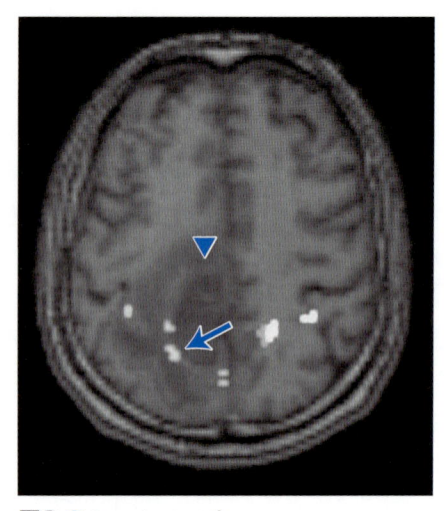

図2 ● tractography
運動領の足の領域に発生した転移性脳腫瘍（矢頭）で，足の神経線維（矢印）を圧迫している

2) 病理組織診断

- 脳腫瘍の最終診断である．注意すべき点は，場所により診断（悪性度，壊死の割合）が違う可能性があることであり，できるだけ多くの場所で病理学的に確認する必要がある．

- また，治療後再発した場合は，再発と壊死が混在していることが多く，明確にどちらかと診断することが困難な場合がある．詳細は専門書にゆずるが，治療との関連では，細胞としての悪性度のみならずどこまで浸潤しているか，治療が強すぎて壊死が主体なのか弱すぎて再発が主体なのかどうか等が，術後の治療方針に関係する．

3) その他の検査

- 採血にて，下垂体腫瘍，胚細胞性腫瘍は組織型，治療効果の判定が可能である．
  〈例〉ホルモン産生下垂体腫瘍⇒当該ホルモンの測定及びホルモン抑制試験，ホルモン非産生下垂体腫瘍⇒ホルモン刺激試験，胚細胞腫瘍：胎児性がん⇒HCG（human chorionic gonadotropin）またはAFP（α-fetroprotein），絨毛上皮腫⇒HCG，卵黄嚢がん⇒AFP

- 悪性脳腫瘍において，播種，脳圧亢進が疑われれば，腰椎穿刺により細胞診，圧測定を行う．

4 分類・ステージング

1）分類
- WHO分類（2007）を表2に示す．
- 神経膠芽腫（図3），髄膜腫（図4），悪性リンパ腫（図5），聴神経腫瘍（図6），下垂体腺腫（図7）のMRI画像を示す．

2）主な脳腫瘍のグレード
WHOの主なグレードを表3に示す．

3）発生頻度（脳腫瘍全国集計調査報告，2003）
- **組織別発生頻度**（転移性脳腫瘍を除く）
  - 髄膜腫（27％）
  - 神経膠腫（25％）
  - 下垂体腺腫（18％）
  - 神経鞘腫（10％）
  - 頭蓋咽頭腫（4％）
- **年齢別発生頻度**
  - ［小児期（15歳未満）］星細胞腫，胚細胞腫瘍，髄芽腫，頭蓋咽頭腫，脳室上衣腫
  - ［成人］髄膜腫，神経膠腫，下垂体腺腫，神経鞘腫
- **部位別発生頻度**
  - ［大脳半球：前頭葉，側頭葉，頭頂葉，後頭葉とも］神経膠芽腫，星細胞腫，退形成性星細胞

表2 ● 脳腫瘍WHO分類（2007）

1. 神経上皮由来腫瘍	星細胞腫（毛様性星細胞腫，上皮下巨細胞性星細胞腫，多形黄色星細胞腫，びまん性星細胞腫，退形成性星細胞腫，神経膠芽腫，神経膠肉腫，大脳神経膠腫症），乏突起神経膠腫（乏突起神経膠腫，退形成性乏突起神経膠腫），乏突起星細胞腫，脳室上衣性腫瘍（脳室上衣腫，上衣下細胞腫，退形成性上衣腫），脈絡叢性腫瘍（脈絡叢乳頭腫，異型性脈絡叢乳頭腫，脈絡叢がん），胎児性腫瘍（髄芽腫，未分化神経外胚葉性腫瘍等），神経細胞及び混合性神経，神経膠腫由来腫瘍（神経節膠腫，中枢性神経細胞腫等），松果体部腫瘍（松果体細胞腫，松果体芽腫等），他の神経上皮由来腫瘍
2. 末梢神経由来腫瘍	神経鞘腫，神経線維腫等
3. 髄膜腫瘍	髄膜腫（髄膜細胞性，線維性，移行型，砂腫性，異型性，悪性等），間葉性腫瘍（脂肪腫，hemangiopericytoma，骨腫，軟骨腫，血管腫等），原発性黒色腫，血管芽腫等
4. リンパ腫及び血液由来腫瘍	原発性悪性リンパ腫等
5. 胚細胞腫瘍	胚芽腫，胎児性がん，絨毛上皮腫，卵黄嚢がん，奇形腫，混合性胚芽腫
6. トルコ鞍部腫瘍	頭蓋咽頭腫等
7. 転移性脳腫瘍	

なお，下垂体腺腫は内分泌腫瘍に，脊索腫は骨腫瘍に分類され，WHO分類では脳腫瘍の中には入っていない

表3 ● 主な脳腫瘍のWHOグレード

グレード1	毛様性星細胞腫，上衣下巨細胞性星細胞腫，脳室上衣腫，脈絡叢乳頭腫，神経節膠腫，上衣下細胞腫，脈絡叢乳頭腫，松果体細胞腫，神経鞘腫，神経線維腫，髄膜腫，頭蓋咽頭腫
グレード2	星細胞腫，乏突起神経膠腫，多形黄色星細胞腫，びまん性星細胞腫，中枢性神経細胞腫，上皮細胞腫，異型性脈絡叢乳頭腫，異型性髄膜腫，hemangiopericytoma
グレード3	退形成性星細胞腫，退形成性乏突起神経膠腫，退形成性上衣細胞腫，脈絡叢性がん，悪性髄膜腫
グレード4	神経膠芽腫，髄芽腫，松果体芽腫，未分化神経外胚葉性腫瘍，神経膠肉腫

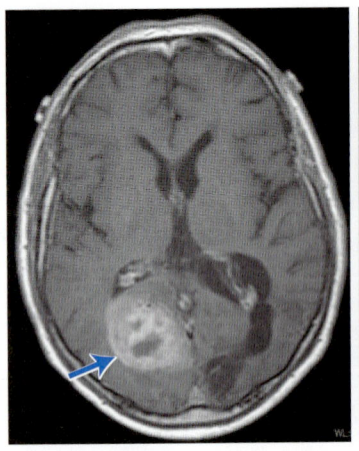

図3 ● 右後頭葉の神経膠芽腫の造影MRI
右後頭葉内側より発生した神経膠芽腫（矢印）で，不均一に造影されている

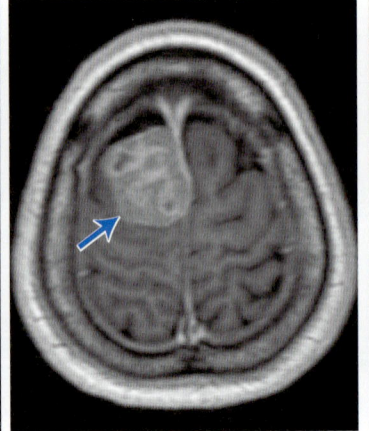

図4 ● 右前頭葉の髄膜腫の造影MRI
右前頭葉内側より発生した髄膜腫（矢印）で，ほぼ均一に造影されている

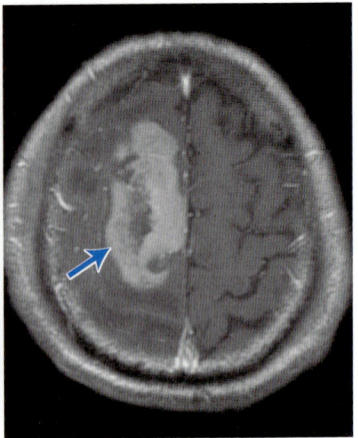

図5 ● 右前頭葉の悪性リンパ腫の造影MR
右前頭葉内側より発生した悪性リンパ腫（矢印）で，不均一に造影されている

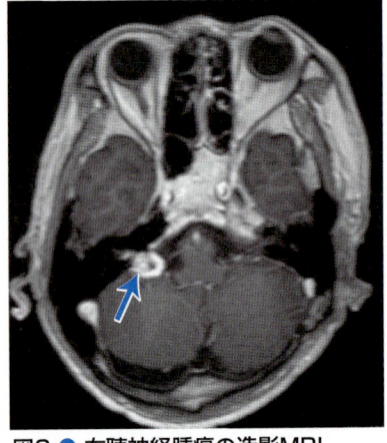

図6 ● 右聴神経腫瘍の造影MRI
右内耳道から小脳橋角部にかけて発生した聴神経腫瘍（矢印）で，ほぼ均一に造影されている

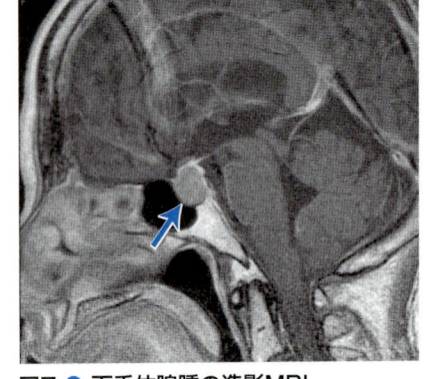

図7 ● 下垂体腺腫の造影MRI
トルコ鞍内より発生した下垂体腫瘍（矢印）で，均一に造影され，視神経を圧迫している

腫の順に多い（髄膜腫は除く）．
以下多い順に
［側脳室］星細胞腫，脳室上衣腫，脈絡叢乳頭腫
［第三脳室］頭蓋咽頭腫，星細胞腫，胚細胞腫瘍
［下垂体―視交叉部］下垂体腺腫，頭蓋咽頭腫，胚細胞腫瘍
［小脳及び第四脳室］血管芽腫，髄芽腫，星細胞腫
［小脳橋角部］神経鞘腫，類皮腫，星細胞腫
［松果体部］胚細胞腫瘍，松果体腫，松果体芽腫

■ これらを知ることにより，手術前にどの腫瘍であるかある程度予測ができる．

5 予後因子・治療効果予測因子

1) 予後因子

予後に関しては，組織学的悪性度と臨床悪性度がある．前者は大きく良性，悪性と分けられ，神経上皮由来腫瘍は表3に示す通り，4段階に分けられる．グレードが高いほど予後が悪い．臨床悪性度は，摘出できるかどうかが悪性度に関係して

おり，脳より発生した悪性度の高い腫瘍及び良性でもある程度のスピードで発育し脳深部で摘出が困難なものは臨床的には悪性と考えられ，予後が悪い．

2）治療効果予測因子

悪性腫瘍に関しては，組織型，手術による摘出率が治療効果に一番関与する．治療効果を上げるには，できるだけ腫瘍を摘出することが望ましいが，同時にQOLを落とさないことも患者の治療への意欲につながり大事である．

6 治療

1）手術療法

- 摘出度（全摘出，部分摘出）が患者の予後に大きくかかわる．そこで，手術で神経症状を悪化させずにできるだけ摘出することが基本である．そのためには，手術前に，tractography，functional MRIを施行することにより，機能的に重要な部分を避ける手術アプローチを計画する．
- また，手術に関しては，可能であれば覚醒下手術及びナビゲーションを用いた手術を施行することが推奨される[1]．覚醒下手術は，神経症状を見ながら腫瘍を摘出でき，神経症状が悪化すればいったん休むと回復することが多く，また回復しなくてもその時点で手術を終わりにすれば1週間以内には回復することが大部分のため，全身麻酔の手術に比べて安全な手術である．
- 最近は，言語のみならず，運動，感覚，高次機能まで覚醒下手術の対象となっている．覚醒下手術から得た知見としては，神経線維が腫瘍により強く圧迫された状態では，手術操作（内減圧等）にて症状が悪化する．つまり，術後の麻痺等の症状の悪化の大きな原因は，腫瘍に圧迫されて虚血に陥っている神経線維を手術操作によりさらに圧迫することが関与していると推測される．つまり，できるだけ周囲の脳を動かさずに腫瘍を摘出する手術操作（内減圧＋境界の剝離）が必要である[1]．

- 次善の策として，運動，感覚，視覚を電気的にモニタリングする方法もあるが，安全性においては覚醒下手術には劣る．ナビゲーションは，手術している場所が画像上同定可能なため，低侵襲で正確な手術の施行に大いに助けになる．その他，ALA（amonolevulinic acid）を術前に服用した後，術中腫瘍にレーザーをあてることにより，腫瘍が赤く光ることを利用して正確に摘出する方法もある[2]．
- 転移性脳腫瘍に関しては，QOLを維持する必要があれば，放射線治療より手術を選択することも多くなってきている．その際には，覚醒下手術を施行して，症状を悪化させないことが最優先となる．また，原発の種類により，出血のしやすさ（甲状腺がん，腎がん，肝がん）等の手術難易度の予測が立つこともある．また，手術操作により播種させない工夫も必要である．
- 下垂体腺腫等のトルコ鞍周辺の腫瘍は内視鏡を用いて鼻内から摘出する治療法も確立しつつあり，適応は頭蓋底腫瘍に広がりつつある．下垂体腺腫に関しては，出血して視力低下を来すこともあり，その場合はできるだけ早いタイミングの手術が望ましい．

2）薬物療法

- 神経膠芽腫，退形成性星細胞腫に関しては，テモゾロミド（テモダール®）（経口のアルキル化剤）が，第Ⅲ相試験で放射線治療と併用して神経膠芽腫の生存率を改善すると認められた唯一の抗がん剤である[3]．血液毒性等の副作用がみられることがあるが，比較的安全な抗がん剤である．
- 悪性リンパ腫に関しては，メトトレキサート（メソトレキセート®，MTX）大量療法と放射線の併用が有効である[4]．当院では髄注を併用してよい成績を上げている．髄芽腫においてもこの治療法が有効な例がある．もし，頭蓋内圧が亢進するくらい大きければ，手術による減圧も考慮する．薬物療法を先行させるか，放射線を先行させるかは結論が出ていない．

表4 ● 主な悪性脳腫瘍の当院における治療法

脳腫瘍	治療法
退形成性星細胞腫，神経膠芽腫	手術（機能を落とさずにできるだけ摘出，可能であれば覚醒下手術），放射線治療（50～60 Gy），テモダール内服，播種に対しては抗がん剤（MTX，シタラビン）の持続髄注
星細胞腫（グレード2以下）	手術（機能を落とさずにできるだけ摘出，可能であれば覚醒下手術），術後経過観察し，拡大してくれば手術（悪性化の確認）もしくは放射線治療（50～54 Gy）
髄芽腫	手術，放射線治療（全脳全脊髄30 Gy ＋ 局所25 Gy），MTX大量（5 g/m^2）6クール，カルボプラスチン（450 mg/m^2）×day 1 ＋ エトポシド（150 mg/m^2）×day 1～3 2クール，MTX（10 mg）の持続髄注6クール
原発性悪性リンパ腫	手術，放射線治療（全脳30Gy＋局所10Gy），MTX大量（3.5～5 g/m^2）5クール，MTX（10 mg）の持続髄注5クール
転移性脳腫瘍	半年以上の予後が見込める，もしくは手術により機能改善，生命予後の改善が見込まれる場合は手術（機能を落とさずにできるだけ摘出，可能であれば覚醒下手術），放射線治療（単発であれば局所45 Gy，全脳37.5 Gy＋局所7.5 Gy）γもしくはサイバーナイフも適宜使用，髄液播種に対しては抗がん剤（MTX，シタラビン）の持続髄注

- 脳腫瘍の髄液播種に対しては，初期であれば**MTXの持続髄注**が有用である[5]．悪性脳腫瘍の脳浮腫に関しては，ステロイドの投与が効果的である．下垂体腺腫に関しては，薬物療法も有効な例がある．例えば，プロラクチン産生腫瘍は，採血で診断がつけば，ほとんどの症例で手術ではなくカバサール等のドーパミン作用をもつ薬剤の投与により治療する方向になっている．また，下垂体機能の低下があれば，副腎皮質ホルモン，甲状腺ホルモンの補充，尿崩症があればデスモプレシン投与が必要になる．

3）放射線治療

- 周囲の浸潤部位まで含めた分割局所照射が一般的である．転移性脳腫瘍，聴神経腫に対してはガンマナイフが有効であるが，大きくなると（1 cm以上）治療後の再発，壊死も考慮に入れる必要がある．
- 神経膠腫に関しては，より局所に絞ったサイバーナイフ，IMRT（intensity modulated radiotherapy）も最近施行されるようになった．髄液播種があれば全脳照射を施行する．
- 放射線治療は，放射線壊死を含めて脳機能の低下を長期的にみて来る可能性が高いので，今後は極力正常細胞に照射しない方向に治療法が変わる可能性が高い．その際には，照射範囲と再発との関係，照射量と壊死との関係を詳細に解析し，腫瘍の種類により最適の治療法を確立することが望ましい．また，放射線により悪性腫瘍を誘発する可能性，大きな血管が閉塞する可能性もあり，慎重な適応が望まれる．

4）緩和療法，対症療法

- 脳腫瘍の場合，末期は意識レベルが低下し痛みを訴えることが少ないため，緩和医療は必要のないことが多い．対症療法に関しては特別なものはないが，頭痛に対しては鎮痛薬，頭蓋内圧亢進に対しては，マニトール，グルセオール，ステロイド（悪性腫瘍が中心）の投与を行う．
- 主な悪性脳腫瘍の当院における治療法を表4にまとめる．

7 経過・合併症管理と予後

1）経過・合併症管理

- 腫瘍は組織学的に悪性度が低く，手術で全摘出されれば治癒の可能性が高い．組織学的に悪性度が中程度であり，手術で肉眼的に全摘出に近ければ，放射線治療，薬物療法で治癒する可能性もある．悪性度が高ければ，手術で肉眼的にほぼ全摘出し，放射線治療，薬物療法を施行しても再発する可能性が高い．**星細胞腫は悪性度**

が高いと末期に播種するため，播種が疑われた場合，早めに持続髄注を施行する[5]．
- tractographyにより神経線維と腫瘍の関係がある程度わかるので，重要な神経線維に浸潤する前に，再手術を施行すると症状の悪化を防ぐことが可能になる．

2）予後

- 前述のように悪性腫瘍の大部分が浸潤性のため，肉眼的に全摘出されても，再発率は非常に高い．末梢神経由来腫瘍，髄膜腫瘍，頭蓋咽頭腫（組織的に悪性は除く）は全摘出により治癒が望める．逆に言うと，全摘出不可能な場所にあり発育するものであれば再発はまぬがれず，臨床的には悪性である．神経上皮由来腫瘍であっても，毛様性星細胞腫等の組織的にグレード1のものは全摘出により治癒する可能性がある．同じ病理型であれば，増殖率（MIB-1で確認）が予後と関係しており，高いほど予後が悪い．
- 主な神経上皮由来腫瘍の5年生存率は，神経膠芽腫7.0％，髄芽腫，退形成性星細胞腫23.4％，星細胞腫66.5％，乏突起神経膠腫82.0％，脳室上衣細胞腫72.9％である（脳腫瘍全国集計調査報告，2003年）．

8 フォローアップ

1）急性期

- 転移性脳腫瘍は，急激に増大したり播腫を起こすことも多く，急性期には1～2月の間隔をおいてMRIにて精査し，ガンマナイフ（直径1cm以下であればほぼ治癒する）等で対処する．原発性の悪性脳腫瘍も，急性期には長くても2月間隔で精査し，変化に手術等で対処することが望ましい．
- 検査間隔をできるだけ短期間にすることが悪性脳腫瘍（特に転移性脳腫瘍）の生命予後に大きくかかわる．

2）慢性期

ほとんど変化のない良性腫瘍，もしくは悪性腫瘍の中でも悪性度が低く治癒に近い状態であれば，半年から1年に一度の画像フォローになることもある．

文献・参考図書

1) 篠浦伸禎 他：覚醒下手術の脳神経外科および脳神経科学における役割．BRAIN and NERVE, 60（8）：941-947, 2008
2) Stummer, W. et al. : Fluorescence-guided resection of glioblatoma multiformen by using 5-aminolevulinic acid-induced porphyrins: a prospective study in 52 consecutive patients. J. Neurosurg., 93 : 1003-1013, 2000
3) Stupp, R. et al. : Radiotherapy plus concomitant and adjuvant temozolomide for glioblastoma. N. Engl. J. Med., 352 : 987-996, 2005
4) Gabbai, A.A. et al. : High-dose methotrexate for non-AIDS primary central nervous system lymphoma. Report of 13 cases. J. Neurosurg., 70 : 190-194, 1989
5) Shinoura, N. et al. : Continuous intrathecal treatment with methotrexate via subcutaneous port: implication for leptomeningeal dissemination of malignant tumors. J. Neurooncol., 87 : 309-316, 2008

チェックリスト

- ☐ 主な脳腫瘍の分類，グレードを説明できるか
- ☐ 脳腫瘍の悪性，良性の定義は説明できるか
- ☐ 主な脳腫瘍の治療法の説明ができるか
- ☐ 主な脳腫瘍の治療経過，予後の説明ができるか

Part II §1. 各がん腫における診療

2. 頭頸部がん
口腔がん/鼻腔・副鼻腔がん/咽頭がん/喉頭がん/唾液腺がん/甲状腺がん

三橋 敏雄

はじめに

頭頸部がんは多くの部位に分かれており（図1），いわゆる五大がんように大きな母集団から統計をとることが困難なため，ガイドライン等が存在しない．喉頭がんやそれぞれの早期がん，唾液腺や甲状腺の低悪性度がんを除き，5年生存率で未だに5割あるいはそれに達しないものも多い．

ところで頭頸部がんは，多くの部位に分かれる中，TNMのNや病期分類に関しては，上咽頭がんを除きほぼ共通であるので，表1, 2に示すように，まずはこの分類を中心に診療していくとよい．

また，頁数の関係などにより，咽頭がんを1グループにまとめたが，上・中・下咽頭ともそれぞれ，治療方針も予後も全く違うがんであるということを申し添えておきたい．

> **memo** 頭頸部がんのN分類のポイント：3cm以内か，6cm以内か，単発か多発か，同側か対側かによって分類する．

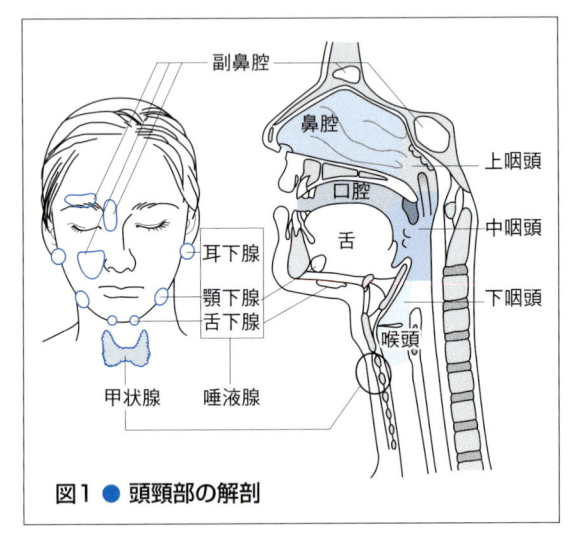

図1 ● 頭頸部の解剖

表2 ● 頭頸部がんの病期分類（上咽頭がん・甲状腺がん以外）

	N0	N1	N2	N3
T1	I	III	IVA	IVB
T2	II	III	IVA	IVB
T3	III	III	IVA	IVB
T4a	IVA	IVA	IVA	IVB
T4b	IVB	IVB	IVB	IVB

M1（any T or any N）= IVC

表1 ● 所属リンパ節転移

NX	所属リンパ節転移の評価が不可能
N0	所属リンパ節転移なし
N1	同側の単発性リンパ節転移で最大径 ≤ 3cm
N2	a. 同側の単発性リンパ節転移で 3cm < 最大径 ≤ 6cm b. 同側の多発性リンパ節転移で最大径 ≤ 6cm c. 両側あるいは対側のリンパ節転移で最大径 ≤ 6cm
N3	最大径 > 6cm のリンパ節転移

注：正中リンパ節は同側リンパ節である
（文献1より引用）

（文献1より引用）

口腔がん（舌がん，口腔底がん）

> **おさえておきたいポイント**
> ★ 初期であれば，組織内照射や単純切除で根治が可能
> ★ 進行がんは切除再建手術が必要
> ★ リンパ節転移例，内向型，浸潤型は予後不良

1 疫 学

- **死亡数，罹患数**：舌がんが約6割を占める．死亡数は2,861（2006年），口腔・咽頭がん全体では表の通りである．

口腔・咽頭がん	死亡（2008）		罹患（2004）	
	死亡数（人）	粗率（対人口10万人）	罹患数（人）	粗率（対人口10万人）
男女計	6,583	5.2	10,116	7.9
男	4,721	7.7	7,136	11.5
女	1,862	2.9	2,980	4.6

出典：国立がんセンターがん対策情報センター

- **リスクファクター**：未だ明らかではないが，舌がんなどでは，歯が当たるなどの慢性刺激が要因の一つとして考えられている．

2 病態・症状

- **病態**：扁平上皮がん（SCC）がほとんどであるが，白斑症は前がん状態の可能性もあるので注意を要する．
- **症状**：舌がん，口腔底がんの多くの場合は疼痛（特に摂食時）が主である．

3 診 断

- **初診時所見（視診ならびに触診）**：病変の位置（正中や亜部位を越えるか），大きさ，表面の性状（外向性，内向性，潰瘍性など），さらに舌可動制限などの所見をとる．
- **頸部の触診，超音波検査**：病的リンパ節の有無，大きさ，数，位置（病変と同側か対側か），さらには，周囲組織との癒着などの所見をとる．外来に超音波があれば，利用するのが望ましい．
- **緊急処置の必要性の有無を判断**：舌根，咽頭方向への進展例については呼吸困難や嚥下困難などの緊急性のある症状を見落としてはならない．気管切開などの応急処置を要する場合もある．
- **血液検査**：貧血の有無，栄養状態を把握しておく．SCCなどの腫瘍マーカーの上昇の有無，可能な範囲で他の腫瘍マーカーもチェックしておく．
- **CT（可能な限り造影し，腹部まで）**：原発部位の状況（大きさ，進展範囲）と同時に頸部リンパ節転移の有無と程度，さらには，遠隔転移や重複がんの有無についてもチェックする．
- **MRI（可能な限り造影で）**：原発部位や頸部リンパ節についてはCTより詳細な情報が得られる場合がある．口腔がんの場合，顎骨が隣接するため特に有用である．
- **RI，PET**：遠隔転移や重複がんの診断に有用．特にPETは今後主流になる可能性が高い．
- **確定診断**：生検（病理組織診断）による．

4 病期分類・ステージング

TNM分類を表3[1]に，病期分類を表2に示す．

> *memo* **頭頸部がんのT分類のポイント**：鼻，上咽頭，喉頭以外の部位は2cm以内か，4cm以内か，周囲組織への進展によって分類する．

表3 ● 口唇・口腔のTNM分類

T1	≦2 cm
T2	2 cm＜該当腫瘍≦4 cm
T3	＞4 cm
T4a	口唇：骨髄質，下歯槽神経，口腔底，皮膚（頤または外鼻）への浸潤 口腔：骨髄質，舌深部の筋肉（外舌筋），上顎洞，顔面の皮膚への浸潤
T4b	咀嚼筋間隙，翼状突起，頭蓋底への浸潤，内頸動脈を全周性に取り囲む
N1	同側単発≦3 cm
N2	a．3 cm＜同側単発≦6 cm b．同側多発≦6 cm c．両側または対側≦6 cm
N3	＞6 cm

（文献1より引用）

5 予後因子・治療効果予測因子

頸部リンパ節転移のあるもの，内向型・浸潤型のものは予後不良といわれている．

6 治療

- 病期においてⅡ期までは部分切除（再建なし）や組織内照射で根治することが可能である．
- Ⅲ期以上ものについては基本的には手術（頸部郭清，再建あり）を中心とした治療が中心となる．ほとんどがSCCであるので，シスプラチン等が中心の化学療法や放射線治療をからめた治療が望ましい．
- 近年，Ⅲ期以上の症例においても，（超）**選択的動注抗がん剤治療と放射線治療を併用**し良好な（手術を回避できる）成績を上げている報告がある．当科でも持続的かつ繰り返し抗がん剤投与が可能なように舌動脈分岐部直前にカテーテル先端を置いたリザーバーを側頭部に留置し治療を行っている．
- 残念ながら治療不能な症例についてはBSC（best supportive care）の適応となる場合もある．

7 経過・合併症管理と予後

- **経過・合併症管理**：主な手術合併症は舌可動制限による嚥下困難，誤嚥（による肺炎），構音障害などである．
- **予後**：舌がんの5年生存率は50％未満で，筋層浸潤例やリンパ節転移例の予後が悪い．

8 フォローアップ

再発の危険は常にある．少なくとも治療後5年間は1，2ヵ月以内の視診，触診を怠らず，半年に1回は腹部までのCT等で厳重にフォローアップすべきである．特に舌がんは深部に再発してわかりにくいことがあるので触診は重要である．

チェックリスト

☐ 舌がんの進行度による基本的な治療法の違いについて整理できるか

鼻腔・副鼻腔がん

おさえておきたいポイント

★ 一側性の副鼻腔病変には注意が必要

★ 選択的動注化学療法のよい適応

1 疫 学

- 代表的な上顎がんの発生頻度は頭頸部がん全体の7〜8％である．死亡数は422人（2006年）である．
- 副鼻腔炎の存在もリスクファクターといわれるが定説はない．

2 病態・症状

- **病態**：扁平上皮がん（SCC）が約7割である[2]が，それ以外の組織型も多彩である．
- **症状**：鼻出血，頬部腫脹，眼球突出など，腫瘍の進展方向や進行度によって変わってくるが，一般的に早期発見は難しい．

3 診 断

- **初診時所見（視診ならびに鼻腔ファイバー）**：可能な限りファイバーにより，鼻腔内腫瘍の有無，鼻出血の有無などを確認し，病変があれば拡大所見をとる．
- **頸部の触診，超音波検査**：口腔がんと同様．
- **血液検査**：SCCなどの腫瘍マーカーの上昇の有無をチェックしておく．
- **単純X線（正面，ウォータース）**：一側性の副鼻腔陰影には注意を要する．
- **CT**：特に骨欠損の有無についてチェックする．
- **MRI（可能な限り造影で）**：病変の質的な情報についてはCTより詳細に得られる．副鼻腔炎との鑑別には有用である．
- **RI，PET**：特にPETは遠隔転移の診断に有用．
- **確定診断**：生検（病理組織診断）による．ESS（内視鏡的副鼻腔手術）やC-L（上顎洞開窓手術）が必要になることもある．

4 病期分類・ステージング

TNM分類を**表4**[1]に，病期分類を**表2**に示す．

表4 ● 鼻腔・副鼻腔がんのTNM分類

上顎洞	
T1	上顎洞粘膜に限局
T2	骨吸収または骨破壊あり，硬口蓋及び/または中鼻道に進展
T3	上顎洞後壁の骨，皮下組織，眼窩底または眼窩内側壁，翼突窩，篩骨洞
T4a	眼窩内容前部，頬部皮膚，翼状突起，側頭下窩，篩板，蝶形洞，前頭洞
T4b	眼窩尖端，硬膜，脳，中頭蓋窩，三叉神経第二枝以外の脳神経，上咽頭，斜台
鼻腔・篩骨洞	
T1	1亜部位に限局
T2	2つの亜部位，または鼻腔・篩骨洞の両方に浸潤
T3	眼窩内側壁または眼窩底，上顎洞，口蓋，篩板
T4a	眼窩内容前部，外鼻の皮膚，頬部皮膚，前頭蓋窩（軽度進展），翼状突起，蝶形洞，前頭洞
T4b	眼窩尖端，硬膜，脳，中頭蓋窩，三叉神経第二枝以外の脳神経，上咽頭，斜台
すべての部位	
N1	同側単発≦3 cm
N2	a. 3 cm＜同側単発≦6 cm b. 同側多発≦6 cm c. 両側または対側≦6 cm
N3	＞6 cm

（文献1より引用）

5 予後因子・治療効果予測因子

特に，後方（翼口蓋窩，眼窩先端など），上方（頭蓋底，脳など）へ進展しているものは予後不良である．

6 治 療

SCCについては基本的に抗がん剤，放射線，手術の三者療法が行われる．

- **化学療法**：顎動脈領域に栄養血管を有する場合が多く，**浅側頭動脈からの逆行性カテーテル留置による動注抗がん剤療法**が行われてきた．当科では選択的動注カテーテルにつないだリザーバーを側頭部に埋め込むことにより継続的な投与を行っている．

- **放射線治療**：化学療法と放射線の同時併用療法が一般的である．
- **手術治療**：放射線治療で残存したものは手術的に切除（部分切除，上顎全摘，拡大全摘）する．切除後は多くの場合，プロテーゼ（義歯など）で対応可能であるが，拡大切除になった場合は再建手術が必要な場合もある．なお，SCC以外のものは手術が唯一の根治治療といってよい．
- **超選択的動注化学療法（同時放射線治療）**：また，近年マイクロカテーテルを利用して，腫瘍の主な栄養動脈に**超選択的**にシスプラチンを中心とした抗がん剤を**高濃度**で注入し，その後即時静脈側で**中和**する方法が考案され，放射線治療と併用することにより手術と同等の治療効果をもたらすと期待されている．長期的な成績の報告には乏しいが，一般的に顔面に醜形を残す手術に代わる選択肢として注目される．

7 経過・合併症管理と予後

- **経過・合併症管理**：主な治療後合併症は咬合不全や開口不良による摂食障害，構音障害，顔面皮膚の拘縮などである．
- **予後**：上顎がんの5年生存率は報告にもよるが，Ⅰ，Ⅱ期では60〜70％程度であるが，Ⅲ期以上では30％未満となり予後が悪い．

8 フォローアップ

舌がんと同様．特に再建術後の症例は深部再発に気づきにくいので局所についても画像診断が重要である．

チェックリスト

☐ 抗がん剤の投与経路について理解したか

咽頭がん（上・中・下）

おさえておきたいポイント

【 上咽頭がん 】
★ 中国系の人種に多く，EBウイルスとの関連があることがある
★ リンパ節転移が多く，原発病変の根治治療は放射線が中心となる

【 中咽頭がん 】
★ 原発部位によっては手術の適応もあるが，放射線の効果が期待できる
★ 側壁型が多く約半数を占める

【 下咽頭がん 】
★ 梨状陥凹型は飲酒，喫煙と深い関係がある
★ 重複がんに特に注意

【 咽頭がんの病理 】
★ 病理学的には扁平上皮がんが多いが，上中咽頭は低分化傾向が強く，悪性リンパ腫も少なくない

1 疫学

口腔・咽頭がんの死亡数，罹患数はp.167参照．

1）上咽頭がん
- 頻度は低く稀．死亡数322人（2006年）．中国系に多い．若年者にも少なくない
- EBウイルスとの関連性が示唆されている（特に未分化がん）

2）中咽頭がん
- 頭頸部がん全体の約10％である．死亡数707人（2006年）．側壁型（50％，口蓋扁桃），前壁型（30％，舌根部），上壁型（20％，口蓋垂），後壁型（稀，咽頭後壁）に分けられる．
- 喫煙，飲酒がリスクファクターといわれる．

3）下咽頭がん
- 頭頸部がんの約1割．死亡数1,237人（2006年）．増加傾向にある．
- 特に**梨状陥凹型**（全体の6〜7割）のものは，喫煙，**飲酒**と深い関係があり**男性**に多い．**輪状後部型**（全体の2割）は**鉄欠乏性貧血**との関連性が示唆され**女性**に多い傾向がある．その他後壁型がある[2]．
- 食道がんをはじめ，重複がんが多い．

2 病態・症状

1）上咽頭がん
- 低分化型の扁平上皮がんや未分化がんが多く，頸部リンパ節転移の頻度が高い（頸部がん発不明がんの中にはこの部位を原発とする可能性があり，放射線治療時にはこの部位も含める施設が多い）．
- 初期に症状は出にくいが，以下の症状で発見されることがあり注意を要する．
滲出性中耳炎（耳管を閉塞），鼻出血・鼻閉（前方に進展），無痛性頸部リンパ節腫脹など．

2）中咽頭がん
- ほとんどが扁平上皮がんであるが，悪性リンパ腫の存在にも注意を要する．
- 症状は部位により様々であるが，咽頭違和感や頸部腫脹（リンパ節転移）などが多い．

3）下咽頭がん
- ほとんどが扁平上皮がん．
- 初期は無症状．嚥下困難，嚥下痛，咽頭痛，嗄声などが増強してくる．**耳への放散痛**は有名である．

3 診断

- **ファイバー検査**：病変（腫瘍）の位置，大きさ，表面の性状，特に下咽頭がんでは**声帯の可動性**などに注意するが，喉頭がんとの鑑別が困難な場合もある．
- **頸部の触診，超音波検査**：他の頭頸部がんと同様．
- **緊急処置の必要性の有無を判断**：中・下咽頭がんでは所見や問診から，**呼吸困難や嚥下困難を見落としてはならない**．特に前者については生命予後に関わるため，緊急入院での気管切開などの緊急的な対応を要する場合も少なくない．
- **単純X線**：正面像で気道の偏位や狭窄の有無，側面像で上咽頭後壁や頸部食道壁の異常肥厚などをチェックしておく．
- **血液検査**：貧血の有無，栄養状態や，気道狭窄があるものは血液ガスで酸素濃度を把握しておく．SCCなどの腫瘍マーカーの上昇の有無，また（中・下咽頭がんでは**重複がん**も多いため）可能な範囲での他の腫瘍マーカーもチェックしておく．上咽頭がんではEBウイルス抗体価なども加える．
- **CT（可能な限り造影し腹部まで）**：原発部位の状況（大きさ，進展範囲）と同時に頸部リンパ節転移の有無と程度，さらには，遠隔転移や**重複がん**の有無についてもチェックする．
- 以下の検査はその特徴をふまえ，適宜追加する．
MRI（可能な限り造影で）：原発部位や頸部リンパ節についてはCTより詳細な情報が得られる場合がある．上咽頭がんでは後鼻孔ポリープ

表5 ● 上咽頭がんのTNM分類

T1	上咽頭
T2	軟部組織 a：中咽頭及び/または鼻腔に進展，傍咽頭間隙への進展を伴わない b：傍咽頭間隙への進展を伴う
T3	骨組織，副鼻腔
T4	頭蓋内，脳神経，側頭下窩，下咽頭，眼窩，咀嚼筋間隙
N1	鎖骨上窩より上方，片側≦6 cm
N2	鎖骨上窩より上方，両側≦6 cm
N3	a．＞6 cm b．鎖骨上窩

（文献1より引用）

表6 ● 上咽頭がんの病期分類

0期	Tis	N0	M0
Ⅰ期	T1	N0	M0
ⅡA期	T2a	N0	M0
ⅡB期	T1 T2a T2b	N1 N1 N0，N1	M0 M0 M0
Ⅲ期	T1 T2a，T2b T3	N2 N2 N0，N1，N2	M0 M0 M0
ⅣA期	T4	N0，N1，N2	M0
ⅣB期	Tに関係なく	N3	M0
ⅣC期	T，Nに関係なく		M1

（文献1より引用）

表7 ● 中咽頭・下咽頭がんのTNM分類

中咽頭	
T1	≦2 cm
T2	2 cm＜該当腫瘍≦4 cm
T3	＞4 cm
T4a	咽頭，舌深層の筋肉（外舌筋），内側翼突筋，硬口蓋，下顎骨への浸潤
T4b	外側翼突筋，翼状突起，上咽頭側壁，頭蓋底への浸潤，または頸動脈を全周性に取り囲む
下咽頭	
T1	≦2 cm及び1亜部位
T2	2 cm＜該当腫瘍≦4 cm，または2亜部位以上
T3	＞4 cm，または片側咽頭の固定
T4a	甲状軟骨，輪状軟骨，舌骨，甲状腺，食道，頸部正中軟部組織への浸潤
T4b	椎前筋膜，縦隔への浸潤，または頸動脈を全周性に取り囲む
中咽頭・下咽頭	
N1	同側単発≦3 cm
N2	a．3 cm＜同側単発≦6 cm b．同側多発≦6 cm c．両側または対側≦6 cm
N3	＞6 cm

（文献1より引用）

（副鼻腔炎）と，中咽頭がんでは扁桃周囲膿瘍との鑑別などに有用である．

食道造影（Ba）：下咽頭がんでは食道への下方進展を把握することができ，誤嚥の有無も知ることができる．

食道・胃内視鏡：現状では耳鼻咽喉科用ファイバーより解像度が高く，NBI（narrow-band imaging）やヨード染色などによる粘膜病変の詳細な把握に有用．太く，送気などが可能なため，狭い部位での視野の確保がしやすいが，通過障害が強い例では挿入不可能なことがある．

RI，PET：他の頭頸部がんと同様．

4 病期分類・ステージング

上咽頭がんのTNM分類を表5[1]に，病期分類を表6[1]に示す．中・下咽頭がんのTNM分類は表7[1]に，病期分類を表2に示す．

5 予後因子・治療効果予測因子

- 上咽頭がんではリンパ節転移（N病期）進行例でも，他の頭頸部がんより制御しやすい．一般的に原発部位（局所）の制御が予後因子の鍵を握ると考えられている．
- 中・下咽頭がんでは，Ⅰ・Ⅱ期は50〜70％の5年生存率であるが，初診時の多くを占めるのはⅢ期以上の進行がん（5年生存率30％未満）であるため全体としてみれば**予後不良**である．特に

リンパ節転移（N病期）進行例の予後が悪く，早期発見が極めて重要な疾患である．

6 治療

現状では，基本的に化学療法，放射線治療，手術の3本柱であるが，それぞれのTNM, stageに応じて，治療計画を立てて治療を開始する．

1）化学療法と放射線治療

- 上・中咽頭がん：原発部位に関しては，抗がん剤と放射線の併用療法での根治を目指し，残存した頸部リンパ節転移に対する郭清術を行う施設が多いが，中咽頭がんの原発部位を積極的に手術する施設もある．
- 下咽頭進行がん：今のところ手術抜きでの根治は困難であるが，化学放射線同時併用療法の効果は絶大で，早期がんは原発部位の機能温存（手術を回避）も可能である．
- なお化学療法は，放射線や手術治療に入るまでの導入療法や治療一段落後の維持療法として単独で行われることも少なくない．
- 使用薬剤は白金製剤（シスプラチンなど）が中心であるが，フルオロウラシル（5-FU）やタキサン系（ドセタキセル）を併用することが多い．

2）手術

- 上咽頭がん：解剖学的に手術適応になることはほとんどない．
- 中咽頭がん：原発部位に対し放射線治療（同時化学療法）で根治不能と判断した場合は手術適応となるが，嚥下や構音にかかわる**機能的な再建**が必要となることが多い．
- 下咽頭がん：大きく分けて次の3つになる．
  ① **根治手術**：咽頭喉頭頸部食道全摘（あるいは部分切除術）→腸管や皮弁などによる下咽頭・食道・喉頭機能再建術（遊離と有茎再建がある）
  （ア）遊離再建の代表例：**遊離空腸移植**，遊離皮弁移植
  （イ）有茎再建の代表例：**胃管挙上**，有茎皮弁

  ② **縮小手術**（原発部位に対する）：極めて限局性（後壁型など）のものについては単純部分切除やEMR（endoscopic mucosal resection）などの方法を選択することもある．
  ③ **頸部リンパ節郭清術**：上記手術と同時に行われる場合と原発部位を放射線で根治後に残存しているリンパ節転移に対して単独で行われる場合などがある．（ア）根治的頸部郭清術，（イ）選択的頸部郭清術などがある．

3）緩和療法，対症療法

飲酒や喫煙に関連が深いという社会的背景のためか，初診時にはⅣB期以降まで進行している例も少なくなく，根治治療の適応とならずBSCの適応となる場合がある．

7 経過・合併症管理と予後

1）経過・合併症管理

- 主な治療後合併症は治療法によって違う．
- 放射線化学療法後や部分切除後で喉頭機能が残存したものは，誤嚥による嚥下性肺炎が最大の問題である．特に高齢者では要注意である．
- 咽喉食摘を施行し食道再建したものは構造上誤嚥とは無縁であるが，音声喪失に対する代用音声の再獲得（電気喉頭や食道発声など）が必要で，長期的には狭窄による通過障害に注意する必要がある．

2）予後

下咽頭がんの5年生存率は多くの報告をみても未だ**20～40％程度**という，近接した喉頭がんの約80％と比較すると極めて厳しい結果である．

8 フォローアップ

他の頭頸部がんと同様．後発転移も少なくなく，治療一段落後の維持化学療法を続ける施設も少なくない．特に中・下咽頭がんは再発に注意を要する．

> **チェックリスト**
> ☐ 上咽頭がんの疫学的特徴について述べられるか
> ☐ 上・中咽頭がんにおいて扁平上皮がん以外で特に注意を要する組織型を理解しているか
> ☐ 下咽頭がんに多い部位とその疫学的な特徴について理解しているか

喉頭がん

> **おさえておきたいポイント**
> ★ 頭頸部がんで最多（罹患数）
> ★ 喫煙と深い関係がある
> ★ 早期がん（病期Ⅱまで）は放射線を中心とした治療を行う

1 疫 学

- 全悪性腫瘍の1～2％．罹患数は頭頸部がんで最多．男女比10：1．
- 声門がんが約7割，声門上がんは約3割，声門下がんは稀．
- 喫煙と深い関連性あり．

	死亡 (2008)		罹患 (2004)	
	死亡数 (人)	粗率 (対人口10万人)	罹患数 (人)	粗率 (対人口10万人)
男女計	982	0.8	3,434	2.7
男	902	1.5	3,210	5.2
女	80	0.1	224	0.3

出典：国立がんセンターがん対策情報センター

2 病態・症状

- ほとんどが扁平上皮がん．
- 声門がんは嗄声を主訴とすることが多く，早期に発見されうる．

3 診 断

- **ファイバー検査**：下咽頭がんと同様で重要である．
- **頸部の触診，超音波検査**：他の頭頸部がんと同様．
- **緊急処置の必要性の有無を判断**：声門狭窄による呼吸困難は生命予後に関わるため，気管切開などの緊急的な対応を要する場合も少なくない．
- **喉頭単純X線**：正面像で気道狭窄の有無などをチェックしておく．
- **血液検査**：気道狭窄があるものは血液ガスで酸素濃度を把握しておく．SCCなどの腫瘍マーカーの上昇の有無をチェックしておく．
- **CT（可能な限り造影し，腹部まで）**：原発部位の状況（大きさ，進展範囲）と同時に頸部リンパ節転移の有無と程度，さらには，遠隔転移の有無についてもチェックする．
- 以下の検査はその特徴をふまえ，適宜追加する．
  MRI（可能な限り造影で）：原発部位や頸部リンパ節についてはCTより詳細な情報が得られる場合がある．
  RI, PET：遠隔転移の診断に有用．

4 病期分類・ステージング

TNM分類を表8[1]に，病期分類を表2に示す．

5 予後因子・治療効果予測因子

- **声門がん**：嗄声により比較的早期発見され，リ

ンパ節転移が少ないため，5年生存率は80％を超える報告が多い．
- **声門上がん，声門下がん**：頸部リンパ節転移を来しやすく，声門がんより予後は悪い．

6 治療

喉頭がんの治療には歴史があり，基本的には放射線と手術の2本柱であるが，最近は化学療法も加わり，遠隔転移の制御や喉頭温存を目的として放射線との同時併用療法が行われる頻度が高くなってきている．それぞれのTNM，stageに応じて，治療計画を立てて治療を開始する．

1）放射線単独治療（レーザー治療）

声門がんT1までについては，放射線単独による治療で根治が期待できる．症例によってはレーザー治療を選択する施設もある．

2）化学療法と放射線治療の併用

- 抗がん剤と放射線との同時併用療法の効果は絶大で，進行度によっては原発部位の機能温存（手術を回避）も可能である．声門がんT2までの例では，抗がん剤を併用した放射線療法での治癒を期待できるため，特に喉頭機能温存（原発部位手術を回避）を最優先する場合は第一選択である．
- T3以上の手術可能な進行例については基本的に手術を原則とする．しかしT3症例の中には化学放射線同時併用療法で手術を回避できるものもあるため，治療法の選択は患者と治療者がよく相談してなされるべきである．当科では40Gy程度で効果判定をし，根治が期待できないと判断すれば，その時点で後述の手術に方針を変えている．術前の放射線線量が多い症例ほど，縫合不全などの術後トラブルが多いからである．使用薬剤は他のSCCと同様．

3）手術

大きく分けて次の2つになる．

a．根治手術

- **喉頭全摘術**：単純摘出だけでなく，いろいろな

表8 ● 喉頭がんのTNM分類

声門上部	
T1	1亜部位，声帯運動正常
T2	2亜部位以上の声門上部または声門部または声門上部の外側域の粘膜：喉頭の固定なし
T3	声帯固定，及び/または輪状後部，喉頭蓋前方の組織，声門周囲腔（paraglottic space）への浸潤，及び/または甲状軟骨のびらん
T4a	甲状軟骨を破って浸潤，及び/または気管，頸部軟部組織（舌深層の筋肉/外舌筋），舌骨下筋群，甲状腺，食道への浸潤
T4b	椎前間隙，縦隔への浸潤，または頸動脈を全周性に取り囲む
声門	
T1	声帯に限局，声帯運動正常 a：一側声門　　b：両側声門
T2	声門上部，声門下部進展，及び/または声門運動制限
T3	声帯固定，及び/または声門周囲腔（paraglottic space）への浸潤，及び/または甲状軟骨のびらん
T4a	甲状軟骨を破って浸潤，または気管，頸部軟部組織（舌深層の筋肉/外舌筋），舌骨下筋群，甲状腺，食道への浸潤
T4b	椎前間隙，縦隔への浸潤，または頸動脈を全周性に取り囲む
声門下部	
T1	声門下部に限局
T2	声帯への進展，声帯運動正常または制限を伴う
T3	声帯固定
T4a	輪状軟骨あるいは甲状軟骨を破って浸潤，及び/または気管，頸部軟部組織（舌深層の筋肉/外舌筋），舌骨下筋群，甲状腺，食道への浸潤
T4b	椎前間隙，縦隔への浸潤，または頸動脈を全周性に取り囲む
すべての部位	
N1	同側単発≦3cm
N2	a．3cm＜同側単発≦6cm b．同側多発≦6cm c．両側または対側≦6cm
N3	＞6cm

（文献1より引用）

音声再建法が考案されている．
- **喉頭部分切除術**：切除範囲などにより数多くの方法があり工夫されている．

b. 頸部リンパ節郭清術

a. の手術と同時に行われる場合と原発部位を放射線で根治後に残存しているリンパ節転移に対して単独で行われる場合などがある．

4）対症療法（リハビリテーション）

- 治癒率が高いため，特に喉頭摘出後は音声の再獲得が高いQOLにつながる．電気喉頭（EL）による単純な方法から，食道発声などの訓練を要するものまで様々である．

7 経過・合併症管理と予後

- 経過・合併症管理：喉摘を施行したものは構造上誤嚥は起こらない．放射線化学療法後や部分切除後で喉頭機能が残存したものは，誤嚥による嚥下性肺炎が問題となる．特に高齢者では要注意である．
- 予後：5年生存率は，声門がんの場合約80％と良好であるが，それ以外のものは必ずしもよくはない．

memo 喉頭がんと下咽頭がん：隣のがんなのに5年生存率で大きく明暗を分ける．一つの理由として後者は症状が早期には出にくく発見が遅れることが多いということもあるが，明らかにリンパ節転移や遠隔転移，重複がんが多い．リンパの流れの違いや甲状軟骨に囲まれているか否かということがその理由とされる．

8 フォローアップ

予後は比較的良好であるが他の頭頸部がんと同等の扱いが必要．

チェックリスト

☐ 喉頭がんの疫学的特徴，予後について説明ができるか

唾液腺がん

おさえておきたいポイント

★ 唾液腺がんは稀で頭頸部がんの1％以下，主なものは耳下腺がんと顎下腺がんである．耳下腺がん死亡数は279人（2006年）
★ 頻度は耳下腺が圧倒的に多いが，耳下腺腫瘍のうち悪性は約20％であるのに対し，顎下腺腫瘍の悪性は約50％と高頻度なので注意を要する
★ 低悪性度のものが多く病理組織型も多彩であるが，良性腫瘍（特に多形腺腫）の悪性化や転移・播種の報告も散見されるので注意を要する
★ 疼痛や顔面神経麻痺に注意する

memo MRI,テクネシウム（核医学）は良性腫瘍の除外に有用：良性で最多の多形腺腫はMRI T2でhigh，次に多いワルチン腫瘍は99mTcO4でhotになることが多い[3]．

チェックリスト

☐ 耳下腺がんの組織学的特徴について説明できるか

甲状腺がん

> **おさえておきたいポイント**
> ★ 全体的には悪性度が低く予後良好であるが，未分化がんに関しては極めて予後が悪い
> ★ 乳頭がん（分化がん）が多い
> ★ 女性に多い
> ★ 高齢になるほど予後が悪い傾向がある
> ★ 手術が唯一の治療である

1 疫学

- 全悪性腫瘍の1％程度．男女比1：3．
- 一部を除き悪性度は低く，経過が長い．5年生存率92.4％，10年生存率80％以上．
- 高齢者で悪性度が高い．
- **未分化がんは極めて予後不良．**
- 悪性リンパ腫は橋本病が母体．
- 分化がん（主に乳頭がん）は橋本病の合併率が高い．

	死亡（2008）		罹患（2004）	
	死亡数（人）	粗率（対人口10万人）	罹患数（人）	粗率（対人口10万人）
男女計	1,512	1.2	8,995	7.0
男	493	0.8	1,933	3.1
女	1,019	1.6	7,062	10.8

出典：国立がんセンターがん対策情報センター

2 病態・症状

- **分化型**のがんが多く，**乳頭がん**が約80％，**濾胞がん**が約10％である．前者は**リンパ行性**，後者は**血行性転移**をしやすいといわれる．
- その他，濾胞がん，未分化がん，悪性リンパ腫，転移性がんなどがあるがいずれも少ない．

3 診断

- 触診が重要で，がんは一般的に硬く周囲と癒着しやすい．また喉頭所見で反回神経麻痺の有無を見る．
- **喉頭単純X線像**：正面像で気管の偏位や気管壁の不整など，側面像で石灰化の有無をチェック．
- **血液検査**：甲状腺機能，抗甲状腺抗体などをチェックし，橋本病やBasedow病などの**機能性疾患の有無**を把握しておく．
- **CT**（可能な限り造影），**超音波検査**他：実質性か囊胞性か，石灰化の有無などを把握する．
- **超音波ガイド下細胞診（FNA）**：診断率は高い．
- **切開生検**は施行しない（出血しやすい．FNAで十分）．

4 病期分類・ステージング

TNM分類[1]を表9に，病期分類（UICC）[4]を表10に示す．

> *memo* **耳鼻咽喉科と外科で未統一**：甲状腺は境界領域であるがために所属リンパ節などの呼び方が異なるなど未だ統一が図られていない．両科の意見交換などの歩み寄りが待たれる．

5 予後因子・治療効果予測因子

- 分化型がんについては，一般的に高齢者ほど予後不良，若年者は良好．
- 未分化がんは予後不良．

表9 ● 甲状腺がんのTNM分類

乳頭がん・濾胞がん・髄様がん	
T1	≦2 cm，甲状腺内
T2	2 cm＜該当腫瘍≦4 cm，甲状腺内
T3	＞4 cm，または甲状腺外への軽度な進展
T4a	皮下軟部組織，喉頭，気管，食道，反回神経への浸潤
T4b	椎前筋膜，縦隔内の血管への浸潤，または頸動脈を全周性に取り囲む
未分化がん	
T4a	甲状腺に限局
T4b	甲状腺外へ進展
すべての組織型	
N1a	レベルⅥ
N1b	他の所属リンパ節

（文献4より引用）

表10 ● 甲状腺がんの病期分類
乳頭がんと濾胞がん，髄様がん，未分化がん，それぞれで別の病期分類を用いることが推奨される

乳頭がんまたは濾胞がん（45歳未満）			
Ⅰ期	Tに関係なく	Nに関係なく	M0
Ⅱ期	Tに関係なく	Nに関係なく	M1
乳頭がんまたは濾胞がん（45歳以上）または髄様がん			
Ⅰ期	T1	N0	M0
Ⅱ期	T2	N0	M0
Ⅲ期	T3	N0	M0
	T1，T2，T3	N1a	M0
ⅣA期	T1，T2，T3	N1b	M0
	T4a	N0，N1	M0
ⅣB期	T4b	Nに関係なく	M0
ⅣC期	Tに関係なく	Nに関係なく	M1
未分化がん（すべてstage Ⅳ）			
ⅣA期	T4a	Nに関係なく	M0
ⅣB期	T4b	Nに関係なく	M0
ⅣC期	Tに関係なく	Nに関係なく	M1

（文献4より引用）

6 治療

- **手術**による**摘出**が唯一の根治的治療である．
- 術後の維持的治療として，**TSH**（甲状腺刺激ホルモン）**抑制療法**を行う．
- **遠隔転移**などに対して，甲状腺全摘後**放射性ヨード治療**を行う．

7 経過・合併症管理と予後

- 予後は一般的に**良好**．
- 手術合併症は反回神経麻痺による嗄声や誤嚥．声帯内転術などで対応できる場合がある．
- 全摘症例は一生甲状腺製剤の投与が必要．
- 乳頭がんの10年生存率は**80％以上**，未分化がんはほぼ0％．

8 フォローアップ

- 予後は比較的良好であるが，治療後10年間は定期的なフォローアップを怠らず，半年に1回程度は腹部までのCT等を施行すべきである．
- 全摘例は一生，TSH抑制療法中の患者も10年間は定期的な甲状腺機能検査が必要である．

文献・参考図書

1) 『頭頸部癌取扱い規約 改訂第4版』日本頭頸部癌学会 編，金原出版，2005
2) 『CLIENT 21（17）（頭頸部腫瘍）』，中山書店，2000
3) 三橋敏雄他：当科における耳下腺腫瘍100症例の臨床的検討．MRIと核医学検査を中心にした術前診断フローチャート．頭頸部癌，34（1）：62-66，2008
4) 『甲状腺癌取扱い規約 第6版』甲状腺外科研究会 編，金原出版，2005

チェックリスト

☐ 甲状腺がんの基本治療方針について説明できるか

Part II §1. 各がん腫における診療

3. 食道がん

出江 洋介

> **おさえておきたいポイント**
> ★ できるだけ日本食道学会発行の「食道癌診断・治療ガイドライン」[1]を参照し治療計画を行う
> ★ ガイドラインでは，現時点での食道がんの標準的な治療法を推奨し，推奨のレベルを4段階に分類している
> ★ 高齢者も多く病態が複雑な食道がん治療において，ガイドラインは，個々の患者の病態に合わせた細部の治療まで規定するものではない
> ★ 根治性と患者の全身状態・QOLのバランス，局所治療と全身治療のバランスを十分に検討した治療戦略により進行食道がんの予後改善を図る

1 疫 学

1）死亡数，罹患率

日本人の食道がん死亡者数はがん死の3.7％を占める．男性では6番目に多いがんである．

	死亡 (2008)		罹患 (2004)	
	死亡数 (人)	粗率 (対人口10万人)	罹患数 (人)	粗率 (対人口10万人)
男女計	11,746	9.3	17,815	14.0
男	9,997	16.3	15,215	24.4
女	1,749	2.7	2,600	4.0

出典：国立がんセンターがん対策情報センター

2）組織型

日本人の食道がんの92％が扁平上皮がんであり，腺がんは1〜2％程度である．欧米では食道扁平上皮がんが減少し，腺がんが急増して，50％以上となっている．

3）リスクファクター

- 扁平上皮がん：**飲酒**と**喫煙**が危険因子であり，両者の相互作用が危険を高める．**アルデヒド脱水素酵素2（ALDH2）**が活性低値となる症例では食道がんの多発例や咽喉頭がん合併例が有意に多い．**熱い茶**や辛い物を摂取する習慣もリスクファクターである．食道がん好発地域（**esophageal cancer belt**：イラン北部から中国北部にかけての地域）がある．他に**食道アカラシア**がリスクファクター．
- 腺がん：胃・食道逆流症に加えて，肥満がリスクを高める．他に有症状の胃・食道逆流症，**食道裂孔ヘルニア**．

2 病態・症状

1）病態

- 食道がんは40代後半から高齢になるにつれて発生頻度が高くなり，60代，70代が多い．日本における食道がんの50％は**胸部中部食道**に発生する．食道は，気管，大動脈，肺，心臓といった生命維持に関わる臓器に囲まれており，腫瘍が食道壁外に達すると，周囲臓器に浸潤し切除不能になりやすい．
- **表在がん（粘膜がん・粘膜下層がん）**の多くが0-Ⅱc（表面陥凹）型を呈し，進行がんは3（潰瘍浸潤）型が多い．粘膜がんはリンパ節転移の頻度が極めて低いが，粘膜下層がんでは40〜50％にリンパ節転移を認め，比較的浅い段階からリンパ節転移を起こしやすいことが食道がんの特徴である．

> **memo** 肉眼型分類を図1に示す．

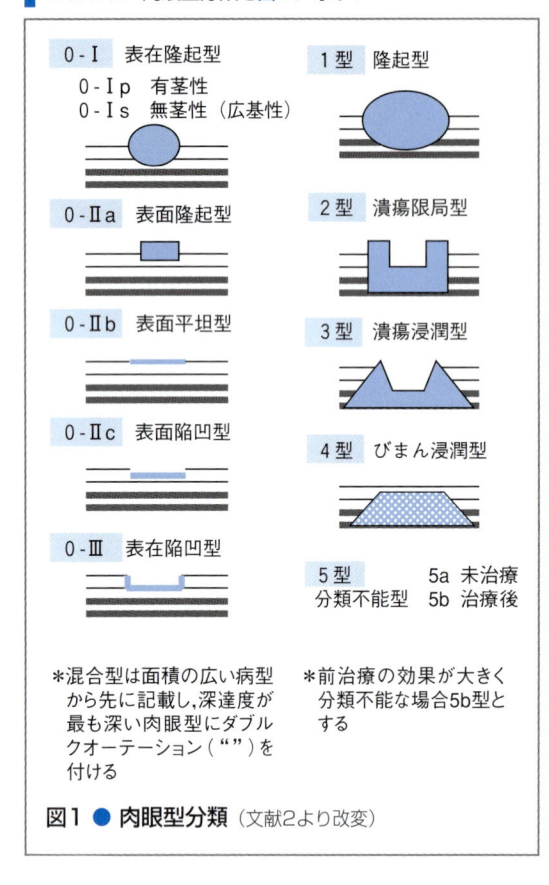

```
0-I    表在隆起型       1型   隆起型
 0-Ip   有茎性
 0-Is   無茎性（広基性）

0-IIa   表面隆起型       2型   潰瘍限局型

0-IIb   表面平坦型       3型   潰瘍浸潤型

0-IIc   表面陥凹型       4型   びまん浸潤型

0-III   表在陥凹型       5型            5a 未治療
                       分類不能型      5b 治療後
```

＊混合型は面積の広い病型から先に記載し，深達度が最も深い肉眼型にダブルクオーテーション（" "）を付ける

＊前治療の効果が大きく分類不能な場合5b型とする

図1 ● 肉眼型分類（文献2より改変）

- また，主病巣の位置にかかわらず，頸部，胸部，腹部いずれの領域にも転移する可能性がある．進行がんは肺転移，肝転移，骨転移を起こしやすい．脳転移，皮膚転移も稀ではない．食道がんは多発がんの頻度が高く，頭頸部領域との重複がんが多いことも特徴である．
- 胃食道逆流症に関連して下部食道に円柱上皮が発生し（**Barrett粘膜**），このBarrett粘膜から発生した腺がんを**Barrett腺がん**と呼ぶ．扁平上皮がんとは病態が異なる．

2）症状

表在がんでは無症状のことが多いが，胃炎症状，胃食道逆流症状で受診し，内視鏡で発見される場合もある．しみる感じを訴える症例もある．進行がんの症状は，嚥下時つかえ感，胸痛，異物感，胸部圧迫感である．狭窄が強くなると，嚥下困難，嘔吐が現れ，体重減少を認める．

3）浸潤・転移の症状

① 気管浸潤：咳嗽，血痰，呼吸困難，嗄声（反回神経浸潤），② 骨転移，皮膚転移：疼痛，③ 肺浸潤：無気肺，肺炎，④ 気道瘻，縦隔瘻：発熱，呼吸困難，⑤ 大動脈浸潤：吐血（大出血），背部痛（大出血の前兆の場合もある），⑥ 脳転移：ふらつき

3 診断

1）血液検査

腫瘍マーカーとして，SCC（扁平上皮がん関連抗原），CEA（がん胎児性抗原），CYFRA（サイトケラチン19フラグメント）があり，高度進行がんで陽性となることが多い．抗p53抗体は特異性に乏しいが感受性に優れ，再発の指標や治療効果の推測に有用な場合がある．

2）食道造影検査

がんの占拠部位，長径など全体像の把握に有用．**表在がんでは側面変形が深達度診断に有用であり，進行がんでは狭窄の程度，潰瘍の深さを見るのに有用**である．表面型食道がんがバリウム造影によるスクリーニングで発見される可能性は低い．ハイリスク群のスクリーニングとしては，内視鏡検査を推奨する．

3）上部消化管内視鏡検査 （p.74参照）

表在がんの深達度診断，色素内視鏡（ヨード染色）検査を利用した病巣の広がりや多発病巣の診断に有用である．表面の形状（陥凹内の顆粒の大きさなど）や色調などから深達度診断を行う[3]．確定診断には，組織生検による病理組織学検査が必須である．無症状あるいは初期の食道がんを見つける上で内視鏡検査は極めて有用であり，進行がんに対する化学療法，化学放射線療法の効果判定にも用いられている．拡大内視鏡による血管構造の観察は表在がんの深達度診断に有用である．下咽頭がん，喉頭がんなど**頭頸部領域の重複がん**や胃がんのスクリーニングも必ず行う．

4）超音波内視鏡検査

高周波数（20MHz）の細径プローブは，内視鏡の鉗子口から入り，**表在がんの深達度診断に有用**

である．7.5MHzの超音波内視鏡専用機は，**縦隔リンパ節転移診断に有用**である．

5）超音波検査

① **頸部超音波検査**：10～13MHz程度の高周波数を用い，頸部や頸胸境界部のリンパ節転移診断を行う．

② **腹部超音波検査**：3.5～6MHz程度の周波数を用い，腹部リンパ節転移，肝転移などの診断を行う．

6）造影CT検査

頸部から上腹部までの撮影を行い，主病変の隣接臓器浸潤の有無の診断と，頸部・胸部・腹部リンパ節転移診断，遠隔臓器転移診断を行う．multi-row detector CT（MD-CT）を用いた三次元画像診断は隣接臓器浸潤の評価に極めて有用である．

7）骨シンチグラム

^{99m}Tc標識リン酸化合物を静注し，2～3時間後に排尿して撮影を行う．全身の骨転移の診断に有用である．感度は高いが，特異度は必ずしも高くない．

8）気管支鏡

気管及び気管支浸潤が疑われる場合に行う．

9）PET-CT検査

撮影前は最低4時間の絶食とする．FDG（18F-fluorodeoxyglucose）を静注後，60分後から撮影を行う．特異度は比較的高いが，粘膜がんや小さなリンパ節転移の感度は低い．

10）MRI検査

脊椎転移の診断に有用．矢状断が気管浸潤の範囲診断，喉頭温存可否の診断に有用．冠状断が気管周囲のリンパ節転移診断に有用．

4 病期分類・ステージング

病期分類は食道癌取扱い規約[2]とUICC-TNM分類の2種類があり，ステージが異なる場合がある．両者の大きな違いは，取扱い規約がリンパ節転移（N）を部位によって4群に分類し，N4のみがstageⅣの扱いになっているのに対して，UICC-TNM分類では非所属リンパ節は遠隔転移（M1）の扱いになる点である．ここでは国際標準であるUICC-TNM分類（第7版）（表1）を掲げる．最新の第7版ではリンパ節転移個数により3群に分類されたこと，これまでの解剖学的病期分類に加え新たに予後因子を加味した病期分類も行

表1 ● 食道がんのUICC-TNM分類（第7版）

T－原発腫瘍	
Tis	上皮内がん，high-grade dysplasia
T1	腫瘍が粘膜固有層から粘膜下層に浸潤している T1a：粘膜固有層から粘膜筋板 T1b：粘膜下層
T2	腫瘍が固有筋層に浸潤している
T3	腫瘍が外膜に浸潤している
T4	腫瘍が周囲臓器に浸潤している T4a：胸膜，心膜，横隔膜，隣接した腹膜 T4b：他の隣接臓器（大動脈，椎体，気管など）
N－所属リンパ節	
N0	所属リンパ節に転移を認めない
N1	所属リンパ節に1～2個の転移を認める
N2	所属リンパ節に3～6個の転移を認める
N3	所属リンパ節に7個以上の転移を認める
M－遠隔転移	
M0	遠隔転移を認めない
M1	遠隔転移を認める

（UICCホームページより引用）

表2 ● 食道がんの病期分類

stage	T	N	M
ⅠA	T1	N0	M0
ⅠB	T2	N0	M0
ⅡA	T3	N0	M0
ⅡB	T1, T2	N1	M0
ⅢA	T4a	N0	M0
ⅢA	T3	N1	M0
ⅢA	T1, T2	N2	M0
ⅢB	T3	N2	M0
ⅢC	T4a	N1, N2	M0
ⅢC	T4b	Nに関係なく	M0
ⅢC	Tに関係なく	N3	M0
Ⅳ	Tに関係なく	Nに関係なく	M1

われていることが大きな変更点である．

解剖学的病期分類を表2に示す．組織分化度や，病変の占拠部位などの予後因子を加味した病期分類は，扁平上皮がんと腺がんで分けて作成されているが，ここでは割愛する．

5 予後因子・治療効果予測因子

1）予後因子

① **リンパ節転移，遠隔転移**：リンパ節転移を認めない症例は比較的予後良好である．リンパ節転移4個以上，遠隔転移（肺転移，肝転移など）を有する症例は予後不良である．

② **組織型**：分化度が低いほど予後不良である．未分化がんは予後が極めて不良である．

③ **脈管侵襲**：リンパ管侵襲（ly），静脈侵襲（v）が高度な症例は予後不良である．

④ **浸潤様式**：INFa（膨張型），INFb（中間型），INFc（浸潤型）に分類しINFcは予後不良である．

⑤ **壁内転移**：壁内転移を多数認める症例や胃壁内転移を有する症例は予後不良である．胃壁内転移は食道癌取扱い規約（第10版）[2]でM1に分類されている．

⑥ **化学療法の病理学的効果**：pCR（病理学的完全奏効）は有意に予後良好である．

⑦ **性別**：女性の方が予後良好である．

2）治療効果予測因子

化学療法の効果予測因子として以下のような報告がある．

① **フッ化ピリミジン系抗がん剤**：thymidylate synthase（TS），dihydropyrimidine dehydrogenase（DPD），thymidine phosphorylase（TP）など5-FU（フルオロウラシル）代謝関連酵素の発現が低いと抗がん剤の効果が高い．

② **白金製剤**：glutathione S-transferase（GST），excision repair cross-complementing（ERCC）遺伝子が効果，副作用の予測因子とされている．

6 治療

1）内視鏡的粘膜切除術（endoscopic mucosal resection：EMR）（p.89参照）

- 粘膜層にとどまる食道がんを早期食道がんと定義し，EMRの適応となる．内視鏡的粘膜下層剥離術（endoscopic submucosal dissection：ESD）の出現により，広範な病巣であっても一括切除が可能となり，大きさに関しての適応が広がった．しかし3/4周以上の切除では狭窄を起こしやすく，拡張術が必要になる．従って **2/3周以上**（全周切除を含む）の病変は相対適応である．

- MM，SM1と診断した場合で臨床的にリンパ節転移を認めない場合は内視鏡治療の相対適応となる．がんが粘膜下層に200μm以上浸潤していた場合はSM2と診断する．リンパ管侵襲や静脈侵襲を認める場合にはリンパ節転移の危険性が高くなるため，外科切除や化学放射線療法などの追加治療を考慮する[4]．

> *memo* 食道表在がんの深達度亜分類：図2のように粘膜がん，粘膜下層がんを亜分類する．内視鏡的粘膜切除術の適応，追加治療の適応などを決定する上で重要である．

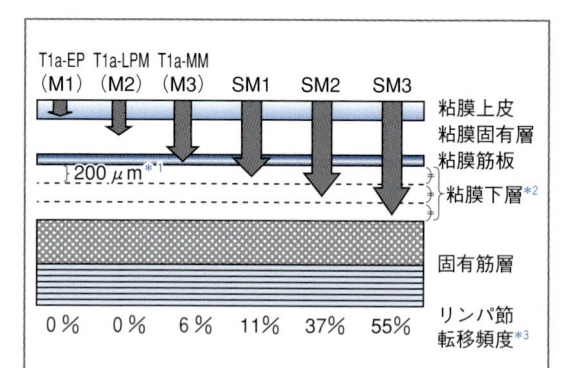

図2 ● 食道表在がん深達度亜分類とリンパ節転移頻度（文献1より改変）

*1 内視鏡的切除された標本では粘膜筋板から200μm以内の病変をSM1とし，200μmを超える病変をSM2とする．

*2 切除標本では粘膜下層を3等分しSM1，2，3に分類する．SM1が粘膜筋板から200μm以内の場合も200μmを超える場合もある．

*3 がん・感染症センター都立駒込病院（1985〜2000年，143例）[4]

2）手術療法

がん腫の占拠部位により術式が異なる．

a．頸部食道がん

頸部食道切除，遊離空腸再建術を施行する．下咽頭に浸潤したがんでは，頸部食道とともに咽頭喉頭を合併切除し，永久気管口を造設する．

b．胸部食道がん

- 右開胸，開腹，頸部襟状切開で手術を行う．頸部食道を残し食道を亜全摘し，頸部，胸部，腹部3領域にわたるリンパ節郭清術を行う．**反回神経周囲の頸部上縦隔リンパ節への転移頻度が高く，この部分の郭清は特に重要である．**最近は胸腔鏡，腹腔鏡を用いて行う方法も開発された．
- 通常，胃を用いて再建する．胃の形成方法により，大弯側胃管，半切胃管，亜全胃管などがある（図3）．胃切除後の症例や胃がんの重複症例では再建臓器として大腸または小腸を用いる．再建経路は胸壁前，胸骨後，後縦隔（胸腔内を含む）の3通りある．胸骨後経路が多く施行されてきたが，最近では高位胸腔内吻合を含めると後縦隔経路による再建が最も多い．

c．食道胃接合部がん（腹部食道がん）

- 食道癌取扱い規約（第10版）[2]では『食道胃接合部の上下2cmを食道胃接合部領域とし，この領域内にがん腫の中心があるものを食道胃接合部がん』と定義した（図4）.
- 左開胸・開腹法で，下部食道切除と共に噴門側胃切除（多くが扁平上皮がん）または下部食道切除と胃全摘（多くが腺がん）が行われる場合が多い．胃管再建，空腸間置またはRoux-en Y再建などが行われる．胃管を挙上して胸腔内吻合する場合は逆流性食道炎に対する対策を考慮した方がよい．

> **memo　Siewertの定義**：接合部がんが腺がんの場合はSiewertの定義を用いtypeⅠ,Ⅱ,Ⅲに分類する（図5）．

3）放射線療法

米国radiation therapy oncology group（RTOG）を中心とした放射線照射単独（64Gy）vs 化学放射線療法（5-FU＋シスプラチン＋放射線照射50Gy）の比較試験（RTOG8501）において5年生存率がそれぞれ0％，26％で有意に化学放射線療法の成績が良好であったことから，放射線単独療法は姑息的治療として位置付けられている．

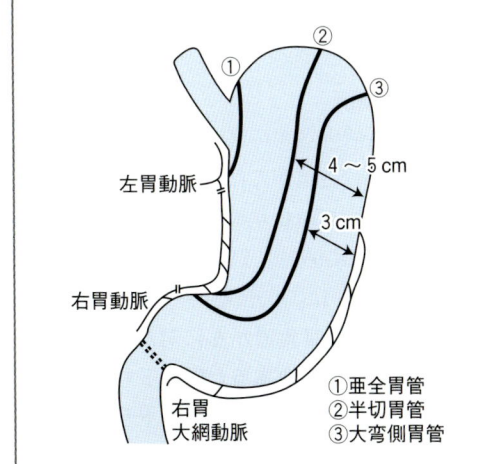

図3 ● 胃管の種類（文献5より引用）

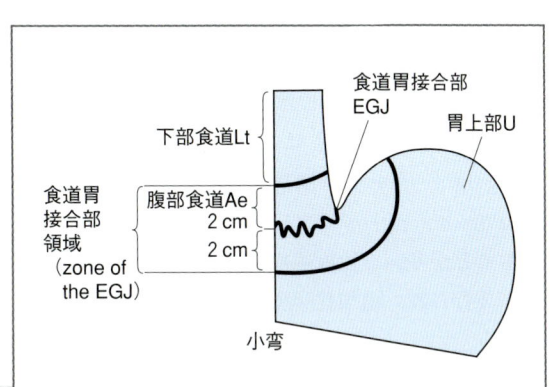

図4 ● 食道胃接合部領域の定義と名称（西の定義）

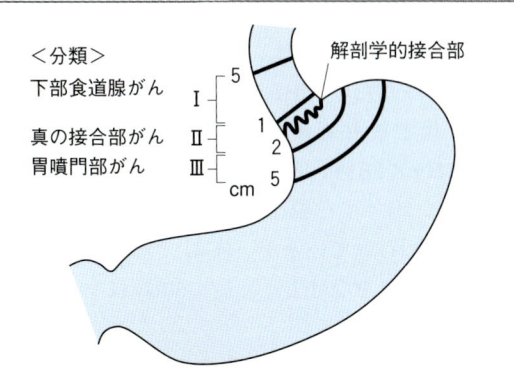

図5 ● 食道胃接合部がん（腺がん）の定義と名称（Siewertの定義）

表3 ● CRTに関する第Ⅲ相臨床試験（米国RTOG）

試験	報告年	病期　組織型	化学療法	総線量	5生率	2生率	MST	有意差
RTOG85-01	1999	T1-3, N0/1, M0 扁平上皮がん85%	―	64Gy	0%		9ヵ月	あり
			CDDP＋5-FU	50Gy	26%	36%	14ヵ月	
RTOG94-05 (INT0123)	2002	T1-4, N0/1, M0 扁平上皮がん84%	CDDP＋5-FU	50.4Gy		40%	18ヵ月	なし
			CDDP＋5-FU	64.8Gy		31%	13ヵ月	

MST：生存期間中央値

表4 ● CRTに関する第Ⅱ相臨床試験（JCOG）

試験	実施	病期	化学療法	線量	CR率	2生率	MST
9516	1996～1998	T4, M1（LYM）	CDDP＋5-FU	60Gy	15%	31.5%	10ヵ月
9708	1997～2000	stageⅠ	CDDP＋5-FU	60Gy	86.1%	93.1%	
9906（中間報告）	2000～2002	stageⅡ/Ⅲ（notT4）	CDDP＋5-FU	60Gy	68%	54%	26ヵ月

CR：完全奏功率，MST：生存期間中央値

4）化学放射線療法

- 化学放射線療法は各ステージにおいて有効性を示す報告がなされており，今後，標準治療である手術療法の成績と比較検討していく必要がある．
- 併用する化学療法の標準は，**5-FU＋シスプラチン**である．投与法は，5-FUは700～800 mg/m²/日を4～5日間持続静注，シスプラチンは70～80 mg/m²で1日目に点滴静注で行われることが多い．放射線療法との同時併用で2コース行われ，追加化学療法施行の有無は様々である．
- 米国RTOGでのランダム化比較試験（RTOG9405/INT0123）において，放射線量50.4Gyと64.8Gyを比較し，MSTがそれぞれ18ヵ月，13ヵ月と差がなく，64.8Gy群で治療関連死が多かったため，5-FU＋シスプラチンを併用した化学放射線療法の**標準線量は50.4Gy（1.8Gy×28回）**とするのが一般的となった（表3）．日本での臨床試験は60Gy（2Gy×30回）で行われているが（表4），米国での比較試験の結果を受けて，一般に50Gy以上を根治線量と呼んでいる．
- 化学放射線療法の有害事象は，早期有害事象と晩期有害事象（治療終了後3ヵ月以降）に大別される．

【早期有害事象】食道炎，骨髄抑制，悪心・嘔吐など．T4症例では食道穿孔のリスクが高い．
【晩期有害事象】放射線肺臓炎，胸水，心嚢水貯留，不整脈，甲状腺機能低下症など．心肺に関連した合併症は治療後5年以上経過してから出現し致死的となる場合もある．晩期毒性の軽減のため，CT画像を基にした三次元照射計画法が普及しつつある．

- 根治的化学放射線療法後の局所遺残・再発例に対する唯一の有効な治療はサルベージ手術であるが，手術関連死亡率が高く，その術式やリンパ節郭清範囲も議論があり[6]，high volume centerで行うべき治療である．

5）化学療法

a．術前化学療法

日本臨床腫瘍研究グループ（JCOG）において，切除可能局所進行食道がんに対し，術前補助化学療法施行群と術後補助化学療法施行群を比較した第Ⅲ相試験（JCOG9907）が行われ，その結果術前化学療法群で有意に生存期間の延長が示された．**今後stageⅡ，Ⅲ食道がんに対しては術前化学療法を考慮する必要があると考えられる**（図6）（この結果は食道癌診断・治療ガイドライン発行後に出たため，ガイドラインでは術前化学療法を推奨する根拠はないとしている）．

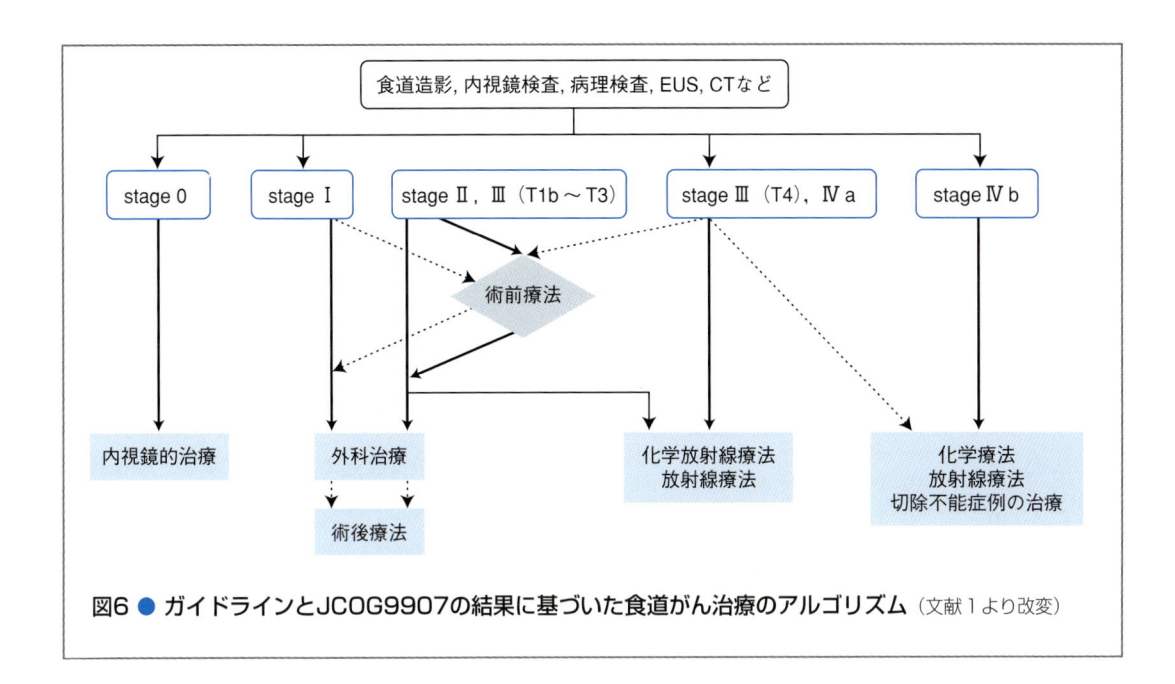

図6 ● ガイドラインとJCOG9907の結果に基づいた食道がん治療のアルゴリズム（文献1より改変）

b. 術後化学療法

JCOG9204ランダム化比較試験において，2コースの術後化学療法（FP療法：5-FU＋CDDP）により，手術単独に比べ有意に5年無再発生存率が向上した．特にリンパ節転移陽性例で手術単独群38％，術後化学療法群52％と効果が明確であった．5年全生存率は手術単独で52％，術後化学療法群で61％であった（有意差はない）．この結果から，**日本ではリンパ節転移陽性例には術後補助療法（FP療法2コース）が推奨される**．

c. 有害事象

口内炎，下痢，嘔気，嘔吐，食欲低下，白血球減少，腎機能低下など

6）緩和治療

- 食道がんは治療の当初から，嚥下障害，胸痛，咳嗽などによりQOLの低下を来す場合が多く，治療の初期から症状緩和に努めるべきである．
- 終末期患者は，栄養障害，瘻孔による症状，骨転移による病的骨折や疼痛，高Ca血症などが問題となる．骨転移には**緩和的放射線照射**を行う．食道狭窄症状や瘻孔に起因する症状の改善策としては，**カバー付き金属ステント挿入，食道バイパス手術**などがある．化学放射線療法後の食道ステントは合併症が多く原則的には禁忌である．

7 経過・合併症管理と予後

1）術後経過（術後管理は施設により多少異なるが，当院での通常の経過を示す）

① **手術当日**：抜管せずICUにて人工呼吸器管理とする．ICUに入室したら気管支鏡を行い，痰の吸引と気道粘膜の観察を行う．

② **術後1日目**：動脈血ガス検査でP／F比（PaO_2/FIO_2）が300以上をウィーニングの基準とし，TV 500 mL以上，FVC 900 mL以上を抜管の基準とする．反回神経麻痺がある場合，気道分泌が多く痰の喀出が困難な場合にミニトラック®を挿入する．頸部，腹部ドレーン抜去．座位をとる．

③ **術後2日目**：サードスペースから血管内に水分がもどるrefillingに備えて輸液量を減らし，肺水腫を防止する．立位，歩行訓練．

④ **術後3日目**：経腸栄養を開始する．経腸栄養開始後は，胆汁逆流の増加や栄養剤そのものの逆流により，減圧チューブからの流出液の増量を見ることがあるので注意する．逆流は誤嚥性肺炎や縫合不全の原因となることがある．栄養剤

の中止や減量で対処する.
⑤ 術後6日目：氷をなめ，嚥下する練習を開始し，喉頭挙上の具合や，誤嚥の有無を観察.
⑥ 術後7日目：問題なければゼリーによる嚥下訓練開始．減圧チューブをクランプ．右胸腔ドレーンは通常1週間以内に抜去する（胸水200 mL/日以下が目安）．
⑦ 術後8日目：5分粥を開始する．誤嚥の危険性が高いと判断される場合は，ミキサーとろみ食とするなど，嚥下機能の障害程度に応じて食事の工夫をする．
⑧ 術後14日目を退院の目標とし，経腸栄養の自己管理指導などを行う．

> **memo** 嚥下機能について：嚥下とは食塊を口腔から胃へ送り込む一連の動作で，口腔期，咽頭期，食道期からなる．口腔期は食塊の口腔から咽頭までの移動で随意運動である．咽頭期は食塊の咽頭から食道入口部までの移動で嚥下反射による．食道期は食道入口部から噴門までの食塊の移動で主として重力と蠕動運動による．嚥下に関する神経・筋機構は複雑で，非常に高度な機能であるため障害も受けやすく，高齢者では特に回復に時間がかかる．術後の嚥下機能のリハビリは極めて重要である．また術前からの嚥下機能の評価と対策も重要である．誤嚥性肺炎を起こすような高度な障害の頻度は3％程度である．

2）術後合併症管理

a．肺炎
最も頻度の高い合併症である．上縦隔郭清により，気道周囲の神経，リンパ流，血流が障害され気道の線毛運動が低下し気道分泌物の排出能が低下する．このため無気肺が生じやすく，肺炎を起こしやすい．対処法としては，手術当日は人工呼吸器管理を行い，吸痰と持続陽圧呼吸により肺胞虚脱を改善し無気肺を予防する．患者自身の喀痰努力が最も有効で，術前からの訓練と指導が重要な意味を持つ．

b．縫合不全
主たる原因は胃管先端部の血流低下である．虚血が広範囲であれば壊死部分の切除，外瘻造設後に二期的再建術を行う．小範囲であれば保存的治療あるいは瘻孔切除再吻合術を行う．縫合不全の予防策として，胸骨後経路の場合，吻合部を胸骨上縁よりも下に戻して，胃管盲端が胸骨後スペースに収まるようにする．これにより胃管盲端のうっ血が改善し，胸骨後スペースとの癒着により胃管が保護される．

c．反回神経麻痺
反回神経周囲リンパ節郭清に伴う合併症として生じ，嗄声・誤嚥などの症状を伴う．通常3〜6ヵ月で回復する．片側麻痺の場合は通常経過観察とし，両側麻痺の場合は，挿管または気管切開が必要となる場合が多い．

d．吻合部狭窄
術後1ヵ月以降に起こることが多く，膜様狭窄は数回の内視鏡的バルーン拡張術で対処可能である．15〜18mmのバルーンで十分に拡張を行う．瘢痕狭窄は，バルーンでは十分に拡張できない場合があり，硬性ブジー（Savary-Gilliard dilatorなど）により拡張を行う．

e．胃食道逆流
食道切除術後は頸部で食道と胃が吻合されることが多い．逆流防止機構が失われているため，胃内容の逆流が起こりやすい．頸部食道炎を起こしたり，高齢者の場合は誤嚥性肺炎の原因となる．術後はPPI（プロトンポンプインヒビター）の内服を行う．ベッドの頭部挙上，食後30分以内に臥床しない，1回摂取量のコントロール（特に夕食）などの指導を行う．

3）予後

- 日本食道学会の全国食道がん登録調査報告による2001年のデータ（5年生存率）を以下に示す．切除1,767例の5年生存率は42.6％である．病期別ではstage0が100％，stageⅠが75.9％，stageⅡAが43.6％，stageⅡBが46.7％，stageⅢが25.5％，stageⅣAが29.0％，stageⅣBが19.1％である．内視鏡的治療198例の5年生存率は86.9％，化学放射線療法551例では19.3％，術前照射＋切除203例では28.4％，切除＋術後照射140例では34.2％であった．また，化学療法60例の5年生存率は4.0％である．

- 日本における外科治療単独例の成績は外国の成績に比べ良好である．外国の臨床試験を評価する際は，このことを十分考慮しなくてはならない．

8 フォローアップ

1) 術後のリハビリ（嚥下訓練，栄養指導）

a. 嚥下機能
反回神経麻痺，食道の屈曲，吻合部狭窄，再建臓器と食道の機能の違いなどにより嚥下機能が障害される．リハビリテーション科と連携して，嚥下造影による評価を行い，嚥下訓練を行う．「少量の食物を顎を少し引いて，ゆっくり飲み込んでください」など嚥下を意識して行うよう指導する．嚥下後に下咽頭に残留していた食塊が吸気とともに誤嚥される場合があり，複数回の嚥下により対処する．

b. 食事指導
やわらかめのものを，ゆっくり，よく噛んで食べるよう指導する．栄養科と連携し，継続的に栄養指導を行う．繊維が多いゴボウ，かみ切りにくい肉，刺身，その他こんにゃく，海藻，パンなどが通過しにくい食品である．1回量を少なくし，分食にする．口に入れる段階であらかじめ小さく切っておく．バナナ，チーズなどが食べやすい．

2) 再発のフォローアップ
根治手術後の再発は約40%に認められ，再発時期は再発症例の75%が術後1年以内，95%が術後2年以内に生じる．3年以降の再発はきわめて稀である．再発の検査は，主として頸部・腹部超音波検査，胸腹部造影CT，骨シンチなどで行われる．検査の頻度は6ヵ月毎の施設が多いが，再発の高危険群は3〜4ヵ月毎の検査が行われる．一般に5年間の経過観察が行われている．

文献・参考図書
1) 『食道癌診断・治療ガイドライン2007』日本食道学会 編，金原出版，2007
2) 『食道癌取り扱い規約（第10版）』日本食道学会 編，金原出版，2007
3) 『食道癌の要点と盲点』幕内博康 編，文光堂，2003
4) 吉田操，門馬久美子，出江洋介：早期食道癌の治療．日気食会報，57（5）：434-438，2006
5) 『食道癌の外科治療マニュアル』遠藤光夫，河野辰幸，永井鑑 編，へるす出版，2000
6) 癌治療のプロトコール2005-2006．臨床外科，60（11）：7-37，2005

チェックリスト

- ☐ 日本と欧米での食道がんの発生部位，組織型の違いについて説明できるか
- ☐ 食道がんの腫瘍マーカーについて説明できるか
- ☐ 早期発見のために必要な検査，病期診断（隣接臓器浸潤，リンパ節転移，遠隔転移の診断）に役立つ検査を挙げられるか
- ☐ 食道がんの病期分類について説明できるか
- ☐ 食道がんの予後予測因子について説明できるか
- ☐ 内視鏡的切除術の絶対適応は何か理解しているか
- ☐ 胸部食道がんの手術では，頸部，胸部，腹部3領域にわたるリンパ節郭清術を行うが，郭清上特に重要なリンパ節はどこか
- ☐ 標準的な化学放射線療法で用いる，線量，併用化学療法について説明できるか
- ☐ 化学放射線療法の晩期有害事象について説明できるか
- ☐ stageⅡ，Ⅲにおける手術の補助療法としては，何が推奨されるか
- ☐ 食道がんの緩和治療について説明できるか．食道狭窄症状や瘻孔に起因する症状の改善策としては，どのような治療があるか

Part II §1. 各がん腫における診療

4. 胃がん

岩崎 善毅

> **おさえておきたいポイント**
> ★ 診断には消化管造影検査，内視鏡検査，CT検査などを参考に正確なステージングを行い，日本胃癌学会発行の『胃癌治療ガイドライン』[1]を参照し治療を行う
> ★ 患者への説明には日本胃癌学会発行の『胃癌治療ガイドラインの解説書』を用いて説明する
> ★ 胃がんに関する重要な研究成果のうち，胃癌治療ガイドラインの内容に変化を与えるようなものがあれば，速報として日本胃癌学会のウェブサイトなどで公開されることがある
> ★ 外科切除が第一選択であるが，ステージに応じて術後再発防止の目的でS-1による補助化学療法を行う
> ★ 切除不能進行・再発胃がんに対しては，S-1+CDDP療法による薬物療法が第一選択となる

1 疫 学

1) 死亡数・罹患率

2008年の日本における胃がんによる死亡数は年間約5万人（全がん死数34万人の約15％）であった．男性では肺がんに次いで第2位，女性では結腸・直腸がん，肺がんに次いで第3位であった．かつて日本では男女とも胃がんが第1位であったが，死亡数は年々減少している．一方，日本における胃がんの罹患率（対人口10万人）は高く，1997年には男女それぞれ，107.3, 51.3であったが，2004年にはそれぞれ，118.7, 54.8へと上昇し，男女計では第1位を占めている（国立がんセンターがん対策情報センター）．しかし，2000年以降は男女共に胃がんの割合は減少傾向にある．

	死亡（2008）		罹患（2004）	
	死亡数（人）	粗率（対人口10万人）	罹患数（人）	粗率（対人口10万人）
男女計	50,160	39.8	109,772	86.0
男	32,973	53.7	73,950	118.7
女	17,187	26.6	35,822	54.8

出典：国立がんセンターがん対策情報センター

2) リスクファクター

発生の原因は不明であるが，リスクファクターとしては高塩分食の過剰摂取，喫煙が挙げられる．また，発生過程で**ヘリコバクター・ピロリ**（*Helicobacter pylori*）の関与が示唆されている．一方，緑黄色野菜は予防に有効とされる．

ヘリコバクター・ピロリと胃がんとの関連については，最近10年間に臨床及び基礎的な研究成果が蓄積され，両者間に深い関連が存在することは確かなものになっている[2]．Japan Gastric Study Group（JGSG）によるプロジェクト1研究により早期胃がんに対する内視鏡的粘膜切除術（endoscopic mucosal resection：EMR）後にヘリコバクター・ピロリの除菌治療をすることで異時性胃がんの発生が抑制されることが明らかになった[3]．現在，日本において保険適応となっている除菌療法は，プロトンポンプ阻害薬（PPI）と抗生物質2剤［アモキシシリン（AMPC）＋クラリスロマイシン（CAM）］を組合せた「PPI＋AMPC＋CAM」の3剤を7日間服用する併用療法である．

この一次除菌療法にて除菌が失敗した場合，メトロニダゾール（MNZ）に変えて「PPI＋AMPC＋MNZ」の3剤併用療法による二次除菌療法まで保険適応となっている．

2 病態・症状

1）病態

- 胃がんは胃壁の最も内側にある胃粘膜から発生する．組織型としては，ほとんどが腺がんである．萎縮性胃炎に高頻度に観察される**腸上皮化生**は分化型胃がんの背景粘膜として重要である．
- 一方，未分化型胃がんは胃底腺粘膜，幽門腺粘膜より発生する．

2）症状

腹痛，心窩部痛，胃部の不快感，吐気や嘔吐，食後の胃部膨満感，食欲減退，体重減などで胃がんに特有な症状はない．早期胃がんでは無症状であることが多いが，進行すると腫瘍からの出血に伴う症状（黒色便，吐血，貧血症状など）や狭窄症状が出現することがある．

3 診断

1）血液検査

出血に伴う貧血所見の有無．経口摂取不良に伴う総タンパク，アルブミン，プレアルブミンが栄養状態の指標となる．腫瘍マーカーとしてはCEA，CA19-9，AFPなどがあるが特異的ではない．治療効果判定におけるマーカーの推移は参考程度に留める．骨髄転移ではLDHやアルカリホスフォターゼが高値を示すことがある．

2）上部消化管造影検査

主病巣の大きさ，病変の広がりや食道・十二指腸への浸潤の程度，深達度などを判定．

3）上部内視鏡検査（p.75参照）

- わが国における好発部位は，**胃角部や前庭部小弯**などであるが，近年，**噴門部胃がん**の増加が報告されており，観察の比較的困難な同部には注意を払う．
- 治療法選択のためには病変の深達度や範囲を正確に診断する必要があり，特に早期胃がんの場合は様々なアングルから病変をとらえること，空気量を変化させて観察を行うこと，通常観察と**色素散布像**の両方を参考にするとよい．

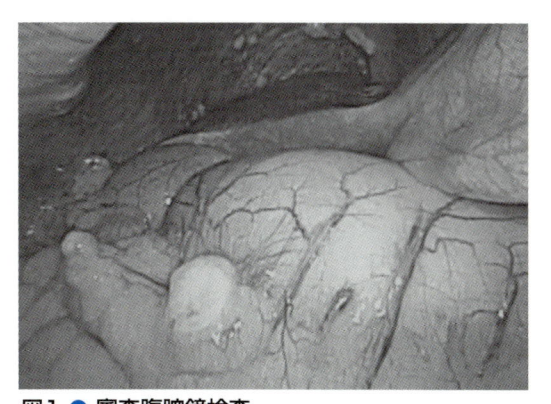

図1 ● 審査腹腔鏡検査
胃大弯のリンパ節転移と右横隔膜下の播種巣を認める
［カラーアトラス，p.12］

4）腹部CT検査

- multislice CT（multidetector-row CT：MD-CT）の登場で，より正確に進行胃がんにおける胃壁外への浸潤，遠隔転移の有無やその程度を判定することが可能となった．
- また，肝転移の診断にはFeridexを用いたMRI検査がCT検査より有用なことがある．

5）審査腹腔鏡（図1）

高度進行胃がんに対して画像診断では診断できない腹膜転移や遊離がん細胞の有無を確認する意味で腹腔鏡検査が行われることがある．侵襲的な検査であるが無駄な開腹術を回避し，治療方法を決定するために有用である．

4 病期分類・ステージング

現行の胃癌取扱い規約（第13版）の病期を**表1**に記載する[4]．ただし，**日本胃癌学会では胃癌取扱い規約の改訂を2010年に予定しており**，リンパ

表1 ● 胃がんの臨床病期（cStage）

	N0	N1	N2	N3
T1	ⅠA	ⅠB	Ⅱ	
T2	ⅠB	Ⅱ	ⅢA	
T3	Ⅱ	ⅢA	ⅢB	
T4	ⅢA	ⅢB		
H1,P1,CY1,M1				Ⅳ

H1：肝転移，P1：腹膜転移，CY1：腹腔細胞診陽性，
M1：H1,P1,CY1以外の遠隔転移（文献4より引用）

節転移程度（N）が従来の解剖学的N分類からUICCのTNM分類に用いられている転移個数による分類に変わる[5]．これは2009年12月に改訂されたUICCのTNM分類（第7版）との整合性が計られるためである．

5 予後因子・治療効果予測因子

　肉眼型（図2）では4型（いわゆるスキルス）胃がんは漿膜浸潤範囲が広いものが多く，診断時，すでに腹膜転移を有する頻度が高い．他の胃がんに比較して予後は不良で5年生存率は10〜20％である．

　スキルス，linitis plastica，4型胃がんなどの用語は同義語として扱われているが，臨床・病理学的特徴を以下に示す．平均年齢は58.7歳で，進行胃がん全体の平均年齢62.2歳と比較して若い年齢層に多い．病理組織型では，低分化型腺がんが87％以上を占め，進行胃がん全体では分化型腺が

んが42％を占めるのに比べて低分化型腺がんが多い．術前診断で根治切除可能と診断されていても腹膜播種を約40〜60％に認め切除不能となることが多く，再発形式も腹膜播種が多い，などの特徴を有する[6]．

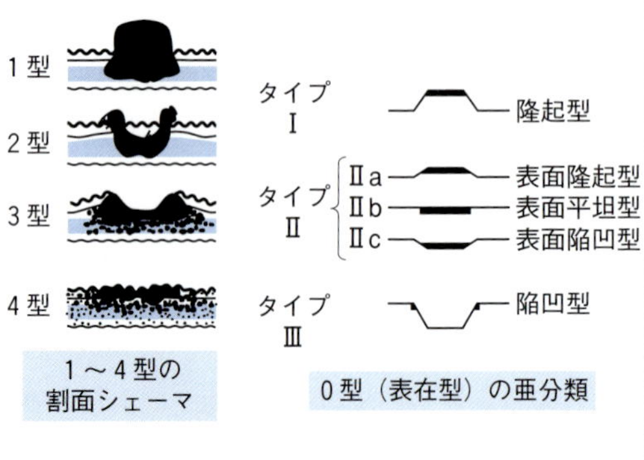

6 治 療

　基本的には胃癌治療ガイドラインの日常診療におけるステージ別の治療法の適応（表2）に沿って治療を進める[1]．

1）切除・手術療法

- 手術治療ではリンパ節郭清を伴う切除が基本である．大動脈周囲リンパ節の予防的郭清効果はないことが臨床試験で証明された[7]．
- ガイドラインの適応を満たす症例に対しては一括切除でのEMR（内視鏡的粘膜切除術）を施行する（p.90参照）．
- 腹腔鏡補助下胃切除術は現時点では臨床研究としての位置づけであり，行う場合にはあらかじめ患者にその理由を説明し，十分な理解を確認することが必要である．

2）薬物療法（抗がん剤治療）

a．根治切除が可能な胃がんの治療

- 外科切除が第一選択であるが，術後再発防止目的の薬物療法（術後補助化学療法）や手術前に薬物療法（術前化学療法）を行うことがある．stageⅡ及びⅢ胃がんに対する根治切除後のS-1による補助化学療法の有用性が臨床試験で証明された[8]．

b．切除不能進行・再発胃がん

- 薬物療法が第一選択となる．S-1+CDDP療法による予後の延長が臨床試験で示された[9]．
- 本邦においては1980年以降，biochemical modulation（併用による相乗効果）を理論的根拠としてFP（シスプラチンと5-FU併用）療法，MTX（メトトレキサート）+5-FU療法，5-FU+LV（ロイコボリン®）療法による治療が施行されてきた．そのような中，日本臨床腫

図2 ● 肉眼型分類（文献4より引用）

表2 ● 日常診療におけるstage別の治療法の適応

	N0	N1	N2	N3
T1（M）	ⅠA ● EMR（一括切除） 　［分化型，2.0cm以下， 　陥凹型ではUL（−）］ ● 縮小手術A（上記以外）	ⅠB ● 縮小手術B 　（2.0cm以下） ● 定型手術 　（2.1cm以上）	Ⅱ ● 定型手術	Ⅳ ● 拡大手術 ● 緩和手術（姑息手術） ● 化学療法 ● 放射線治療 ● 緩和医療
T1（SM）	ⅠA ● 縮小手術A（分化型 　1.5cm以下） ● 縮小手術B（上記以外）			
T2	ⅠB ● 定型手術	Ⅱ ● 定型手術	ⅢA ● 定型手術	
T3	Ⅱ ● 定型手術	ⅢA ● 定型手術	ⅢB ● 定型手術	
T4	ⅢA ● 拡大手術（合併切除）	ⅢB ● 拡大手術（合併切除）		
H1, P1, CY1, M1, 再発				

H1：肝転移，P1：腹膜転移，CY1：腹腔細胞診陽性，M1：H1,P1,CY1以外の遠隔転移
縮小手術A：D1＋α，縮小手術B：D1＋β，定型手術：D2郭清

瘍研究グループ（Japan clinical oncology group：JCOG）によってJCOG9205試験としてFP療法の有効性，生存期間を検証する目的でUFT（テガフール・ウラシル配合）＋MMC（マイトマイシンC）療法，5-FU持続静注療法との第Ⅲ相比較試験が施行され，2003年に結果が公表された[10]．

■ FP療法は奏効率では他の2群より優れているもののMST（median survival time：生存期間中央値）では3群に有意差はなかったことからFP療法の5-FU持続静注療法に対する優越性は証明されず，5-FU持続静注療法がこの時点で標準治療と目された．その後，新規抗がん剤であるCPT-11（イリノテカン），S-1，ドセタキセル，パクリタキセルが相次いでわが国において胃がんの保険適応となったため，2000年以降にはこれらの新規抗がん剤を含む第Ⅲ相臨床試験が進行しており，今後はこれらの結果を踏まえ標準治療が決定されていくこととなった．

■ その臨床試験の一つであるJCOG9912試験はJCOG9205試験で証明された5-FU持続静注療法を対象群としてCPT-11＋CDDP（シスプラチン）併用療法の優越性，及びS-1単独療法の非

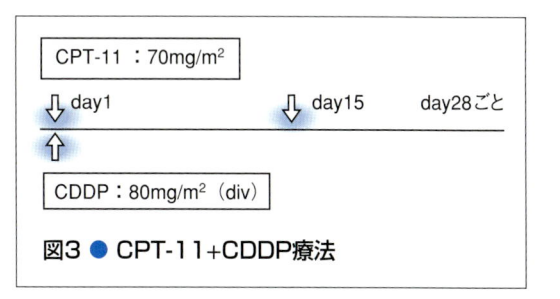

```
CPT-11：70mg/m²
↓ day1        ↓ day15    day28ごと
↑
CDDP：80mg/m²（div）
```

図3 ● CPT-11＋CDDP療法

劣性を検証することを目的とした第Ⅲ相臨床試験であった[11]．その結果，MSTではS-1単独療法の5-FU持続静注療法に対する非劣性は証明されたが，CPT-11＋CDDP併用療法（図3）の優越性は証明されなかった．

■ 一方，CPT-11＋CDDP併用療法群では治療関連死亡が1.3%に認められ，S-1単独療法が進行・再発胃がんに対する標準治療として位置づけられた．

■ ほぼ同時期にS-1単独療法とS-1＋CDDP併用療法の臨床的有用性を検討する目的で，第Ⅲ相試験（SPIRITS試験）が計画・実施された（図4）．S-1＋CDDP併用療法はOhtsuら[12]が第Ⅰ，Ⅱ相試験の結果より，S-1：80 mg/m²/日の固定用量に対してCDDP：60 mg/m²が推奨用量であること，76%の奏効割合と349日のMSTを報

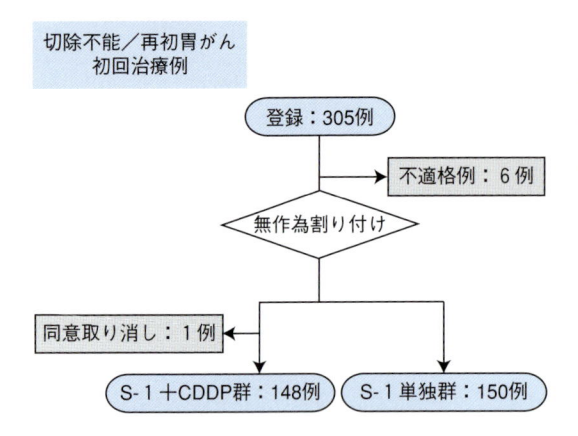

図4 進行胃がんに対するfirst-line治療としてのS-1+シスプラチン併用療法とS-1単独療法の第Ⅲ相試験：SPIRITS試験

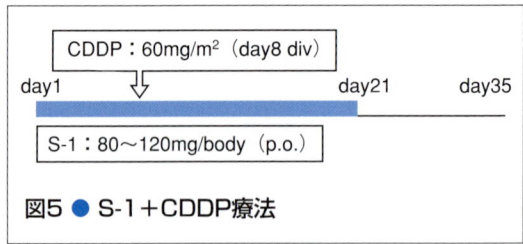

図5 S-1+CDDP療法

告しており，現時点で最も有望と考えられるレジメンと考えられる（図5）．

- SPIRITS試験の結果では奏効率でS-1単独療法の31％に比較してS-1+CDDP併用療法が54％と高く，MSTでS-1単独療法が11ヵ月，S-1+CDDP併用療法が13ヵ月と生存期間においても有意に延長していた[13]．
- 一方，有害事象についてはS-1+CDDP併用療法でgrade 3/4の白血球減少，好中球減少，貧血，食欲不振が多く認められたが，両群とも治療関連死亡はなく，認容性の点でも優れており，**S-1+CDDP併用療法**はS-1単独療法に比較して有効であり，現時点での**進行・再発胃がんに対する標準治療**に位置づけられた．

c．術後補助化学療法

- 胃がんの治癒切除後に再発の原因となる微小転移に対して再発の予防として化学療法を行うことを術後補助化学療法としてその有用性の検討が行われてきたが，わが国で開発された経口抗がん剤であるS-1の単独投与を補助化学療法としてその効果を評価する大規模臨床試験がACTS-GC臨床試験として実施された．
- これはD2郭清により治癒切除された総合ステージⅡからⅢBまでの胃がん患者に対してS-1単独療法の有用性が手術療法をコントロールとして検証された臨床試験である．3年2ヵ月の間に1,059例の症例が登録され，中間解析にて，S-1単独療法の有効性が確認され，その半年後に最終解析を行い2007年に公表された[14]．
- 全生存期間（OS）では，治療群の3年生存率は80％で手術単独群の70％より有意に有効であった．この結果を受け，**日本胃癌学会ではガイドラインの速報版でステージⅡからⅢBの胃がんの治癒切除後はS-1による補助化学療法を1年間実施することを推奨している．**

3）胃がんに適用される新しい分子標的治療薬

- 2009年のASCO会議にてToGA臨床試験の結果が公表された[15]．この臨床試験は，再発・切除不能のHER2（ヒト上皮成長因子受容体2）陽性の胃がん症例に対する化学療法単独群とトラスツズマブ（ハーセプチン®）併用群との比較によりトラスツズマブの上乗せ効果を検討した多国籍第Ⅲ相臨床試験である．登録された3,807例についてHER2陽性が810例（22.1％）であった．全生存期間（OS）はトラスツズマブ併用群では化学療法単独群と比べて有意に延長し，MSTでは，化学療法単独群が11.1ヵ月，トラスツズマブ併用群が13.8ヵ月で有害事象も，十分に認容可能であった．
- がんの分子標的治療は，腫瘍の増殖を引き起こす特定の分子を阻害することにより，がん細胞の増殖を抑制する薬物療法であるが，その有効性が胃がんにおいて証明された最初の無作為化第Ⅲ相臨床試験である．現在，分子標的薬であるラパチニブやベバシズマブを含む臨床試験が登録中であり結果が待たれる．

表3 ● 定型手術後のstage別，部位別累積5年生存率（％）

	U	M	L	胃全体	計
ⅠA	88	95.1	93	100	93.4
ⅠB	82.5	91	86.6	57.1	87
Ⅱ	63.7	72.7	66.1	66.6	68.3
ⅡA	44.6	57	53	17	50.1
ⅢB	26.2	35.4	35.2	10.1	30.8
Ⅳ	17.1	23.2	13.6	11	16.6
計	61.3	82.6	74.8	25.6	73.7

（文献1より引用）

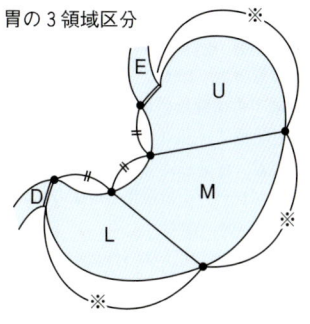

胃の3領域区分

U：胃上部，M：胃中部，L：胃下部
D：十二指腸　E：食道

7 経過・合併症管理と予後

1）術後経過・合併症管理

胃がんの手術は他の外科手術と同様，専門施設で行われてもある程度の頻度で合併症は起こる．患者の術前の耐術能評価にもよるが，膵液瘻や腹腔内膿瘍など重篤な合併症に注意し，その予防や治療法を知って行うべき手術である．

2）予後

ステージ別にみた定型手術後の予後データを表3に示す（胃癌治療ガイドライン 第2版）[1]．胃がん全体の5年生存率は73.7％．

8 フォローアップ

- ダンピング症候群，逆流性食道炎，鉄欠乏性貧血やビタミンB_{12}欠乏による大球性正色素性貧血など無胃性貧血，術後イレウス，胆石症などに注意する．
- 早期ダンピング症状：食後30分程に起こる動悸，発汗，めまい，眠気，腹鳴，脱力感，顔面紅潮・蒼白，下痢などである．高濃度の糖質を多く含んだ食事が急激に小腸に流れ込むことが原因となり，急激な循環血漿量の減少による血圧低下に伴う症状や，空腸よりセロトニン，ヒスタミン，ブラジキニンなどの消化管ホルモンの過剰放出による症状が出現する．対応としては流動性の高い食事や消化吸収のよい糖質の摂取を避けたり，食事中の水分摂取を控えるよう指導する．後期ダンピング症状は食後2時間ほど経ったころに突然の脱力感，冷汗，倦怠感，めまいなどの症状として出現する．食後に過剰分泌されたインスリン分泌による低血糖が原因であり，食後2時間くらいに間食を取る，食事の際の糖質を少なめに摂取するなど食事方法を工夫することで対応する．
- 鉄欠乏性貧血や大球性正色素性貧血など貧血症状を来した場合：鉄剤，ビタミンB_{12}製剤の内服療法を行う．内服治療に反応しない症例に対しては注射薬で対応する．
- 逆流性食道炎：就寝時の上体の傾斜挙上を指導する．症状が著明な症例に対しては，タンパク分解酵素阻害薬（フォイパン®），プロトンポンプインヒビターの投与を行う．
- また，再発や残胃がんの発生に留意し，定期的にCT検査や内視鏡検査を行う必要がある．

> **memo　胃癌取扱い規約と胃癌治療ガイドライン**：胃癌取扱い規約は1962年の第1版から胃がん診療の全てを包括する内容であったが，今後はがん腫の状態と治療の評価を記録するための基本ルールとなり，時代とともに多様化する治療に対してはガイドラインが手術法を含む各種治療とその適応など具体的な臨床指針を示すものとなる．

文献・参考図書

1) 『胃癌治療ガイドライン医師用 2004年4月改訂（第2版）』日本胃癌学会 編，金原出版，2004
2) Uemura, N., Okamoto, S., Yamamoto, S. et al : Helicobacter pylori infection and the development of a gastric cancer. N. Engl. J. Med., 345：784-789, 2001

3) 加藤元嗣, 浅香正博：Japan Gastric Study Group研究の考察. Hericobactor Research, 13 (5)：336-343, 2009
4) 『胃癌取扱い規約 1999年6月 (第13版)』, 日本胃癌学会編, 金原出版, 1999
5) 佐野武：胃癌取扱い規約とガイドラインの改訂に向けて. 癌と化学療法, 38 (9)：1505-1508, 2008
6) 岩崎善毅, 笹子三津留, 佐野武, 他：スキルス胃癌への新しいアプローチ：術前化学療法の臨床試験. 癌の臨床, 55 (1)：53-58, 2009
7) Sasako, M. et al. : D2 lymphadenectomy alone or with para-aortic nodal dissection for gastric cancer. N. Engl. J. Med., 359 (5)：453-462, 2008
8) Koizumi, W. et al. : S-1 plus cisplatin versus S-1 alone for first-line treatment of advanced gastric cancer (SPIRITS trial) : a phase III trial. Lancet, 9 (3)：215-221, 2008
9) Sakuramoto, S. et al. : Adjuvant chemotherapy for gastric cancer with S-1, an oral fluoropyrimidine. N. Engl. J. Med., 357 (18)：1810-1820, 2007
10) Ohtsu, A., Shimada, Y., Shirao, K. et al : Randomized phase III trial of fluorouracil alone versus fluorouracil plus cisplatin versus uracil and tegafur plus mitomycin in patients with unresectable, advanced gastric cancer: The Japan Clinical Oncology Group Study (JCOG9205). J. Clin. Oncol., 21 (1)：54-59, 2003
11) Boku, N. : Chemotherapy for metastatic disease: review from JCOG trials. Int. J. Clin. Oncol., 13 (3)：196-200, 2008
12) Ohtsu, A., Boku, N., Nagashima, F. et al : A phase I/II study of S-1 plus cisplatin (CDDP) in patients with advanced gastric cancer. Proc. ASCO., 20：165a, 2001
13) Koizumi, W., Narahara, H., Hara, T. et al. : S-1 plus cisplatin versus S-1 alone for first-line treatment of advanced gastric cancer (SPIRITS trial) : a phase III trial. Lancet Oncol., 9：215-221, 2008
14) Sakuramoto, S., Sasako, M., Yamaguchi, T. et al. : Adjuvant chemotherapy for gastric cancer with S-1, an oral fluoropyrimidine. N. Engl. J. Med., 357 (18)：1810-1820, 2007
15) Cutsem, E.V., Kang, Y., Chung, H. et al. : Efficacy results from the ToGA trial: A phase III study of trastuzumab added to standard chemotherapy (CT) in first-line human epidermal growth factor receptor 2 (HER2) - positive advanced gastric cancer (GC) JCO, 2009 ASCO Annual Meeting Proceedings (Post-Meeting Edition). vol.27, no.18S (June 20 supplement)：LBA4509, 2009

チェックリスト

- ☐ 胃がんの臨床病期（ステージング）決定のための検査を理解しているか
- ☐ 胃癌治療ガイドラインの日常診療におけるステージ別の治療法を説明できるか

Part II §1. 各がん腫における診療

5. 大腸がん

高橋 慶一

おさえておきたいポイント

★ 大腸癌研究会で作成した『大腸癌治療ガイドライン 医師用 2009年版』を参考に治療を行う
★ 術前深達度診断を可能な限り正確に行い，リンパ節転移の有無及び遠隔転移の有無を組合わせて，適切な治療法を選択する
★ 進行・再発大腸がんでも遠隔転移，再発巣が切除可能なら積極的に切除を行う
★ 切除不能の多発性肝転移に対しても，全身化学療法の併用により縮小し，切除可能となった場合は肝切除を行う
★ 緩和医療としては，疼痛緩和だけでなく，消化管閉塞に対する外科治療としてバイパス手術や人工肛門造設術，及び薬物治療としてオクトレオチドによる消化液分泌を減少させ，患者のQOLの向上を行うこともある

1 疫学

1）死亡数，罹患数

大腸がんは近年，増加しており，「がんの統計2009[1]」（p.41参照）によれば，結腸がんも直腸がんも男女ともに増えており，大腸がん全体では，男性では胃がんに次いで第2位に，女性も乳がんに次いで第2位の罹患率となっている．男性で11人に1人，女性で14人に1人の割合で大腸がんが出現する頻度となっている．

	死亡 (2008)		罹患 (2004)	
	死亡数（人）	粗率（対人口10万人）	罹患数（人）	粗率（対人口10万人）
男女計	43,354	34.4	98,055	76.8
男	23,592	38.4	57,078	91.6
女	19,762	30.6	40,977	62.7

出典：国立がんセンターがん対策情報センター

2）リスクファクター

発がんのリスクファクターとして，環境因子と遺伝因子に分けることができる．

a. 環境因子

代表的なものに食事の欧米化が関係していると考えられている．危険因子で，疑われるものは，**肉類**と**アルコール**，可能性のあるものとして，動物性脂肪と肥満（結腸がんのみ）が挙げられ，喫煙も関与しているとの報告[2]もある．

一方，予防因子として確実なものは，**野菜**と**運動**（結腸がんのみ），可能性のあるものとしては，食物繊維が挙げられる．

b. 遺伝的因子

遺伝性の大腸がん［家族性大腸腺腫症（familial adenomatous polyposis：FAP），遺伝性非ポリープ性大腸がん（hereditary non-polyposis colorectal cancer：HNPCC）］もあり，病歴聴取は重要である．

2 病態・症状

1）病態

大腸は，図1のように8つの領域に分けられ，盲腸，上行結腸，横行結腸，下行結腸，S状結腸，直腸S状部，直腸（上部直腸，下部直腸），肛門管に分けられる．発生するがんの**約60%**が盲腸

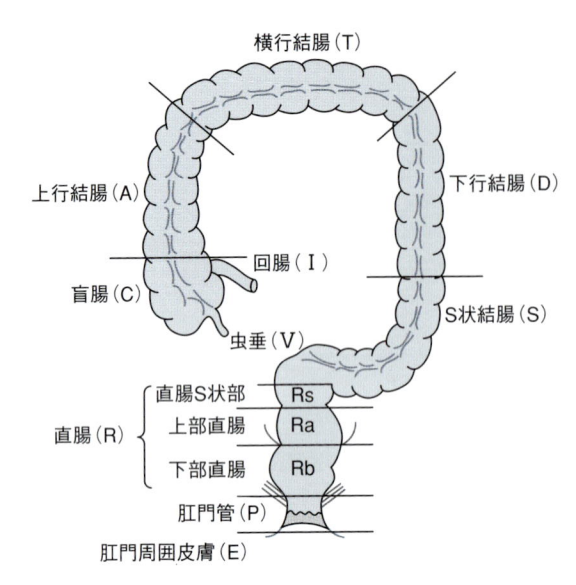

図1 ● 大腸の区分（文献3より引用）

からS状結腸で，直腸S状部から肛門管までで残りの40％を占める．部位別には，**S状結腸が最も多く，次に下部直腸で，上部直腸，上行結腸，直腸S状部，横行結腸，盲腸，下行結腸，肛門管の順である．**

2）症状

- 大腸がん手術例の70％は何らかの症状があるが，30％は無症状である．
- **S状結腸がん，直腸がんで有症状の頻度が高く，**便柱の細小化，兎糞様，便の表面に粘液や血液が付着するというような訴えは，大腸がんの典型的な症状である．下部直腸がんや肛門がんでは下血や肛門痛が出現するが，痔核であると自己判断されることが多い．**上行結腸がんでは，貧血や腹部腫瘤で見つかることが多い．**
- このような部位による症状の違いは，便の性状が右側大腸と左側大腸で異なり，右側では軟便であるのに対し，左側では有形便であることに起因している．

3 診 断

1）便潜血検査

大腸がんのスクリーニングには，便潜血検査が行われる．死亡率の減少効果がRCTで認められている．免疫法による二日法が一般的である．

2）注腸検査

大腸がんの病変を描出する．特に，下部直腸がんでは，病変の局在と肛門からの距離を客観的に評価するために重要な検査である．

3）下部消化管内視鏡検査（p.75参照）

大腸がんの診断には，下部消化管内視鏡検査による**がんの局在診断及び質的診断**（最終的には病理診断が確定診断となる）が必要である．

4）CT検査

CTで周囲臓器浸潤の有無及び**リンパ節転移の有無**や肝肺転移等の**遠隔転移の検索**を行う．

5）MRI検査

周囲臓器浸潤の精密な評価及び肝転移についてSPIO-MRIにより**肝転移か，嚢胞か，血管腫かの質的診断**をすることができる．

6）超音波内視鏡

超音波内視鏡は早期がんの深達度診断に有用な検査であり，cSMがんの深達度を評価し，治療方法の選択決定の補助検査として有用である．また，下部直腸に対する傍直腸リンパ節転移の判定にも役立てることができる．

7）腫瘍マーカー

大腸がんの腫瘍マーカーとしては，血清CEAと血清CA19-9が一般的であるが，大腸がんに特徴的なものではない．**血清CEAの陽性率は大腸がん全体の30％程度**であり，特異度は低い．しかし，**再発時には約70％の陽性率を示し，再発発見のきっかけになることが多い．**

4 病期分類

大腸癌取扱い規約（第7版）[3]の病期分類を図2に示す．深達度とリンパ節転移の程度と遠隔転移の有無で病期分類を行っている．

5 予後因子・治療効果予測因子

- 大腸がんの予後因子としては，深達度，リンパ節転移の程度，肝肺転移等の遠隔転移の有無及びその程度が大きな予後因子となる．

- 治療効果予測因子として明らかなものはないが，stageⅡにおいて**低分化腺がん，T4症例，穿孔症例，側方リンパ節転移陽性症例は根治切除が行われても，予後不良で再発高危険群に分類される**.

6 治療

大腸癌治療ガイドライン[4]の治療方針を図3に示す．

1）内視鏡治療（p.88参照）

- stage 0（cMがん）及びcSM軽度浸潤がんで，腫瘍の最大径が2 cm未満が内視鏡治療の適応となる．**切除標本でpSM浸潤距離が1,000μm未満の場合はリンパ節転移の頻度は低く，リンパ節郭清を伴う追加腸切除の必要はないとしている**．内視鏡切除の方法としては，ポリペクトミーとEMR（endoscopic mucosal resection，内視鏡的粘膜切除術）があり，近年表面型腫瘍や大きな無茎性病変に対してはESD（内視鏡的粘膜下層剥離術，endoscopic submucosal dissection）が行われる．ただし，ESDは技術的に難しく，特定の専門施設で行うべきである．
- 内視鏡的摘除後の追加治療の適応基準を以下に示す．
  (1) 垂直断端陽性の場合は外科的切除が望ましい．
  (2) 摘除標本の組織学的検索で，**以下の条件のうち1因子でも認めれば，リンパ節郭清を伴う腸切除の適応となる**．
      ア）**pSM浸潤度1,000μm以上**
      イ）**脈管侵襲陽性**
      ウ）**低分化腺がん，印環細胞がん，粘液がん**
      エ）**浸潤先進部の簇出（budding）grade2/3**
- 垂直断端陽性はがんが粘膜下層断端に露出しているものである．
  pSM浸潤距離が1,000μm以上のPSMがんの場合のリンパ節転移率は12.5％である．
  脈管侵襲とはリンパ管侵襲と静脈侵襲をいう．
  簇出の程度はリンパ節転移の有無と関連していると考えられている．

	H0,M0,P0			H1,H2,H3,M1,P1,P2,P3
	N0	N1	N2,N3	M1（リンパ節）
M	0			
SM MP	Ⅰ			
SS,A SE SI,AI	Ⅱ	Ⅲa	Ⅲb	Ⅳ

図2● 大腸癌取扱い規約（第7版）の病期分類
（文献3より引用）

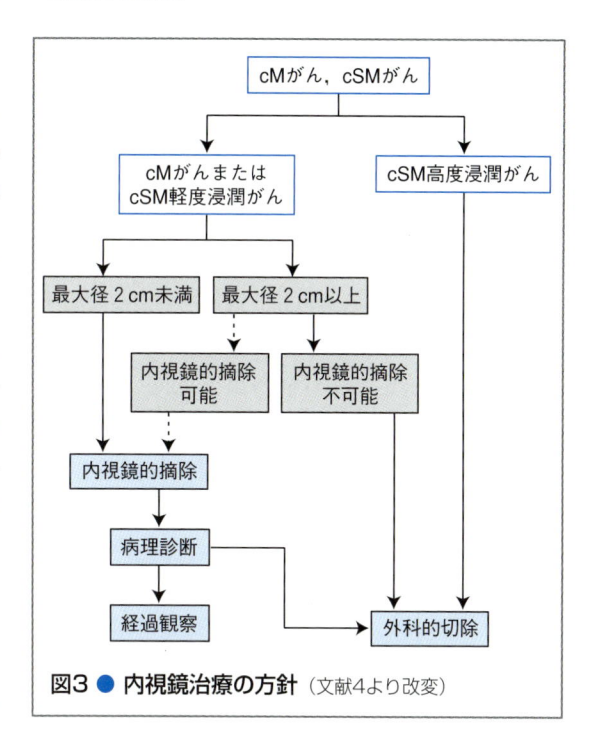

図3● 内視鏡治療の方針（文献4より改変）

> **memo 簇出とは**
> 簇出の定義：がんの先進部の間質に浸潤性に見られる1個または5個未満の構成細胞からなるがん胞巣のこと．
> 簇出のgrade：簇出の最も高度な領域を選択後，20×10倍視野でがん発育先進部を観察し簇出の個数を計測する．
>   grade1：0〜4個　　grade2：5〜9個
>   grade3：10個以上

- 内視鏡治療後のサーベイランスについては，コンセンサスは得られていないが，**治療後の再発が1〜3年後に多いことを念頭において行う．ポリープがない大腸（いわゆるクリーンコロン）では5年に1回程度のサーベイランスでよい**とされている．

2）外科的治療

- 図4にstage0〜Ⅲ大腸がんの手術治療方針をまとめた．cSM深部浸潤以深の大腸がんがリンパ節郭清を伴う腸管切除が必要で，外科的切除の適応になる．
- 図5リンパ節分類の基本型を示した．この基本型を土台にして，どこまでのリンパ節を郭清するかで，リンパ節郭清の程度を決めている．

> <リンパ節郭清の程度>
> DX：リンパ節郭清度が不明
> D0：腸管傍リンパ節の郭清が不完全である
> D1：腸管傍リンパ節が郭清された
> D2：腸管傍リンパ節及び中間リンパ節が郭清された
> D3：領域リンパ節が郭清された

- cMがんの場合，リンパ節転移はないため，**リンパ節郭清の必要はないが，術前の深達度診断の精度の問題もあり，D1郭清を行ってもよい．**また腹膜翻転部より肛門側のcMがんまたはcSMがん（軽度浸潤）の直腸がんには直腸局所切除が行われる．
- cSM深部浸潤がんのリンパ節転移頻度は約10％であり，また中間リンパ節転移も少なからずあることから，**D2郭清が推奨される．**
- cMPがんでは主リンパ節転移も少なからずあることから，**術前深達度診断MP以深がんではD3郭清を標準郭清とする．**
- 結腸がんでの**腸管切除長は腫瘍から10cmで十分**である．一方直腸がんでは，図6のように肛門側直腸間膜をRS及びRaのがんでは3cm，Rbでは2cm切除することが望ましい．
- 進行直腸がんに対しては，**TME**（total mesorectal excision：直腸間膜全切除）または**TSME**（tumor-specific mesorectal excision）及び自律神経温存術が行われ，**がんの根治性と排尿及び性機能の温存を目的とした手術**が行われる．TME及びTSMEを行うに際して，**CRM**[5]（circumferential resection margin：外科的切除剥離面）が重要で，直腸固有筋膜を切除標本側につけて直腸を切除することが重要である．

> **memo** CRMの意義：がんの手術において，がんに切り込まないように切除することは重要で，直腸がん手術においては肛門側の直腸間膜を十分に切除することに加え，直腸のがんの周囲の直腸間膜の剥離操作において，直腸固有筋膜を標本側につけるようにして切除することが局所再発予防には重要である．

- 大腸癌研究会のプロジェクト研究の分析では，腫瘍下縁が腹膜翻転部より肛門側にある**深達度A（がんが直腸壁を貫通している）**の直腸がんの側方リンパ節転移率は20％で，さらに直腸間

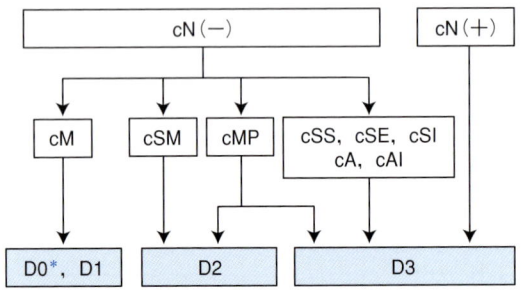

図4 ● stage0〜Ⅲ大腸がんの手術方針
（文献4より改変）
＊直腸がんでは直腸局所切除を含む

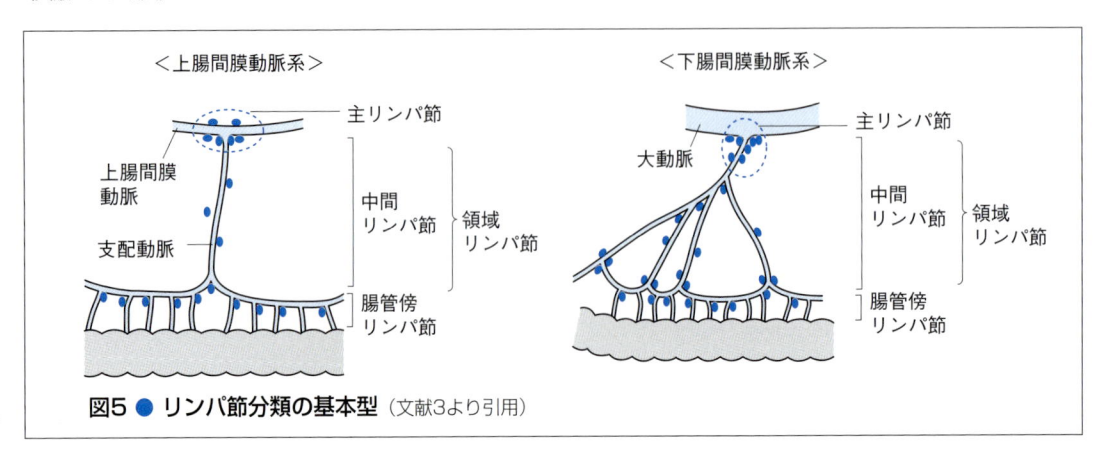

図5 ● リンパ節分類の基本型（文献3より引用）

〈腫瘍下縁が腹膜反転部より口側にある場合〉　〈腫瘍下縁が腹膜反転部より肛門側にある場合〉

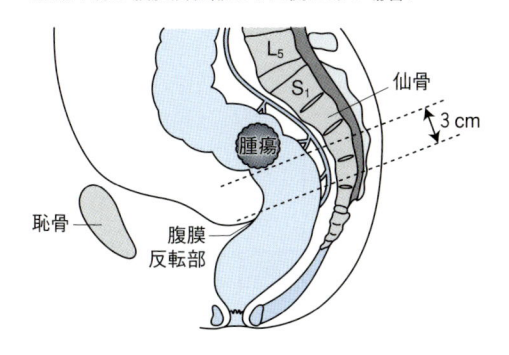

図6 ● 直腸間膜の切離線（文献3より引用）

表1 ● 直腸がんにおける側方郭清と側方転移

		症例数	側方郭清率（%）	側方転移率（%）	
				対全症例	対郭清症例
RS	pSM	124	0	0	0
	pMP	127	4.7	0	0
	pSS/pSE/pA	493	6.5	0	0
	pSI/pAI	32	43.8	3.1	7.1
計		776	6.7	0.1	1.9
Ra	pSM	138	3.6	0	0
	pMP	149	12.1	0	0
	pSS/pSE/pA	411	28.5	2.7	9.4
	pSI/pAI	15	53.3	0	0
計		713	20.8	1.5	7.4
Rb	pSM	234	15.8	0.9	5.4
	pMP	372	58.6	5.4	9.2
	pSS/pSE/pA	762	72.0	13.5	18.8
	pSI/pAI	59	81.4	28.8	35.4
計		1,427	59.7	9.8	16.7

（文献4より改変）

膜内にリンパ節転移を認めた場合の側方転移率は27%である．このような背景から，日本では，TMEに側方リンパ節郭清を加えることが多いが，欧米では術前化学放射線治療を施行し，TMEのみを行い，側方リンパ節郭清を実施しない治療が標準治療となっている．**側方リンパ節郭清を行った場合には自律神経系を全温存しても，排尿機能や性機能が障害される可能性があることは理解しておく必要がある．**

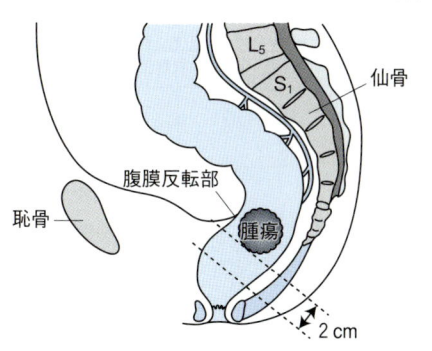

> **memo**　側方リンパ節の欧米との違い：側方リンパ節には，内腸骨リンパ節（263D，263P），総腸骨リンパ節（273），閉鎖リンパ節（283），外腸骨リンパ節（293）がある．日本では所属リンパ節でN3に分類されるが，欧米では遠隔転移M1に分類され，側方リンパ節陽性例は非治癒切除例として扱われる．

- **腹腔鏡手術**：結腸がん及び直腸S状部がんに対するD2以下の腸切除に適しており，**cStage 0〜cStage Ⅰ がよい適応**である．現在腹腔鏡手術の適応が拡大されつつあるが，D3郭清を伴う腹腔鏡下結腸切除術は難易度が高いため，**cStage Ⅱ〜cStage Ⅲ に対しては，習熟度を考慮して行うべきである．**また，**横行結腸がん，高度肥満例，高度癒着例も高難度である．直腸がんに対する腹腔鏡下手術の有効性と安全性は十分に確立されていない．**

- 手術技術の進歩により，下部直腸がんにおける**肛門温存**の頻度が高くなり，肛門管直上の病変に対しても，**内肛門括約筋切除**（ISR：internal sphincteric resection）により肛門温存例が増加している．

- stage Ⅳの大腸がんは，同時性遠隔転移を伴う大腸がんで，転移部位としては肝転移，腹膜播種，肺転移の順に多い．その治療方針を図7に示す．その要点を列挙すると
  （1）遠隔転移巣及び原発巣が切除可能な場合は，原発巣は根治切除をし，遠隔転移も切除を考慮する．
  （2）遠隔転移巣が切除可能で，原発巣が切除不可能の場合は，外科切除を選択せず，

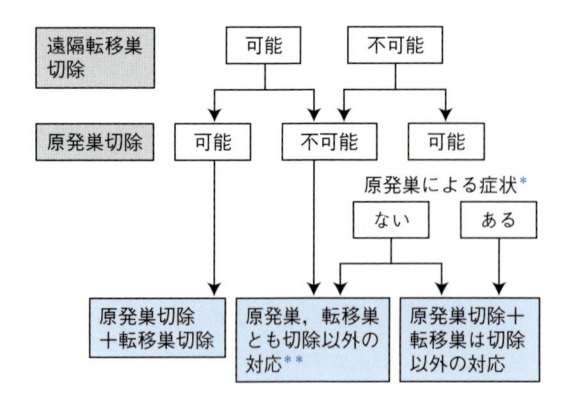

図7 ● stageⅣ大腸がんの治療方針（文献4より改変）
＊原発巣による症状：大出血，高度貧血，穿通・穿孔，狭窄等による症状
＊＊切除以外の対応：原発巣緩和手術，化学療法，放射線療法ならびに血行性転移に対する治療方針等を参照

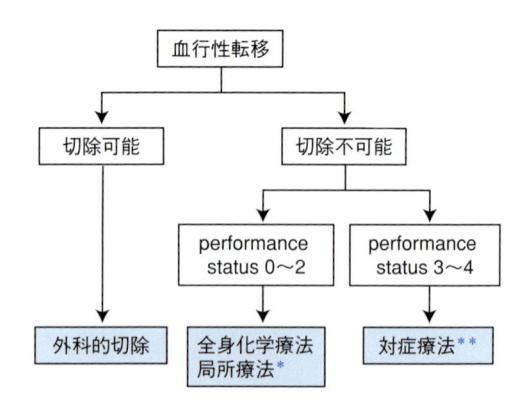

図8 ● 血行性転移の治療方針（文献4より改変）
＊局所療法には肝動注療法，熱凝固療法，放射線療法などがある
＊＊best supportive care（BSC）

他の治療を選択する．
(3) 遠隔転移巣が切除不可能で，原発巣が切除可能な場合は，原発巣の臨床症状や化学療法等の治療の継続による影響を考慮して，原発巣を切除するかどうか決定する．

以上をまとめると，切除不能な遠隔転移のある場合の原発巣切除の適否は，原発巣の症状，遠隔転移の状態，全身状態等，個々の状況に応じて決定すべきである．

- **血行性転移**に対する治療方針を図8に示した．切除可能なら切除をすることで，生存期間の延長に寄与でき，このような点が，他のがんとの異なるところである．
- 血行性転移に対する外科治療の原則を示す．

① 耐術可能である
② 原発巣が制御されている
③ 転移巣を遺残なく切除できる
④ 他の遠隔転移がないか，制御可能である
⑤ 転移巣切除後の残存臓器の十分な機能温存が維持される

3）化学療法

化学療法には，術後再発予防を目的とした補助化学療法と切除不能な進行再発大腸がんを対象とした全身化学療法がある．

a．補助化学療法

■ 術後補助化学療法の適応基準
(1) 治癒切除（R0切除）の行われたstageⅢ大腸がん（結腸がん・直腸がん）
(2) 主要臓器機能が保たれている
(3) performance status（PS）が0〜1である
(4) 術後合併症から回復している
(5) 適切なインフォームド・コンセントに基づき患者から文書による同意が得られている
(6) 重篤な合併症（特に，腸閉塞，下痢，発熱）がない

■ 推奨される療法
・5-FU/LV療法
・UFT（テガフール・ウラシル配合）/LV療法
・カペシタビン療法
・投与期間6ヵ月を原則とする．

5-FU＋LV療法が標準治療として確立している．経口抗がん剤による術後補助化学療法は静注5-FU＋LV療法との同等性が報告されている．**stageⅢ直腸がんではUFT投与群が手術単独群に比べ有意に良好な生存率を示したが，日本ではstageⅢ大腸がんに対する術後補助化学療法として何を標準治療とするかの結論は出ていない．**

b．切除不能進行再発大腸がんに対する化学療法

■ 切除不能進行・再発大腸がんに対する化学療法の目的は，腫瘍増大を遅延させて延命と症状コントロールを行うことである．適応基準はPS0〜PS2で各臓器機能が保たれており，転移・再発巣が画像にて確認可能であることが条件とな

- る．また切除不能進行再発大腸がんに対する化学療法が奏効して切除可能となることがある．
- 図9に一次治療と二次治療以降の組合わせを示す．日本で使用できる化学療法が欧米と同様となり，欧米の臨床試験結果に基づいて，治療方法が選択されるようになった．

  進行再発大腸がんに対するカペシタビンの投与については，2009年9月に，他の抗悪性腫瘍剤との併用で承認され，L-OHP（オキサリプラチン）との併用によるXELOX療法及び，これにベバシズマブを加えたXELOX＋ベバシズマブ療法として使用できるようになった．今後は補助療法としてstage Ⅲの再発高危険群にもXELOX療法が使用される可能性がある．
- FOLFOX（infusional 5-FU＋LV＋オキサリプラチン）及びFOLFIRI（infusional 5-FU＋LV＋イリノテカン）療法：図10，図11に示すように，3剤併用の48時間の持続投与を行う治療方法で，一般的にはポートという注射の受け口を皮下に埋め込み，携帯用のポンプを用いて薬液を注入する方法で，在宅でも注射薬で化学療法ができるようになった．これらの治療に分子標的治療薬である**ベバシズマブ（血管新生阻害薬）**を可能なら併用する（図12）ことが一般的である．
- もうひとつの分子標的治療薬である**セツキシマブ（EGFR阻害薬）**は二次治療以降で行われ，CPT-11（イリノテカン）との併用または単剤で使用する．ただし，**がん組織のKRAS遺伝子変異のない野生型とセツキシマブとの間に有効性の相関があることが明らかとなり，現在はEGFR陽性例に使用の保険適応があるが，KRAS─野生型に使用することが，推奨される．**
- 肝転移に対する肝動注療法：日本では比較的積極的に行われていたが，全身化学療法の進歩により，実施頻度は減少している．しかし，肝転移の縮小率は60〜70％で高く，副作用が少ないため，全身化学療法の継続不可能な場合や，治療効果がない場合に選択されることがある．

> *memo* 肝転移切除後の補助化学療法：stage Ⅲの大腸がんに対する補助化学療法が認められている現在，stage Ⅳである大腸がん肝転移根治切除後の補助化学療法についても容認されるべきものであると思われる．しかし，これまでの比較試験の結果からは，**補助化学療法の有効性を明確に示すエビデンスは認められておらず**，臨床試験から有効な治療法を確立する必要がある．

4）放射線療法

a．補助放射線療法

直腸がんに対して，骨盤内再発予防とダウンステージを目的として，補助放射線療法が行われる．

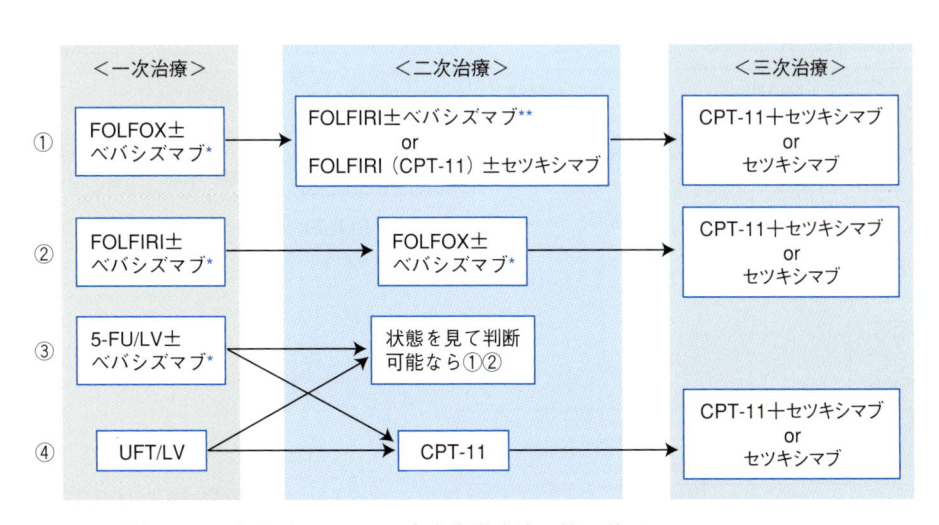

図9 ● 進行・再発大腸がんにおける全身化学療法の使い分け（文献4より改変）
＊ベバシズマブの投与が推奨されるが，投与不可能と判断した場合はその限りではない
＊＊一次治療においてベバシズマブを投与していない場合，及び一次治療の効果が持続しているが，CPT-11やL-OHP（オキサリプラチン）の毒性のために投与を中止した場合は，二次治療でベバシズマブの投与が推奨される

1回1.8～2.0Gyで40～45Gyの照射が一般的で，欧米では術前放射線療法もしくは化学放射線療法が一般的に行われている．しかし日本では，標準治療としては認められておらず，その理由としては，**日本では手術単独の治療成績が欧米に比べ，明らかに良好で，側方リンパ節郭清により，局所再発率が10％以下で低く**，放射線治療後の排便機能の低下や放射線障害が予想されることが原因であると思われる．

b．緩和的放射線療法

- 切除不能進行再発大腸がんに対して行われるもので，骨盤内再発，骨転移，脳転移，リンパ節転移に対して行われる．
- 骨盤内再発には45～50Gyの照射が行われ，**疼痛軽減は90％，出血の軽減は80％に認められる．**骨転移には30Gyの照射が行われ，疼痛は70～90％で軽減する．脳転移は全脳照射としては30Gyが標準で，60～80％に症状軽減を認める．

5）緩和医療

緩和医療は，がんにかかわる精神的，身体的な様々な症状に対する緩和治療の総称である．従って，がんの診断のついた時から終末期までを包括する．病期や症状により実施すべき内容が異なり，大腸がん終末期にはQOLの向上のため以下のものを行う．

① **疼痛緩和**：疼痛緩和のための薬物療法は，WHOのステップラダーに基づいて行う(p.143)．骨盤内再発に対する疼痛は調節困難なこともあり，神経ブロックや他の治療法と組合わせて行うことが重要である．

② **外科治療**：姑息的切除やバイパス手術，人工肛門造設術等を行い，経口摂取を可能にする．

③ **化学療法**：緩和的化学療法であり，縮小効果はあまり期待できないが，標準治療では副作用が大きくて治療の継続ができないが，治療を行うことで精神的な安定が得られ，継続治療により，最終的に延命が得られるものである．

④ **放射線療法**：骨盤内再発や骨転移に対して照射を行うことで疼痛が軽減することがある．

⑤ **精神症状に対するカウンセリング**：疾病や予後に対する不安に対しては，カウンセリングが有用で，精神症状には適切な薬物療法を行う．

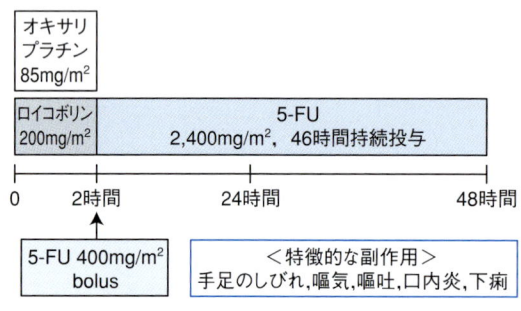

図10 ● mFOLFOX6の投与法
FOLFOX6：オキサリプラチン100mg/m²

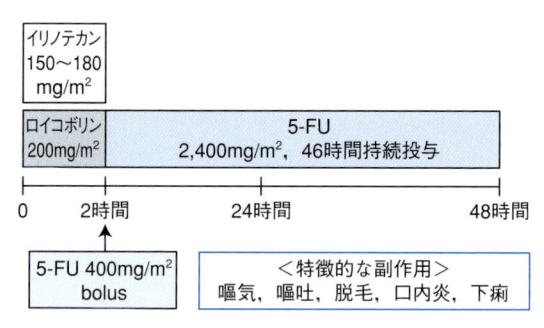

図11 ● FOLFIRIの投与法

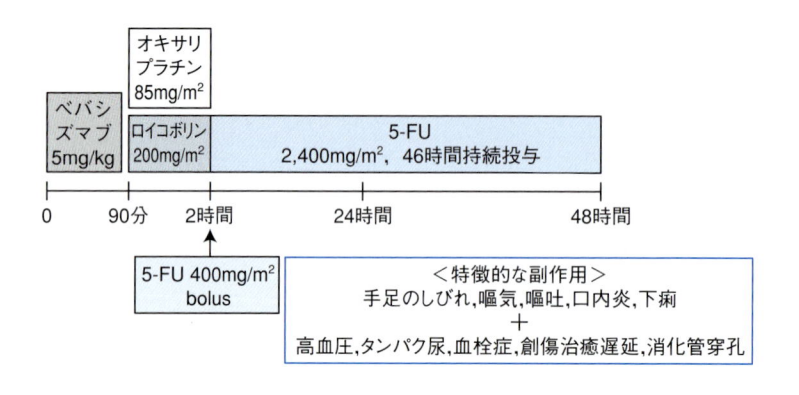

図12 ● ベバシズマブ＋mFOLFOX6の投与方法
ベバシズマブの投与法：第1回；90分，第2回：60分，第3回目以降：30分で点滴投与

6）高齢者大腸がんの治療

高齢者大腸がんにおける治療は，術前の全身状態の把握が重要で，**合併症がなければ，原則的には通常の手術を実施してよい**．併存疾患に応じて，術前術後を通じてその管理をしつつ，術式を選択することが重要である．ただし，高齢者で，吻合可能であっても，術後の便失禁や排便不良で日常生活が著しく制限される危険性がある場合は，ハルトマン手術（腫瘍を切除し，口側結腸で人工肛門を造設する手術）が選択される．**術後合併症としては，呼吸器合併症，循環器合併症，せん妄が多い**．

7）肛門がんの治療

- 肛門がんの治療選択は，**組織型が重要で**，腺がんの場合は直腸がんの治療と同様であるが，**扁平上皮がんの場合は，化学放射線治療が第1選択の治療となり，再燃例に対して外科的治療を考慮する**．
- 扁平上皮がんに対する化学放射線治療は，放射線照射としては45〜55Gyが一般的で，併用薬剤としては，マイトマイシンCと5-FUの組合わせまたはCDDPと5-FUの組合わせが選択されるが，前者の組合わせの有効性が高い．
- 痔瘻を発生母地とする痔瘻がんは，粘液分泌だけで，**生検をしても，組織診断が確定しにくい**がんもある．**10年以上にわたる痔瘻の既往のある患者では，痔瘻がんも念頭において，診療をすべきである**．

8）直腸カルチノイドの治療

直腸カルチノイドの治療は腫瘍径で選択されることが多い．10mm未満では内視鏡的摘除，20mm未満では経肛門的局所切除，20mm以上ではリンパ節郭清を伴う腸管切除が選択されることが多い．しかし，2005年の大腸癌研究会のアンケート調査では，リンパ節転移率はsm浸潤例で4.9%に対し，**mp以深では49.3%**であった．また6mmよりも大きなものではリンパ節転移例があり，**表面の凹凸や潰瘍形成等の所見がある場合は深達度は深く，リンパ節転移の頻度も高く，外科的治療が必要な場合も多い**．単に大きさだけではなく，これらの所見を加味して，治療法を選択すべきである．

7 経過・合併症管理と予後

1）経過・合併症管理

術後は一般的に排便が不規則であり，右側の結腸に比べ，**左側の結腸及び直腸では排便の回数が多く，頻便になる**．回数が多い時は，止痢薬や腸管蠕動を減弱させる薬物を服用させる．一方便秘のこともあり，緩下薬を適宜使用する．

2）予後

stage別の予後を表2示す．結腸がんと直腸がんでは，**直腸がんの予後が不良**で，またstageが上がるごとに予後は不良となる．

8 フォローアップ

- **大腸がんは再発しても早期に発見し，治療を行うことで予後が改善することがメタアナリシスで示されている**．このような観点から**再発を早期に見つけるためのサーベイランスは重要**で，ガイドラインでも，日本における再発の頻度や再発臓器の実態調査から，フォローアップ計画

表2 ● stage別治療成績（累積5年生存率%，かっこ内は症例数）

stage	I	II	IIIa	IIIb	IV	全stage
全例（C〜P）	94.3（1,960）	90.6（3,673）	71.4（3,534）	56.0（1,846）	13.2（2,820）	69.9（18,672）
結腸（C〜S）	94.8（1,183）	90.6（1,905）	76.1（1,908）	62.1（995）	14.3（1,791）	71.4（10,819）
直腸S状部（RS）	95.4（184）	94.6（390）	71.2（448）	58.1（149）	11.6（340）	69.3（2,045）
上部直腸（Ra）	94.2（211）	93.1（471）	69.5（523）	53.7（238）	9.8（329）	68.8（2,351）
下部直腸（Rb）	92.2（370）	87.3（876）	60.6（623）	43.7（431）	12.3（336）	66.9（3,289）
肛門管（P）	91.3（12）	92.2（31）	43.7（32）	47.0（33）	10.2（24）	59.7（168）

（文献4より改変）

表3 ● 大腸がん術後サーベイランススケジュール

術後経過年月		1年				2年				3年				4年				5年		
	3	6	9	12	3	6	9	12	3	6	9	12	3	6	9	12	3	6	9	12
結腸・RSがん 問診・診察		●	●	●	●	●	●	●	●	●		●		●		●		●		●
腫瘍マーカー		●	●	●	●	●	●	●	●	●		●		●		●		●		●
胸部CT検査				●				●				●		○		○				●
腹部CT検査				●				●				●		○		○				●
大腸内視鏡検査				●								●								
直腸がん 問診・診察		●	●	●	●	●	●	●	●	●		●		●		●		●		●
腫瘍マーカー		●	●	●	●	●	●	●	●	●		●		●		●		●		●
直腸指診		●		●		●		●		●		●								
胸部CT検査				●				●				●		○		○				●
腹部・骨盤CT検査				●				●				●		○		○				●
大腸内視鏡検査				●				●				●								

● : stage Ⅰ〜Ⅲ大腸がんに行う　　○ : stage Ⅲ大腸がんに行う．stage Ⅰ〜Ⅱ大腸がんでは省略してもよい
胸部の画像診断：CT検査が望ましいが，胸部単純X線検査でもよい　　腹部の画像診断：CT検査が望ましいが，腹部超音波検査でもよい
(文献4より改変)

が立てられている．その実際を表3に示す．結腸・直腸S状部がんと直腸がんに分けられている．再発は術後3年以内に80％以上が再発し，術後5年以内に95％以上が再発するため，5年目までは腫瘍マーカーの測定，CT及び下部消化管内視鏡により，遠隔転移や局所再発の早期発見に努める必要がある．

■ 直腸がんでは局所再発と肺転移が多く，吻合部局所再発の95％以上は術後3年以内に出現し，直腸がん術後の3年以内は，6ヵ月毎に直腸指診を行い，1年毎に大腸内視鏡を行うことを規定している．

文献・参考図書

1) がんの統計編集委員会編，『がんの統計 '09』，財団法人がん研究振興財団，2009
2) Giovannuci, E. & Martinez, M. E. : Tobacco, colorectal cancer, and adenomas : A review of the evidence. J. Ntl. CancerInst., 88 : 1717-1730, 1996
3) 大腸癌研究会 編，『大腸癌取扱い規約』2009年1月（第7版補訂版），金原出版，2009
4) 大腸癌研究会 編，『大腸癌治療ガイドライン医師用 2009年版』金原出版，2009
5) Quirke, P., Durdey, P., Dixon, M.F. et al. : Local recurrence of rectal adenocarcinoma due to inadequate surgical resection. Histopathological study of lateral tumor spread and surgical excision. Lancet, 2 : 996-999, 1986

チェックリスト

- □ 大腸がんの罹患率は第何位か
- □ 大腸がんの発生しやすい部位を理解できるか
- □ 大腸がんの病期分類を説明できるか
- □ 大腸がんの予後因子としての重要な臨床病理学的因子は何か
- □ 内視鏡的摘除後の外科的追加切除の適応基準を説明できるか
- □ stageⅣ大腸がんに対する原発巣の取扱いについて，説明できるか
- □ 大腸がんの補助化学療法の適応を説明できるか
- □ 進行・再発大腸がんに対する全身化学療法の一次治療と二次治療について，説明できるか
- □ 緩和医療にはどのようなものが含まれるか説明できるか
- □ 直腸カルチノイドの外科的切除の適応条件はどのようにすべきか
- □ 大腸がんのフォローアップの意義について説明できるか

6. 肝・胆・膵がん
A) 肝がん

林 星舟，本田 五郎

おさえておきたいポイント

★ 原発性肝がんには主に肝細胞がんと肝内胆管がんの2種類がある

★ 肝細胞がんの90％近くは，**B・C型肝炎ウイルス**と関連しており，主として慢性肝炎後期から肝硬変期に発生する

★ 肝細胞がんに対する治療は肝癌診療ガイドライン（科学的根拠に基づく肝癌診療ガイドライン作成に関する研究班編）を参照して行う

★ 肝細胞がん患者には肝癌診療ガイドライン（科学的根拠に基づく肝癌診療ガイドライン作成に関する研究班編）の存在を説明する必要がある

★ 肝内胆管がんは稀（原発性肝がんの約5％）な疾患であり，その臨床病理学的特徴は未だに明らかにされていない部分が多い

肝細胞がん (hepatocellular carcinoma)

1 疫学

■ 肝臓自体を発生母地とする**原発性肝がん**（肝がん）は，わが国の死因第1位である悪性新生物（がん）のうち，男性で第4位，女性で第5位の死亡数を占めている．死亡総数は年間33,665（2008年）であり，10年前に比べ，男性では横ばい，女性では1.2倍に増加している．発生由来により肝細胞がん（90％以上），肝内胆管がん（胆管細胞がん）（5％前後），肝芽腫（1％前後）などに分類されている．年齢別の肝がんの罹患率は男性で45歳から増加し，70歳台でピークとなり，また女性では55歳から増加し，80歳台でピークとなり，年齢別の死亡率も同様の傾向を示す．罹患率，死亡率ともに男性の方が高く，男女比は，約2：1である．

■ 肝細胞がんの90％近くは，**B・C型肝炎ウイルス**と関連しており，主として慢性肝炎後期から肝硬変期に発生する．線維化の軽い慢性肝炎での発がん率は0.5％/人/年であるが，肝硬変では5～6％/人/年となっている．またアルコール多飲や**非アルコール性脂肪肝炎（non-alcoholic steatohepatitis：NASH）**に関連して発生する症例も，徐々に増加してきている．

肝がん	死亡 (2008)		罹患 (2004)	
	死亡数（人）	粗率（対人口10万人）	罹患数（人）	粗率（対人口10万人）
男女計	33,665	26.7	41,515	32.5
男	22,332	36.4	28,172	45.2
女	11,333	17.6	13,343	20.4

出典：国立がんセンターがん対策情報センター

2 病態・症状

■ 初発症状は，多くの場合無症状であり，B・C型肝炎ウイルスに関連する慢性肝炎や肝硬変，アルコール性肝障害・肝硬変に対する定期的な画

像診断や腫瘍マーカー測定を契機に発見されることが多い．
- がんの進行に伴い，上腹部痛，腹部膨満，全身倦怠感，腫瘤触知，体重減少，浮腫，腹水貯留，黄疸などが認められる．
- **血液生化学検査**：肝胆道系酵素や腫瘍マーカー（**AFP，AFP-L3分画，PIVKA-Ⅱ**）の上昇が見られる．稀にparaneoplastic syndrome（腫瘍随伴症候群）の一部分症として，低血糖・赤血球増多症・高コレステロール血症などを認めることがある．

3 診断

- **画像診断**：腹部超音波，造影剤使用下超音波，multidetecter CT，MRI，血管造影，腹腔鏡・肝生検が有用である．基本的には高分化型肝細胞がんは動脈血流に乏しく，中・低分化型肝細胞がん（古典的肝細胞がん）は門脈血流に欠き，動脈血流に富んでいる．近年の著しい画像診断の進歩により，画像のみから肝細胞がんの分化度を，ある程度推測することも可能である．
- **dynamic CT**：高分化型肝細胞がんは，造影前：低吸収域，造影早期：低吸収域，造影後期：低吸収域となり，中・低分化型肝細胞がんは，造影前：低吸収域，造影早期：高吸収域，造影後期：低吸収域として観察される（p.351，図2参照）．
- 肝癌診療ガイドライン2005年版では，サーベイランスには腫瘍マーカーの測定，腹部超音波，dynamic CTまたはMRIが有用としている（図1）．

4 病期分類・ステージング

- 「原発性肝癌取扱い規約（第5版）」では肝細胞がんの進行度（stage）を，①腫瘍個数が単発，②腫瘍径が直径2cm以下，③脈管侵襲（門脈，肝静脈，肝内胆管）がない，のT因子3項目のうち，すべて合致したものをstage 1，2項目合致したものをstage 2，1項目のみに合致したものをstage 3，1項目も合致しない症例をstage 4，またリンパ節転移（N因子）や遠隔転移（M因子）がある症例は大きさや個数，脈管侵襲にかかわらずstage 4と定めている（表1）．
- 肝機能の良し悪しは肝障害度（表2）を用いて評価する．

5 予後因子・治療効果予測因子

腫瘍径，腫瘍数，被膜形成の有無，脈管侵襲，肝機能，進行度，腫瘍マーカーなどが予後決定因子となる．

6 治療

1）肝細胞がんに対する代表的な治療法

- 肝切除術
- 経皮的局所療法
  - ラジオ波焼灼療法（radiofrequency ablation：**RFA**）
  - マイクロ波凝固療法（microwave coagulation therapy：**MCT**）
  - 経皮的エタノール注入療法（percutaneous ethanol injection therapy：**PEIT**）
- 肝動脈塞栓術（transarterial chemoembolization：**TACE**）
- 肝細胞がんの多くは何らかの慢性肝疾患を有しているため，治療の選択に際しては腫瘍側の条件のみならず，肝障害度をも考慮に入れる必要がある．

2）肝癌診療ガイドライン2005年版における肝がん治療アルゴリズム（図2）

evidence based medicine（EBM）の手法にのっとり作成されたガイドラインであり，肝障害度・腫瘍数・腫瘍径の3因子を基に設定されている．肝細胞がんでは基本的にこのアルゴリズムに従って治療が行われる．

まず最初に肝障害度により根治治療が可能かを判定する．肝障害度AまたはBの症例では，①腫瘍数が単発の場合は，腫瘍の大きさに関わらず，肝切除が第一選択であり，ついで経皮的局所療法

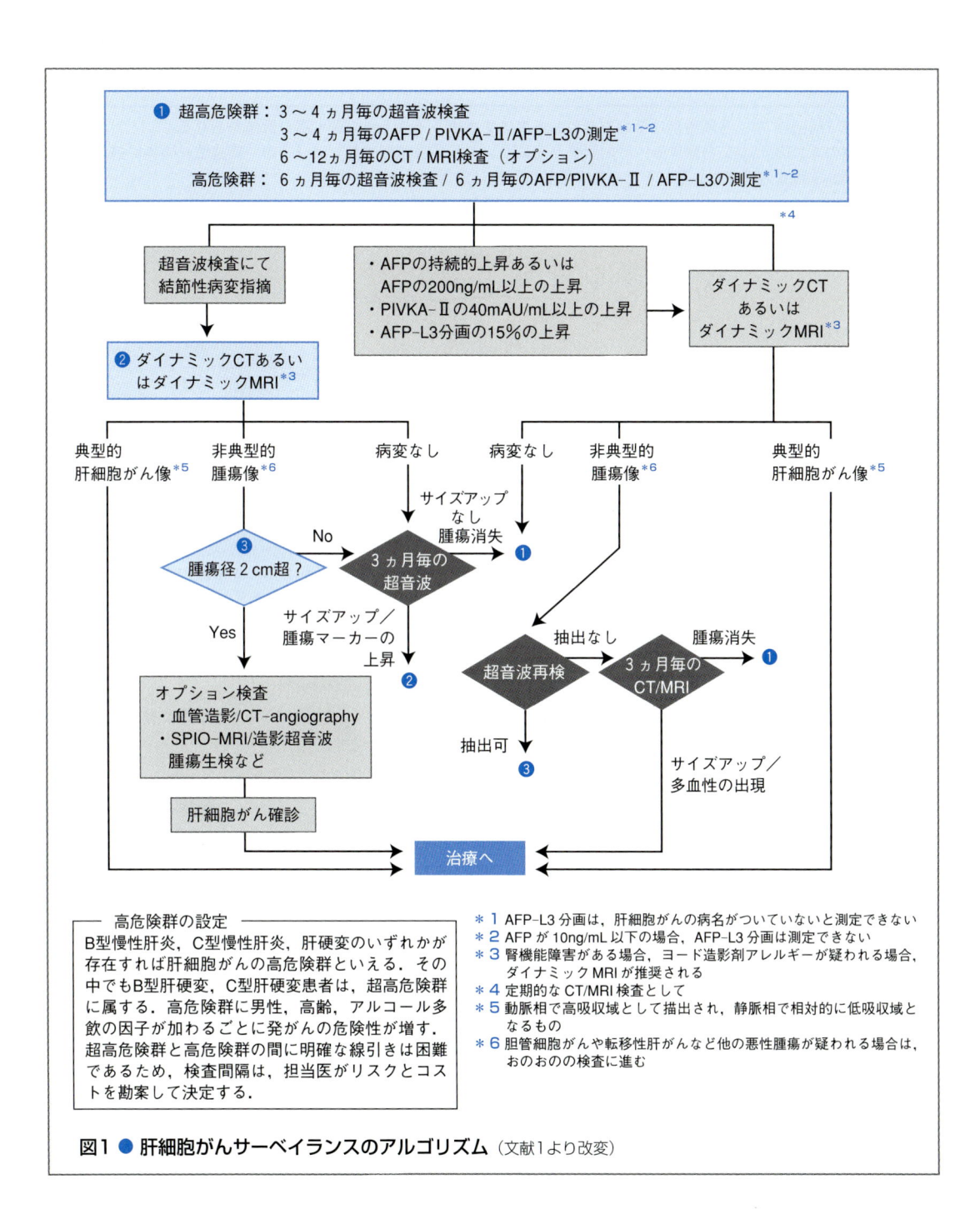

❶ 超高危険群：3〜4ヵ月毎の超音波検査
　　　　　　　3〜4ヵ月毎のAFP / PIVKA-Ⅱ/AFP-L3の測定[*1〜2]
　　　　　　　6〜12ヵ月毎のCT / MRI検査（オプション）
　高危険群：6ヵ月毎の超音波検査 / 6ヵ月毎のAFP/PIVKA-Ⅱ / AFP-L3の測定[*1〜2]

超音波検査にて結節性病変指摘

・AFPの持続的上昇あるいはAFPの200ng/mL以上の上昇
・PIVKA-Ⅱの40mAU/mL以上の上昇
・AFP-L3分画の15%の上昇

[*4]

ダイナミックCTあるいはダイナミックMRI[*3]

❷ ダイナミックCTあるいはダイナミックMRI[*3]

典型的肝細胞がん像[*5]　非典型的腫瘍像[*6]　病変なし　病変なし　非典型的腫瘍像[*6]　典型的肝細胞がん像[*5]

❸ 腫瘍径2cm超？
　No → 3ヵ月毎の超音波
　Yes → オプション検査
　　・血管造影/CT-angiography
　　・SPIO-MRI/造影超音波
　　　腫瘍生検など
　　→ 肝細胞がん確診

サイズアップなし／腫瘍消失 → ❶
サイズアップ／腫瘍マーカーの上昇 → ❷

抽出なし → 超音波再検 → 3ヵ月毎のCT/MRI
腫瘍消失 → ❶
抽出可 → ❸
サイズアップ／多血性の出現 → 治療へ

治療へ

高危険群の設定
B型慢性肝炎，C型慢性肝炎，肝硬変のいずれかが存在すれば肝細胞がんの高危険群といえる．その中でもB型肝硬変，C型肝硬変患者は，超高危険群に属する．高危険群に男性，高齢，アルコール多飲の因子が加わるごとに発がんの危険性が増す．超高危険群と高危険群の間に明確な線引きは困難であるため，検査間隔は，担当医がリスクとコストを勘案して決定する．

[*1] AFP-L3分画は，肝細胞がんの病名がついていないと測定できない
[*2] AFPが10ng/mL以下の場合，AFP-L3分画は測定できない
[*3] 腎機能障害がある場合，ヨード造影剤アレルギーが疑われる場合，ダイナミックMRIが推奨される
[*4] 定期的なCT/MRI検査として
[*5] 動脈相で高吸収域として描出され，静脈相で相対的に低吸収域となるもの
[*6] 胆管細胞がんや転移性肝がんなど他の悪性腫瘍が疑われる場合は，おのおのの検査に進む

図1 ● 肝細胞がんサーベイランスのアルゴリズム（文献1より改変）

が推奨されている．ただし肝障害度B，単発，腫瘍径2cm以内の場合は肝切除よりも経皮的局所療法が推奨されている．②腫瘍数が2個または3個で腫瘍径が3cm以内であれば肝切除または経皮的局所療法が推奨される．③同腫瘍数で腫瘍径が3cm超ならば肝切除または肝動脈塞栓療法が推奨される．④腫瘍数が4個以上ならば肝動脈塞栓療法または化学療法が推奨される．肝障害度Cの症例では，⑤腫瘍数が3個以下で腫瘍径が3cm以内（単発の場合は腫瘍径が5cm以内）で，患者年齢が65歳以下ならば肝移植が推奨される．⑥腫瘍数が4個以上ならば緩和ケアが推奨されている．な

表1 ● 肝細胞がん・肝内胆管がんの進行度分類

進行度分類（stage）は，各項目別にその患者の進行度値を求め，そのうちの最も高い数値をあてる．
進行度を次の4つのstageに分類する．肝内胆管がんについては「腫瘤形成型」及びその「優越型」のみに適用し，「胆管浸潤型」「胆管内発育型」及びそれらの「優越型」には適用しない．

〈 肝細胞がんの進行度 〉

因子 stage	T因子	N因子	M因子
I	T1	N0	M0
II	T2	N0	M0
III	T3	N0	M0
IVA	T4 T1, T2, T3, T4	N0 N1	M0 M0
IVB	T1, T2, T3, T4	N0, N1	M1

〈 肝内胆管がんの進行度 〉

因子 stage	T因子	N因子	M因子
I	T1	N0	M0
II	T2	N0	M0
III	T3	N0	M0
IVA	T4 T1, T2, T3, T4	N0 N1	M0 M0
IVB	T1, T2, T3, T4	N0, N1	M1

T因子

〈 肝細胞がん 〉　がん腫の「個数」「大きさ」「脈管侵襲」の3項目によって規定される．複数のがん腫は多中心性がん腫であっても肝内転移がん腫であってもよい．肝細胞がん破裂S_3はT4として取扱う

	T1	T2	T3	T4
① 腫瘍個数　単発 ② 腫瘍径　2cm以下 ③ 脈管侵襲なし 　（Vp_0, Vv_0, B_0）	①②③ すべて合致	2項目合致	1項目合致	すべて 合致せず

〈 肝内胆管がん 〉　がん腫の「個数」「大きさ」「血管侵襲（Vp, Vv, Va）・漿膜浸潤（S）」の3項目によって規定される

	T1	T2	T3	T4
① 腫瘍個数　単発 ② 腫瘍径　2cm以下 ③ 血管侵襲・漿膜浸潤なし 　（Vp_0, Vv_0, Va_0, S_0）	①②③ すべて合致	2項目合致	1項目合致	すべて 合致せず

N因子

N0：リンパ節転移を認めない　　N1：リンパ節転移を認める

M因子

M0：遠隔転移を認めない　　M1：遠隔転移を認める

（文献3より引用）

お，脈管侵襲を有する肝障害度Aの症例では肝切除・肝動脈塞栓療法が選択される場合もある．肝外転移や門脈腫瘍栓を有する症例は予後が不良であり，エビデンスのある有効な治療法はまだ確立されていない．現状では全身化学療法やインターフェロン＋5-FUの動注化学療法が考慮されることが多く，また肝機能良好な症例ではソラフェニブの延命効果が示されている．

3) 肝切除

根治が期待できる唯一の治療法である．ただし，肝がんの進展度や肝予備能力，合併疾患の有無などにより，切除範囲が限定される．第17回全国原発性肝癌追跡調査報告によると，全HCC症例での手術施行率は33.6%である．**肝障害度AまたはBの症例においては，腫瘍が単発ならば腫瘍径にかかわらず肝切除が推奨される（ただし，肝障害度Bの症例で腫瘍径が2cm以内ならば経皮的局所療法も選択される）．** 肝障害度Cの症例で腫瘍個数が3個以下，大きさが3cm以内（及び単発で5cm以内）を**ミラノ基準**と呼び，肝移植が推奨される．

> **memo** 肝細胞がんに対する切除術：治癒切除（明らかながんの遺残のない切除）ができていれば系統的肝切除（葉切除・区域切除・亜区域切除など）ではない小肝切除（部分切除や腫瘍核出）であっても術後生存に差はないと考えられているが，単結節周囲増殖型の肝がんでは同じ門脈支配領域に肝内転移を来しやすいため，サイズが小さくても系統的肝切除が推奨される．

4) 経皮的局所療法

- **RFA**は挿入した針からラジオ波を発生させて誘電加熱し，腫瘍及びその周囲肝組織を壊死させる治療法であり，**MCT**はマイクロ波により熱凝固させる治療法である．**PEIT**は無水エタノールにより，腫瘍を凝固壊死させる手技である．
- 1回の治療あたりで獲得する腫瘍壊死範囲は

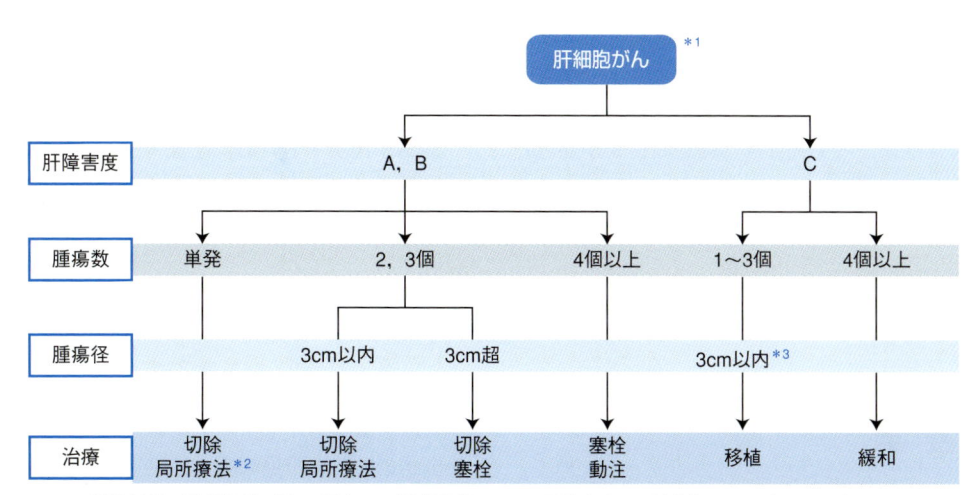

表2 ● 肝障害度 (liver damage)

臨床所見，血液生化学所見により3度に分類する．各項目別に重症度を求め，そのうち2項目以上が該当した肝障害度をとる

肝障害度 項目	A	B	C
腹水の有無	なし	治療効果あり	治療効果少ない
血清ビリルビン値（mg/dL）	2.0未満	2.0〜3.0	3.0超
血清アルブミン値（g/dL）	3.5超	3.0〜3.5	3.0未満
ICG_{15}（%）	15未満	15〜40	40超
プロトロンビン活性値（%）	80超	50〜80	50未満

（文献3より引用）

図2 ● 肝細胞がん治療アルゴリズム （文献1より引用）

肝細胞がん[*1]

- 肝障害度 A, B
  - 腫瘍数 単発 → 腫瘍径 — → 治療：切除 局所療法[*2]
  - 腫瘍数 2, 3個 → 腫瘍径 3cm以内 → 治療：切除 局所療法
  - 腫瘍数 2, 3個 → 腫瘍径 3cm超 → 治療：切除 塞栓
  - 腫瘍数 4個以上 → 治療：塞栓 動注
- 肝障害度 C
  - 腫瘍数 1〜3個 → 腫瘍径 3cm以内[*3] → 治療：移植
  - 腫瘍数 4個以上 → 治療：緩和

*1 脈管侵襲．肝外転移がある場合には別途記載　*2 肝障害度B，腫瘍径2cm以内では選択
*3 腫瘍が単発では腫瘍径5cm以内

RFA＞MCT＞PEITであり，現時点では多くの施設でRFAが導入されてきている．局所制御という点ではPEITはRFAに比べやや劣るが，手技が簡便であることが利点である．
- これら局所療法のよい適応は，Child-PughAあるいはBの肝機能かつ，腫瘍径3cm以下腫瘍数3個以下であり，**3cm以下で単発の肝細胞がんに対しては，肝切除術に匹敵する治療成績を上げている．**

5）肝動脈塞栓術

- 腫瘍血管及び栄養血管を塞栓することにより，腫瘍を壊死させる手技である．
- 塞栓物質として，抗がん剤［ドキソルビシン塩酸塩（アドリアマイシン），マイトマイシンC］を加えた造影剤（リピオドール®ウルトラフルイド）やゼラチンスポンジ細片などを用いる．1回のTACEで肝細胞がんを制御することは困難な場合が多く，通常は4～6ヵ月の間隔で繰り返し施行する．
- 適応：**手術不能で，かつ経皮的局所療法の対象とならないChild A，B症例が対象となる．**ただし総ビリルビン値3mg/dL以上の高度肝障害症例や門脈本幹完全閉塞例は適応外である．

7 経過・合併症管理と予後

- **肝切除後の主な合併症**：胆汁瘻と肝不全である．肝がん患者は肝予備能が低下していることが多く，切除肝容積が大きすぎたり，手術侵襲や合併症によって残存肝へ強い負荷がかかったりすると肝不全に陥る．軽度から中等度の術後肝不全の症状として，腹水貯留，低アルブミン血症，黄疸の遷延，倦怠感の持続などがあるが，肝庇護療法だけでなく適切な栄養管理と塩分制限による粘り強い治療が重要である．現時点では肝細胞がんの再発抑制効果や生存率の向上のために推奨できる術後補助療法はない．
- **経皮的局所療法の合併症**：比較的安全な治療法であるが，稀に胆嚢や胆管，脈管などの周囲臓器に対する熱傷が報告されている．
- 日本肝癌研究会の『第17回全国原発性肝癌追跡調査報告』（2007年）[2]によれば，肝細胞がん患者（96,404名）の累積生存率（5年生存率）は35.4％であり，治療法ごとの5年生存率は，肝切除では53.4％，局所療法では42.0％，TAEでは22.6％となっている．

8 フォローアップ

- 肝細胞がんは大部分が慢性肝疾患を背景に発生しているため，初発病巣の局所制御に成功しても，その後高率に再発してくるのが特徴である．
- 局所制御成功後も長期にわたり定期的に画像診断，血液検査，腫瘍マーカーの測定が必要であり，肝細胞がんサーベイランスアルゴリズムの超高危険群に準じて，3～4ヵ月ごとのAFP/PIVKA-Ⅱ/AFP-L3測定と超音波検査及び6～12ヵ月ごとのdynamic CTまたはdynamic MRI検査を行うことが必要となる．
- 門脈圧亢進症の進展に伴い，食道・胃・直腸静脈瘤が出現するため，上部・下部消化管内視鏡検査も必要である．

肝内胆管がん（intrahepatic cholangiocarcinoma）

1 疫 学

肝内胆管がんは肝がんの5％前後と頻度が低く，一部の背景肝疾患としてはB・C型肝炎ウイルスが関連しており，また原発性硬化性胆管炎などの胆道疾患，トロトラスト暴露，肝内結石症や寄生虫感染などの胆道の炎症性疾患などの関与も指摘されているが，その頻度は高くなく，真の病因論はいまだ不明である．このためリスクファクターの設定は困難である．

2 病態・症状・診断

- 肝内胆管がんは門脈血流，動脈血流いずれも乏しい腫瘍であり，画像診断上は転移性肝がんに類似する．
- dynamic CT：造影前，造影早期，造影後期いずれも低吸収域となり，また腫瘍の末梢胆管の拡張を伴うのも特徴の一つとなっている．
- 超音波検査：低エコーから高エコーまで多彩な画像を示し，辺縁は不整で（"八頭状"），厚い辺縁エコー帯（thick halo）を認めることもあり"bull's eye"，"target sign"と表現される．
- 血液生化学検査：胆道系酵素や腫瘍マーカー（CEA，CA19-9）の上昇が見られるが，特異度は低い．
- 播種のリスクが高いため，診断目的の肝生検は原則として禁忌である．

3 病期分類・ステージング

- 肝内胆管がんは**肝細胞がんに類似するタイプ**（主に末梢にできる腫瘤形成型）と，**肝門部胆管がんに類似するタイプ**（主に肝門付近の太い胆管を首座とする胆管浸潤型ないし腫瘤形成＋胆管浸潤型）に分けられる．
- 日本肝癌研究会の「原発性肝癌取扱い規約（第5版）」[3)] では，肝内胆管がんの進行度（表1）は，「腫瘤形成型」及びその「優越型」にのみ適応され，肝被膜への浸潤の有無が有力な予後規定因子であることを考慮して，漿膜浸潤を脈管浸潤と併せて同一項目に組込んでいる．またリンパ節転移の予後に対する重みを勘案して，N1なら他因子にかかわらずstageⅣB（肝細胞がんではN1のみならstageⅣA）となっている．

4 治療

- 肝内胆管がんに対しては手術療法が唯一根治を期待できる治療法であり，**経皮的局所療法やTACEは無効である．**
- 一般的には，肝細胞がんに類似するタイプの肝内胆管がんは系統的肝切除，肝門部胆管がんに類似するタイプの肝内胆管がんは拡大肝葉切除＋肝門部及び肝外胆管切除が選択される．肝内胆管がんは肝細胞がんと比較してリンパ節転移を起こす頻度が高く，切除に際して肝十二指腸靱帯などのリンパ節郭清が行われている．
- 肝内胆管がんに対する術後補助療法は胆道がんに準じて行われることが多い．

5 経過・合併症管理と予後

日本肝癌研究会の『第17回全国原発性肝癌追跡調査報告』（2007年）[2)] によれば，治癒切除後の胆管細胞がん患者の累積生存率（5年生存率）は32.7％である．

6 フォローアップ

肝細胞がんに類似するタイプの肝内胆管がんは肝細胞がんサーベイランスアルゴリズムの超高危険群に準じて，肝門部胆管がんに類似するタイプの肝内胆管がんでは，胆道がんに準じてフォローアップを行う．

文献・参考図書

1) 科学的根拠に基づく肝癌診療ガイドライン作成に関する研究班編，『肝癌診療ガイドライン 2005年版』，金原出版，2005
2) 日本肝癌研究会編：第17回全国原発性肝癌追跡調査報告（2002-2003），肝臓2007，48（3）：27-50，2007
3) 日本肝癌研究会編，『原発性肝癌取扱い規約（第5版）』，金原出版，2008

チェックリスト

- ☐ 肝細胞がんサーベイランスのアルゴリズムについて説明できるか
- ☐ 肝細胞がん，肝内胆管がんの各種画像診断の特徴について説明できるか
- ☐ 肝細胞がん・肝内胆管がんの進行度（stage）について説明できるか
- ☐ 肝細胞がん治療アルゴリズムについて説明できるか

Part II §1. 各がん腫における診療

6. 肝・胆・膵がん
B) 胆道がん，膵がん

神澤 輝実，本田 五郎

> **おさえておきたいポイント**
>
> ★ 胆道癌診療ガイドライン（日本肝胆膵外科学会作成），膵癌診療ガイドライン（日本膵臓学会編集）を参照し治療を行う
>
> ★ 胆道癌診療ガイドライン（日本肝胆膵外科学会作成），膵癌診療ガイドライン（日本膵臓学会編集）の存在をまず患者に説明する必要がある
>
> ★ 胆道がんと膵がんは進行がんで発見されることが多く，また進展様式は多様性に富むため，適切な治療法のコンセンサスには，さらなる検討が必要である

胆道がん

胆道がんを胆管がん，胆嚢がん，十二指腸乳頭部がんに分けて記載する

1 疫学

1) 死亡数・罹患数

■ 胆道がん（胆管がん・胆嚢がん）による死亡数は年間17,311件（2008年）で，全悪性腫瘍の中で6番目に多く，全体の5％にあたる．

胆嚢・胆管	死亡 (2008)		罹患 (2004)	
	死亡数（人）	粗率（対人口10万人）	罹患数（人）	粗率（対人口10万人）
男女計	17,311	13.7	19,691	15.4
男	8,307	13.5	9,234	14.8
女	9,004	14.0	10,457	16.0

出典：国立がんセンターがん対策情報センター

■ 胆嚢がんは男女比1：2と女性に多く，胆管がんは男女比1.6：1と男性に多い

2) リスクファクター

■ **胆管拡張型膵・胆管合流異常**（先天性胆道拡張症），**原発性硬化性胆管炎**（primary sclerosing cholangitis：PSC）は，胆管がんのリスクファクターである．

■ **胆管非拡張型膵・胆管合流異常**（後述memo参照）は，高率に胆嚢がんを合併する．

■ 胆嚢がんの50～60％に胆石の合併を認めるが，胆嚢結石症の長期観察例の検討では，先行する胆嚢結石の存在により胆嚢がん発生頻度は増加しないという報告もあり，胆嚢がんと胆嚢結石の因果関係は完全には証明されていない．

2 病態・症状

1) 病態

■ 胆道がんは，胆道の粘膜上皮から発生する悪性腫瘍で，多くは腺がんである．

■ 胆道がんは，発生部位より胆管がん，胆嚢がん，十二指腸乳頭部がんに大別され，それぞれ病態が異なる．

■ 胆管がんは，発生部位より上部，中部，下部胆管がんに分かれる．

2) 症状

■ 胆管がんの初発症状は胆管狭窄による**閉塞性黄疸**が多く，胆管炎を併発した場合は発熱が生じる．

■ 胆嚢がんの主な症状は，**腹痛**と**黄疸**であるが，

これらの症状は進行がんの状態になって初めて自覚されることが多い．
- 胆嚢の早期がんの多くは，スクリーニングの腹部USや胆石発作を契機に診断されている．
- 十二指腸乳頭部がんの症状は，**黄疸，発熱，腹痛，貧血**などがある．

3 診 断

- 黄疸，右上腹部痛，肝胆道系の血液生化学検査異常などを認めた場合，胆道がんを念頭に置き検査を行う．
- 非侵襲的な腹部USや血液検査は胆道がんの診断のファーストステップである（図1）．
- 胆管がんの局在及び進展度診断にはCTやMRI［MRCP（magnetic resonance cholangiopancreatography）含む］が，水平進展度診断には直接胆道造影［ERC（endoscopic retrograde cholangiography）やPTC（percutaneous transhepatic cholangiography）］，胆道鏡や胆管管腔内超音波（IDUS：intraductal ultrasonography）が有用である．
- 胆嚢がんの鑑別診断や進展度診断には，EUS（endoscopic ultrasonography）やCTが有用．
- 十二指腸乳頭部がんは，十二指腸内視鏡検査と組織生検にて確定診断できる（図2）．
- CA19.9やDupan-2などの腫瘍マーカーは，胆道がんの診断やフォローアップに有用である．

4 病期分類・ステージング

UICC-TMN分類を表1，病期分類を表2に示す．

5 予後因子・治療効果予測因子

- 胆管がんでは，胆管壁に沿って広範囲に進展する例があり，切除断端に注意を要する．
- リンパ節転移，肝十二指腸間膜浸潤を伴う胆嚢がん症例では，術後再発しやすい．
- 膵浸潤を伴う十二指腸乳頭部がんは，予後不良である．

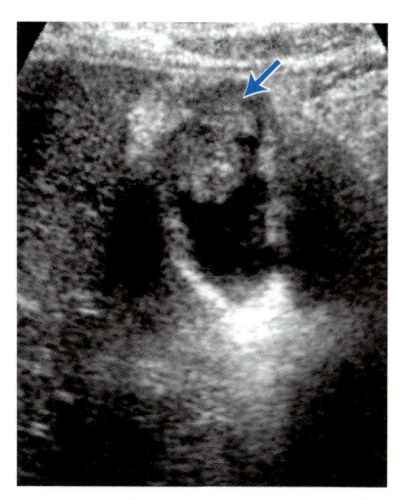

図1 ● 胆嚢がんのUS像
胆嚢体部から底部にかけて不整な隆起性病変を認める（矢印）

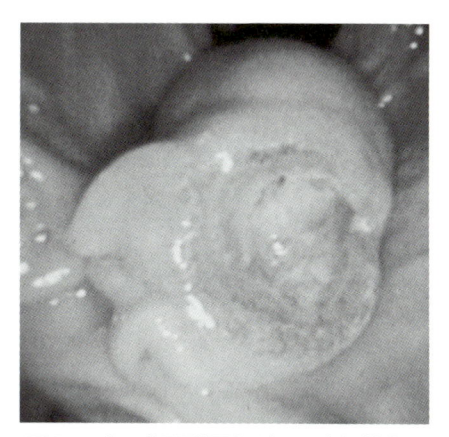

図2 ● 十二指腸乳頭部がんの内視鏡像
［カラーアトラス，p.12］

6 治 療

治療方針は基本的に"胆道癌診療ガイドライン"の治療アルゴリズムに準じて行われる（図3）．

1）手術療法

- 胆道がんに対する唯一の根治療法は外科切除であるため，まず第一に外科切除の可能性を検討．
- 乳頭部がんと中下部胆管がんに対する標準切除術式は（幽門輪温存）膵頭十二指腸切除術である．
- 上部及び肝門部胆管がんに対する切除術式は，肝内胆管へのがんの進展や血管浸潤の状況によって様々な術式が選択される．
- 肝切除が必要な場合，胆管断端のがん陰性化と

表1 ● 胆管がん・胆嚢がん・十二指腸乳頭部がんのUICC-TNM分類（第7版）

T－原発腫瘍	
胆管がん	
TX	原発腫瘍の評価が不可能
T0	原発腫瘍を認めない
Tis	上皮内がん
T1	胆管壁に限局する腫瘍
T2	胆管壁を越えて浸潤する腫瘍
T3	肝臓，胆嚢，膵臓，及び/または門脈または肝動脈の片側の支流（右または左）に浸潤する腫瘍
T4	腹腔動脈または上腸間膜動脈に浸潤する腫瘍
胆嚢がん	
TX	原発腫瘍の評価が不可能
T0	原発腫瘍を認めない
Tis	上皮内がん
T1	粘膜固有層または筋層に浸潤する腫瘍 T1a　粘膜固有層に浸潤する腫瘍 T1b　筋層に浸潤する腫瘍
T2	筋層周囲の結合組織に浸潤するが，漿膜を越えた進展や肝臓への進展のない腫瘍
T3	漿膜（臓側腹膜）を貫通した腫瘍，肝臓，及び/または2つ以上の隣接臓器（胃，十二指腸，結腸，膵臓，大網，肝外胆管）に直接浸潤する腫瘍
T4	主に門脈または肝動脈に浸潤する腫瘍，肝臓以外の3つ以上の隣接臓器に浸潤する腫瘍
十二指腸乳頭がん	
TX	原発腫瘍の評価が不可能
T0	原発腫瘍を認めない
Tis	上皮内がん
T1	Vater膨大部，またはOddi括約筋に限局する腫瘍
T2	十二指腸壁に浸潤する腫瘍
T3	膵臓に浸潤する腫瘍
T4	膵臓周囲の軟部組織，または他の隣接臓器に浸潤する腫瘍

N－所属リンパ節	
NX	所属リンパ節転移の評価が不可能
N0	所属リンパ節転移なし
N1	所属リンパ節転移あり
M－遠隔転移	
MX	遠隔転移の評価が不可能
M0	遠隔転移なし
M1	遠隔転移あり

表2 ● 胆道がんの病期分類

0期	Tis	N0	M0
ⅠA期	T1	N0	M0
ⅠB期	T2	N0	M0
ⅡA期	T3	N0	M0
ⅡB期	T1，T2，T3	N1	M0
Ⅲ期	T4	Nに関係なく	M0
Ⅳ期	T，Nに関係なく		M1

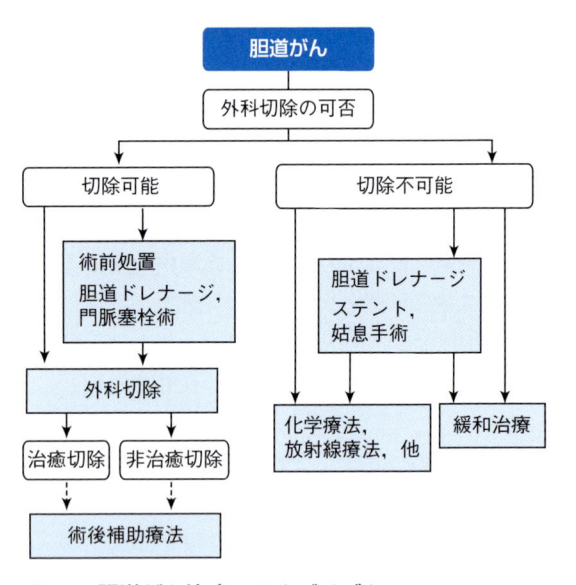

図3 ● 胆道がん治療のアルゴリズム（文献1より引用）

胆道がん → 外科切除の可否
- 切除可能 → 術前処置（胆道ドレナージ，門脈塞栓術）→ 外科切除 → 治癒切除／非治癒切除 → 術後補助療法
- 切除不可能 → 胆道ドレナージステント，姑息手術 → 化学療法，放射線療法，他／緩和治療

術後肝不全の回避を目的に，あらかじめ片葉の門脈塞栓術を行い，残肝容積を大きくしてから拡大葉切除を行う方法が普及しつつある．
- 漿膜下層以上の浸潤を有する胆嚢がんでは，必要に応じた肝切除とリンパ節郭清が推奨される．腹腔鏡手術を含めた単純胆嚢摘出術後に漿膜下層以上の浸潤を有する胆嚢がんが見つかった場合には，二期的手術を行うことが望ましい．
- 長軸方向に広範に広がる胆管がんに対して肝切除と膵頭十二指腸切除を同時に行うことがある．

2）放射線療法

切除不能胆管がん症例に対する放射線療法には外照射だけでなく腔内照射を併用する方法があり，その有用性を示唆する報告がある．

3）薬物療法

- 胆道がんに対する化学療法は，切除不能の局所進行や遠隔転移を有する例や切除後の再発例に限られる．
- 全身状態が良好な患者には，化学療法の有効性が期待できる．
- 切除不能進行胆道がんに対して推奨される抗がん剤は，ゲムシタビン塩酸塩とS-1である．

4）緩和療法・対症療法

- 全身状態の低下例，超高齢者例では，減黄術後，疼痛コントロールなどの症状緩和療法を行う．
- 胆道がんに伴う閉塞性黄疸に対しては，経皮経肝的及び内視鏡的胆道ドレナージが行われるが，非切除例では胆管内ステントの留置を行ってQOLの向上を目指す．
- 留置する胆道ステントは，開存期間からみると金属ステントが望ましい．

7 経過・合併症管理と予後

1）経過・合併症管理

- 胆嚢がんでは，肝転移，リンパ節転移，腹膜播種を来しやすい．
- 手術直後の主な合併症は膵液瘻や膵周囲の膿瘍形成であり，これらに起因して仮性動脈瘤が形成されると重篤な出血を来すことがある．
- 膵頭十二指腸切除後の長期的な合併症として主なものは，膵腸吻合部の狭窄による膵炎や膵萎縮による機能低下（消化機能低下や糖尿病の発症など），逆行性胆管炎，消化機能低下に起因する低栄養などである．
- 栄養状態の低下が起こらないよう術後早期から細かな栄養管理を行う必要がある．

2）予後

- 全国胆道がん登録調査報告によると，切除例の5年生存率は，乳頭部がん51％，胆嚢がん42％，胆管がん26％である．

8 フォローアップ

- 胆道がんはリンパ節・肝転移，腹膜播種などによる再発が起きやすいので，少なくとも術後5年間は腫瘍マーカーや画像診断を用いた定期的な検査を継続する．
- 胆道ステントは，数カ月で閉塞して，しばしば胆管炎を併発する．

memo **膵・胆管合流異常**：膵・胆管合流異常は長い共通管を形成して膵管と胆管が十二指腸壁外で合流する形成異常で，Oddi括約筋作用が膵胆管の合流部に及ばないため，膵液が胆道内に逆流する．逆流した膵液と混和した胆汁は，拡張胆管内や胆嚢内にうっ滞し，粘膜を損傷して，発がんに導く（図4）．

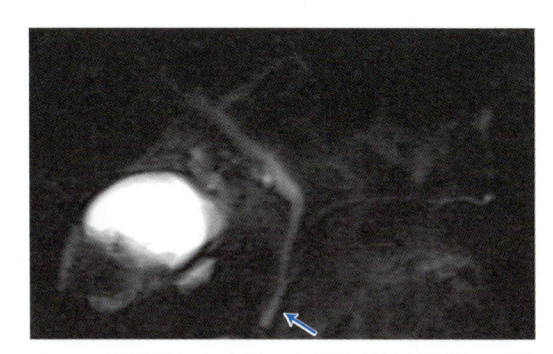

図4 ● 胆嚢がんを合併した胆管非拡張型膵・胆管合流異常例のMRCP像
長い共通管（矢印）を認める

膵がん

1 疫 学

1）死亡数，罹患数

膵がんは世界的に増加傾向で，日本における死亡数は25,976人（2008年）と悪性新生物中で男性

	死亡（2008）		罹患（2004）	
	死亡数（人）	粗率（対人口10万人）	罹患数（人）	粗率（対人口10万人）
男女計	25,976	20.6	24,442	19.1
男	13,703	22.3	13,128	21.1
女	12,273	19.0	11,314	17.3

出典：国立がんセンターがん対策情報センター

5位，女性4位を占める．

2) リスクファクター
- 膵がん患者の4～8％に膵がんの**家族歴**があり，対照群に比べ13倍と高率である．
- 同一家系に2世代以上にわたり複数の膵炎患者がいる遺伝性膵炎患者では膵がん発症頻度は健常人の53倍と報告されている．
- 慢性膵炎の膵がん発症率は一般人口に比べて10倍ほど高い．
- 喫煙は膵がん発症の危険率を増加させる．
- **糖尿病**と膵がんとの関連性も認められつつある．

2 病態・症状

1) 病態
- 膵がんは膵臓の上皮細胞から発生する悪性腫瘍であり，病理組織学的には大多数が膵管上皮から発生する膵管がん（腺がん）であり，強い線維化を伴い，浸潤性に発育する．
- 膵がんは，発生部位により，膵頭部がん，膵体部がん，膵尾部がんに大別される．
- 膵がんは一般に悪性度が高く，進行が早く，予後不良である．

2) 症状
- 初発症状としては，**腹痛**と**黄疸**が多く，次いで腰背部痛や体重減少などがみられる．
- 膵がんの局在から比較すると，膵頭部がんで症状の発現率が最も高く，黄疸が約6割の症例で認められる．
- 膵がんと診断された時点で約1割が無症状例．
- 約半数の例で，膵がんが診断される2年以内に**急激な糖尿病の発症**が認められる．

3 診断

1) 血液検査
- 血中膵酵素は膵疾患の診断に重要だが，膵がんには特異的ではない．
- CA19.9，Span-1，Dupan-2などの腫瘍マーカーは，膵がんで半数以上の例で上昇するが，特異度はそれ程高くなく，20～30％に偽陽性が認められる．
- 腫瘍マーカーは，膵がんのフォローアップにも有用であるが，早期膵がんでは陽性にならない．

2) USとEUS
- 体外式USは非侵襲的検査として，外来検査や検診において非常に有用である．
- US（超音波検査）：腫瘤の同定だけでなく，上流主膵管の拡張や閉塞性黄疸時の胆管拡張などの間接所見を拾い上げることが可能であるが，腫瘤径の小さな膵がんや膵尾部の病変は描出することが困難である．
- EUS（超音波内視鏡検査）：一般に辺縁不整な低エコー腫瘤として描出される病変そのものの描出能に優れ，膵がんの鑑別診断や進展度診断に有用である．

3) CT
- 単純CT：膵がんの描出は難しいが，造影CTの動脈相で乏血性の膵がんは正常の膵実質に比し低吸収域として描出される．
- MD-CT（multi-detector row CT）：より綿密な検索が可能となり，また再構築像により膵がんの進展度がより確実に診断できる．

4) ERCPとMRCP
- 膵がんの多くは膵管系に異常を来すので，膵管形態の検索は膵がんの診断に有用である．
- ERCP（endoscopic retrograde cholangiopancreatography）は膵管の微細な描出が可能で，小膵がんの診断や限局性膵管狭窄の鑑別に有用であるが，一部の膵炎でも膵がんと類似の膵管像を呈することがあり注意を要する．
- ERCP施行時に行う膵液細胞診や膵管ブラッシング細胞診で，陽性と出れば膵がんの確定診断ができる．
- MRCP（magnetic resonance cholangiopancreatography）は，装置の進歩により膵胆管像を良好に描出できるようになり，低侵襲性よりERCPに代わり頻用されている．

5) FDG-PET
FDG-PETは，膵腫瘤の良悪性の鑑別に有用であり，またリンパ節などの遠隔転移の診断にも有用であるが，小病変の診断能に問題がある．

6) EUS-FNA

画像診断で膵がんが疑われる膵腫瘤性病変の良悪性の鑑別診断目的に，従来超音波またはCTガイド下穿刺吸引細胞診が行われてきたが，最近はより確実で安全の高い**EUS-FNA**（endoscopic ultrasonography guided fine needle aspiration, **超音波内視鏡下穿刺吸引細胞診**）が施行されることが多い．

> *memo* **自己免疫性膵炎**：自己免疫性膵炎は著明なリンパ球と形質細胞の浸潤と線維化からなる膵腫瘤を形成し，膵がんとの鑑別がしばしば困難である．膵管狭細像，造影CTでの造影効果，血中IgG4上昇などが，両者の鑑別に有用である．

4 病期分類・ステージング

UICC-TNM分類を**表3**，病期分類（膵がん取扱規約）を**表4**に示す．

5 予後因子・治療効果予測因子

■ 膵がんの化学療法の発展は目覚ましいものがあるが，現在根治が期待できる唯一の治療法は外科的切除である．
■ 膵がんの進展度が，予後決定因子となる．
■ 低分化型管状腺がんの方が，高分化型管状腺がんより予後不良のことが多い．

6 治 療

■ 治療方針は基本的に"膵癌診療ガイドライン2006年版"に記載されているように，膵がん取扱規約の膵がんの進行度（stage）分類（**表4**）に準じて行われる（**図5**）．

1）手術療法

■ stageⅣa膵がんも含めた局所膵がんにはまず第一に外科切除の可能性を検討する．
■ 膵がんに対する標準術式は，膵頭側の病変には**（幽門輪温存）膵頭十二指腸切除術**，膵体尾部の病変には**膵体尾部切除術**である．

> *memo* **幽門輪温存膵頭十二指腸切除術**：膵頭十二指腸領域がん（膵頭部がん，胆管がん，乳頭部がん）に対する幽門輪と胃を温存する幽門輪温存膵頭十二指腸切除術（PPPD）は，従来の膵頭十二指腸切除術（PD）と比較して術後生存率を低下させることはないと考えられているため，近年では臓器機能温存の考えからPPPDを行う施設が増えている．

■ 膵がん切除後の術中放射線治療の意義はいまだ明らかにされていない．
■ 膵がんに対する膵全摘術は術後糖尿病による合併症の問題などから，他の治療による成績とも比較して推奨される根拠がない．
■ 膵がん切除後の補助治療として，化学放射線療法が予後を改善するというエビデンスはない

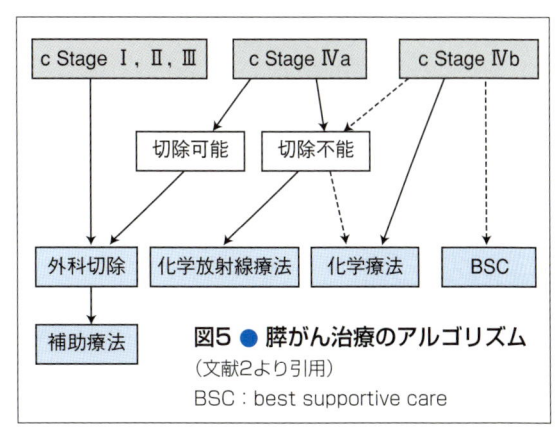

表3 ● 膵がんのUICC-TNM分類（第7版）

T－原発腫瘍	
TX	原発腫瘍の評価が不可能
T0	原発腫瘍を認めない
Tis	上皮内がん
T1	膵臓内に限局する，最大径が2 cm以下の腫瘍
T2	膵臓内に限局する，最大径が2 cmを超える腫瘍
T3	膵臓外に進展するが，腹腔動脈幹または上腸間膜動脈に浸潤を伴わない腫瘍
T4	腹腔動脈幹または上腸間膜動脈に浸潤する腫瘍

※N，M分類はp.214の表1と同じ

表4 ● 膵がんの病期分類（文献4より引用）

	M0			M1
	N0	N1	N2	N3
Tis	0			
T1	Ⅰ	Ⅱ	Ⅲ	Ⅳb
T2	Ⅱ	Ⅲ	Ⅲ	Ⅳb
T3	Ⅲ	Ⅲ	Ⅳa	Ⅳb
T4	Ⅳa			Ⅳb

図5 ● 膵がん治療のアルゴリズム
（文献2より引用）
BSC：best supportive care

が，化学療法が予後を改善するというエビデンスはある．

2）放射線療法
- 切除不能の局所進行膵がんに対する化学放射線治療は有効であり，治療選択肢の一つとして推奨される．
- 切除不能膵がんに伴うがん性疼痛に対して放射線療法は有効なことが多い．

3）薬物療法
- 局所進行切除不能膵がんに対する化学療法は，単独もしくは放射線との併用療法（化学放射線療法）として行われることが推奨される．化学放射線治療は，施設の設備により可能な施設とそうでない施設があるが，治療方針決定の際には患者に対して化学放射線治療の説明も行うべきである．
- 遠隔転移を有する膵がんに対する一次化学療法としては，**ゲムシタビン塩酸塩**が推奨されている．局所進行切除不能膵がんに対する化学療法においても，一般的にゲムシタビン塩酸塩が第一選択となることが多い．本邦では，近年S-1の単剤ないしゲムシタビン塩酸塩との併用投与が行われることもある．
- ゲムシタビン塩酸塩やS-1の投与により，局所進行切除不能あるいは遠隔転移のある膵がん患者で症状改善効果が得られ，症例によっては延命効果も期待できる．
- これらの薬剤の化学療法は，副作用が比較的軽く，外来治療が可能である．
- 切除不能膵がんに対する化学療法は，投与継続困難な有害事象の発現がなければ，病態が明らかに進行するまで投与を継続する．

4）対症療法，緩和療法
- 超高齢者や高度に進行した膵がん症例では，対症療法のみ施行されることも少なくない．
- 膵頭部がんでは，閉塞性黄疸を来した症例では，内視鏡的胆道ステント留置術がQOL改善に有用．
- 膵がんでは，しばしば頑固な疼痛を伴い，オピオイド投与が必要となる例が少なくない．

7 経過・合併症管理と予後

1）経過・合併症
- 膵がんは，肝転移，リンパ節転移，腹膜播種を来しやすい．
- 膵頭十二指腸切除後の合併症：主なものは，膵機能低下（消化機能低下や糖尿病の増悪など），逆行性胆管炎，消化機能低下に起因する低栄養などである．
- 栄養状態の低下が起こらないよう術後早期から**十分な栄養管理**を行う必要がある．

2）予後
- 膵がんの切除後平均生存期間は，補助療法の有無によらず2年を超える報告はほとんどない．

8 フォローアップ

膵がんは高頻度に肝転移，腹膜播種を来すので，術後は腫瘍マーカーや画像診断を用いた定期的な検査を継続する．

文献・参考図書
1）『胆道癌診療ガイドライン　第1版』，胆道癌診療ガイドライン作成出版委員会編，医学図書出版，2007
2）『膵癌診療ガイドライン　第1版』，日本膵臓学会 膵癌診療ガイドライン作成小委員会編，金原出版，2006
3）『胆道癌取扱規約　第5版』，日本胆道外科研究会編，金原出版，2003
4）『膵癌取扱い規約　第5版』，日本膵臓学会編，金原出版，2002
- Oettle, H., Post, S., Neuhaus, P. et al.：Adjuvant chemotherapy with gemcitabine vs observation in patients undergoing curative-intent resection of pancreatic cancer．JAMA, 17：267-277, 2007

チェックリスト

- ☐ 胆道がん，膵がんの診断方法について説明できるか
- ☐ 胆道がん，膵がんの治療のアルゴリズムについて説明できるか

Part II §1. 各がん腫における診療

7. 肺がん

宮本 信吾，澁谷 昌彦，堀尾 裕俊*

*手術療法を執筆

おさえておきたいポイント

★ 日本肺癌学会編集の『肺癌診療ガイドライン』[1]に則った肺がんの病期に応じた治療法を行う
★ 新規抗がん剤の進歩により，EGFR 遺伝子変異のある症例や腺がんの症例に対し，生存期間の延長が期待できる一方，小細胞がんや扁平上皮がんの治療が現在の課題である
★ 近年のバイオマーカー，分子標的薬の効果と安全性を説明する
★ 現在の肺がん根治術は肺葉以上の切除と肺門・縦隔リンパ節郭清である
★ わが国における肺がん根治術全体の5年生存率は61.4％で，術後院内死亡率は2％以下である

1 疫 学

1）死亡数・罹患率

- 肺がんは日本人がん死亡数の約20％を占め，男性がん死亡数の第1位，女性がん死亡数の第2位，全悪性腫瘍死亡数の第1位を占める．
- 罹患数と死亡数に大きな差はなく，非常に致死率の高いがんである．

	死亡 (2008)		罹患 (2004)	
	死亡数（人）	粗率（対人口10万人）	罹患数（人）	粗率（対人口10万人）
男女計	66,849	53.1	80,106	62.7
男	48,610	79.1	55,984	89.9
女	18,239	28.3	24,122	36.9

出典：国立がんセンターがん対策情報センター

2）リスクファクター

- 肺がんの最大のリスクファクターは**喫煙**である．
- 喫煙者の肺がんリスクは，非喫煙者と比べ，男性で4～5倍，女性で3～4倍であり，喫煙開始年齢が若いほど，喫煙量が多いほど肺がんのリスクは高い．
- 喫煙が肺がんの発生に寄与する危険度は欧米では90％近くにのぼるが，本邦では男性68％，女性で18％程度とされている．
- 受動喫煙は能動喫煙ほど関連が強くはないが，肺がんリスクは20～30％程度上がる．
- その他のリスクファクターとして，アスベスト，クロム，コールタール等の職業的暴露，大気汚染，既存の呼吸器疾患（間質性肺炎，肺気腫）などが挙げられる．

2 病態・症状

1）病態

- 気道上皮の細胞から発生したがんを肺がん，正確には「原発性肺がん」と呼ぶ．他の臓器に発生して肺に転移した腫瘍は，転移性肺腫瘍と呼び，原発性肺がんとは区別して扱う．
- 肺がんの発生母体である気道上皮の細胞は，構成する細胞の種類が多く，機能分化も複雑である．これらの細胞の分化の度合いに応じた悪性度・分化度の組織型が存在する．
- 肺がんは，**小細胞肺がん**と**非小細胞肺がん**（腺がん，扁平上皮がん，大細胞がんなど）に分けられる（表1）．
- それぞれ進展様式が異なり，肺・胸郭内臓器や組織に浸潤した時や遠隔転移を来した場合に臨床症状を呈する．
- 遠隔転移は，血管内にがん細胞が入り込んで転

表1 ● 肺がんの代表的組織別の特徴

	非小細胞肺がん			小細胞肺がん
	扁平上皮がん	腺がん	大細胞がん	
頻度	約30%	約50%	約5%	約15%
	男＞＞＞女	男＞女		男＞＞女
好発部位	肺門	肺野	肺野	肺門
	女性の場合は末梢部に多い			
腫瘍マーカー	SCC	CEA		NSE
	CYFRA	SLX		Pro-GRP
進展様式	気管支腔内にポリープ状，結節状に発育．気管支壁を破壊して，内腔を狭窄・閉塞する	中心部に瘢痕を形成し，胸膜の陥入，周囲気管支のがんへの収束を伴う	時に巨大な腫瘤を形成する．扁平上皮や腺上皮に分化を示さない未分化ながん	気管支粘膜下から壁に沿って進展することが多い
喫煙との関連	◎	○		◎

移を来す血行性転移と，リンパ路へがん細胞が入り込んで転移を来すリンパ行性転移がある．稀に，がん細胞が気道を通って転移する経気道性転移が認められることもある．

2）症状・身体所見

- 臨床症状は腫瘍の存在部位，局所浸潤，遠隔転移に依存する．
- 一般的な症状は，咳嗽，血痰，胸痛，体重減少，食欲不振，発熱などであるが，特に末梢型肺がんなどでは進行するまで無症状の場合が多い．
- 腫瘍の進展に伴い，呼吸困難感，嗄声，喘鳴，**上大静脈症候群**（顔面・上肢の浮腫），**Pancoast症候群**（肩・上肢の疼痛，上肢の筋委縮），**Horner徴候**（縮瞳・眼瞼下垂・発汗異常）などが認められる．
- 骨に転移すれば疼痛や病的骨折が引き起こされる．また，脊髄への圧迫が進行すると不可逆的な神経機能障害を引き起こし，緊急の放射線治療や椎弓切除術が必要となる（→がんの救急，p.135を参照）．
- 脳に転移すれば意識障害，麻痺，頭痛などの神経症状を呈する場合があるが，無症状の場合も多くみられる．
- **腫瘍随伴症候群**では大きく神経学的随伴症状と内分泌的随伴症状，その他に分類される．
  ①神経学的随伴症状：腫瘍随伴性脳脊髄炎や辺縁系脳炎，**Lambert-Eaton症候群**（筋力低下，筋電図でwaxing陽性）などが挙げられる．
  ②内分泌的随伴症状：**高カルシウム血症**による症状（悪心・嘔吐，全身倦怠化，意識障害）や**SIADH**（抗利尿ホルモン分泌異常症候群）による意識障害，異所性ACTH（副腎皮質刺激ホルモン）症候群による皮膚症状（色素沈着など）や高血圧など多彩な症状を認める．
  ③その他：血栓性静脈炎やばち指，**肥大性骨関節症**などを認めることもある．

3 診断

1）確定診断（主に病理診断）

- 肺がんの確定診断のためには，病理学的検査（細胞診，組織診）が必須である．
- 組織の採取の方法として，気管支鏡，CTガイド下生検，胸腔鏡下生検などがある．
- その他，体表からの生検，もしくは採取可能な部位（喀痰，胸水，リンパ節など）から組織採取を行う場合もある．
- 腫瘍分類として表2にWHO分類を示す．
- 採取された検体が，腺がんまたは非小細胞肺がんと病理診断された場合，***EGFR***（epidermal growth factor receptor）**遺伝子変異**の検査を追加で行う．

表2 ● WHOによる肺上皮性腫瘍の分類

1．前浸潤性病変
（1）扁平上皮異形成，上皮内がん
（2）異型腺腫様過形成
（3）びまん性特発性肺神経内分泌細胞過形成

2．扁平上皮がん
【特殊型】
1）乳頭型，2）淡明細胞型，3）小細胞型，
4）類基底細胞型

3．小細胞がん
【特殊型】
1）混合型小細胞がん

4．腺がん
（1）腺房型
（2）乳頭型
（3）細気管支肺胞上皮がん
a）粘液非産生性，b）粘液産生性，c）粘液産生性・非産生性混合型あるいは不確定型
（4）粘液産生充実型腺がん
（5）混合型腺がん
【特殊型】
1）分化胎児型腺がん，2）コロイド腺がん，3）粘液嚢胞腺がん，4）印環細胞がん，5）淡明細胞腺がん

5．大細胞がん
【特殊型】
1）大細胞神経内分泌がん，混合型大細胞神経内分泌がん，2）類基底細胞がん，3）リンパ上皮腫様がん，4）淡明細胞がん，5）ラブドイド形質を伴う大細胞がん

6．腺扁平上皮がん

7．多形，肉腫様あるいは肉腫成分を含むがん
（1）紡錘細胞あるいは巨細胞を含むがん
a）多形がん，b）紡錘細胞がん，c）巨細胞がん
（2）がん肉腫　　（3）肺芽腫　　（4）その他

8．カルチノイド腫瘍
（1）定型的カルチノイド　（2）非定型的カルチノイド

9．粘液腺型がん
（1）類表皮がん　　（2）腺様嚢胞がん

10．分類不能がん

- *EGFR*遺伝子変異の検査方法は，施設や検査会社により異なり，感度も若干異なるために予め調べておく必要がある．
- 気管支鏡検査においては，極細径気管支鏡やバーチャルナビゲーション，超音波気管支鏡ガイド下生検，蛍光気管支鏡などの開発により，微小な病変やリンパ節の生検が可能となってきた．
- CTガイド下針生検は，気管支鏡で診断困難な末梢肺腫瘤の診断に有効であるが，合併症として**気胸**が一番多く認められる．稀ではあるが重篤な合併症として**空気塞栓**を引き起こす場合があり，施行時には十分な説明が必要である．また，腫瘍散布のリスクもあり，肺がんの可能性が高く，治療法が手術療法であった場合は針生検を行わず，手術時に診断をつけることが推奨されている．

2）病期診断（主に画像検査）

a．胸部X線写真
- 肺がんの発見と診断において最も基本的なツールである．
- 肺野の結節影や肺門・縦隔のリンパ節腫大，胸水や胸膜肥厚の有無等評価する．
- 心臓のサイズや骨の評価も忘れずに行う．

b．CT
- CTの進歩に伴い，胸部X線では指摘できない早期肺がんを発見することが可能となった．
- 肺門・縦隔リンパ節の評価に大きな役割を果たし，一般的には短径1cm未満のリンパ節腫大は正常とされる．また，今回改定された**RECIST ver1.1ではリンパ節の評価が長径から短径に変わり，1.5cm以上を標的病変，1～1.5cmを非標的病変とするよう変更があった．**
- 結節影や腫瘤影の辺縁の性状や内部変化の評価には，高分解能CT（HRCT：high-resolution CT）が有用である．
- MPR（multi planar reformat）により，体軸方向の拡がりや気管支，血管との関係を把握することが容易となる．
- 腹部への転移（肝転移，副腎転移など）の評価に有用である．

c．MRI
- 主に脳転移の有無に使用されることが多い．
- その他，縦隔や胸壁への浸潤の評価や骨転移の評価に使用されることがある．

d．骨シンチ
- 骨転移の有無を評価する．
- 昨今ではPET検査で骨病変も評価するために，

行われないことがある．

e．PET検査

- 代謝画像であるFDG PET検査は全身検索が比較的容易に可能であり，形態画像であるCT検査と組合わせるPET-CT検査を施行することにより，さらに正確な病期が診断可能となった．
- 肺がんでは，縦隔や肺門のリンパ節転移の有無により治療法が異なるため，より正確な評価が求められるが，X線CT検査とFDG PET検査による縦隔リンパ節転移診断能を比較したところ，FDG PETの方が優れている報告が多い．
- Dwamenaらの報告[2]によると，X線CT検査とFDG PET検査による肺門縦隔リンパ節転移の診断結果はそれぞれ感度60%，79%，特異度77%，91%，正診率75%，92%とFDG PET検査の方が優れていた．

3）血液検査（腫瘍マーカー）

- 肺がんの腫瘍マーカーはdiagnostic makerではないため，検診でのスクリーニング目的に使用されることはない．
- しかし腫瘍マーカーにより，悪性腫瘍の補助診断，治療効果判定，再発の経過観察に広く用いられており，不可欠な臨床検査である．
- 肺がんの代表的な腫瘍マーカーの診断精度を表3に記す．
- また，肺がんの血清腫瘍マーカーの偽陽性率と偽陽性を呈しやすい疾患・病態を表4に記す．

表3 ● 肺がんの代表的な血清腫瘍マーカーの診断精度

	肺がんの診断能（%）			組織型別の正診率（%）		
	感度	特異度	正診率	腺がん	扁平上皮がん	小細胞がん
第一選択マーカー						
CEA	47	89	68	59	41	52
CYFRA	58	87	73	46	60	38
ProGRP	27	97	62	37	42	91
第二選択マーカー						
SLX	31	83	57	62	46	60
SCC	27	93	60	52	76	63
NSE	32	94	63	40	57	73

文献3より引用

表4 ● 肺がんの血清腫瘍マーカーの偽陽性率と偽陽性を呈しやすい疾患・病態

腫瘍マーカー	偽陽性率（%）	偽陽性を呈しやすい疾患・病態
CEA	20〜30	良性呼吸器疾患（肺結核，慢性気管支炎，気管支拡張症，肺線維症），喫煙，糖尿病，慢性肝炎，肝硬変，甲状腺機能低下症，自己免疫疾患，腎不全，慢性胃炎，消化性潰瘍，炎症性腸疾患，加齢
SLX	5〜15	良性呼吸器疾患（肺結核，慢性気管支炎，気管支拡張症，肺線維症），膵炎，胆嚢・胆管炎，卵巣良性疾患
CYFRA	5〜25	良性呼吸器疾患（肺線維症，肺結核，肺炎，気管支炎），胃潰瘍，大腸疾患，婦人科・泌尿器疾患，肝疾患，腎不全，加齢
SCC	5〜15	良性呼吸器疾患（感冒・肺結核），皮膚疾患（乾癬，天疱瘡，紅斑），腎不全，人工透析，採血時組織液混入，測定時唾液・汗混入
ProGRP	3〜10	腎機能障害，良性呼吸器疾患（間質性肺炎）
NSE	5	溶血，腎不全，多量の神経組織破壊

文献4より引用

4 病期分類・ステージング

2009年に改訂されたUICC-TNM分類を表5に示す．旧版と比較して，7 cm以上の腫瘍，悪性胸水，同一肺葉内転移等に関し分類の変更がされているので注意が必要．ステージングを表6に示す．

表5 ● 肺がんのUICC-TNM分類（第7版）

T－原発腫瘍	
TX	原発腫瘍の評価が不可能か，細胞診のみ陽性
T0	原発腫瘍を認めない
Tis	上皮内がん
T1	腫瘍の最大径が3 cm以下 T1a：腫瘍の最大径が2 cm以下 T1b：腫瘍の最大径が2～3 cm
T2	腫瘍の最大径が3～7 cm ・主気管支に浸潤が及ぶもの，腫瘍の中枢側が気管分岐部より2 cm以上離れているもの ・臓側胸膜を浸潤する腫瘍 ・部分的な無気肺 T2a：腫瘍の最大径が3～5 cm T2b：腫瘍の最大径が5～7 cm
T3	腫瘍径が7 cm以上または胸壁，横隔膜，縦隔胸膜，壁側心膜などに直接浸潤する腫瘍，腫瘍が気管分岐部より2 cm未満，無気肺，同一肺葉内転移
T4	縦隔，心臓，大血管，気管，食道，椎体，気管分岐部に浸潤の及ぶ腫瘍，同側他肺葉内に転移
N－所属リンパ節	
NX	所属リンパ節転移の評価が不可能
N0	所属リンパ節転移なし
N1	原発腫瘍の直接浸潤を含み，同側気管支周囲，及び/または同側肺門及び肺内リンパ節転移
N2	同側縦隔リンパ節転移，及び/または下気管支分岐部リンパ節の転移
N3	対側縦隔，対側肺門，同側または対側斜角筋，鎖骨上のリンパ節転移
M－遠隔転移	
MX	遠隔転移の評価が不可能
M0	遠隔転移なし
M1	遠隔転移あり M1a：対側肺への転移，悪性胸水，胸膜播種 M1b：遠隔転移

5 予後因子・治療効果予測因子・副作用予測因子

1）予後予測因子

■ 他がん腫同様，年齢，PS，病期，がんの性状等が予後因子になるといわれているが，大まかな予想を行っているのが現状である．

■ K-rasやBcl-2などのがん遺伝子，p53やRBなどのがん抑制遺伝子，サイクリンなどの細胞周期調整因子，転移に関与するCD44, cathepsin BやVEGFなどの検討が行われているが，バイオマーカーとしての有用性の確立には至っていない．

■ ゲノム分野での検索において，2007年にChenら[5]によって予後予測に関与する5つの遺伝子（DUSP6, MMD, STAT1, ERBB1, LCK）の発現の有無を検討した報告がなされ，高危険群は低危険群と比して有意に生命予後が悪いと報告されており，期待されるマーカーである．

■ 遺伝子解析等バイオマーカーの研究の進歩に伴い，将来，予後予測因子となりうるマーカーが報告される可能性が大いに期待される．

2）治療効果予測因子

■ EGFR遺伝子変異（exon 19の5アミノ酸欠損変異やexon21のコドン856のロイシンがアルギニンに変化する点突然変異）陽性患者はEGFR-TKI（EGFR-tyrosin kinase inhibitor）に対する奏効率が70～80％と感受性は非常に高く，非小細胞肺がんにおける重要な効果予測因子になっている．

■ 耐性の機序として，K-rasの変異やEGFR exon 20の挿入変異，HER2遺伝子変異などの自然耐性とexon 20のT790M（約50％），MET遺伝子

表6 ● 病期分類

	N0	N1	N2	N3
T1a, b	ⅠA	ⅡA	ⅢA	ⅢB
T2a	ⅠB	ⅡA	ⅢA	ⅢB
T2b	ⅡB	ⅡB	ⅢA	ⅢB
T3	ⅡB	ⅢA	ⅢA	ⅢB
T4	ⅢA	ⅢA	ⅢB	ⅢB
M1a, b	Ⅳ	Ⅳ	Ⅳ	Ⅳ

の増幅（約20％）やHGF（hepatocyte growth factor）などによる獲得耐性がいわれている．しかし，T790Mの変異はEGFR-TKI未使用例でも3.6％認められるとの報告[6]もある．

- **ERCC1**（excision repaircross complementing gene 1）はプラチナ製剤の感受性予測因子として注目されており，IALT試験等で有用性を報告されている[7]．一般的にはERCC1の発現はプラチナ製剤の奏功性と負の相関があるといわれている．
- **RRM1**（ribonucleotide diphosphate reductase M1）はゲムシタビンの感受性予測因子と考えられ，RRM1が低発現であればゲムシタビンに対する感受性が良好であると報告されている[8]．

3）副作用予測因子

- *UGT*（uridine diphosphate glucuronosyltransferase）遺伝子多型がイリノテカンの副作用予測因子であり，特に**UGT1A1*6，*27，*28**が毒性のバイオマーカーとして有用であることが示されている．現在わが国でもイリノテカンの添付文書にもUGT1A1*6とUGT1A1*28の2つの遺伝子多型について，ホモ接合体またはヘテロ接合体を有する患者では重篤な副作用発現の可能性があり注意が必要との記載がある．
- *CDA*（cytidine deaminase）遺伝子多型のうち，CDA*3を有する患者はゲムシタビンのクリアランスの低下が認められ，毒性のバイオマーカーとして有用であることが示唆されている．

6 治療

治療法は大きく小細胞肺がんと非小細胞肺がんで区別される．

1）小細胞肺がん（small cell carcinoma：SCLC）

- 小細胞肺がんは，発見時に高い割合で遠隔転移を認めるものの，化学療法に対して高い感受性を有するため，化学療法が治療の中心となる．
- しかし，化学療法の目的は病期によって異なっている．
- 小細胞肺がんの病期はTNM分類の他に，**限局型**（limited disease：LD）と**進展型**（extensive disease：ED）に簡易性及び予後との相関から広く分類されている．
- LDとは病巣が一側胸郭に限局し，同側肺門リンパ節，両側縦隔リンパ節，両側鎖骨上リンパ節転移を含むものとし，その範囲を越えている場合にEDとされることが多い．
- LD症例では放射線との併用により約20％に治癒が得られるために，初期治療は完治を目指すものとなるが，ED症例の場合，化学療法による延命効果が高いものの，治癒は困難であり，治療による利益と損益を考慮する必要がある．

a．LD-SCLCの治療

- 無治療でのMSTが約3～4ヵ月であるのに対し，最近の臨床試験ではMSTは約28ヵ月と報告されている．
- 未治療のLD症例に対する化学療法単独と，化学療法と胸部放射線照射の併用を比較したメタ解析[9)10]では，化学療法に胸部放射線照射を併用した群が生存率の有意な改善を認めたため，放射線照射の追加の意義が確立した．
- 化学療法と胸部放射線照射の併用方法には，化学療法終了後に放射線治療を行う逐次法，化学療法と同時に放射線療法を行う同時法（早期，後期）がある．JCOGにて胸部放射線併用に関して逐次法と同時法のどちらが優れた治療であるかについて第Ⅲ相試験を行われ，CR率とMSTがそれぞれ逐次法群27％，19.7ヵ月，同時法群40％，27.2ヵ月と同時法群に良好な傾向がみられた．
- さらに，Pigjlsら[11]のsystemic reviewにより，化学療法と胸部放射線照射は早期に併用した方が最も有効であると確認された．
- 化学療法に放射線を同時照射する場合の照射法について，加速多分割照射と通常照射法での比較試験が行われ，MSTと5年生存率がそれぞれ，加速多分割照射群23ヵ月，47％，通常照射群19ヵ月，26％と，加速多分割照射群が有意に上回った．
- 化学療法は，LD症例ではEP療法［シスプラチン80mg/m^2（day1）＋エトポシド100mg/m^2

（day1〜3）］が，小細胞肺がんに対する有効性や毒性の軽微さ，放射線照射併用可能であるという点から現在の標準レジメンである．

- 現在，**LD症例に対する標準治療は，EP療法との加速多分割同時照射（45Gy/30fr/1日2回）**である．
- LD症例の中でも特にcT1N0M0のⅠ期については外科切除を含む治療法を勧めているが，手術の指摘タイミングや術後アジュバント療法については十分なエビデンスがないとされている．
- わが国ではED症例の標準化学療法はIP療法（イリノテカン＋シスプラチン）であるので，LD症例に対するIP療法の有効性を検討する目的でJCOG0202試験（EP療法1コース＋胸部放射線同時照射併用療法後にEP療法3コースとIP療法3コースを比較する第Ⅲ相試験）が行われ，結果が待たれているところである．

b．ED-SCLCの治療

- 無治療でのMSTが約1〜2ヵ月であるのに対し，化学療法を施行した場合のMSTは約12ヵ月であり，化学療法により有意に生存期間が延長することは明らかであるために，可能な患者（PS3以下）には積極的に化学療法を行うことが推奨されている．PS4の症例に化学療法を行うか否かのエビデンスはない．
- 単剤と比較して多剤併用療法の効果が高いことが認識されており，初回治療としては，これまでに，シクロホスファミド＋ドセタキセル＋ビンクリスチン（CAV療法），シクロホスファミド＋ドセタキセル＋エトポシド（CAE療法），EP療法などが標準治療として主に用いられてきた．
- 中でもEP療法は，CAV療法と比較して効果が高く，血液毒性が軽度であり，さらにシスプラチンの必要性を検討したメタアナリシス[12]では，シスプラチンを含むレジメンにおいて1年における死亡率が20％低下することが示され，世界中で広く用いられている．
- CODE療法（シスプラチン＋ビンクリスチン＋ドセタキセル＋エトポシド）のようにdose intensityを高めた臨床試験がいくつか検討されてきたが，有意な生存期間の延長を示すことはできなかった．
- JCOGによりEP療法と，IP療法を比較する無作為第Ⅲ相試験の結果が2002年に報告された（JCOG9511）[13]．MSTは，EP群が9.4ヵ月，IP群が12.8ヵ月，2年生存率はEP群5.2％，IP群19.5％であり，IP群で生存期間の有意な延長を認めた．この結果から，本邦におけるEDに対する標準治療は**IP療法**とされた．
- イリノテカンの有用性の検討が他国でも検討されているが，米国のSWOGで行われた臨床試験（0124試験）では，奏効率，無増悪生存期間，生存期間ともに，IP療法とEP療法で有意差が認められなかった．原因として，患者背景の違いや人種差，JCOG9511試験の早期中止等が挙げられており，現在でも**海外での標準治療はEP療法**である．
- わが国で開発された**アムルビシン**はアントラサイクリン系の薬剤であり，単剤でもCDDPとの併用でも良好な成績を得ている．JCOGではIP療法を対照にシスプラチン＋アムルビシン（JCOG 0509）の第Ⅲ相試験が行われており，結果が期待されるところである．

c．再発・増悪時の治療

- 小細胞肺がんはいったん奏効しても大部分の患者で再発・増悪を来し，二次治療における化学療法に対する反応は一般的に不良である．
- **初回化学療法の終了から再発までの期間が重要な予後因子であると考えられている．**
- 二次化学療法に関しては，現時点では標準治療は確立していない．しかし，①初回化学療法の効果がPR以上，②初回治療終了から再発までの期間が長い（3ヵ月以上）の2つの条件を満たす患者が**sensitive relapse**とされ，二次化学療法の効果が期待しやすいとされている．
- 逆にこの基準以外の**refractory relapse**は化学療法の効果が低く，予後不良である．
- 海外においてsensitive relapseに対してBSCとNGT（ノギテカン）を比較した無作為比較試験が行われ，NGT群で有意に生存期間が延長したことが報告された（MSTはBSC：13.9週，

NGT：25.9週)[14]．現時点では**NGT**がsensitive relapseに対する標準治療とみなされており，米国では再発・増悪の小細胞肺がんに対してFDAにより唯一承認された薬剤である．しかしながら，わが国ではNGTの経口薬は認可されておらず，他の薬剤での臨床研究が行われている．

- アムルビシンはrefractory relapseに対しも良好な結果が報告されている．そのため，二次以降治療可能な場合，本邦ではアムルビシンを選択する場合が多い．副作用として，血液毒性に注意する必要がある．

d．予防的全脳照射（prophylactic cranial irradiation：PCI）

- LD症例では化学放射線療法により高いCR率が得られるが，脳転移で再発する症例が多い．
- 初期治療でCRとなった小細胞肺がんに対し，PCIにより生存期間が延長するかどうか検討した7つの臨床試験のメタアナリシスが行われ，全生存期間，無再発生存率，脳転移再発率においてPCI群が有意に良好であることが証明された[15]．
- ED症例に対しても，化学療法で効果の得られた場合に対する予防的全脳照射有無の比較試験では，化学療法直後のPCIによって脳転移の発症及び生存が改善されるという結果が示された．しかし，化学療法の効果があったとする定義が曖昧であることや，予防照射を受けなかった群の後治療の頻度が少ないことなどから，本邦におけるED症例に対するPCIの適応については議論の余地がある．

e．PS不良・高齢者の治療

- 小細胞肺がんは化学療法への感受性が高く，PS不良症例や高齢者においても症状緩和・延命を目的とした化学療法が施行される．
- 経口のエトポシド単剤療法が行われた時期もあったが，現在ではその有用性は多剤併用化学療法と比較して劣ることが示された．
- 併用化学療法に対する検討として，本邦ではカルボプラチン＋エトポシドの併用療法が多く行われており，比較的良好な成績を示している．
- しかし，現時点では明らかにエビデンスの高い治療法は確立されていない．

2）非小細胞肺がん

（ⅠA～ⅢA期の手術適応例 → p.229参照）

- 手術不能のⅢ期で化学放射線療法の適応であった症例のMSTは約18ヵ月，Ⅳ期で化学療法を受けた症例のMSTは約12ヵ月である．
- 新規抗がん剤の出現に伴い，全体的な予後の延長を認める．
- 特にペメトレキセドやEGFR-TKIは腺がんに効果があり，肺がんの半分を占める腺がんの予後の延長はこれからも期待できる．
- 一方，扁平上皮がんは期待されるような生存期間の延長は認められず，今後の治療課題の一つである．

a．切除不能局所進行非小細胞肺がん

- 化学療法後に放射線治療を行う群と放射線単独を比較したいくつかの臨床試験より，化学療法の追加による生存率の改善を認めた．
- また，照射方法として化学放射線同時照射の方が，逐次的に行う群と比較して生存期間の延長を認めた．
- 局所進行非小細胞肺がんは放射線療法と化学療法で治療され，標準療法としてはプラチナ製剤を含んだ併用療法を用いた同時化学放射線療法である．
- 化学療法のレジメンとしては，日本では**MVP療法**（マイトマイシンC＋ビンデシン＋シスプラチン）が，米国では**EP療法**が標準レジメンである．
- 現在の一般臨床においてはシスプラチン＋ビノレルビンが使用される場合が多いが，MVP療法と比較して有意に生存期間に寄与したエビデンスはない．
- 2008年ASCOで本邦のグループがシスプラチン40 mg/m^2（D1，D8）＋ドセタキセル40 mg/m^2（D1，D8）の同時化学放射線療法がMVP療法と比して有意に2年生存率の改善を認めたことを報告した[16]．さらなる検討が必要であるが実臨床においても期待されるレジメンである．

b．進行非小細胞肺がん

- 進行非小細胞肺がんの化学療法は生存期間を延長し，QOLの改善も期待されるため行うように推奨されている．
- メタ解析ではシスプラチンを含む併用レジメンがBSCと比して，MSTを6～8週，1年生存率を15～25％に改善するとの報告[17]がある．
- 後述するが，ペメトレキセドの肺腺がんでの有効性や*EGFR*の遺伝子変異をもった症例に対するEGFR-TKIの有効性が認められており，組織型に応じて治療が検討選択される可能性がある．
- また，EGFR-TKIの登場によりⅣ期症例であっても長期生存が期待されるため，精度の高いpositive selectionが必要である．

i）1st lineの化学療法

- 現時点での標準的化学療法は**プラチナ製剤＋第3世代抗がん剤の併用療法**であり，これらのレジメンが困難なPS2もしくは75歳以上の高齢者については，有害事象の程度を考慮し，単剤などでの治療を検討する必要がある．
- 第3世代抗がん剤とプラチナ製剤との組合わせはいくつかあるが，効果の点では大きな差はない．
- シスプラチンを含むレジメンとカルボプラチンを含むレジメンのメタ解析では，シスプラチンレジメンの方が生存期間で優れている傾向があり，**わが国でのガイドラインではシスプラチンレジメンを推奨**している．
- 第3世代抗がん剤とプラチナ製剤との組合わせとして，ECOGで行われたE1594試験や本邦で施行されたFACS試験などを考慮すると，シスプラチン＋ゲムシタビン，シスプラチン＋イリノテカン，カルボプラチン＋パクリタキセル，シスプラチン＋ビノレルビン，シスプラチン＋ドセタキセル，シスプラチン＋ペメトレキセド，カルボプラチン＋ゲムシタビンなどが推奨される．
- ただし，シスプラチン＋ビノレルビンはシスプラチン＋ドセタキセルに生存期間で有意に劣っているという報告があること，FACS試験でも，シスプラチンを含む3種類の併用療法の中で他のレジメンと比較して生存期間の点で劣る可能性が示唆されている．
- また，ペメトレキセドはシスプラチンとの併用で，シスプラチン＋ゲムシタビンより肺腺がんに対し延命効果が認められたため[18]，骨髄抑制が軽度な**ペメトレキセド＋シスプラチンが肺腺がんの1st lineとなる可能性がある**．
- 第3世代抗がん剤＋プラチナ製剤±抗VEGF抗体のベバシズマブまたは抗EGFR抗体のセツキシマブを比較した第Ⅲ相試験の結果が，近年相次いで報告されており，NCCNのガイドライン等で推奨されている．
- ベバシズマブは出血・高血圧などのリスクのため，脳転移のない非扁平上皮がんを対象に第Ⅲ相試験が実施された．カルボプラチン＋パクリタキセル±ベバシズマブのECOG4599試験では，ベバシズマブ併用群で有意な生存期間，PFSの延長及び奏効率の改善が認められた[19]．一方，シスプラチン＋ゲムシタビン±ベバシズマブのAVAIL試験でも，PFSの有意な延長と奏効率の改善が認められた[20]．
- セツキシマブについてシスプラチン＋ビノレルビン±セツキシマブのFLEX試験では，主要エンドポイントである生存期間と奏効率においてセツキシマブ群で有意に優れていたが，PFSでは両群に有意な差は認めなかった．大腸がんでは*K-ras*遺伝子変異のある場合はセツキシマブの上乗せの意味はほとんどないとされているが，非小細胞肺がんにおいては*K-ras*遺伝子変異の有無はあまり関連がないと報告されている[21]．
- 2009年のASCOでは，ペメトレキセドやエルロチニブ，ベバシズマブの標準化学療法後の維持療法の報告がされ[22]，PFSの延長はもちろん，ペメトレキセドに関しては生存期間の延長も認められ，今後は維持療法が標準化学療法に組み入れられる可能性も考慮しておく必要がある．

ii）再発・増悪時の治療

- 2nd lineの化学療法として，生存期間の延長が初めて示されたのはドセタキセルである．
- その後，ドセタキセル単剤とドセタキセルに他剤を上乗せする併用療法の比較試験がいくつか実施されたが，生存期間でドセタキセル単剤に勝る結果は得られていない．

- 単剤同士の第Ⅲ相試験では，ドセタキセルに対するペメトレキセドとゲフィチニブの非劣勢が証明されている．
- また，エルロチニブとBSCの第Ⅲ相試験が行われ，エルロチニブはBSCに対して有意な生存期間の延長を認めることが確認された[23]．
- 以上より，現在の **2nd lineの標準的レジメンは，ドセタキセル，ペメトレキセド，ゲフィチニブ，エルロチニブのそれぞれ単剤治療** である．
- 3rd line以降のレジメンに関しては，明らかなエビデンスのあるレジメンはなく，患者の状態や施設間での経験で決定されている．

iii) EGFR-TKIによる治療

- 2004年にEGFR遺伝子変異を有する肺がんがEGFR-TKIに対して，著明な効果を認めること[24)25)]，*EGFR*の遺伝子変異は，**腺がん，非喫煙者，女性，アジア人** に頻度が多いことなどが発表されて以降，EGFR-TKIの肺がん治療における位置づけが明確になった．
- 現在本邦で使用可能な薬剤はゲフィチニブとエルロチニブであり，大きな違いは薬剤の血中濃度である．
- EGFR-TKIについては，その副作用死の大部分を占める急性肺障害の出現リスクが通常の抗がん剤より3倍高く出現することが問題である．
- その発現のリスクは，**喫煙歴を有する患者・間質性肺炎を有する患者，PSの悪い患者** 等で，高いことが判明しており，使用の際にはそのリスク管理が重要となる．
- アジア人で腺がんかつ非喫煙者または軽喫煙者，未治療の非小細胞肺がんを対象とした **IPASS試験**（Iressa Pan Asia study）が報告された[26]．これは，ゲフィチニブとカルボプラチン＋パクリタキセルを1st lineで比較した第Ⅲ相比較試験（ゲフィチニブの非劣勢を証明する試験）であるが，PFSにおいて非劣勢どころかゲフィチニブの優越性が証明された．また，このPFSのグラフが交差していることから，EGFRの遺伝子変異により治療反応性が異なる2つの患者集団が混在していることが示唆された．
- 現在のエビデンスとしては，EGFR-TKIはあくまで2nd line以降の治療であるが，*EGFR*の遺伝子変異のある症例では，75%位の奏効率が得られるので，一次治療で行うかや二次治療で行うかなどにこだわらず，患者の状態に応じて投与すべきと考えられている．

iv) PS不良・高齢者の治療

- PS（p.100）は化学療法実施の可否を判断する最も大きな要因の一つであり，PS不良とはPS2以上を指し，非小細胞肺がんの場合，PS3，4は化学療法の適応なしとされる．
- 高齢者を対象としたいくつかの第Ⅲ相試験が行われてきたが，**ビノレルビン，ゲムシタビン，ドセタキセル** の単剤がエビデンスのある治療として推奨されている．
- PS2の症例では，パクリタキセルとカルボプラチン＋パクリタキセルの第Ⅲ相比較試験のサブ解析において，PS2においてもカルボプラチン＋パクリタキセルがパクリタキセル単剤より生存期間を延長させる傾向にあることが示されており[27]，カルボプラチンを含んだ併用レジメンか第3世代抗がん剤単剤が治療法として期待される．
- 化学療法の適応がなく，PSが極めて不良（PS3または4）でも *EGFR* 遺伝子変異を有すれば，EGFR-TKIにより著明な生存期間延長効果が得られることが，最近報告されている[28]．

7 経過・合併症管理と予後

合併する病態として，がん性胸膜炎やがん性心膜炎などが挙げられる．

1) がん性胸膜炎

- がん性胸水の貯留は，患側の肺を圧排し胸痛，咳嗽，呼吸困難を引き起こすばかりでなく胸水中のアルブミンの喪失により低アルブミン血症を惹起し，PSを悪化させる．
- 逆に胸水のコントロールが可能になれば，化学療法を安全に施行でき，予後の改善が期待できる．
- 少量の胸水の貯留の場合は経過観察を行うが，胸水貯留により症状を伴う場合はドレナージが必要となる．

- ドレナージが必要となる病態として，胸水による呼吸困難感，低酸素血症，患側肺の無気肺などが挙げられる．
- ドレナージのみでは1ヵ月以内に再貯留し，排液を繰り返すのみでは，早晩，タンパクの喪失により，PSの低下を来す可能性があるため，胸水の再貯留を防ぐために**胸膜癒着術**が施行される．
- 癒着術に使用する薬剤としては，ミノサイクリン，ピシバニール（OK-432），抗がん剤などが使用される．
- 合併症として，胸痛，発熱が認められる．
- 一般的に癒着後，胸腔内からの排液が100mL以下になればドレーンを抜去する．

2）がん性心膜炎 (p.136)
- がん性心膜炎の合併は，ほとんどの場合で悪性疾患の末期状態を意味し，そのMSTは6ヵ月以下と報告されている．
- 心囊液貯留が軽度であって症状がなく，かつ全身治療の効果が期待できる場合は現疾患の治療を優先することが多い．
- しかし，心タンポナーデもしくはそれに近い状況になった場合は，緊急の心囊液の排液が必要となる．
- 一般的にはモニター観察の上，エコーガイド下でカテーテル留置を行う．
- 一時的な心囊液の排液だけでは再貯留する可能性が高く，再貯留予防のために心膜腔内に抗がん剤等を投与することがしばしば行われる．
- 使用する薬剤としては，ブレオマイシン，ドキソルビシン，ミノサイクリン，ピシバニールなどの報告があるが，明らかなエビデンスのある薬剤はない．
- 合併症として，胸痛・発熱・感染・不整脈などがあり，晩期毒性として，収縮性心膜炎や心機能低下などが報告されている．

8 フォローアップ

定期的にCT検査や腫瘍マーカーをチェックし，必要に応じMRIや骨シンチを施行する．

手術療法について

9 治療

1）適応
- TNM分類（改訂第7版，表5，6）に従って適応を決定する．
- 非小細胞肺がんの場合，cN2以上の手術成績は芳しくないため，cT1〜3N1（臨床病期ⅠA〜ⅢA期の一部まで）が適応となりうる．
- 小細胞肺がんの場合，臨床病期Ⅰ期までが手術療法を含めた治療の適応となる．

2）術式
- 根治術は肺葉以上の切除と肺門・縦隔リンパ節郭清である．
- 開胸術と胸腔鏡手術はアプローチの違いのみであり，侵襲性・安全性にほとんど差はない．
- 低肺機能や合併症により縮小手術（区域切除・部分切除）が行われることもある．
- N1までの非小細胞肺がん症例で，隣接臓器に浸潤してはいるが完全切除可能と考えられるものは拡大手術（胸壁切除，横隔膜切除，心囊内血管処理など）が行われることもある．
- 病理病期ⅠB〜ⅢA期までの非小細胞肺がん完全切除例に対しては術後補助化学療法が推奨される．

10 経過・合併症管理と予後

1）経過・合併症管理
- 合併症は無気肺，肺瘻，出血，不整脈，反回神経麻痺，横隔神経麻痺，肺炎/ARDS，気管支断端瘻，乳び胸，肺塞栓症などがある．
- 術後30日以内の死亡率は2%以下である．

2) 予後

- 根治術全体の5年生存率は61.4%であり，非小細胞肺がんに限れば61.8%となる．
- TNM分類（改訂第7版，表6）に基づいた病理病期別5年生存率（図1）はⅠA期73%，ⅠB期58%，ⅡA期46%，ⅡB期36%，ⅢA期24%，ⅢB期9%，Ⅳ期13%である[29]．
- 肺がん根治術における予後因子は腺がん，女性，50歳未満である．

11 フォローアップ

再発の危険性があるため，胸部単純撮影，CT，腫瘍マーカーを含めた血液検査を最低5年間は行う．また，遠隔転移の危険性が高い進行病期例には頭部MRI，骨シンチグラフィー，PET/CTを行う．

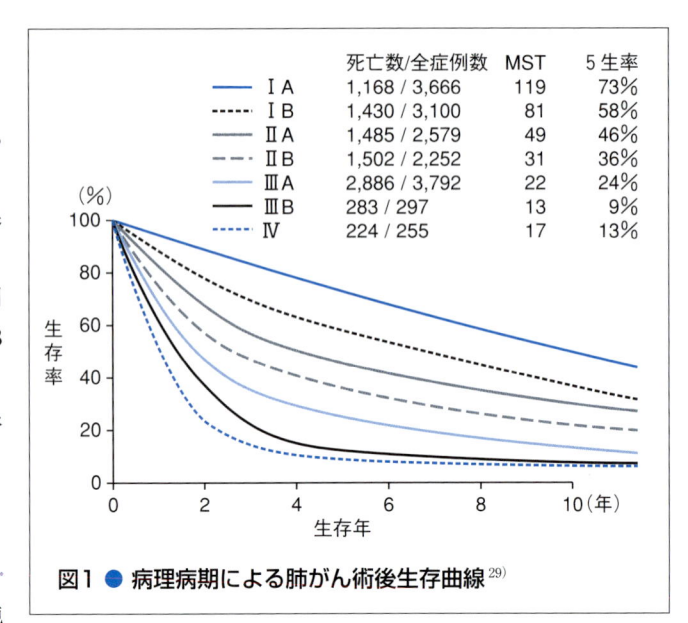

	死亡数/全症例数	MST	5生率
ⅠA	1,168 / 3,666	119	73%
ⅠB	1,430 / 3,100	81	58%
ⅡA	1,485 / 2,579	49	46%
ⅡB	1,502 / 2,252	31	36%
ⅢA	2,886 / 3,792	22	24%
ⅢB	283 / 297	13	9%
Ⅳ	224 / 255	17	13%

図1 ● 病理病期による肺がん術後生存曲線[29]

文献・参考図書

- 『肺癌取扱い規約（第6版）』日本肺癌学会編，金原出版，2003
- NCCN Clinical Practice Guideline in Oncology ver.1 2009

1) 『肺癌診療ガイドライン2005年版』日本肺癌学会編，金原出版，2005
2) Dwamena, B.A. et al. : Radiology, 213 : 530, 1999
3) 河野修興：呼吸器疾患と腫瘍マーカー．日内会誌88：141，1999
4) 駒形浩史：臨床検査，診断に用いる腫瘍マーカー．癌と化学療法，31：1609, 2004
5) Chen, H.Y. et al.：N. Engl. J. Med., 356：11-20, 2007
6) Inukai, M. et al. : Cancer Res., 66：7854-7858, 2006
7) Olaussen, K.A. et al. : N. Engl. J. Med., 355：983-991, 2006
8) Davidson, J.D. et al. : Cancer Res., 64：3761-3766, 2004
9) Pignon, J.P. et al. : N. Engl. J. Med., 327：1618-1624, 1992
10) Warde, P. et al. : J. Clin. Oncol., 10：890-895, 1992
11) Pigjls M. et al. : Lung Cancer, 49：s101, 2006
12) Pujol, J.L. : Br. J. Cancer, 83：8-15, 2000
13) Noda, K. : N. Engl. J. Med., 346：85-91, 2002
14) O'Brien, M.E. : J. Clin. Oncol., 24：5441-5447, 2006
15) Auperin, A. et al. : N. Engl. J. Med., 341：476-484. 1999
16) Kiura, K. et al. : ASCO 2008 Abst＃7515
17) Hotta, K. et al. : Ann. Oncol., 15：1782-1789, 2004
18) Scagliotti, G.V. et al. : J. Clin. Oncol., 26：3543-3551, 2008
19) Sandler, A. et al. : N. Engl. J. Med., 355：2542-2550, 2006
20) Reck, M. et al. : J. Clin. Oncol., 27：1227-1234. 2009
21) Pirker, R. et al. : Lancet. 373：1525-1531, 2009
22) Ciuleanu, T. et al. : Lancet, 374：1432-1440, 2009
23) Shepherd, F.A. et al. : N. Engl. J. Med., 353：123-132, 2005
24) Lynch, T. J. et al. : N. Engl. J. Med., 350：2129-2139, 2004
25) Paez, J. G. et al. : Science, 304：1497-1500, 2004
26) Mok, T.S. et al. : N. Engl. J. Med., 361：947-957. 2009
27) Kosmidis, P. : J. Clin. Oncol., 20：3578-3585, 2002
28) Inoue, A. et al. : J. Clin. Oncol., 27：1394-1400. 2009
（手術療法）
29) Asamura, H. et al. : A Japanese Lung Cancer Registry study: Prognosis of 13,010 resected lung cancers. J. Thorac. Oncol, 3（1）：46-52, 2008

チェックリスト

- □ 肺がんの組織分類に応じた治療戦略を立てられるか
- □ 肺がん治療における分子標的薬の適応症例と副作用を説明できるか
- □ 肺がんの手術適応を説明できるか
- □ 肺がん術後の病理病期別5年生存率を説明できるか

Part II §1. 各がん腫における診療

8. 乳がん

黒井 克昌

> **おさえておきたいポイント**
> ★ 日本乳癌学会が作成した『乳癌診療ガイドライン』を参照し診療を行う
> ★ 原発性乳がんでは治癒を，転移・再発乳がんでは緩和，QOL改善，予後の延長を目標とした治療戦略を立てる
> ★ 局所療法の選択は根治性と整容性のバランスを十分に検討して決定する
> ★ 薬物療法は予後因子，効果予測因子の評価を行い，適切な治療法を選択する

1 疫学

1）死亡数，罹患数
- 乳がんの罹患数，死亡数は年々増加している．
- 年齢調整罹患率は悪性腫瘍中では最も高い．
- 年齢別にみた罹患率は30歳代から増加しはじめ，40歳代後半から50歳代前半にピークを迎え，その後は次第に減少する．
- 罹患率の国際比較では，東アジアよりも欧米，特にアメリカ白人が高く，アメリカの日本人移民は日本国内在住者より高い傾向にある．

	死亡（2008）		罹患（2004）	
	死亡数（人）	粗率（対人口10万人）	罹患数（人）	粗率（対人口10万人）
女	11,797	18.3	50,549	77.3

出典：国立がんセンターがん対策情報センター

2）リスクファクターと予防
- 乳がんのリスクファクターには生理・生殖要因，食生活・身体所見・環境因子，遺伝的素因などがあり，**エストロゲン**に関連するものが多い[1]．
- 生理・生殖要因としては，初経年齢が早い，閉経年齢が遅い，出産歴がない，初産年齢が高い，授乳歴がないことなどがある．
- 食生活・身体所見・環境因子としては，飲酒習慣，高身長，閉経後の肥満，良性乳腺疾患の既往，マンモグラフィ上の高密度所見，閉経後のホルモン補充療法（特に，プロゲステロン併用），電離放射線曝露，居住地域などがある．
- 遺伝的素因に乳がん家族歴があり，原因遺伝子として*BRCA1*，*BRCA2*などが知られる．
- 一次予防としては肥満対策，飲酒習慣改善，運動が重要で，乳がん高リスク群に対してタモキシフェン（TAM），ラロキシフェンに予防効果のあることが知られている．

> *memo* **家族性乳がんと遺伝性乳がん**：乳がん家族歴を有する女性では環境要因，遺伝要因により乳がんのリスクが高くなる．様々な定義が提唱されているが，一般的に，①第一度近親者（親，姉妹，子）に発端者を含めて3人以上の乳がん患者がいる場合，②第一度近親者に発端者を含めて2人以上の乳がん患者がおり，そのいずれかが40歳未満の若年発症，両側性乳がん，他臓器重複がんである場合に家族性乳がんとされる．このうち，原因遺伝子の判明しているものは遺伝性乳がんと呼ばれ，家族性乳がん以外の乳がんは散在性乳がんと呼ばれる．

2 病態・症状

1）乳房の構造
- 乳房は皮膚，皮下組織，乳腺から成り，構成成分の大部分を脂肪組織が占めている．
- 乳腺は特殊な分化をとげた皮膚付属外分泌腺で，実質（乳管・小葉系）と間質（結合組織，

脂肪組織，血管など）からなる．
- 乳腺は乳管の分布から15〜20の腺葉に分画され，ほぼ同数の乳管が乳頭に開口する．
- 個々の乳管は乳頭の下で乳管洞を経て分岐を繰り返して亜区域乳管となり，この亜区域乳管に多数の小葉が終末乳管を介してつながる．
- 小葉は終末乳管の一部と腺房（細乳管）の集合からなり，小葉外終末乳管と合わせて**終末乳管小葉単位**（terminal duct lobular unit：TDLU）と呼ぶ（図1）．
- 乳腺は外側胸動脈，内胸動脈などから栄養される．
- 乳腺からのリンパ流のほとんどは腋窩に向かう．いったん乳輪下に集まり，そこから1，2本の太いリンパ管により腋窩に流入する経路と，直接，腋窩リンパ節に流入する経路がある．

図1●乳腺の構造

2）乳腺の発達と加齢による変化
- 出生時には乳管のみが形成された状態で男女差はないが，女性では思春期において卵巣から分泌されるエストロゲンにより発育を始める．
- 成熟期の女性の小葉内の間質は月経周期に従って変化を示し，黄体期には浮腫，リンパ球浸潤などが顕著になり，月経直前の乳腺組織は充血する．
- 閉経期前後から乳腺は徐々に退縮し，上皮の消失とともに小葉構造が消失し，高齢になると乳腺組織は脂肪組織により置換される．

3）乳がんの組織学的分類
- 乳腺に発生する悪性腫瘍には乳がん，悪性葉状腫瘍，間質肉腫，悪性リンパ腫などがある[2]．
- 乳がんは**腺がん**で，約5％が非浸潤がん，約80％が浸潤性乳管がん，約8％が特殊型，0.4％がPaget病である．

4）乳がんの病態
- 乳がんの発生母地はTDLUで，浸潤がんにおいてはある時点で基底膜を破り間質に浸潤し，血行性，リンパ行性に転移するが，非浸潤がんにおいては乳管，小葉内にとどまる．
- 臨床的に発見できるレベルに発育するまでに長い自然経過を有し，臨床的には局所病であるものからすでに全身病になっているものまであるヘテロジーニアスな病気である．

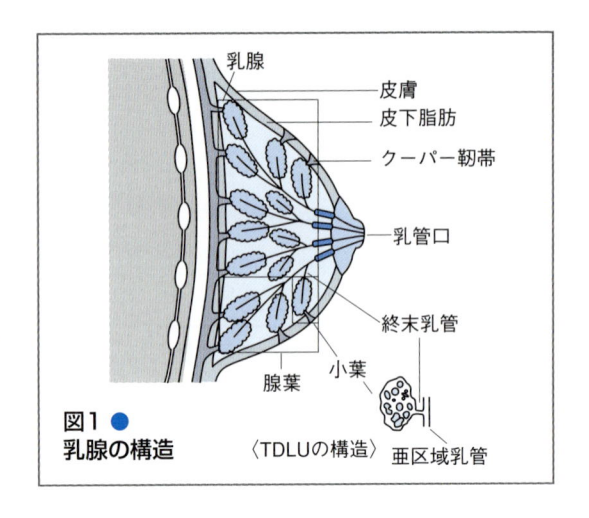

- 乳がんの発生，発育，進展にはエストロゲン，特に，**エストラジオール**（E_2）の関与が大きい．
- E_2は閉経前では主にendocrineとして卵巣で産生され，視床下部・下垂体系のコントロールをうけ周期的に変動するが，閉経後ではintracrineとして末梢組織において産生される[3]．
- 末梢組織でのE_2産生経路には副腎から分泌されるアンドロゲンから産生する**アロマターゼ経路**と，血中に多く存在する**硫酸抱合型E_1**（E_1-S）から産生する**サルファターゼ経路**がある（図2）．
- エストロゲンは核に存在するエストロゲン受容体（ER）αに結合し作用するが，これ以外に，他の転写因子との相互作用を通じて作用する経路（非古典的転写経路），細胞膜ERに結合しHer1（EGFR）/Her2（c-erbB-2）などのシグナル伝達分子とのクロストークによりアポトーシス抑制と細胞増殖を起こす経路がある[4]（p.29）．

> *memo* **潜在性乳がんと潜伏乳がん**：いずれも乳がんの発見，検出の特異性から見た呼称で，潜在性乳がんは乳房に臨床的にがんの徴候を認めないが，その転移部位（主に腋窩リンパ節）から初めて乳がんの存在が検出されるものを示し，潜伏乳がんは臨床的に何ら気づかれずに剖検時あるいは剖検材料の組織学的検索により初めて発見される乳がんである．良性疾患として切除された標本中に偶然見つかったもの（偶発がん）を潜伏乳がんに含めることもある．腋窩リンパ節の生検で腺がんが認められた場合，まず，潜在性乳がんを疑う必要がある．

5）乳がんの症状
a．原発性乳がん
- 検診発見乳がんの場合，無症状のことが多いが，外来発見乳がんの場合，しこり，痛み，乳頭分

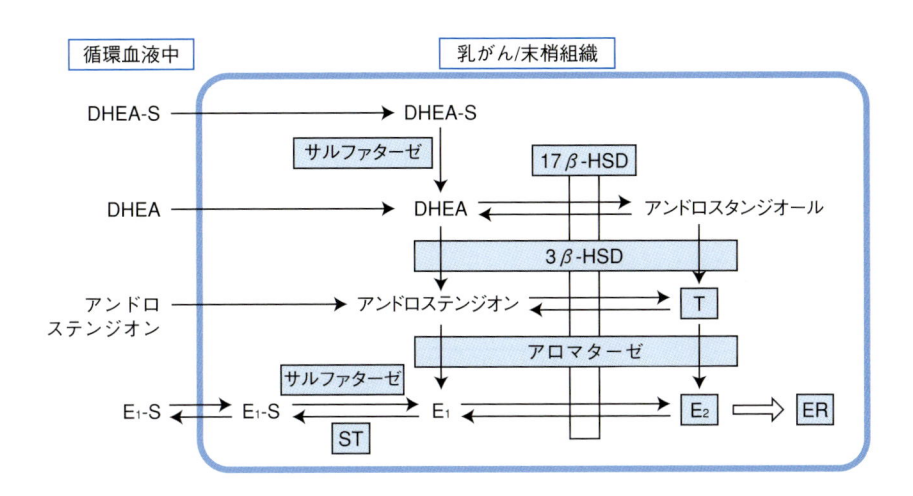

図2 ● 末梢組織でのエストロゲン産生

DHEA：デヒドロエピアンドロステロン
ST：サルフォトランスフェラーゼ
T：テストステロン
ER：エストロゲン受容体
HSD：水酸化ステロイド脱水素酵素（ハイドロキシステロイドデヒドロゲナーゼ）

泌が受診契機となる3大症状で，違和感，腫れを訴えることもある．
- 進行すると潰瘍を形成し，出血，感染による悪臭を伴うようになる．

b. 転移・再発乳がん

- 局所・領域再発の症状としては腫瘤，皮膚や温存された乳頭の変化，腋窩リンパ節，鎖骨上リンパ節の腫大及びこれらに伴う痛みなどがある．
- 遠隔転移部位としては骨，肺，肝が多いが，臨床的に発見可能な転移，再発があっても無症状のことが多い．
- 骨転移の症状は痛み，骨折，高カルシウム血症に伴う症状（口渇，多飲）などで，脊椎転移の場合には脊髄損傷を起こすことがある．
- 肺転移の症状としては咳，胸痛，胸水貯留による呼吸困難などがある．
- 肝転移の場合，症状は出にくいが，進行すると食欲不振，腹部膨満感，倦怠感，黄疸などが出現する．
- 脳転移の場合，頭痛，めまい，痙攣などが発見の契機となる．

3 診 断

- 乳がん，線維腺腫，乳腺症は乳腺3大疾患と呼ばれ鑑別疾患として重要である（表1）．
- 乳がんの発見につながる徴候としては腫瘤が最も多いが，**腋窩リンパ節腫大，石灰化，乳頭異常分泌**（授乳期以外に認める乳頭分泌），乳頭

表1 ● 乳がん，乳腺症，線維腺腫の鑑別

	乳がん	乳腺症	線維腺腫
好発年齢	40歳以上	30〜50歳	20〜30歳以上
形状	不整	不整，硬結	球状
硬さ	硬	やや硬〜軟	やや硬〜軟
表面	凹凸不整	顆粒状	平滑
境界	不明瞭	不明瞭	明瞭
可動性	不良	不良	良好
疼痛	なし（伴うことあり）	伴うこと多い	なし
その他	えくぼ症状	生理との関係 König徴候*	

＊指でつまむと明らかであるが平手ではわからない所見

部びらん（Paget病）は腫瘤非触知乳がんの発見につながる徴候として重要である．
- 基本は視触診，マンモグラフィ，超音波検査（US）で，必要に応じてMRI，CTを追加する．
- 病理検査をもって診断が確定する．

> *memo* 乳腺症：組織学的には乳腺に増殖性変化，退行性変化，化生が混在する病態で，30〜50歳の女性によくみられ閉経後の女性では稀である．原因は明らかでないが，エストロゲンに関連すると考えられ，正常な乳腺の退行性変化に伴う生理的変化からの逸脱とする考え方もある．ほとんどは無症状であるが，硬結，腫瘤，疼痛，異常乳頭分泌などの症状を伴うことがある．乳房痛は周期性で月経前に強く，月経が発来すると消失することが多い．

1）視触診

- 明るい診察室で，患者をリラックスさせて，対座位，仰臥位で行う．

- 視診では乳房の変形，左右対称性，乳頭の変化（びらん，陥凹，分泌），皮膚の変化（陥凹，膨隆，浮腫，発赤，潰瘍）を観察する．
- 腫瘤を触知した場合は，局在，大きさ，形状，硬度，表面性状，境界，可動性を記録する．
- 皮膚への不完全固定の所見である**えくぼ症状**（dimpling：視診では異常を認めないが指で皮膚をよせると陥凹が出現），**陥凹**（delle：視診で皮膚の陥凹を認める），**皮膚への完全固定**（浸潤，潰瘍），**浮腫**（peau d'orange），**色調の変化**の有無をチェックする．
- 乳頭異常分泌を認める場合は性状（両側性/片側性，分泌乳管数，分泌の色調，量，持続期間）についてチェックする．
- さらに，腋窩，鎖骨上のリンパ節腫大の有無をみる．

> *memo* **硬結**：硬結は腫瘤というほどには境界がはっきりしないもので，一般に，乳腺症の硬さを表現するために用いられるが，局所的である場合，左右差がある場合には浸潤性小葉がんや非浸潤がんなどの触診所見のこともある．また，比較的小さいが周囲脂肪組織への浸潤傾向の強い乳がんでは脂肪腫様に触れて硬結と間違われることがある（pseudolipoma）．

2）乳腺US

- USは簡便，低侵襲な検査であるが，客観性に乏しい面がある．
- 正常乳腺のエコー像では皮膚は高エコー，皮下脂肪組織は低エコー，乳腺は高エコー，大胸筋は低エコーを示し，筋膜，クーパー靱帯は索状，線状の高エコーとして描出され，**乳腺腫瘤は低エコー**として描出されるものが多い（粘液がんでは高エコーとなることがある）．
- 腫瘤形成性病変の場合，エコーパターン（嚢胞性，混合性，充実性），形状，境界部，内部エコー，後方エコー，外側陰影，随伴所見を評価し，腫瘤径（ハローを含めて計測）と縦横比（D/W比，ハローを含めずに計測）を計測する（図3）[5]．
- 腫瘤非形成性病変として乳管の拡張，乳腺内の低エコー域，多発小嚢胞像，構築の乱れの有無を評価する．

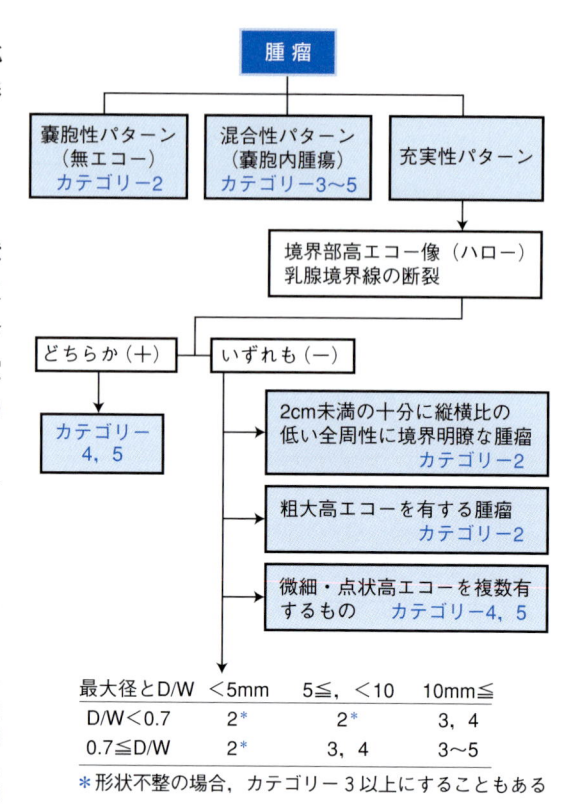

図3 ● **腫瘤像形成性病変の要精査基準のフローチャート（乳腺US）**（文献5より引用）

最大径とD/W	<5mm	5≦，<10	10mm≦
D/W<0.7	2*	2*	3, 4
0.7≦D/W	2*	3, 4	3～5

＊形状不整の場合，カテゴリー3以上にすることもある

3）マンモグラフィ

- 通常，MLO（内外斜位方向），CC（頭尾方向）を撮影するが，必要に応じてML（内外方向），スポット撮影を追加し，腫瘤，石灰化，乳腺実質の所見，皮膚所見，リンパ節などを評価する[6]．
- 腫瘤とは2方向撮影で同定できる占拠性病変で，形状，濃度，境界，辺縁の所見からカテゴリー分類する（図4）．
- 石灰化は明らかな石灰化と良悪性の鑑別が必要な石灰化に分けられ，後者は形態と分布を評価する（図5）．

4）乳腺MRI

- スクリーニング，質的診断，広がり診断に有用．
- 乳腺を強く圧迫しないように撮影することが大切であるが，通常，腹臥位での撮影になるため手術シミュレーションには不向きである．
- 基本的な撮影法はダイナミックMRIで，最低，造影前，注入後2分以内の造影早期，washoutを確認するための造影後期の3点での撮影を行

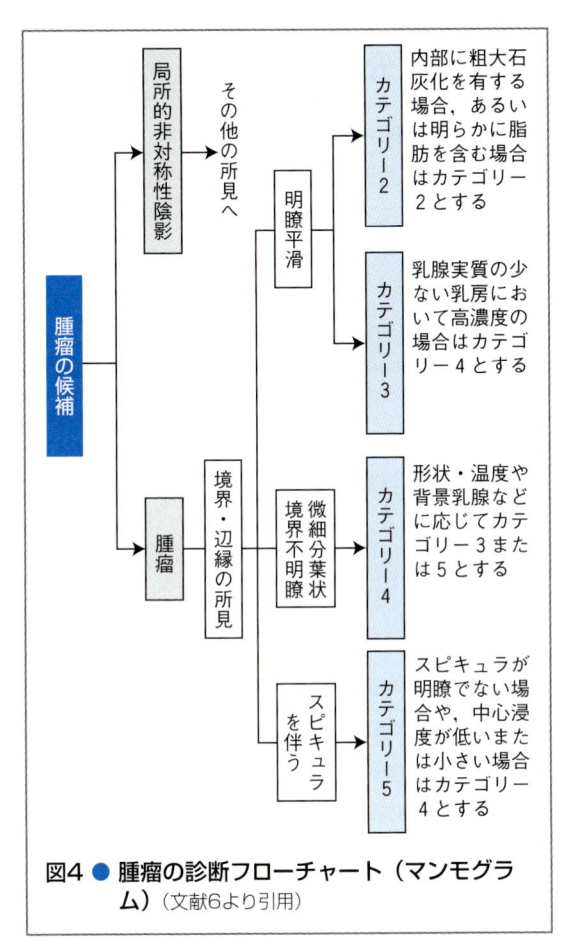

図4 ● 腫瘤の診断フローチャート（マンモグラム）（文献6より引用）

```
                                              ┌─ 内部に粗大石灰化を有する場合，あるいは明らかに脂肪を含む場合はカテゴリー2とする
           ┌─局所的非対称性陰影─その他の所見へ─明瞭平滑─カテゴリー2
腫瘤の候補─┤                                  └─カテゴリー3─乳腺実質の少ない乳房において高濃度の場合はカテゴリー4とする
           │                   ┌─境界不明瞭─カテゴリー4─形状・温度や背景乳腺などに応じてカテゴリー3または5とする
           └─腫瘤─境界・辺縁の所見┤微細分葉状
                                 └─スピキュラを伴う─カテゴリー5─スピキュラが明瞭な場合や，中心濃度が低いまたは小さい場合はカテゴリー4とする
```

図5 ● 石灰化の診断フローチャート（マンモグラム）（文献6より引用）

石灰化
- 明らかな良性石灰化
  - 皮膚，血管，線維腺腫
  - 乳管拡張症
  - 円形，中心透亮性
  - 石灰乳石灰化
  - 縫合部，異栄養性
  - カテゴリー1，2
- 良悪性の鑑別を要する石灰化
  - 形態と分布によって判定する

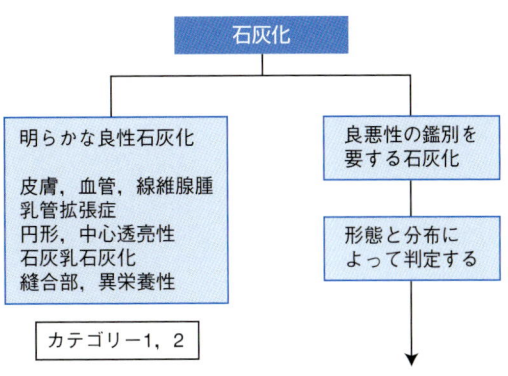

形態\分布	微小円形	淡く不明瞭	多形性不均一	微細線状微細分枝状
びまん性領域性	カテゴリー2	カテゴリー2	カテゴリー3	カテゴリー5
集簇性	カテゴリー3	カテゴリー3	カテゴリー4	カテゴリー5
線状区域性	カテゴリー3，4	カテゴリー4	カテゴリー5	カテゴリー5

う．乳がんは正常組織よりも血流が増加しているため造影される領域として認識されるが，造影のピークは通常2分までに起こり，その後，washoutにより造影効果が低下する．

- 脂肪抑制T2強調画像では乳管内の液体，粘液，浮腫，血管などが正常乳腺と比較して高信号になる．乳がんがT2強調画像で高信号になることは少ないが，粘液がん，嚢胞内がんなどでは高信号になる．
- 拡散強調画像は造影剤を使うことなくがんを描出できる点と，血流とは異なる細胞密度というコントラストが得られる点で注目されているが，造影ダイナミックMRIに比べ診断能では劣る．

memo **多病巣性と多中心性**：乳がんの広がり診断においては乳管内進展と多発病巣の評価が重要である．後者の場合，同一四分円内に多発するものを多病巣性multifocal，異なる四分円に認めるものを多中心性multicentricとして区別する．

5）CT

- multidetector-row CTでは従来型のシングルヘリカルCTに比べより短時間に高分解能の画像が得られ，再構築画像により任意の方向からの観察が可能であることから乳管内進展範囲の診断能の向上が期待されている．
- MRIと比較したCTの利点は乳腺専用装置が不要で，検査時間が短いこと，空間分解能が高いこと，リンパ節や他臓器の評価を同時に行えること，体内金属や閉所恐怖症と無関係に検査可能であることなどが挙げられる．
- 仰臥位での撮影のため手術シミュレーションが可能であることも大きな利点であるが，濃度分解能に限界があること，被曝などの欠点がある．

6）病理組織診断

細胞診，組織診断（術中迅速病理組織診断，永久病理組織診断）にて病理診断を行う[2]．

a．細胞診

穿刺吸引細胞診，分泌物細胞診，擦過細胞診，捺印細胞診が行われる．

b．組織診断

- 組織を採取する方法として針生検，外科的生検

がある．
- カテゴリー3以上の石灰化病変で乳がんが疑われる場合，ステレオタクティック・マンモグラフィ下のマンモトーム生検，あるいはフックワイヤー生検を行う．この際，採取した組織内に石灰化を含むことを切除標本マンモグラムで確認しておく．
- 乳がんである場合にはER，プロゲステロン受容体（PgR），Her2の評価を行う．
- 術中迅速病理組織診断は，主に，センチネルリンパ節転移の有無の診断に用いられる．断端の判定，良悪性の鑑別を目的として行われることもあるが，凍結切片では良悪性の鑑別が困難な病変もあるため限界がある．

7）乳頭異常分泌に対する検査
- 原因として機能性，薬剤性，下垂体腺腫など乳腺に器質的変化を伴わないものと，乳がん，乳頭腫，乳腺症，乳管拡張症などの乳腺疾患によるものがある．
- 分泌乳管口数，血性（潜血陽性を含む）であるか否か，持続性であるか否かは鑑別上重要で，片側の単一乳管から血性の分泌が持続する場合には精査が必要である．
- マンモグラフィ，USの他に，分泌物細胞診，分泌物CEA測定，MRI，乳管造影，乳管内視鏡などで鑑別診断を行う．
- 乳がんが疑われるが，他の方法で診断が確定できない場合には乳管腺葉区分切除術を行う．
- 組織診断を要した無腫瘤性乳頭異常分泌症の三大疾患は乳がん，乳腺症，乳頭腫で，このうち乳がんは約30％を占める．乳頭腫は中枢性病変が多いのに対し他は末梢性病変であることが多い．

8）腫瘍マーカー
- 乳がんで使用される腫瘍マーカーとしてはCEA，CA15-3，ⅠCTPなどがある．
- 腫瘍マーカーのみで検診や診断を行うことはできないが，ベースラインアセスメントとして2，3項目を選び測定しておく．

4 病期分類・ステージング

1）病期分類[2]
- 乳癌取扱い規約に準拠して病期を決定（表2）．
- 病期Ⅰ，ⅡA，ⅡB，ⅢA（T3N1M0）は手術可能乳がん，病期ⅢA（T0～3N2M0），ⅢB，ⅢCは局所進行乳がんである．

> **memo　炎症性乳がん**：皮膚に広範な発赤，浮腫，硬結を伴う乳がんで，通常の乳がんに比べると進行は極めて速く診断，治療が遅れると予後は極めて不良である．疼痛，圧痛，熱感を伴うこともあり，皮膚所見が乳腺炎に類似することから炎症性乳がんと命名されている．病理組織学的には腫瘍周囲の真皮内へのリンパ管侵襲が著明で，リンパ管内腫瘍塞栓によりリンパ液のうっ滞，毛細血管の拡張，充血，浮腫を来すと考えられており，炎症細胞浸潤による炎症は関与していない．本来，臨床診断名であり，独立した病理組織分類はされていない．

2）病期決定のための検査
- 肺，肝，骨，リンパ節（腋窩，鎖骨上，胸骨傍，縦隔）が評価の対象となる．
- T1～2，N0～1乳がんにおいては転移検索を目的とした画像診断は必須ではないが，臨床症状，検査値，腫瘍マーカーなどで転移が疑われる場合や進行乳がんでは精査を行い，他の検査で病期診断が確定できない場合にはPETを考慮．

3）分子プロファイルに基づく乳がんの分類
- 近年，マイクロアレイによる遺伝子発現パターンの解析から，乳がんは分子プロファイルの異なる5つのグループ（luminal A, luminal B, basal-like, Her2＋, normal breast-like）に分類できることが示された（表3）．
- この分類と予後は相関しており，luminal Bはluminal Aに比べ高グレードが多く増殖能が高い．
- 分子プロファイルに基づく乳がんの分類は解析に含める遺伝子や解析法，対象者数により分類が変化しうるなど安定性に問題はあるが，乳がんの分子生物学的多様性とバイオロジーの理解に貢献している．

表2 ● 乳がんのTNM分類・病期分類 (文献2より引用)

T―原発巣[*1]

	大きさ (cm)	胸壁固定[*2]	皮膚の浮腫, 潰瘍 衛星皮膚結節
TX	評価不可能		
Tis	非浸潤がんあるいはPaget病		
T0	原発巣を認めず[*3, 4]		
T1[*5]	≦2.0	―	―
T2	2.0< ≦5.0	―	―
T3	5.0<	―	―
T4 a	大きさを問わず	+	―
T4 b		―	+
T4 c		+	+
T4 d	炎症性乳がん[*6]		

*1：Tは視触診，画像診断により総合的に判定する．乳腺内の多発腫瘍の場合は最も高度のTを用いる
*2：胸壁とは，肋骨，肋間筋及び前鋸筋を指し，胸筋は含まない
*3：視触診，画像診断にて原発巣を確認できない
*4：異常乳頭分泌例，マンモグラフィの石灰化例などはT0とはせず判定を保留し，最終病理診断によってTis，T1micなどに確定分類する
*5：a (≦0.5)，b (0.5<≦1.0)，c (1.0<≦2.0) に亜分類する．ただし，組織学的浸潤径が0.1cm以下のものはT1micとして付記する
*6：炎症性乳がんは通常腫瘤を認めず，皮膚のびまん性発赤，浮腫，硬結を示すものを指す

N―所属リンパ節[*7]

	同側腋窩リンパ節レベルⅠ，Ⅱ		胸骨傍リンパ節	同側腋窩リンパ節レベルⅢ[*8]	同側鎖骨上リンパ節
	可動	周囲組織への固定あるいはリンパ節癒合			
NX	評価不可能				
N0	―	―	―	―	―
N1	+	―	―	―	―
N2 a	―	+	―	―	―
N2 b	―	―	+	―	―
N3 a	+/―	+/―	+/―	+	―
N3 b	+	または	+	―	―
N3 c	+/―	+/―	+/―	+/―	+

*7：リンパ節転移の診断は触診と画像診断などによる
*8：UICCのTNM分類第7版でいう鎖骨下リンパ節に相当する

M―遠隔転移

MX	評価不可能
M0	遠隔転移なし
M1	遠隔転移あり

注：転移を認めた臓器はUICC分類に準じて3文字コードで別個に記載する．
　　肺 (PUL)，骨 (OSS)，肝 (HEP)，脳 (BRA)，遠隔リンパ節 (LYM)，骨髄 (MAR)，胸膜 (PLE)，腹膜 (PER)，副腎 (ADR)，皮膚 (SKI)，その他 (OTH)
　　〈記載例〉M1：OSSなど

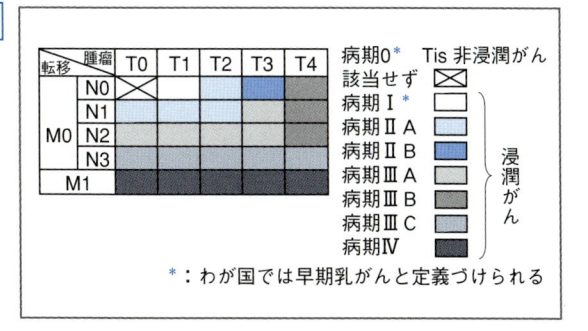

転移	腫瘍	T0	T1	T2	T3	T4
M0	N0	⊠				
	N1					
	N2					
	N3					
M1						

病期0[*] Tis 非浸潤がん 該当せず ⊠
病期Ⅰ[*]
病期ⅡA
病期ⅡB
病期ⅢA   浸潤がん
病期ⅢB
病期ⅢC
病期Ⅳ

*：わが国では早期乳がんと定義づけられる

表3 ● 遺伝子発現パターンによる乳がんの分類（intrinsic subtype）

分類	代表的な発現遺伝子	特徴
luminal A	ERα, GATA binding protein 3 などが高発現	ER＋, 高分化, 低増殖能, 低グレード, 予後良好
luminal B	ERとその他の転写因子が中-低発現	ER低発現, 低分化, 高増殖能, グレードⅢが多い, 予後不良
basal-like	basal-cell cytokeratin 5, 6, 17, laminin, fatty acid binding protein 7 などが高発現	予後不良, p53変異, グレードⅢが多い, BRCA1変異を伴うこともあり, EGFR＋のことが多い
Her2＋	ErbB2, GRB7などが高発現	予後不良 p53変異, グレードⅢが多い
normal breast-like	脂肪細胞, 非上皮細胞に発現している遺伝子が高発現	basal-likeより予後良好

（文献7〜9より改変）

memo トリプルネガティブ乳がん：ER, PgR, Her2がすべて陰性の乳がんで, 内分泌療法, 抗Her2療法の適応とならないことから治療選択性に乏しいという問題がある. 化学療法に対する反応性は比較的良好であるが, 予後不良で比較的早期に再発を来す傾向にある. その大半がbasal-likeサブタイプに属すると考えられているが, ER, PgR, Her2の発現が見られるbasal-likeサブタイプもあるので, 単純にbasal-likeサブタイプ＝トリプルネガティブとはいえない.

5 予後因子・治療効果予測因子

- これまでに様々な予後因子（腫瘍本来の性質により再発や生存を予測する指標）, 効果予測因子（腫瘍の薬剤に対する感受性を予測する指標）が報告されているが, 純粋な予後因子, 効果予測因子は少なく, 多くが混合的な性格を有している.
- 最近では, **遺伝子シグニチャ**（オンコタイプDX, マンマプリントなど）を用いた予後予測システムが開発され, 臨床応用されつつある（p.357）.

1）予後因子

- 臨床的因子として腫瘍径, 年齢, 閉経状況など, 病理学的因子として浸潤径, 組織型, 病理学的リンパ節転移（n）, 核グレード, リンパ管侵襲などがある.
- 生物学的予後因子として, **Ki-67**, Her2, 血管新生, PAI-1などがあり, 最近では微小骨髄転移, 循環血液中がん細胞などが注目されている.
- これらの中で最も強力な予後因子は**n**で, Her2は抗Her2療法が利用可能な今日では治療効果予測因子としての意義が重要になっている.

2）効果予測因子

- 臨床的にはER, PgR, Her2が重要で, 前2者は内分泌療法の効果予測因子として, 後者は抗Her2療法の効果予測因子として用いられる.
- ER, PgRは免疫組織学的染色により評価し, 陽性細胞10％以上, Allredスコア3以上を陽性とすることが多いが, ERがわずかでも陽性ならば内分泌療法の適応となりうる[10].
- Her2は免疫組織化学的方法もしくはfluorescence in situ hybridization（FISH）法, chromogenic in situ hybridization（CISH）法により評価し, タンパク過剰発現あるいは遺伝子増幅を認める場合には抗Her2療法（トラスツズマブ, ラパチニブ）の適応となる.
- 分子プロファイルによる分類に準じて, luminal A（ER＋ and/or PgR＋, Her2－ and low Ki67）, luminal B（ER＋ and/or PgR＋, Her2＋ or high Ki67）, Her2＋（ER－, PgR－, Her2＋）, トリプルネガティブ（ER－, PgR－, Her2－）に分類すると臨床的に理解しやすい[11].

6 治 療

原発性乳がんの治療目標は**治癒**にあり, 転移・再発乳がんの治療目的は**症状緩和, QOLの改善, 生存期間の延長**にある.

1）原発性乳がんに対する治療

- 手術可能乳がんに対しては手術から行う場合と薬物療法後に手術を行う場合がある.
- 非浸潤性乳がんは完全に切除できればほぼ100％完治が可能で, 腋窩リンパ節郭清と補助療法は原則不要であるが, 局所進行乳がん, 手術不能乳がんに対しては薬物療法を優先する.

a．原発巣に対する手術

- 切除による局所コントロールと予後の向上を目的としており，根治性と整容性を考慮して乳房切除術，乳房部分切除術を選択する．
- 乳房部分切除術の適応外を表4に示す．
- 乳房切除術の場合，再建を考慮する．再建術にはインプラントを用いる方法と筋皮弁（腹直筋，広背筋）を用いる方法があり，乳房切除と同時に行う場合と二期的に行う場合がある．

b．腋窩リンパ節に対する手術

- 腋窩リンパ節に対する手術の目的は転移の有無の診断（ステージング）と局所コントロールにあり，センチネルリンパ節（SLN）生検と腋窩リンパ節郭清が行われる．
- SLNはリンパ管に入ったがん細胞が最初にたどり着くリンパ節で，そこに転移した後，さらにリンパ管を経て他のリンパ節に転移すると考えられている．
- SLN生検の適応は臨床的に腋窩リンパ節転移を認めない浸潤がんであるが，術前診断が非浸潤がんであっても手術後に浸潤がんと判明することがあるので，C領域の切除，乳房切除を行う場合にはSLN生検の実施を考慮する．
- 腋窩リンパ節転移を認める場合にはlevel Ⅰ，Ⅱの郭清を行うが，転移が疑われる場合にはlevel Ⅲも郭清する（図6）．
- 腋窩リンパ節郭清の合併症として漿液腫，変形，疼痛，違和感，しびれ，上肢・肩関節障害，coding，上腕浮腫などがあり，SLN生検に比べ郭清に多い．

表4 ● 乳房部分切除術の適応外となりうる病態，状態

- 多中心性乳がん
- 広範囲にわたる乳がんの進展（主に，マンモグラムで広範囲にわたる微細石灰化を認める場合）
- 温存乳房への照射ができない
  a）照射の体位がとれない
  b）妊娠中
  c）患側乳房，胸壁への放射線照射歴がある
  d）強皮症，全身性紅斑性狼瘡などの膠原病を合併
  　（放射線治療の相対的禁忌）
- 腫瘍径と乳房の大きさのバランスから整容性が保てない

2）術後の管理

- 術後出血，感染，皮膚壊死などの徴候に注意しながら早期離床を図る．
- ドレーンはドレナージ量が減少してから抜去するが，遅くとも第7病日には抜去し，漿液腫に対しては適宜，穿刺する[12]．

a．放射線療法

乳がんは腺がんであるが，放射線感受性は高く，乳房部分切除術後の乳房照射と，乳房切除術後の局所再発の高リスク群に対する術後照射が行われる．

b．術後薬物療法

- 再発リスク，治療効果予測因子を総合的に評価して標準的な薬物療法を選択する[10]．
- 基本的には内分泌反応性である場合は内分泌療法，Her2陽性である場合には抗Her2療法と化学療法，内分泌非反応性の場合は化学療法を選択する．
- 内分泌反応性であっても内分泌反応性が低い場合や増殖能が高い場合は化学療法の併用を考慮する（表5）．
- 抗がん剤の代表的なレジメンとしてEC，FEC，FEC＋タキサン，TCなどがある（表6）．
- 乳がんの内分泌療法には**抗エストロゲン剤**（TAM，トレミフェン），**LH-RHアゴニスト**（ゴセレリン，リュープロレリン），**アロマターゼ抑制薬（AI）**，**黄体ホルモン剤**などがある．
- 抗エストロゲン剤，LH-RHアゴニストの投与期間はそれぞれ5年，2～3年が標準である．

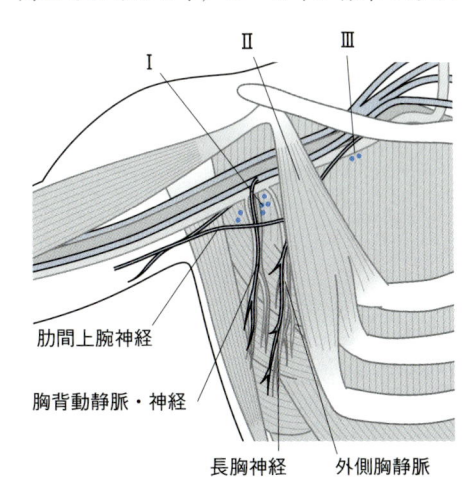

図6 ● 腋窩の解剖とリンパ節

表5 ● ER陽性，Her2陰性患者での化学内分泌療法（St. Gallen2009）

		化学内分泌療法の相対的適応	決定に役立たない情報	内分泌療法単独の相対的適応
臨床病理学的因子	ER，PgR	発現が低レベル		発現が高レベル
	組織学的グレード	グレード3	グレード2	グレード1
	増殖	高い（Ki 67≧30%）	中間（Ki 67 16〜30%）	低い（Ki 67 1〜15%）
	リンパ節転移	4個以上	1〜3個	陰性
	脈管浸潤	広範に存在		広範な浸潤なし
	病理学的腫瘍径	>5cm	2.1〜5cm	≦2cm
	患者の好み	使用可能なすべての治療を希望		化学療法の副作用避けたい
多遺伝子発現分析 遺伝子シグニチャ		高得点		低得点

（文献10より引用）

表6 ● 主な化学療法レジメン

レジメン	投与量（mg/m²）	投与法	投与日	治療間隔	術後補助療法のサイクル数
CMF ●シクロホスファミド ●メトトレキセート ●フルオロウラシル	100mg/body 40 600	内服 静注 静注	d1〜d14 d1, d8 d1, d8	4週毎	6
AC/EC ●ドキソルビシン/エピルビシン ●シクロホスファミド	60/90 600	静注 静注	d1 d1	3週毎	4
FEC ●フルオロウラシル ●エピルビシン ●シクロホスファミド	500 100 500	静注 静注 静注	d1 d1 d1	3週毎	6
TC ●ドセタキセル ●シクロホスファミド	75 600	静注 静注	d1 d1	3週毎	4
3週毎ドセタキセル ●ドセタキセル	60〜75	静注	d1	d1 3週毎	4（AC,EC,FEC 4サイクルの後）
3週毎パクリタキセル ●パクリタキセル	175	静注	d1	3週毎	4（AC,EC,FEC 4サイクルの後）
毎週パクリタキセル ●パクリタキセル	80〜100	静注	d1	毎週	12（AC,EC,FEC 4サイクルの後） 3投1休，6投2休
ビノレルビン ●ビノレルビン	20〜25	静注	d1, d8	3週毎	
毎週トラスツズマブ ●トラスツズマブ	初回4mg/body 2回目以降2mg/body	静注	d1	毎週	
3週毎トラスツズマブ ●トラスツズマブ	初回8mg/body 2回目以降6mg/body	静注	d1	3週毎	18

（文献13より改変）

- AIの適応は閉経後乳がんで，ステロイド性アロマターゼ（エキセメスタン）と非ステロイド性アロマターゼ（アナストロゾール，レトロゾール）がある．
- これらのAIの臨床効果に根本的な差はなく，投与方法としては最初から5年間投与する方法（upfront），TAMからAIに変更，合わせて5年投与する方法（switching），TAMを5年間投与後にAIをさらに5年間投与する方法（extended）がある．
- Her2陽性乳がんの場合，トラスツズマブを1年間投与するが，日常臨床では心毒性の問題からアントラサイクリン系薬剤との同時併用は避ける．

> **memo** 乳がんの診療に関するガイドライン，二次資料：代表的なものにSt. Gallenのコンセンサス，NCCNガイドライン，ASCOガイドライン，乳癌診療ガイドライン，UpToDateなどがあり，薬物療法選択支援ツールとしてAdjuvant! Onlineなどが開発されている．最新のガイドラインを熟読し，その基となる臨床研究にも目を向けることが望ましい．
> **CYP2D6遺伝子多型**：TAMは体内でCYP2D6，CYP3A4などの代謝酵素により，より活性の高い4-ハイドロキシタモキシフェン，エンドキシフェンに変換され効果を発揮することから，CYP2D6の遺伝子多型と効果，副作用の関係と薬物相互作用が注目されている．特に，CYP2D6*4をホモで持つ場合には酵素活性が低下し無再発生存率が低くhot flashが軽度であるとされている．日本人では欧米人に比べCYP2D6*4の遺伝子多型の頻度は少ないが，CYP2D6*10の遺伝子多型が約40％の頻度で見られ，不安定酵素による活性低下が見られる．

c. 術前薬物療法
- 術前化学療法を行う場合には，治療開始前に浸潤がんであることの確認とER，PgR，Her2の評価を行う．
- 手術可能乳がんにおいて，術前化学療法は同じレジメンによる術後化学療法と同等の生存率が得られることが示されており，アントラサイクリン系薬剤を含むレジメンにタキサンを順次投与することにより病理学的完全奏効（pCR）率は向上する．
- 乳房温存率の向上と治療効果の判定ができる点がメリットであるが，過剰治療になる可能性があることと進行する症例のあることに注意が必要である．

- 術前内分泌療法については，主に閉経後乳がんにおいて検討され，乳房温存率が改善することが確認されているが，術後内分泌療法との間で予後を比較した臨床試験はない．

3）転移・再発乳がんに対する治療
- 治療方針は，内分泌反応性，Her2，転移・再発部位，無病期間，年齢，予測される予後，症状の有無，緊急性，副作用，QOLへ影響の大きさ，患者の価値観などを考慮して決定するが，原発性乳がんに比べ病態，病状に個人差が大きく，また，増悪を繰り返し最終的に治癒を得ることは困難である（図7）．
- 全身療法が基本であるが局所療法が有効な場合もある．
- 再発巣から組織を採取可能な場合，ER，PgR，Her2を再評価する．

> **memo** 再発乳がんと転移性乳がん：再発乳がんは組織学的に確認された乳がんが治療によりいったん臨床的に消失した後再び出現したもので，転移性乳がんは遠隔転移を伴う乳がんで，病期Ⅳと根治療法後に遠隔再発した乳がんを含む．

a．薬物療法
- 内分泌反応性である場合，内分泌療法から開始しても化学療法から開始しても生存期間に差がないため，有害事象の少ない内分泌療法から開始し，治療抵抗性になった場合に化学療法を行う（図8）．
- 内分泌非反応性の場合，あるいは内分泌反応性であってもlife-threatening（広範な肝転移，が

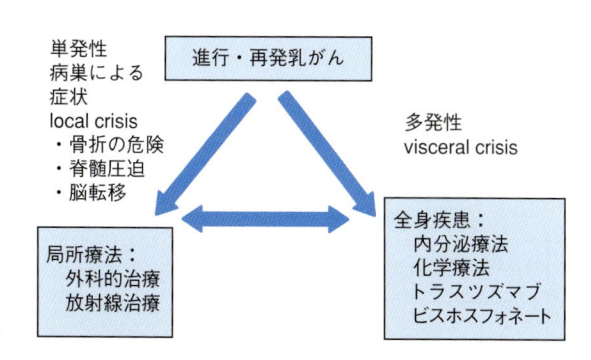

図7 ● 進行・再発乳がんに対する治療選択
（文献14より引用）

進行・再発乳がん

単発性病巣による症状
local crisis
・骨折の危険
・脊髄圧迫
・脳転移

多発性
visceral crisis

局所療法：
外科的治療
放射線治療

全身疾患：
内分泌療法
化学療法
トラスツズマブ
ビスホスフォネート

ん性リンパ管症など）である場合，急速に進行する場合，広範な臓器転移を伴う場合には最初から化学療法を行う．
- 第一次，第二次化学療法としてはアンスラサイクリン系薬剤あるいはタキサンを用い，両薬剤に抵抗性である場合はビノレルビン，カペタビン，テガフール・ギメラシル・オテラシルカリウム配合カプセル剤などを使用する．
- Her2陽性例では原則として化学療法とトラスツズマブの併用療法を早期から行う．最近，ラパチニブが承認され，選択肢が増加した．
- 蓄積毒性のある薬剤では総投与量に対して注意が必要で，ドキソルビシンでは450～500 mg/m², エピルビシンで800～900 mg/m²までとする（p.104参照）．

b．放射線療法

局所，リンパ節再発，脳転移，骨転移，腫瘍の圧迫による上大静脈症候群，嚥下障害，脊椎転移による脊髄圧迫がある場合に考慮する．

c．手術
- 病期Ⅳ乳がんに対して一般的に原発巣の切除は勧められないが，切除により症状が改善しQOLの向上が望める場合には考慮する．
- 局所再発のみの場合，可能であれば切除する．
- 乳房部分切除後で温存乳房再発のみを認める場合には乳房切除術を行うが，乳房照射が行われていなければ再部分切除と乳房照射を行うことも可能である．
- 脳転移の場合，他に遠隔転移がない，あるいは遠隔転移があってもコントロールされている場合に手術の適応となりうる．

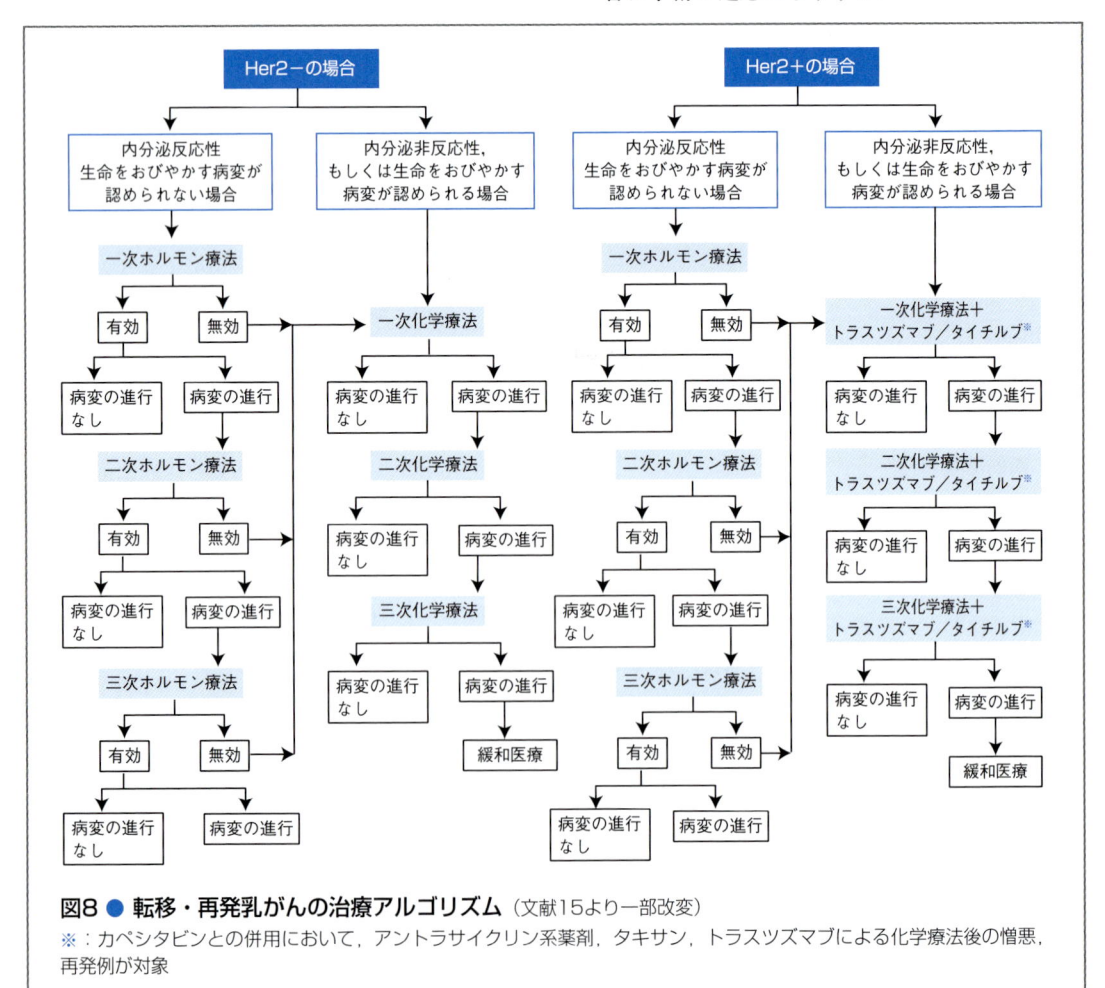

図8 ● 転移・再発乳がんの治療アルゴリズム（文献15より一部改変）
※：カペシタビンとの併用において，アントラサイクリン系薬剤，タキサン，トラスツズマブによる化学療法後の憎悪，再発例が対象

- 骨に対する手術は，骨折や脊髄圧迫による神経症状を軽減することを目的として行う．

4）支持療法，緩和療法

- PartⅠ［がんの支持療法］（p.110～）を参照し，支持療法，緩和療法を行う．
- LH-RHアゴニスト初回投与後，一過性にエストロゲンの分泌が亢進（フレア）するため，臨床所見の一過性の悪化，卵巣嚢腫の増大，捻転，粘膜下筋腫からの出血などが起こる可能性がある．
- フレアはTAMにおいてもみられ，骨転移がある場合，一過性に骨痛，高カルシウム血症が起きることがある．
- 骨転移に対するビスホスフォネートは，痛み，骨折予防，高カルシウム血症に有効であるが，顎骨壊死，腎不全に対する注意が必要である．前者に対しては歯科検診と口腔清掃を行う．

7 経過・合併症管理と予後

1）経過・合併症管理

- 患者のがんへの恐怖，乳房の喪失感などによる精神的苦悩を理解し，家庭環境などを考慮しながら社会復帰できるよう支援する．
- 初期治療後の主な合併症として患側上肢リンパ浮腫と乳房切除後疼痛症候群がある．
- リンパ浮腫の予防法を表7に示す．治療として弾性着衣，弾性包帯による圧迫療法，リンパドレナージ，スキンケアなどの複合療法がある．
- 乳房切除後疼痛症候群は術後疼痛が3ヵ月以上継続するもので，通常の消炎鎮痛薬は効果のないことが多いが，少量の三環系抗うつ薬が有用な場合がある．

2）予後

- 乳がんを無治療で放置した場合の自然経過については十分にわかっていないが，Bloomらの報告（Br Med J，1962年）によると症状発現から死亡までの中央値は2.7年，5年生存率18％，10年生存率3.6％，15年生存率0.8％とされている．
- 最近の乳がんの5年生存率は全体で85％である（Ⅰ期 95％，Ⅱ期 89％，Ⅲ期 66％，Ⅳ期 30％）．
- 転移・再発乳がんの10年生存率は5～10％台で治癒率は2～3％以下である．

8 フォローアップ

- 無症状の孤立性局所再発，対側乳がんの早期発見は生存期間を延長させるが，遠隔転移を無症状のうちに発見しても生存，QOLの向上に寄与しない．
- 術後フォローアップの目的は，完治可能な局所再発と対側乳がんの早期発見，合併症の診断，転移を疑う症状のチェックとコミュニケーショ

表7 ● リンパ浮腫の予防

外傷，感染を予防するための患側上肢の皮膚ケア
● 清潔に保ち，ローションで潤いを保つ
● 剃毛には電気カミソリを使用
● 家事には手袋を使用
● 裁縫には指ぬきを使用
● 深爪をしない
● 野外では日焼けを予防し，腕用の防虫ネットを着用して虫刺傷を避ける
● 傷は石鹸と水でよく洗う
● 炊事，ガーデニング，道具を使用する際，洗剤を使用する際には皮膚を保護するために手袋を使用
● できるだけ患側での採血を避ける（検査，治療が優先される場合，緊急時を除く）
日常生活
● 患側上肢の過度の使用を避ける
● 患側上肢の長時間の同一姿勢を避ける
● 時々休憩する
● 過度の低温，高温を避ける
● 患側上肢が腫れていないか，硬くなってないかチェックする
● 太らないようにする
● 患側上肢をできるだけ心臓よりも上の位置にしておく
● 飛行機に乗る際，弾性スリーブなどを使用する
患側上肢を過度に圧迫しない
● 過度に締め付けない柔らかい衣服を着用
● 緩めの指輪をつける
● ハンドバックを持たない
● 血圧を測らない
自己マッサージを行う
発赤，疼痛，腫脹，熱感などの感染徴候を認める時は病院を受診する

（文献16より改変）

- ンにあり，再発徴候の教育，自己触診の啓発を合わせて行う．
- フォローアップ間隔は，初期治療後3年間は3〜6ヵ月毎，4〜5年は6〜12ヵ月毎，5年以降は年1回を目安とし，その都度，問診，視触診を行い，年1回，マンモグラフィを撮影する．
- 血液検査，腫瘍マーカー，画像診断を定期的に行う必要はなく，症状，徴候，再発リスクを考慮して判断する．
- 医療連携を行っている場合には連携先と情報交換を行う．特に内分泌療法を連携先で行っている場合にはその服薬状況，副作用をチェックする．

> *memo* **乳がん術後の妊娠**：乳がん治療後の妊娠，出産が再発リスクを高める根拠はないことから，治療が終了して再発を認めない場合には妊娠，出産が可能である．時期としては再発リスクを考慮し，術後2，3年（リスクが高い場合は5年）待つのが望ましい．抗がん剤の成熟卵胞への影響は理論上，投与直後の月経周期のみであるが，安全性のため数回月経を確認したあとが望ましい．一方，抗がん剤の卵巣へのダメージにより化学療法中に閉経する場合があり，乳房照射により乳汁分泌が制限される場合がある．

9 特殊な乳がんとその他の腫瘍

1）妊娠，授乳期乳がん
- 進行乳がんが多いが，背景因子を調整して解析すると通常の乳がんと比べ予後に差はない．
- 手術，SLN生検（RI法単独）は第二妊娠三半期以降に行うことが可能であるが，照射を出産後まで待てない時には乳房切除術を行う．
- AC，FACは第二妊娠三半期以降に行うことは可能であるが，メトトレキサート，タキサン，内分泌療法薬は使用しない．

2）両側性乳がん
- 両側乳房に乳がんが発生したもので，6ヵ月未満（あるいは1年未満）に対側乳がんと診断されたものを同時性，間隔がそれ以上である場合を異時性という．
- 頻度は全乳がんの約3〜4％を占め，同時性が約1％，異時性が約2〜3％で，異時性の方が多い．
- 浸潤性小葉がん，家族性乳がんでは両側性乳がんのリスクが高い．

- 病巣に乳管内成分が認められる場合や明らかに組織型が異なる場合に原発性と診断されるが，区別が難しい場合も多い．

3）男性乳がん
- 女性乳がんの1％以下と稀で，好発年齢は女性に比べ10歳程度高い．
- 主症状は偏心性の腫瘤で，鑑別診断としては女性化乳房が重要である．
- ER陽性の浸潤性乳管がんが多い．
- 手術可能乳がんに対しては乳房切除術を行う．

> *memo* **女性化乳房**：男性の乳腺組織が増大したもので，好発年齢は新生児期，思春期，50歳以上の成人である．相対的なエストロゲン過剰によるもので，生理的，特発性のものが多いが，薬剤（ホルモン剤，強心薬，利尿薬，降圧薬，抗不安薬，消化器管用薬など），肝硬変，精巣腫瘍などによる場合がある．症状としては乳頭を中心とした比較的硬い円盤状の硬結で，疼痛，圧痛を伴うことがある．基礎疾患がある時にはその治療を行い，原因薬剤がある時には変更，中止を考慮するが，ほとんどは自然に軽快するため積極的治療を要しないことが多い．

4）葉状腫瘍
- 間質細胞が腫瘍化した乳腺に特有の線維上皮性腫瘍で，境界明瞭，分葉状であるが，時に嚢胞形成を伴う．
- 本質的に過形成である線維腺腫に比べ非上皮成分の増殖が強く，良性，境界病変，悪性に分類されるが，組織学的悪性度と臨床的悪性度は必ずしも一致しない．
- 好発年齢は30歳〜50歳で，急速に増大したり，局所再発，血行性転移を起こすことがある．

5）間質肉腫
- 乳腺に特有な，上皮成分を伴わない軟部肉腫で，間質は線維肉腫様の像を呈することが多く，軟骨，骨，脂肪，筋などへの分化を伴うこともある．
- 上皮成分の少ない悪性葉状腫瘍との鑑別が必要で，切除標本を広範に検索し，真に上皮成分のないことを確認する必要がある．

10 自己検診，乳がん検診

- 乳がん検診の目的は早期発見による予後の改善と機能温存，QOLの改善にある．
- 対象は40歳以上の女性で，2年に一度の視触診

とマンモグラム併用検診を行う．
- 閉経前女性では，月経開始5日目から1週間の間，閉経後女性では毎月忘れない日を決めて自己検診をするよう指導する．
- 中間期乳がんとは検診を受けてから次の検診までの間に発見された乳がんのことで，見逃し，増殖速度の速い乳がん，元々，検診での発見が困難な乳がんが含まれる．
- USを用いた検診については，現在，臨床研究が行われている．
- 腫瘍マーカーのみの検診は推奨されない．

文献・参考図書・URL

1) 『乳癌診療ガイドライン 5 疫学・予防』，金原出版，2008
2) 『乳癌取扱い規約（第16版）』，日本乳癌学会編，金原出版，2008
3) Labrie, F. et al. : DHEA, an important prohormone of sex' steroids. Journal of Endocrinology, 187 : 169-196, 2005
4) 『乳癌レビュー2009』，p. 125 メディカルレビュー社，2009
5) 『乳房超音波診断ガイドライン（改訂第2版）』，南江堂，2008
6) 『マンモグラフィ診断の進め方とポイント（第2版）』，金原出版，2004
7) Sorlie, T. et al. : Gene expression patterns of breast carcinomas distinguish tumor subclasses with clinical implications. Proc. Natl. Acad. Sci. USA., 98 : 10869-10874, 2001
8) Cleator, S. et al. : Triple-negative breast cancer: therapeutic options. Lancet Oncol., 8 : 235-244, 2007
9) Sotiriou, C. et al. : Gene-expression signatures in breast cancer. N. Engl. J. Med., 360 : 790-800, 2009
10) Goldhirsch, A. et al. : Thresholds for therapies: highlights of the St Gallen International Expert Consensus on the primary therapy of early breast cancer 2009. Ann. Oncol., 20 : 1319-1329, 2009
11) Hugh, J. et al. : Breast cancer subtypes and response to docetaxel in node-positive breast cancer: use of an immunohistochemical definition in the BCIRG 001 trial. J. Clin. Oncol., 27 : 1168-1176, 2009
12) Kuroi, K. et al. : Seroma after breast surgery: a challenge over the centuries. In Res Adv in Cancer 6. pp.43-56, Global Research Network, 2006
13) 『乳癌診療ガイドライン 1 薬物療法』，金原出版，2007
14) Ellis, M.J. et al. Treatment of metastatic breast cancer. "Disease of the breast, 3rd ed." pp.1101-1159, Lippincott-Raven, 2004
15) Hortobagyi, G.N. : Treatment of breast cancer. N. Engl. J. Med., 339 : 974-984, 1998
16) NIHガイドラン．NCI's CancerNet service ［http://cancernet.nci.nih.gov/ にアクセス，lymphedemaの中のCancer Information −PDQ］

チェックリスト

- ☐ 乳がんの疫学，リスクファクターが説明できるか
- ☐ 乳がんのバイオロジーが理解できたか
- ☐ 乳がんの診断法が理解できたか
- ☐ 原発性乳がんの治療法とその適応が説明できるか
- ☐ 原発性乳がんの手術療法，センチネルリンパ節生検，放射線療法の適応が説明できるか
- ☐ 乳がんの治療効果予測因子に基づく治療アルゴリズムが理解できたか
- ☐ 原発性乳がんと転移・再発乳がんの治療の目的，アプローチの違いが理解できたか
- ☐ 自己検診と乳がん検診について説明できるか

Part II §1. 各がん腫における診療

9. 白血病，多発性骨髄腫

秋山 秀樹，小林 武*

*多発性骨髄腫を執筆

急性骨髄性白血病（AML）

おさえておきたいポイント

★ 急性骨髄性白血病（acute myelogenous leukemia：AML）は染色体，遺伝子異常により予後分類がなされつつある
★ 治療は寛解導入療法と数回にわたる地固め療法からなる
★ 寛解導入療法はイダルビシンあるいはダウノマイシンとAra-Cによる治療が一般的である
★ 造血幹細胞移植の適応は白血病の種類，病期によって異なる

1 疫 学

- 急性白血病は白血病細胞といわれる幼弱な芽球が増殖する病気であり，発症頻度は成人では70歳以上で急増する．多くは特発性に発症するが，抗がん剤による治療後に発症する場合があり，注意を要する．骨髄異形成症候群（MDS）や放射線，化学薬品などによる発症も知られている．
- 白血病全体の死亡数・罹患数は下表参照．

白血病	死亡（2008）		罹患（2004）	
	死亡数（人）	粗率（対人口10万人）	罹患数（人）	粗率（対人口10万人）
男女計	7,675	6.1	9,008	7.1
男	4,554	7.4	5,282	8.5
女	3,121	4.8	3,726	5.7

出典：国立がんセンターがん対策情報センター

2 病態・症状

芽球が骨髄中で増殖するため各種の症状が現れる．骨髄抑制に伴う出血，感染，貧血，臓器浸潤による機能障害などが一般的である．臓器障害のうちでも中枢神経は抗がん剤の浸透しにくい部位であるため，**中枢神経浸潤**の有無は治療上重要となる[1]．

3 診 断

1）骨髄検査

末梢血中に白血病細胞が認められれば，診断はつくが，染色体，表面マーカーの検討，病態の検討などのために骨髄穿刺による骨髄検査が行われる．

2）画像診断

画像所見は腫瘍塊を作る髄外腫瘤が疑われない限り，白血病の病勢の把握には不要である．感染症の検討などに多く用いられる．

4 分 類

1）WHO分類

- 急性骨髄性白血病の診断と分類はWHO分類（表1）に従うが，そのため**染色体検査が不可欠**である[2]．急性白血病はまた，その形態からFAB分類（表2）によりM0～M7に分類される．これらの形態分類，染色体異常は，移植の適応を含めた治療法の選択や予後にも大きな影響を与えており，今日の白血病治療においては必須の検査項目である．

- また，表3，4に特徴ある染色体異常と表面マーカーを掲げる．

2) M3

M3はt（15；17）の染色体異常を有する特異的な群である．通常DICを合併し，出血などのために治療早期の死亡率が高い．1990年台後半から導入されたビタミンAの誘導体である**トレチノイン**（all-trans retinoic acid：ATRA）（ベサノイド®）により，白血病細胞が分化誘導され，それに化学療法を組込むことにより極めて高い寛解率を得ることに成功している．

3) 治療関連AML/MDS

- 抗がん剤の使用後，数年を経てからMDSあるいはAMLを発症する危険性がある．特にアルキル化薬やエトポシドの使用後に多いが，代謝拮抗薬によると考えられるものもある．
- アルキル化薬による場合は使用後5〜6年で発症し，複雑な染色体異常を認め，治療への反応が悪く，平均生存期間は1年未満である．
- エトポシドによる場合は使用後3年ほどで発症し，染色体検査において11q23の異常を示す．治療への反応は前者に比べれば良好である．

5 予後因子・治療効果予測因子

白血病の予後因子としては**染色体の異常**が最も

表1 ● AMLのWHO分類

Acute myeloid leukaemia (AML) and related precursor neoplasms
● AML with recurrent genetic abnormalities 　　AML with t(8;21)(q22;q22) 　　AML with inv(16)(p13.1q22) or t(16;16)(p13.1;q22) 　　Acute promyelocytic leukaemia with t(15;17)(q22;q12) 　　AML with t(9;11)(p22;q23) 　　AML with t(6;9)(p23;q34) 　　AML with inv(3)(q21q26.2) or t(3;3)(q21;q26.2) 　　AML (megakaryoblastic) with t(1;22)(p13;q13) 　　AML with mutated *NPM1* 　　AML with mutated *CEBPA*
● AML with myelodysplasia-related changes
● Therapy-related myeloid neoplasms
● Acute myeloid leukaemia, NOS 　　AML with minimal differentiation 　　AML without maturation 　　AML with maturation 　　Acute myelomonocytic leukaemia 　　Acute monoblastic and monocytic leukaemia 　　Acute erythroid leukaemia 　　Acute megakaryoblastic leukaemia 　　Acute basophilic leukaemia 　　Acute panmyelosis with myelofibrosis
● Myeloid sarcoma
● Myeloid proliferations related to Down syndrome 　　Transient abnormal myelopoiesis 　　Myeloid leukaemia associated with Down syndrome
● Blastic plasmacytoid dendritic cell neoplasm

（文献2より引用）

表2 ● AMLのFAB分類

M0	最未分化型
M1	未分化型
M2	分化型
M3	急性前骨髄球性白血病
M4	急性骨髄単球性白血病
M5	急性単球性白血病
M6	急性赤白血病
M7	急性巨核球性白血病

（文献1より引用）

表3 ● AMLに見られる染色体異常

染色体異常	関連遺伝子	関連するタイプ
t(8;21)(q22;q22)	*RUNX1-RUNX1T1*	M2
inv(16)(p13.1q22) or t(16;16)(p13.1;q22)	*CBFB-MYH11*	M4Eo
t(15;17)(q22;q12)	*PML-RARA*	M3
t(9;11)(p22;q23)	*MLLT3-MLL*	M5
t(6;9)(p23;q34)	*DEK-NUP214*	M2,4
inv(3)(q21q26.2) or t(3;3)(q21;q26.2)	*RPN1-EVI1*	M1,4,6
t(1;22)(p13;q13)	*RBM15-MKL1*	M7

（文献1，2より引用）

表4 ● 表面マーカー

骨髄細胞系	CD13, CD33, myeloperoxidase
単球系	CD14, CD11b, CD16
赤血球系	glycophorin A
巨核球系	CD41, CD61
リンパ球系 　B-cell 　T-cell	 CD10, CD19, CD20, CD22, CD79a CD2, CD3, CD4, CD5, CD7, CD8

（文献1より引用）

重要である．予後良好群とされる染色体はt（8；21），t（15；17），inv（16）である．予後中間群の正常染色体においても，遺伝子異常が認められることがあり，FLT3-ITDやNPMIは予後に関連すると報告されている．

6 治療

1）化学療法

- 白血病の治療を開始する前に，感染症の治療や輸血など，全身状態の改善を考慮することが必要である．また，**アロプリノールの投与**や**水分の補充**も重要である．白血球数が非常に多い場合には腫瘍崩壊症候群（p.133）が発生する可能性を考慮し，ハイドロキシウレアによる治療を先行させることもある．
- 通常のAMLの治療では多剤併用療法による寛解導入療法，地固め療法を行う．
- 寛解導入療法：イダルビシン，あるいはダウノマイシンとシタラビン（Ara-C）を用いるのが現在のスタンダードである．80％程度の寛解率を期待しているが，白血病の種類により，その成績は異なる．
- 地固め療法：各種抗がん剤を併用するが，アントラサイクリン系薬剤とシタラビンは必須の薬剤である．high dose Ara-C療法はt（8；21）やinv（16）などを呈する60歳以下のAMLの地固め療法として推奨されるが，絶対的な適応ではない．

2）寛解導入失敗例

約20〜30％の初発患者は2回にわたる寛解導入療法によっても寛解に至らない．特に化学療法後の白血病やMDS由来のAMLでは寛解率が低い．再発後に寛解に至らない場合も含め，サルベージとして各種治療が行われるが，いずれも効果は不十分である．高齢者を除く初発治療抵抗例に対してはドナーが得られれば，造血幹細胞移植が推奨される．

3）M3

- ATRAを使用すると，DICが鎮静化してくるのみでなく，白血病細胞は分化，成熟し，やがて末梢血液からも，骨髄からも消失してしまう．副作用として注意を要するのは**レチノイン酸症候群**と呼ばれる現象である．レチノイン酸症候群では水分貯留が生じ，ARDSが惹起されるが，体重の増加が見られた時にはATRAを一時中止し，プレドニゾロン（**PSL**）を使用することが推奨されている．
- ATRA耐性となった症例に対しては同じくビタミンA誘導体であるタミバロテンや亜ヒ酸も有効である場合がある．

4）造血幹細胞移植

骨髄移植は造血細胞移植学会のホームページにおける適応ガイドラインを参照いただきたいが，予後良好の白血病においては第一寛解期での移植は合併症の危険性が比較的低い血縁者間移植においても通常推奨されない[3]．合併症の危険性がより高いと予想される骨髄バンクを通じての移植においても同様で，移植合併症の増加からその適応にはさらに慎重な検討を要する．

7 経過・合併症管理と予後

感染症の予防：白血病の治療における重要なキーポイントは合併症，特に感染症の予防にある．そのために抗生物質による予防，G-CSF（granulocyte colony-stimulating factor，ヒト顆粒球コロニー刺激因子）の使用，抗真菌薬の予防投与などに関し，CDCガイドラインを初めとして多くのガイドラインが作られている[4〜6]．

8 フォローアップ

寛解後の再発率は当初数年に高く，5年後は稀とされるが，経過観察は必要である．

> **memo　ゲムツズマブ**：ゲムツズマブは抗CD33抗体にカリケアマイシンが結合した薬剤で，高齢者の再発AMLに対する効果が報告されているが，一般的な化学療法との併用効果については現在臨床研究が進行中である．その特異的な副作用はhepatic sinusoidal obstruction syndrome，以前はVOD（veno-occlusive disease）と呼ばれた疾患である．

チェックリスト

- [ ] WHO分類を説明できるか
- [ ] M3の特徴を治療を含めて説明できるか
- [ ] 治療に関連したAMLとMDSについて説明できるか
- [ ] AMLの一般的な治療手順と治療薬を説明できるか
- [ ] 造血幹細胞移植の適応について説明できるか

急性リンパ性白血病（ALL）

おさえておきたいポイント

★ 急性リンパ性白血病（acute lymphoblastic leukemia：ALL）は年齢，白血球数，染色体などにより予後分類がなされつつある

★ 治療は寛解導入療法と数回にわたる地固め療法からなる

★ 寛解導入療法はステロイド，オンコビン，ダウノルビシン，シクロホスファミドなどによる治療が一般的である

★ 造血幹細胞移植の適応は白血病の種類，病期によって異なる

1 疫 学

AMLと同様，高齢になるに従い，その発症率は増加するが，小児においても発生率が高いことが特徴である．

memo 若年性急性リンパ性白血病：15～25歳ごろの若年性白血病に対する治療方針として，成人と同一の治療法で行う場合と小児科領域における治療法を適応する場合とが比較検討されている．現在のところ，副作用の問題があるものの，小児科領域における治療法を行うことが推奨される．

2 病態・症状

急性骨髄性白血病と同様，白血病細胞といわれる幼弱な芽球が増殖する病気であり，そのために各種の症状が現れる．骨髄抑制に伴う出血，感染，貧血，臓器浸潤による機能障害などが一般的である．臓器障害のうちでも中枢神経は抗がん剤の浸透しにくい部位であるため，**中枢神経浸潤**の有無が治療上重要となるのもAMLと同様である．精巣や卵巣にも浸潤を起こしやすく，中枢神経同様，その対処が問題となる．

3 診 断

1）骨髄検査

AMLと同様に，末梢血中に白血病細胞が認められれば診断はつくが，染色体，表面マーカーの検討，病態の検討などのために骨髄検査が行われる．

2）画像診断

画像所見はリンパ節への浸潤や臓器への浸潤を検討するためにAMLよりは多用される傾向にある．感染症の検討などにも多く用いられる．

4 分 類

1）WHO分類

■ ALLの場合，WHO分類ではALLとしての独立したカテゴリーは存在していない．リンパ系腫

瘍のひとつであるprecursor lymphoid neoplasmsとしてlymphoblastic lymphomaと同列に大別され，骨髄を主体病変とするleukaemiaとリンパ節を主体とするlymphomaとに分けることができるが，両者は元来同じ疾患として認識されている．Precursor lymphoid neoplasmsはさらに細胞の由来によりB cell系とT cell系とに区分される（表5）[2]．

- 一方FAB分類では，その形態からL1～L3に分類されていたが，L3に相当する疾患はWHOではBurkittリンパ腫に区分されている．従って，これらの形態分類は現在ではあまり用いられていない．
- 染色体異常はALLでも重要な予後因子ではあり，**Ph染色体**が特に重要である（後述）．表6に特徴ある染色体異常を掲げた．

2）急性混合性白血病

白血病においては，骨髄性とリンパ性双方の表面マーカーを有する，いわゆる混合型の白血病が存在し，WHO分類でもacute leukaemias of ambiguous lineageとしてその由来が不明瞭なものも含めて一群にまとめられている（表7）．

5 予後因子・治療効果予測因子

白血病の予後因子としては患者年齢，初診時白血球数，染色体の異常などが重要とされる（表8）．

6 治 療

1）化学療法

- ALLの治療はAMLと同様，多剤併用療法による寛解導入療法，地固め療法を行うが，使用する薬剤は異なる．寛解導入療法にはステロイド，ダウノルビシン，シクロホスファミドなどを用いるのが普通である．80％程度の寛解率を期待しているが，白血病の種類により，その成績は異なる．

表6 ● ALLに見られる染色体異常

染色体異常	関連遺伝子
t(9;22)(q34;q11.2);	BCR-ABL 1
t(v;11q23);	MLL rearranged
t(12;21)(p13;q22);	TEL-AML1（ETV6-RUNX1）
hyperdiploidy	
hypodiploidy	
t(5;14)(q31;q32)	IL3-IGH
t(1;19)(q23;p13.3);	E2A-PBX1（TCF3-PBX 1）

（文献2より引用）

表5 ● ALLのWHO分類（Precursor lymphoid neoplasms）

- B lymphoblastic leukaemia/lymphoma, NOS
- B lymphoblastic leukaemia/lymphoma with recurrent genetic abnormalities
    B lymphoblastic leukaemia/lymphoma with t(9;22)(q34;q11.2)
    B lymphoblastic leukaemia/lymphoma with t(v;11q23)
    B lymphoblastic leukaemia/lymphoma with t(12;21)(p13;q22)
    B lymphoblastic leukaemia/lymphoma with hyperdiploidy
    B lymphoblastic leukaemia/lymphoma with hypodiploidy
    B lymphoblastic leukaemia/lymphoma with t(5;14)(q31;q32)
    B lymphoblastic leukaemia/lymphoma with t(1;19)(q23;p13.3)
- T lymphoblastic leukaemia/lymphoma

（文献2より引用）

表7 ● Acute leukaemias of ambiguous lineage（WHO分類）

- Acute undifferentiated leukaemia
- Mixed phenotype acute leukaemia with t(9;22)(q34;q11.2)
- Mixed phenotype acute leukaemia with t(v;11q23)
- Mixed phenotype acute leukaemia, B/myeloid, NOS
- Mixed phenotype acute leukaemia, T/myeloid, NOS
- Mixed phenotype acute leukaemia, NOS-rare types
- Other ambiguous lineage leukaemias
    Natural killer（NK）-cell lymphoblastic leukaemia/lymphoma

（文献2より引用）

表8 ● ALLの予後不良因子

年齢	≧30歳
WBC	≧30,000／μL
染色体	t(9;22), t(4;11), t(1;19), hypodiploid, －7, ＋8

（文献1より引用）

- 地固め療法には各種抗がん剤を併用するが，メトトレキサートは重要な薬剤である．

2）Philadelphia染色体陽性ALL（Ph⁺ALL）

- ALLおいて特に注意を要するのはPh⁺ALLである．慢性骨髄性白血病（CML）と同様，**Ph染色体**を有するが，BCR-ABLの転座部位がCMLと少々異なり，そのためCML同様のPCR検査を施行してもその産生産物はやや短く，minorと呼ばれる場合がある（CMLのそれはmajorである）．
- このPh⁺ALLに対してもCMLと同様（後述）**イマチニブ**が有効であることが知られ，現在，その治療法が大きく変わりつつある．抗がん剤とイマチニブの併用によりきわめて高い寛解率が得られており，JALSGのデータによれば，血液学的寛解は95％に達し，２年生存率は約50％である[7]．今後寛解導入後の治療法，特に地固め療法や移植の適応が問題になってくるものと思われる．
- 新しいチロシンキナーゼ阻害薬であるダサチニブの効果も期待されている．

3）造血幹細胞移植

骨髄移植は造血細胞移植学会の「適応ガイドライン」を参照いただきたい[3]．成人の患者の場合には，年齢のみでも高リスク群と考えられ，移植の適応と考えられるが，移植の効果は高リスク群において明らかである．骨髄バンクを通じての移植においても同様である．

7 経過・合併症管理と予後

感染症の予防：白血病の治療における重要なキーポイントは合併症，特に感染症の予防にある．そのために多くの抗生物質による予防等が試みられており，CDCガイドラインが重要である[4]〜[6]．AMLとの違いはG-CSFの使い方，バクタの使用などである．

8 フォローアップ

寛解後の再発率は当初数年に高く，５年後は稀とされるが，経過観察は必要である．

チェックリスト

- □ WHO分類を説明できるか
- □ ALLの一般的な治療手順と治療薬を説明できるか
- □ Philadelphia染色体陽性ALLの特徴を治療を含めて説明できるか
- □ 造血幹細胞移植の適応について説明できるか

慢性骨髄性白血病（CML）

おさえておきたいポイント

- ★ 慢性骨髄性白血病（chronic myelogenous leukemia：CML）は，**Philadelphia染色体**を認めるのが特徴である
- ★ 慢性期と移行期，急性期とに区分される
- ★ 現在の治療は**チロシンキナーゼ阻害薬**が第一選択薬である
- ★ イマチニブによる効果を基準としたLeukemiaNetによる治療効果判定基準が重要である

1 疫 学

日本における発症率のデータはないが，世界のデータから見て人口10万人当たり1程度であろうと思われる．

2 病態・症状

1）慢性期
慢性期の患者は白血球の増加が健康診断などで認められて受診する症例が多く，脾臓の腫大に伴う腹部膨満感を訴える場合もあるが，自覚症状のない場合も多い[1]．

2）移行期，急性期（あるいは急性転化期）
移行期，急性期には発熱，疼痛，髄外の腫瘤形成，脾腫による圧迫症状などの症状を呈することが多い．

3 診 断

Philadelphia（Ph）染色体：CMLは染色体検査においてPh染色体を認めることが特徴で，この異常は末梢血液によるBCR-ABL遺伝子のFISHあるいはPCR検査によっても検討可能である．Ph染色体を認める場合，診断はPh染色体陽性のALL（Ph＋ALL）かCMLに絞ることができ，経過からCMLと診断される．しかし，CMLの急性転化時とPh＋ALLの鑑別は時に困難であり，同様に治療される．

> **memo** Philadelphia（Ph）染色体：Ph染色体は9番と22番の染色体の転座によって生じるもので，転座位置は9番染色体のBCR遺伝子と22番染色体のABL遺伝子上にある．転座の結果生じるBCR-ABL遺伝子は新しいチロシンキナーゼを作ることになる．

4 分 類

- 現在，CMLはWHO分類では，慢性骨髄増殖性疾患の一群として分類されており，その中にはchronic neutrophilic leukaemia, polycythemia veraなども含まれている[2]．
- CMLの病期はWHO分類では慢性期，移行期，

表9 ● WHO分類における移行期と急性期

移行期（以下の1項目以上）
● 治療抵抗性の脾腫の増大あるいは白血球数1万/μL以上の継続あるいはそれ以上への増加
● 治療に関連しない持続性の血小板減少（10万/μL未満）
● 治療抵抗性の持続性の血小板増加　　（100万/μL以上）
● 付加染色体異常の発現
● 末梢血の好塩基球の比率　　　　　　　20%以上
● 末梢血あるいは骨髄中の芽球の比率　　10〜19%

急性期（以下の1項目以上）
● 末梢血あるいは骨髄中の芽球の比率　　20%以上
● 髄外での芽球の増殖

（文献2より引用）

急性期に区分されるが，急性期は他の区分法では急性転化期とも呼ばれる．無治療の場合，毎年10〜15%の患者が急性期に移行するといわれる．急性転化した後の生存期間は通常短く，従って，イマチニブ，インターフェロン以外の治療における平均生存期間は3〜4年であった．慢性期と移行期，急性期の診断基準は数種知られているが，ここではWHO基準を表9に掲載する[2]．

5 予後因子・治療効果予測因子

- インターフェロン治療開始以前ではSokalスコアが有名であったが，最近ではその重要度は低下している．慢性期ではイマチニブへの反応によって，その予後が異なる．
- イマチニブによる効果を基準としたLeukemiaNetによる治療効果判定基準が現在は一般的である（表10）[8]．

6 治 療

1）チロシンキナーゼ阻害薬（tyrosine kinase inhibitor：TKI）

- CMLの治療は2000年に入り，大きく変わった．イマチニブの出現により，長期の生存も可能となっており，今後どの程度の生存が望まれるか期待されている．イマチニブはABL遺伝子により合成されるタンパクのチロシンキナーゼ作

用をほぼ特異的に阻害する薬剤である．グローバルなphaseⅢとなったInternational randomized study of interferon and STI571（IRIS）において，それまで，最も有効と考えられていたインターフェロン＋Ara-Cの治療群とイマチニブ投与群が比較され，後者の圧倒的な優位性が証明されている[9]．登録症例のデータは現在も集積されつつあり，今後も長期にわたる効果が検討されることとなる．

- IRISにおいては，イマチニブを投与された症例におけるPh染色体消失率は5年で87％，5年後の生存率89％，移行期に移行，あるいは急性転化した率は7％であり，長期の効果が得られればそれだけ急性転化率は減少する傾向にある．

2）イマチニブ以外のTKI

イマチニブに耐性を示す症例も存在し，多くは*BCR-ABL*遺伝子に点変異を有していることが知られている．何らかの副作用のためイマチニブの服用が困難な場合も含め，その対策のために新しいTKIの開発が行われ，ダサチニブとニロチニブが2009年に市販された．

3）造血幹細胞移植

かつてCMLに対する治癒が期待できる唯一の治療法であった造血幹細胞移植は，現在ほとんど行われなくなった．移植そのものによる死亡の危険性や移植後の再発率（20％）は，イマチニブの時代においては許容できるものではない．慢性期のTKI耐性症例，急性転化症例などで検討されるのみである．

4）急性転化時の治療

急性転化時にはイマチニブの大量投与，他のTKI投与，化学療法との併用，移植などが行われる．急性転化後の予後が不良であることはイマチニブ出現後でも変わりなく，強力な治療が必要とされている．

7 経過・合併症管理と予後

◆ 治療抵抗性CML

- IRISスタディによれば，治療開始後の染色体，ならびにPCRのデータが極めて重要であり，LeukemiaNetに示される検査結果の指標は，その後の治療内容を左右する．
- 残存病変が認められる場合，高用量のイマチニブによる治療を行うか，新しいチロシンキナーゼ阻害薬に移行するのがよいと考えられる．

表10 ● European LeukemiaNetによる効果判定基準

Time	Suboptimal response	Failure	Warnigs
Baseline	NA	NA	High risk, CCA/Ph$^+$
3M	No CgR（Ph$^+$＞95％）	＜CHR	NA
6M	＜PCgR（Ph$^+$＞35％）	No CgR（Ph$^+$＞95％）	NA
12M	PCgR（Ph$^+$ 1 to 35％）	＜PCgR（Ph$^+$＞35％）	＜MMolR
18M	＜MMolR	＜CCgR	NA
Anytime	Loss of MMolR, mutation[*1]	Loss of CHR, loss of CCgR, mutation[*2], CCA/Ph$^+$	Increase in transcript level, CCA/Ph$^-$

*1：イマチニブに感受性が高い　　*2：イマチニブに感受性が低い

CHR	末梢血の正常化（WBC＜1,000/μL，Plat＜45万μL，basophils＜5％），脾腫を含む臨床症状の消失
CCgR	Ph染色体0％
MMolR	定量RT-PCRでBCR-ABL mRNA値が基準値に比べ3 log以上低下（International scale）

NA：not available，＜：less than，CCA：clonal chromosome abnormalities，HR：hematological response，CHR：complete HR，PCgR：partial cytogenetic response，CCgR：complete CgR，MMolR：major molecular response
（文献8より引用）

8 フォローアップ

反応が良好な場合，チロシンキナー阻害薬の中止が可能かどうかの検討も行われているが，現状では治療の無期継続が推奨される．10年以上の長期効果についてはデータがなく不明である．

> **チェックリスト**
> ☐ Philadelphia染色体について説明できるか
> ☐ 慢性期と移行期，急性期の区分が説明できるか
> ☐ チロシンキナーゼ阻害薬について説明できるか
> ☐ LeukemiaNetによる治療効果判定基準について説明できるか

多発性骨髄腫

> **おさえておきたいポイント**
> ★ 多発性骨髄腫の診断は，**Mタンパク**と形質細胞の腫瘍性増殖をもって行われる
> ★ 国際病期分類（ISS）で病期が分類され，これらが予後を反映する
> ★ 治療目標は長期生存とQOLの改善であり，無症候性骨髄腫は無治療で経過観察し，症候性骨髄腫は患者の背景を考慮して治療を進める
> ★ **ボルテゾミブ**や**サリドマイド**などの新規薬剤により治療成績の改善が期待されている

1 疫 学

1）疫学

	死亡（2008）		罹患（2004）	
	死亡数 （人）	粗率 （対人口10万人）	罹患数 （人）	粗率 （対人口10万人）
男女計	4,146	3.3	4,970	3.9
男	2,087	3.4	2,723	4.4
女	2,059	3.2	2,247	3.4

出典：国立がんセンターがん対策情報センター

2）リスクファクター

年齢・性別，遺伝的素因，放射線被爆や化学薬品などの環境因子などが指摘されているが，原因は明らかではない．

2 病態・症状

1）病態

多発性骨髄腫はBリンパ球から分化した形質細胞が腫瘍性増殖を来し，それらが産生する単クローン性免疫グロブリン（＝Mタンパク）や種々のサイトカインにより，貧血，易感染性，腎障害，高カルシウム血症を伴う溶骨性病変など多彩な症状を生じる疾患である．

2）症状

骨病変（圧迫骨折による腰痛，背部痛），貧血，易感染性，腎障害，高カルシウム血症，神経症状（髄外腫瘤や圧迫骨折による脊髄麻痺，アミロイドーシスによる神経障害），**過粘調症候群**（口腔内出血，鼻出血，視力障害，頭痛，めまい，意識

表11 ● IMWG（international myeloma working group）の診断基準

monoclonal gammopathy of undetermined significance（MGUS）
● 血清Mタンパク＜3g/dL
● 骨髄におけるクローナルな形質細胞比率＜10％
● 他のB細胞増殖性疾患が否定されること
● 臓器障害がないこと

無症候性骨髄腫
● 血清Mタンパク＜3g/dL 　and/or
● 骨髄におけるクローナルな形質細胞の比率≧10％
● 臓器障害がないこと

症候性骨髄腫
● 血清and/or尿にMタンパクを検出
● 骨髄におけるクローナルな形質細胞の増加あるいは形質細胞腫
● 臓器障害の存在

非分泌型骨髄腫
● 血清及び尿にMタンパクを検出しない （免疫固相法による確認）
● 骨髄におけるクローナルな形質細胞の比率≧10％増加または形質細胞腫
● 臓器障害の存在

孤発性骨形質細胞腫
● 血清and/or尿にMタンパクを検出しない （時に少量のMタンパクを検出することがある）
● クローナルな形質細胞の増加によるただ1ヵ所の骨破壊
● 正常骨髄
● 病変部以外は正常な全身骨所見（X-P及びMRI）
● 臓器障害がないこと

髄外性形質細胞腫
● 血清and/or尿にMタンパクを検出しない （時に少量のMタンパクを検出することがある）
● クローナルな形質細胞による髄外腫瘍
● 正常骨髄
● 正常な全身骨所見
● 臓器障害がないこと

多発性形質細胞腫
● 血清and/or尿にMタンパクを検出しない （時に少量のMタンパクを検出することがある）
● 1ヵ所以上のクローナルな形質細胞による骨破壊または髄外腫瘍
● 正常骨髄
● 正常な全身骨所見
● 臓器障害がないこと

形質細胞白血病
● 末梢血形質細胞＞2,000/μL
● 白血球分画中形質細胞比率≧20％

臓器障害 [myeloma-related organ or tissue impairment（ROTI）]
1．高カルシウム血症：血清カルシウム＞11mg/dLまたは基準値より1mg/dLを超える上昇
2．腎不全：血清クレアチニン＞2mg/dL
3．貧血：Hb値が基準値より2g/dL以上低下または10g/dL未満
4．骨病変：溶骨病変または圧迫骨折を伴う骨粗鬆症（MRIあるいはCT）
5．その他：過粘稠症候群，アミロイドーシス，年2回以上の細菌感染

（文献10より引用）

混濁など），アミロイドーシスによる心不全などを生じる．

3 診断

1）診断

■ 血液または尿中のMタンパクの同定と，骨髄中の形質細胞の単クローン性増殖を確認することで診断する．International myeloma working group（IMWG）の診断基準に従う[10]（表11）．

■ **症候性多発性骨髄腫**の診断には，貧血や，腎障害，高カルシウム血症などの臓器障害の存在が必要である．

2）検査，画像診断

a．Mタンパク

血液検査のタンパク分画においてMタンパクを認めるのが特徴である．免疫電気泳動によって，その種類を特定する必要がある．IgG，A，Dが増加していることが多いが，時にMタンパクを認めず，light chainのみが増加する**Bence-Jones型**や，light chainも認めない**非分泌型**も存在するので注意が必要である．light chainはκ，λいずれかの単クローン性の増加を示す．

b．骨髄検査

骨髄検査では10％以上の形質細胞を認めることが診断上重要である．

 c．骨病変

 骨融解像が特徴であるが，骨粗鬆症を認める場合もある．

 d．血液検査

 血液生化学において腎機能，カルシウム，各種電解質，アルブミン，β2ミクログロブリン（MG）の検査を行っておく必要がある．

4 病期分類・ステージング

 Durie & Salmonの分類（表12）とIMWGの国際病期分類（international staging system：ISS）（表13）があり，後者は予後とよく相関する[11) 12)]．

5 予後因子

 アルブミン低値，β2MG高値，高齢，LDH高値，Hb低下，形質細胞芽球，染色体異常（13番欠失，14q23領域の変異），髄外病変などが予後不良因子となる．

6 治療

1）薬物療法

 治癒を得るのが難しい疾患であり，患者のQOL改善と長期生存を目指すことが治療の目標となる．VADやMP療法が広く用いられてきたが，**ボルテゾミブやサリドマイド**などの新規薬剤が開発され，治療法が変わりつつある．

2）造血幹細胞移植

- 自家移植が可能であれば適応と考えられるが，1回でよいのか，2回行った方がよいのかが検討されている．自家移植と同種移植を連続して行うauto-allo移植はさらに検討が必要である．診断初期の治療法が変化しつつあるため，移植の適応も今後さらに変化するものと思われる．
- 同種移植は，自家移植に比較して再発率は低いが治療関連死が多く生存率に差がないとされ，現在のところ一般的には推奨されていない．

3）手術療法

 脊椎骨の圧迫骨折や脊椎病変，四肢の骨折に対して，セメント固定術や椎体形成術などが行われる．

4）放射線療法

 疼痛緩和や髄外腫瘍の治療のために行われる．

5）緩和療法・対症療法

① 骨病変：麻薬を含めた鎮痛薬投与，放射線療法，ビスホスフォネート剤の投与
② 貧血：輸血，エリスロポエチンの投与

表12 ● Durie & Salmonの病期分類

病期	基準
Ⅰ	次の項目をすべて満たすもの 1．ヘモグロビン値＞10g/dL 2．血清カルシウム値正常 3．骨レントゲン写真 　（正常像あるいは孤立性骨病変） 4．Mタンパク成分低値 　IgG＜5g/dL 　IgA＜3g/dL 　尿中BJP＜4g/日
Ⅱ	病期Ⅰ，Ⅲのいずれにも属さないもの
Ⅲ	次の項目のうち1つ以上を認めるもの 1．ヘモグロビン値＜8.5g/dL 2．血清カルシウム値＞12mg/dL 3．進行した骨病変（広範囲及び骨折） 4．Mタンパク成分高値 　IgG＞7g/dL 　IgA＞5g/dL 　尿中BJP＞12g/日

亜分類	基準
A	腎機能が比較的維持されている （血清クレアチニン値＜2.0 mg/dL）
B	腎機能低下を伴う （血清クレアチニン値≧2.0 mg/dL）

BJP：Bence-Jonesタンパク
（文献11より引用）

表13 ● ISS（international staging system）

病期	基準	生存期間中央値
1	β2MG＜3.5mg/L かつ 血清Alb≧3.5g/dL	62ヵ月
2	1期，2期以外	45ヵ月
3	β2MG≧5.5mg/L	29ヵ月

※2期には以下の2つがある
　①血清β2MG＜3.5mg/Lかつ血清Alb＜3.5g/dL
　②血清Alb値によらず，3.5≦血清β2MG＜5.5mg/L
（文献12より引用）

③ 易感染性：抗菌薬投与，ワクチン接種
④ 腎障害：食事療法，血液透析
⑤ 高カルシウム血症：ビスホスフォネート剤の投与，エルシトニン投与

6）治療効果判定

IMWGによる新しい効果判定基準が提唱されており，今後広く用いられることになると思われる[13]．

7 経過・合併症管理と予後

1）経過・合併症管理

治癒を得るのが難しく病状が進行するとともに，骨折・貧血などで患者のQOLが低下，易感染性となり重篤な感染を繰り返す，腎不全が進行し維持透析が必要となることもある．原病に対する治療と支持療法を平行して行う．死因は感染症や腎不全，出血などである．

2）予後

診断時のISSによる病期分類（表13）により，予後が予想される．新規薬剤を組合わせた治療により治療成績の改善が期待される．

8 フォローアップ

無症候性骨髄腫は無治療で3～6ヵ月ごとに経過観察し，病状が進行した時点で治療を開始する．Mタンパク量がプラトーとなった場合，治療をいったん終了し，1～3ヵ月ごとに経過観察し，再発・進行の徴候が現れたら治療を再開する．

文献・参考図書

1) "Wintrobe's clinical hematology" 12th ed. Greer, J. ed. Lippincott Williams & Wilkins. Philadelphia, 2009
2) WHO classification of tumours of haematopoietic and lymphoid tissues. Swerdlow, S.H. et al. eds. Lyon, 2008
3) 日本造血細胞移植学会，造血幹細胞移植の適応ガイドライン〔http://www.jshct.com/guideline/pdf/2002.pdf〕
4) Smith, T. J., Khatcheressian, J., Lyman, G. H. et al.: 2006 update of recommendations for the use of white blood cell growth factors: an evidence-based clinical practice guideline. J. Clin. Oncol., 24 : 3187-3205, 2006
5) Hughes, W. T., Armstrong, D., Bodey, G. P. et al.: 2002 Guideline for the use of antimicrobial agents in neutropenic patients with cancer. Clin. Infect. Dis., 34 : 730-751, 2002
6) Guidelines for preventing opportunistic infections among hematopoietic stem cell transplant recipients. Recommendations for CDC, the Infectious Diseases Society of America, and the American Society of Blood and Marrow Transplantation. Biol, Blood Marrow Transplant., 6 : 659-728, 2000
7) Yanada, M., Takeuchi, J., Sugiura, I. et al.: High complete remission rate and promising outcome by combination of imatinib and chemotherapy for newly diagnosed BCR-ASBL-positive acute lymphoblastic leukemia: a phase II study by the Japnan Adult Leukemia Study Group. J. Clin. Oncol., 24 : 460-466, 2006
8) Baccarani, M., Cortes, J., Pane, F. et al.: Chronic myeloid leukemia: an update of concepts and management recommendations of European LeukemiaNet. J. Clin. Oncol., 27 : 6041-6051, 2009
9) Druker, B. J., Guilhot, F., O'Brien, S. G. et al.: Five-year follow-up of patients receiving imatinib for chronic myeloid leukemia. N. Engl. J. Med., 355 : 2408-2417, 2006
10) The International Myeloma Working Group: Criteria for the classification of monoclonal gammopathies, multiple myeloma and related disorders: a report of The International Myeloma Working Group. Br. J. Haematol., 121 : 749-757, 2003
11) 日本骨髄腫研究会，『多発性骨髄腫の診療指針（第2版）』，文光堂，2008
12) Greipp, P. R. et al.: International staging system for multiple myeloma. J. Clin. Oncol., 23 : 3412-3420, 2005
13) Durie, B. G. M. et al.: International uniform response criteria for myeloma. Leukemia, 20 : 1467-1473, 2006

> **チェックリスト**
> ☐ 多発性骨髄腫を診断基準に沿って必要な検査を行い診断できるか
> ☐ 骨髄腫の病型分類と病期分類が理解できているか
> ☐ 病型や病期，患者の背景により治療方針を決められるか
> ☐ 予後や経過，合併症に関して理解できているか

Part II　§1. 各がん腫における診療

10. 悪性リンパ腫

岡元 るみ子

> **おさえておきたいポイント**
>
> ★ 悪性リンパ腫はHodgkin（ホジキン）リンパ腫と非Hodgkinリンパ腫に分類される．それぞれの診断，病理分類，病期，予後因子を理解する
> ★ 標準的化学療法（Hodgkinリンパ腫のABVD療法，非Hodgkinリンパ腫のR-CHOP療法）と副作用対策，放射線治療併用の選択を理解する
> ★ 胃MALTリンパ腫の除菌治療，臓器原発など特殊な悪性リンパ腫の治療，高悪性度リンパ腫の治療を理解する

1 疫学

	死亡 (2008)		罹患 (2004)	
	死亡数（人）	粗率（対人口10万人）	罹患数（人）	粗率（対人口10万人）
男女計	9,444	7.5	17,499	13.7
男	5,363	8.7	9,436	15.1
女	4,081	6.3	8,063	12.3

出典：国立がんセンターがん対策情報センター

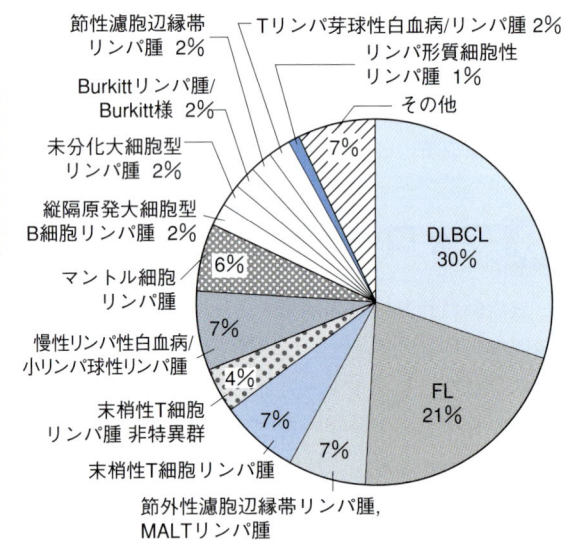

　非Hodgkinリンパ腫の主な疾患単位の相対頻度を図1に示した．地域や人種に関わらずびまん性大細胞型B細胞リンパ腫（diffuse large B-celll：DLBCL）と濾胞性リンパ腫（follicular lymphoma：FL）は頻度の高い病型である．Hodgkinリンパ腫の罹患率は0.5程度であり，欧米の約1/7である．

2 病態・症状

1）病態
　悪性リンパ腫はすべての臓器に発症するリンパ球の多様な悪性腫瘍である．由来する細胞の種類や成熟の程度，発生する部位によって分類される．

2）症状
■ 発症した臓器の様々な症状が出現する．臓器圧迫症状の気道閉塞，上大静脈症候群，脊髄障害，

図1 ● 非Hodgkinリンパ腫の主な疾患単位の相対頻度

（DLBCL 30%、FL 21%、節外性濾胞辺縁帯リンパ腫, MALTリンパ腫 7%、末梢性T細胞リンパ腫 7%、末梢性T細胞リンパ腫 非特異群 7%、慢性リンパ性白血病/小リンパ球性リンパ腫 4%、マントル細胞リンパ腫 6%、縦隔原発大細胞型B細胞リンパ腫 2%、未分化大細胞型リンパ腫 2%、Burkittリンパ腫/Burkitt様 2%、節性濾胞辺縁帯リンパ腫 2%、Tリンパ芽球性白血病/リンパ腫 2%、リンパ形質細胞性リンパ腫 1%、その他 7%）

腎後性腎不全など緊急に対応しなければならない症状を見逃してはならない．

■ **全身症状**：発熱，体重減少，寝汗，全身倦怠感，皮膚掻痒感など
■ **リンパ節腫大症状**：〔扁桃腺〕咽頭痛，嚥下困難，呼吸困難／〔頸部縦隔リンパ節〕上大静脈

症候群，気管圧迫による呼吸困難／〔腹腔内リンパ節〕腹痛，腸閉塞，水腎症，節外病変／〔脳〕意識障害／〔骨〕椎体浸潤による脊髄圧迫症状／〔胃〕疼痛，出血／〔胸水，心嚢水〕呼吸困難／〔骨髄〕出血，感染など．

3 診断から治療方針決定までの概略（図2）

病巣部を生検し，免疫染色，表面マーカー，染色体検査，遺伝子解析を加えて病理診断を行う．現在標準的な病理診断は，2008年に改訂された新WHO分類に基づき行われる．病期を決定するため，PET/CTを含めた画像でリンパ腫病変の広がりを検査する．骨髄浸潤の有無は骨髄生検・穿刺で確認する．予後予測因子，リスク分類，糖尿病，肝炎，主要臓器障害などの合併症を評価し，最終的に治療方針を決定する．

4 病理診断，病期診断・ステージング

1）病理組織分類

■ 悪性リンパ腫の病理組織分類はWF（working formulation）とKiel分類が用いられていた．

図2 ● 悪性リンパ腫の治療方針
IPI：international prognostic index
FLIPI：follicular lymphoma IPI

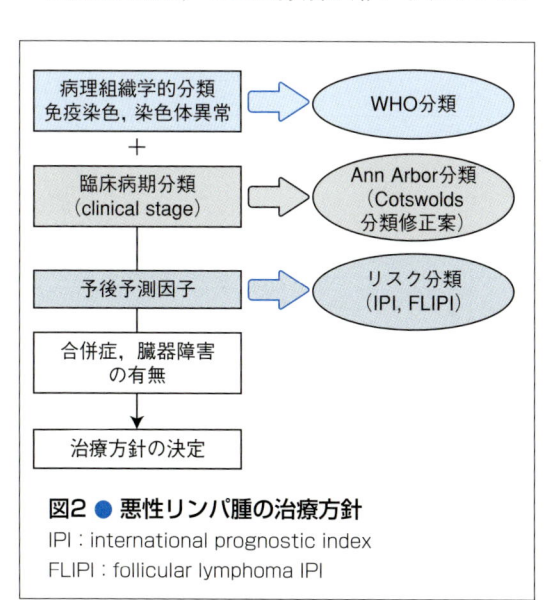

1994年REAL（revised European-American classification of lymphoid neoplasms）が公表され，2001年血液腫瘍全体の分類としてWHO分類が世界標準となり，2008年に改訂されている（第4版）．リンパ系腫瘍をHodgkinリンパ腫（Hodgkin's lymphoma：HL）と非Hodgkinリンパ腫（non-Hodgkin lymphoma：NHL）に大別し，NHLは分化成熟段階により前駆型と成熟型に分け，それぞれをB細胞系列，T/NK細胞系列に分類する．疾患単位は60余となる（表1）．

表1 ● WHO分類 第4版（2008）抜粋

成熟B細胞腫瘍
- 慢性リンパ球性白血病／小リンパ球性リンパ腫
- 脾濾胞辺縁帯リンパ腫
- リンパ形質細胞性リンパ腫
- 節外性濾胞辺縁帯リンパ腫：粘膜関連リンパ組織（MALT）リンパ腫
- 節性濾胞辺縁帯リンパ腫
- 濾胞性リンパ腫
- 皮膚原発濾胞中心リンパ腫
- マントル細胞リンパ腫
- びまん性大細胞型B細胞リンパ腫（DLBCL）
- 縦隔（胸腺）原発大細胞型B細胞リンパ腫
- 血管内大細胞型B細胞リンパ腫
- 形質芽細胞性リンパ腫
- 原発性浸出液リンパ腫
- Burkittリンパ腫

成熟T及びNK細胞腫瘍
- 成人T細胞白血病／リンパ腫
- 節外性NK/T細胞リンパ腫，鼻型
- 腸管症関連T細胞リンパ腫
- 脾臓T細胞リンパ腫
- 皮下脂肪織炎様T細胞リンパ腫
- 菌状息肉症
- セザリー症候群
- 皮膚原発CD30陽性Tリンパ増殖性疾患
- 末梢性T細胞リンパ腫，非特異群
- 血管免疫芽球性T細胞リンパ腫
- 未分化大細胞型リンパ腫

Hodgkinリンパ腫
- 結節性リンパ球優位型Hodgkinリンパ腫
- 古典的Hodgkinリンパ腫
    結節硬化型Hodgkinリンパ腫
    リンパ球豊富型Hodgkinリンパ腫
    混合細胞型Hodgkinリンパ腫
    リンパ球減少型Hodgkinリンパ腫

- 2008年改訂されたWHO分類（第4版）[1)]の主な改訂点は，①皮膚リンパ腫の多くの病型採用，②年齢の概念の導入，③臓器特異性の重視，④分子マーカーに基づく細分類，⑤ボーダーラインカテゴリーの導入である．
- 免疫組織学的検査で，一般的にT細胞はCD3，B細胞はCD20，NK細胞はCD56，小細胞型B細胞リンパ腫とマントル細胞リンパ腫はCD5，濾胞性リンパ腫はCD10陽性になる．特定の病原体との関連性，染色体異常も疾患特異性が高いものもあり，病理確定診断に有益である．（表2）．また，臨床では予後予測や治療選択において悪性度分類がしばしば用いられている（表3）．

2）病期診断

- HLはリンパ節を主病変とし連続的に進展，NHLは非連続的に進展し，節外臓器に発生することが多い．病歴にて発熱，盗汗，体重減少などの**B症状**の有無を確認し，理学所見（リンパ節，肝脾腫，精巣，皮膚等），画像検査（CT，消化管内視鏡，Gaシンチ等），骨髄穿刺/生検，髄液検査を行う．FDG-positron emission tomography（PET）検査，PET/CT検査は病期診断，治療効果判定に有用である．治療を決定のためには病期診断が不可欠である．特に限局期の病期診断は放射線治療の併用を決定するため重要になる．
- 病期分類としてAnn Arbor分類（Cotswolds分類修正案）[2)]を図3に示した．

表2 ● 悪性リンパ腫と病原体，染色体・遺伝子異常

病原体		
EBウイルス	Burkittリンパ腫，Hodgkinリンパ腫，鼻腔NK/T細胞リンパ腫，膿胸関連リンパ腫	
Helicobactor pylori	胃MALTリンパ腫	
HTLV-1	成人T細胞白血病/リンパ腫	
HHV-8	原発性体腔液性リンパ腫（Primary effusion lymphoma）	
染色体・遺伝子異常		
濾胞性リンパ腫	t（14；18）	BCL 2
Burkittリンパ腫	t（8；14）	MYC
マントルリンパ腫	t（11；14）	Cyclin D
MALTリンパ腫	t（11；18） t（14；18）	API2-MALT1 MALT 1
未分化大細胞リンパ腫	t（2；5）	ALK

表3 ● 非Hodgkinリンパ腫の悪性度による分類

悪性度	B細胞性	T細胞性
低悪性度 年単位で増大	小細胞型 MALTリンパ腫 濾胞性（grade1，2）	菌状息肉腫
中悪性度 月単位で増大	マントル細胞 濾胞性（grade 3） びまん性大細胞型	末梢T細胞性 血管免疫芽球型 未分化大細胞型
高悪性度 週単位で増大	リンパ芽球性 Burkittリンパ腫	リンパ芽球性 成人T細胞性

Ⅰ期	1つのリンパ節領域や，1つのリンパ組織侵襲（Ⅰ） または1つのリンパ節外臓器，部位の限局性病変（ⅠE） 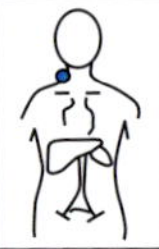
Ⅱ期	横隔膜の片側にとどまる2つ以上のリンパ節領域，リンパ組織への侵襲（Ⅱ） または横隔膜の片側におけるリンパ節とそれに隣接する1つの節外組織，部位（ⅡE） 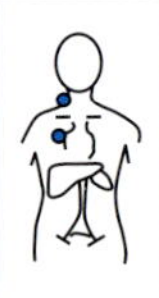
Ⅲ期	横隔膜の両側におけるリンパ節領域，リンパ系組織の侵襲（図はstageⅢs） s：spleen 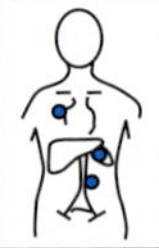
Ⅳ期	リンパ節病変の有無にかかわらず，1つ以上のリンパ節外組織，臓器へのびまん性ないし播種性侵襲 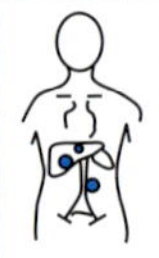

X	10cmを超える巨大腫瘤（Bulky）
E	節外性に浸潤，または1つの節外性病変
B症状	①発症前6ヵ月間に10％以上の原因不明の体重減少，②原因不明の38度以上の発熱，③盗汗
A症状	上記全身症状なし

図3 ● 病期分類，Ann Arbor分類（Cotswolds分類修正案）

5 予後因子・治療効果予測因子

1）Hodgkinリンパ腫の予後因子

- 進行期ＨＬの予後因子（international prognostic score：IPS）を表4に示した[3]．
- IPSとABVD2コース後に撮影したPET結果（PET 2）のどちらが予後を強く反映しているのか前向き比較試験[4]が行われた．IPSにかかわらずPET 2の方が有意に予後と相関していた．現在，治療中のFDG-PET評価で治療変更を組んだ臨床試験が施行されている．

2）非Hodgkinリンパ腫の予後因子

a．中高悪性度リンパ腫

ドキソルビシンを含む併用化学療法を施行した中高悪性度リンパ腫3,000症例以上を対象に予後因子が解析され，年齢，臨床病期，節外病変数，performance status（PS），LDHが有意な予後因子であり，国際予後因子指標（international prognostic index：IPI）[5]は個々の患者の治療選択指針や臨床試験における割付調整因子として用いられている．standard IPI，60歳以下対象のage-adjusted IPI，リツキシマブ投与併用治療時のrevised-IPI[6]を表5に示した．

b．濾胞性リンパ腫（表6）

Follicular lymphoma international prognostic index（FLIPI）を表に示した．

表4● 進行期Hodgkinリンパ腫の予後因子（ABVDと同様の化学療法を施行した場合）

年齢	45歳以上
性別	男性
ヘモグロビン	10.5 g/dL未満
アルブミン	4.0未満
白血球	15,000以上
リンパ球数	600未満，8％未満
病期	Ⅳ期

予後因子数	症例頻度（％）	5年生存率（％）
0〜2	58	74
3〜7	42	55

（文献3より引用）

表5● 中高悪性度リンパ腫の予後因子指標

〈予後因子〉

standard IPI

年齢	＞60歳
血清LDH	＞正常上限値
PS	2〜4
病期	ⅢまたはⅣ期
節外病変数	≧2つ

age adjusted IPI（60歳以上）

病期	ⅢまたはⅣ期
血清LDH	＞正常上限値
PS	2〜4

standard IPI

予後因子	リスクグループ	5年生存率（％）	CR率（％）
0, 1	low risk	73	87
2	low-intermediate risk	51	67
3	high-intermediate risk	43	55
4, 5	high risk	26	44

age adjusted IPI

予後因子	リスクグループ	5年生存率（％）	CR率（％）
0	low risk	56	91
1	low-intermediate risk	44	71
2	high-intermediate risk	37	56
3	high risk	21	36

revised IPI（standard IPI　予後因子使用）

予後因子	リスクグループ	4年生存率（％）
0	very good	94
1, 2	good	79
3, 4, 5	poor	55

IPI：international prognosis index, CR：complete response, PS：performance status
（文献7, 8より引用）

6 治療

1）悪性リンパ腫の治療の考え方

悪性リンパ腫はリンパ節だけではなく節外性病変として臓器にも発症する．病理組織診断，病期により治療は決定されるが，治療内容は化学療法，抗体療法，放射線療法，造血幹細胞移植，外科切除，除菌療法，無治療経過観察まで多岐にわたる．診断から治療まで複数診療科のチーム医療が要求される疾患である．

2）Hodgkinリンパ腫の治療

a. Hodgkinリンパ腫（Hodgkin lymphoma：HL）（図4）

男性に多い．発生年齢分布は若年者と中高齢者の二峰性を示す．初発部位は頸部リンパ節が多く，隣接するリンパ節に連続性に進展する．病理組織ではReed-Sternberg細胞，Hodgkin細胞が認められる．

b. 限局期Hodgkinリンパ腫（ⅠA期，ⅡA期，巨大腫瘤なし，B症状なし）

過去はマントル照射（広範囲放射線照射）が標準的治療であった．現在は，進行期HL比較試験によりＡＢＶＤ療法が標準的治療として確立し，ABVD療法4〜6コース施行後，局所放射線照射（involved-field radiotherapy：IF-RT）30〜60Gyが限局期Hodgkinリンパ腫に対する標準的治療と考えられている（表7）．無増悪生存率（PFS）90％以上と長期生存が可能になると同時に，遅発毒性である①二次発がん（白血病，NHL，乳がん，肺がんなど），②心血管障害，③不妊が問題となり，①②は治癒後15年以降の死亡原因となっている．二次発がんのリスクを下げるため，照射減線や照射範囲を狭めたinvolved-nodal radiation therapy（INRT），化学療法単独治療の臨床試験が進められている．

表6 ● Follicular lymphoma international prognostic index（FLIPI）

〈危険因子〉

節性病変領域数	＞4
LDH	＞正常上限値
年齢	＞60歳
病期	病期Ⅲ，Ⅳ
ヘモグロビン	＜12 g/dL

危険群	危険因子数	患者割合%	5年生存率	10年生存率
Low	0〜1	36%	90.6%	70.7%
intermediate	2	37%	77.8%	50.9%
High	≧3	27%	52.5%	35.5%

（文献9より引用）

図4 ● Hodgkinリンパ腫の標準的治療

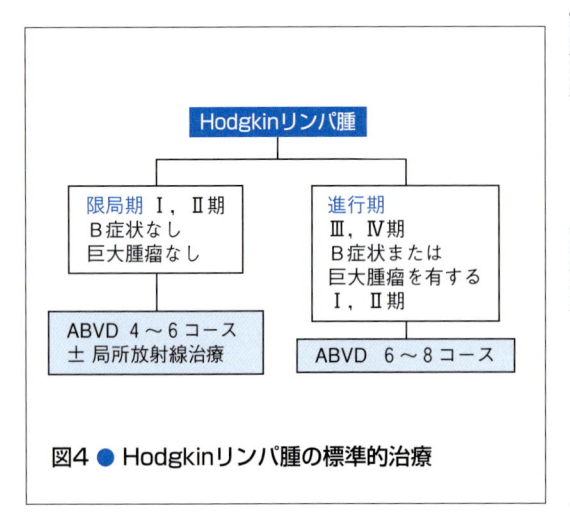

表7 ● リンパ腫の標準的治療法

1）Hodgkinリンパ腫

ABVD（d）療法　（4週間ごと）

A：ドキソルビシン	25mg/m²	1，15日目
B：ブレオマイシン	10mg/m²	1，15日目
V：ビンブラスチン	6 mg/m²	1，15日目
D：ダカルバジン	375（250）mg/m²	1，15日目

2）非Hodgkinリンパ腫

R-CHOP療法　（3週間ごと）

R：リツキシマブ	375mg/m²	1（〜1）日目
C：シクロホスファミド	750mg/m²	1日目
H：ドキソルビシン	50mg/m²	1日目
O：ビンクリスチン	1.4mg/m²（2mg/bodyまで）	1日目
P：プレドニゾロン	100mg/日（内服）	1〜5日目

c. 進行期（Ⅲ期，Ⅳ期，B症状や巨大腫瘤を有するⅠ，Ⅱ期）

進行期症例に対するMOPP療法，ABVD療法，MOPP/ABVD交替療法の3群比較試験の結果，**ABVD療法6～8コース**が標準的化学療法として確立した[10]．再発難治性Hodgkinリンパ腫に対しては造血幹細胞移植を行うこともある．

3）非Hodgkinリンパ腫の治療

a. 中高悪性度B細胞リンパ腫［びまん性大細胞型B細胞リンパ腫（DLBCL）］（図5）

i）限局期症例（Ⅰ期及び連続Ⅱ期）

化学療法と局所放射線療法が標準的治療であり，80％の長期無病生存が期待される．Ⅰ，Ⅱ期の中高悪性度リンパ腫患者に対して，CHOP 3コース施行後にIF-RTを施行する群の成績がCHOP 8コース群より優れていることが第Ⅲ相試験で証明された[11]．限局期DLBCLにおいては，リツキシマブを併用したR-CHOP療法3コース後のIF-RTが現在の標準治療と考えられている．

ii）進行期［(Ⅱ（非連続）～Ⅳ期)］

CHOP療法と第2，第3世代に併用化学療法を比較する大規模な第Ⅲ相試験の結果，CHOP療法の成績を超える治療法はなく，安全性からCHOP療法が標準的治療と認められた[12]（図6）．キメラ型抗CD20抗体であるリツキシマブ（図7）を加えた未治療DLBCL高齢者を対象としたR-CHOP療法とCHOP

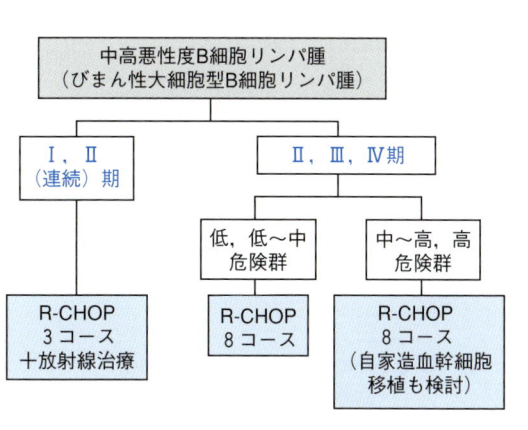

図5 ● 非Hodgkinリンパ腫の治療（中高悪性度B細胞リンパ腫）

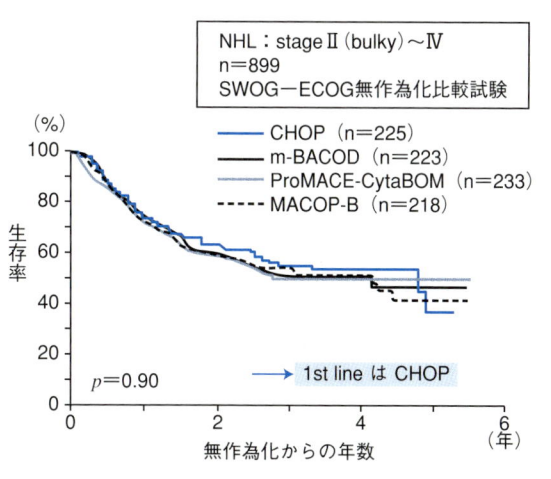

図6 ● 中高悪性度リンパ腫治療第Ⅲ相試験
（文献12より引用）

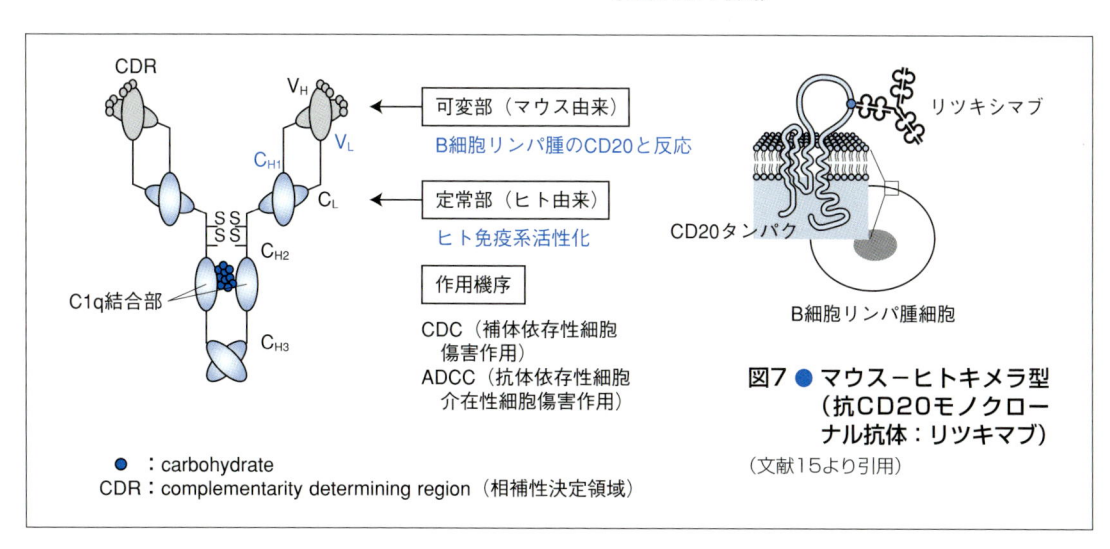

図7 ● マウス-ヒトキメラ型（抗CD20モノクローナル抗体：リツキシマブ）
（文献15より引用）

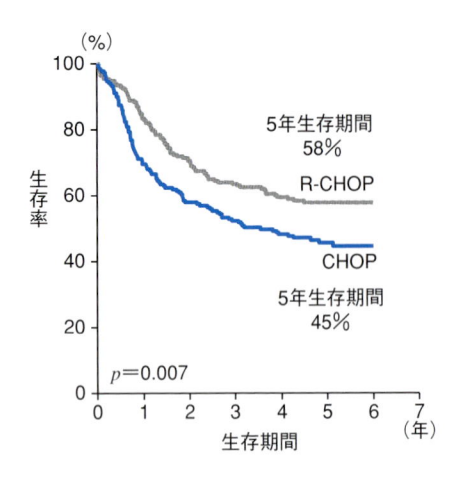

図8 ● DLBCLのR-CHOP療法とCHOP療法の第Ⅲ相試験（GELA-LNH 98.5 study）(文献16より引用)

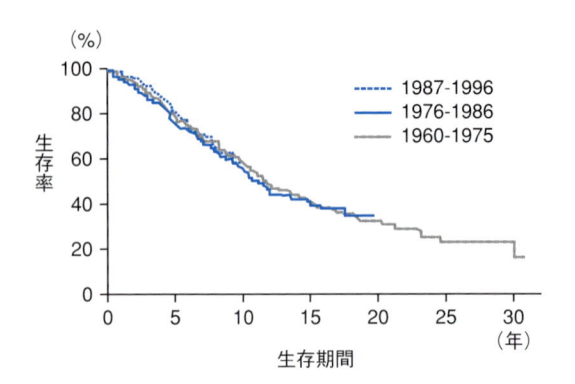

図9 ● 低悪性度リンパ腫の予後（生存期間）
(文献17より引用)

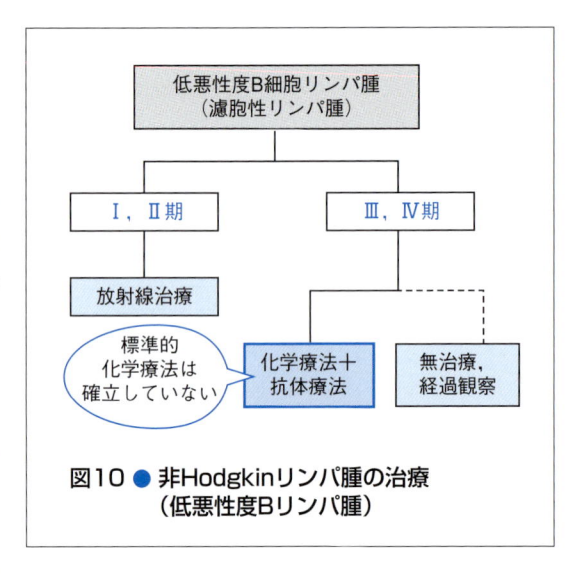

図10 ● 非Hodgkinリンパ腫の治療（低悪性度Bリンパ腫）

療法単独との第Ⅲ相試験結果では，観察期間中央値5年でR-CHOP療法群のevent-free survival（EFS）とoverall survival（OS）の優位性が確認された[13)][14)]（図8）．欧米の他臨床試験でも同様の結果であり，進行期DLBCLに対する標準的治療はR-CHOP療法となった．中高危険群，再発症例は自家造血幹細胞移植も考慮する．

b．低悪性度B細胞性リンパ腫（濾胞性リンパ腫）（図10）

Ⅰ，Ⅱ期ではIF-RTが一般的な治療選択であり，10年の無増悪生存率は約50%である．進行期低悪性度リンパ腫の生存中央値は7～10年と長いが，多くは有病生存で，組織学的進展（histological transformation）などで死亡する（図9）．Ⅲ，Ⅳ期では無治療経過観察から造血幹細胞移植を併用した大量化学療法まで，種々の治療が行われてきたが，標準的治療は未だ確立していない．リツキシマブは再発，再燃低悪性度B細胞リンパ腫に対して奏効率50～60%であり，プリン誘導体やCVP療法との併用も行われている．濾胞性リンパ腫では，リツキシマブ維持療法の有用性が臨床試験によって明らかにされている．再発，または難治性低悪性度B細胞リンパ腫に対するRI標識抗体（^{90}Y，^{131}I）療法は隣接腫瘍細胞へのRIの殺細胞効果が期待でき，有効性と安全性が確認されている．低悪性度リンパ腫に対する，自家，同種移植の評価は定まっていない．

c．節外病変原発悪性リンパ腫
ⅰ）胃原発悪性リンパ腫
胃は節外性悪性リンパ腫の好発臓器である．
〈胃限局MALTリンパ腫〉（図11）Helicobacter pylori（H. pylori）が疾患の発症に関与している．治療前にH. pyloriを胃生検のPCR（polymerase chain reaction），尿素呼気テストで確認しておく．H. pylori陽性症例では，H. pylori除菌療法が第一選択であり，寛解率60～80%である．H. pylori陰性症例は放射線治療かリ

図11 ● 胃MALTリンパ腫

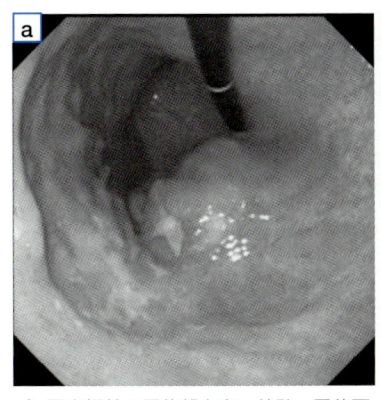

a) 胃内視鏡：胃体部大弯〜前壁，胃体下部後壁を主体に浅い地図状のびらんを多数認める

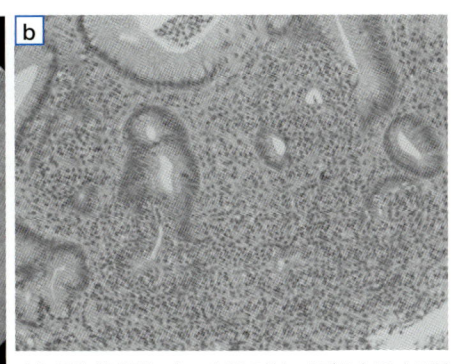

b) 胃生検病理：小〜中型で核にくびれを呈する腫瘍細胞が粘膜，粘膜下層内に浸潤し，粘膜上皮腺管を破壊性に浸潤するlymphoepithelial lesion

MALT：mucosa associated lymphoid tissue

ツキシマブを投与する．t（11;18）t（1;14），t（14;18）（q32;q21）症例の除菌治療効果は不十分であり，放射線治療，リツキシマブ投与，全身化学療法を考慮する．

〈胃限局DLBCL〉QOLを重視し非手術にて，化学療法＋放射線治療施行が主流である．

ii）精巣原発悪性リンパ腫

ほとんどがDLBCである．中枢神経，対側精巣への浸潤するため，化学療法に加え，対側精巣への放射線治療，メトトレキサート髄腔内投与を併用する．

iii）脳原発DLBCL

頻度は非Hodgkinリンパ腫の1％未満．大量のメトトレキサート，全脳照射，メトトレキサート髄腔内投与を併用する．合併症として白質脳症がある．予後不良である．

d．特殊なリンパ腫

i）成人T細胞白血病リンパ腫（adult T-cell leukemia/lymphoma：ATLL）

九州，四国に多く，**ヒトT細胞白血病ウイルス（human T-cell leukemia virus type-1：HTLV-1）**が発症に関与している．臨床病型はくすぶり型，慢性型，リンパ腫型，急性型の4型に分類され，**化学療法の対象はリンパ腫型と急性型**である．JCOG（日本臨床腫瘍研究グループ）リンパ腫グループは8剤の抗がん剤にG-CSFを併用した第Ⅱ相臨床試（JCOG9303:LSG15）を施行した．奏効率81％，2年生存率31％の成績であり，治療成績向上を目指し，移植を含めた臨床試験が予定されている．

ii）lymphoblastic lymphoma（リンパ芽球性リンパ腫）

急性リンパ性白血病と同じ治療プロトコールを施行する．中枢神経浸潤を予防するためキロサイド，大量メトトレキサート，メトトレキサート髄腔内投与を併用し，予後不良症例は同種移植を検討する．

iii）鼻型NK/T細胞リンパ腫

東アジア，中南米では悪性リンパ腫の2〜8％を占め，予後不良の疾患である．JCOGでは限局期鼻型リンパ腫を対象に病変部照射50GyとDeVIC療法の第Ⅰ/Ⅱ相試験を施行し奏効率80％以上の成績を報告している[18]．

悪性リンパ腫の治療法を図12にまとめた．

4）悪性リンパ腫の新しい治療薬

bendamustine，bortezomib，血管新生阻害薬（ベバシズマブ），BCL-2阻害薬（ABT-263），mTOR（everolimus，temsirolimus）lenalidomide，モノクローナル抗体（抗CD20抗体：ofatumumab，tositumomab，抗CD22抗体：epratuzumab，抗CD80抗体：galiximab）などの多くの機序が異なる薬剤に対する国内外臨床試験が施行されている．

図12 ● 悪性リンパ腫の治療のまとめ

Hodgkinリンパ腫
ABVD療法

胃MALT
ピロリ菌　除菌

高悪性度　髄腔内抗がん剤投与
- リンパ芽球性リンパ腫　急性リンパ性白血病の治療
- バーキットリンパ腫　CODOX-M/IVAC？
- マントル細胞リンパ腫　hyper-CVAD／メトトレキサート-シタラビン？
- NK/T細胞リンパ腫（限局期）DeVIC＋放射線併用？
- 成人T細胞白血病リンパ腫　JCOG9303/LSG 15

非Hodgkinリンパ腫
CHOP療法
リツキシマブ療法
移植治療

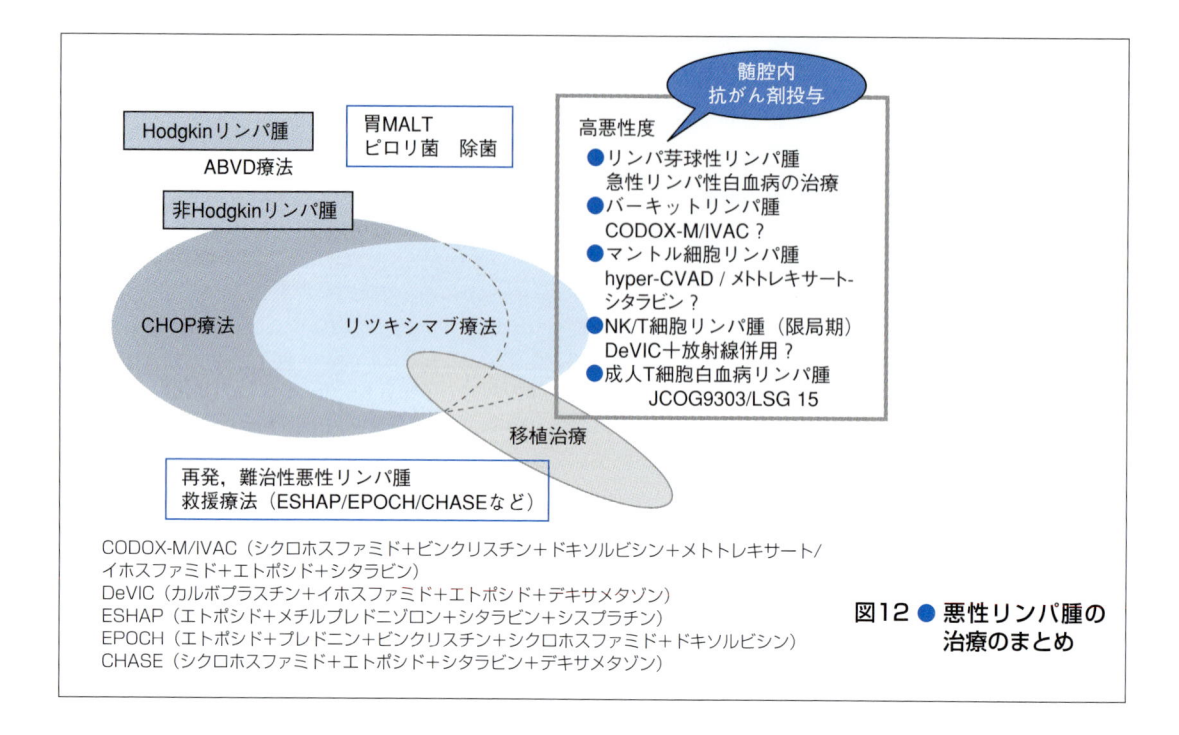

再発，難治性悪性リンパ腫　救援療法（ESHAP/EPOCH/CHASEなど）

CODOX-M/IVAC（シクロホスファミド＋ビンクリスチン＋ドキソルビシン＋メトトレキサート／イホスファミド＋エトポシド＋シタラビン）
DeVIC（カルボプラスチン＋イホスファミド＋エトポシド＋デキサメタゾン）
ESHAP（エトポシド＋メチルプレドニゾロン＋シタラビン＋シスプラチン）
EPOCH（エトポシド＋プレドニン＋ビンクリスチン＋シクロホスファミド＋ドキソルビシン）
CHASE（シクロホスファミド＋エトポシド＋シタラビン＋デキサメタゾン）

7　治療効果判定

　FDG-PETが一般臨床で用いられるようになり，2007年悪性リンパ腫に対する評価判定規準改訂版 revised　response criteria[19]が発表された（表8）．FDG-PET，免疫組織学的検索，フローサイトメトリーより，臨床試験評価基準を再検討したガイドラインである．これにより，臨床試験間での診断，治療効果判定をより均一化でき，今後の悪性リンパ腫の治療向上が期待されている．International harmonization projectではFDG-PETの治療効果判定時期として，治療後3週間，化学療法，化学免疫療法後は6～8週間，放射線，化学放射線治療は8～12週間以降を推奨している[20]．組織型による集積の違いや，偽陰性，偽陽性，評価のタイミングも考慮しなくてはならない．

8　経過・合併症管理と予後

1）予後
　各組織型予後因子参照（p.261）．

2）合併症管理

a．腫瘍崩壊症候群（tumor lysis syndrome：TLS）（p.133参照）

　リンパ芽球性リンパ腫やBurkittリンパ腫，巨大腫瘤を有するDLBCL，CLLや，白血化が著しいリンパ腫は，化学療法時にTLSを合併する可能性が高い．

b．治療に伴う副作用（各薬剤の副作用項目参照）

　i）ABVD療法：一般的な副作用のほかにドキソルビシンの蓄積心毒性，ブレオマイシンの肺毒性，ダカルバジンの血管痛，ビンブラスチンの末梢神経障害に注意する．

　ii）R-CHOP療法：リツキシマブのインフュージョンリアクション（p.137），ドキソルビシンの蓄積性心毒性，シクロホスファミドの出血性膀胱炎，ビンクリスチンの末梢神経障害に注意する．

c．ウイルス活性化

　i）悪性リンパ腫治療とB型肝炎再活性化

　がん化学療法に伴うB型肝炎ウイルス（HBV）の再活性化はこれまで多数報告されてきた．リツキシマブ，ステロイド併用化学療法はHBV再活性

表8 ● 新しいリンパ腫治療効果判定国際ワークショップ規準
[revised response criteria for lymphoma (including PET)]

総合評価	定義	節性病変	肝臓・脾臓	骨髄浸潤
完全奏効 CR (complete remission)	すべての病変が消失	1) PET陽性病変：治療前PET陽性病巣陰性化．病変の大きさは問わず 2) PET集積が様々，あるいは陰性病変：縮小してCTにて正常化	触知せず 結節病変消失	消失
部分奏効 PR (partial remission)	すべての病変が縮小かつ新病変なし	6個までの標的病変SPDが50％以上減少 1) PET陽性病変：治療前PET陽性病巣1個以上残存 2) PET集積が様々，あるいは陰性病変：CTにて縮小	結節のSPDが50％以上減少 大きさ増大せず	
安定 SD (stable disease)	CR／PRに至らず．PDでもない	1) PET陽性病変：治療前PET陽性病巣PETかCTで残存．新病変なし 2) PET集積が様々，あるいは陰性病変：CTにて大きさ不変		
増悪 PD (progressive disease)	新病変の出現．または以前よりある病変が最小評価から50％以上増大	径1.5cmを超える新病変の出現 SPD50％以上の増加 短径1cmを超える病変の長径50％以上増加．治療前PET陽性病巣は持続して陽性	病変が最大縮小時と比較し50％を超えて増大	新病変または再燃

SPD : sum of the product of the diamaeters（2方向積和）

化肝炎の危険因子であり，B型肝炎（HBs抗原陽性，HBc抗体陽性，HBe抗原陽性，ウイルスDNA量高値）を合併している場合は抗ウイルス薬（エンテカビル）予防内服が原則である．HBs抗原陰性であってもHBc抗体あるいはHBs抗体陽性においてもHBV再活性化が起こり，高危険群の見直しが求められている．現時点での全身化学療法後のHBV再活性化対策は，①抗ウイルス薬の予防投与，②HBV-DNAモニタリングにより陽性化した時点での抗ウイルス薬の予防投与がある．本邦で多施設共同臨床研究が開始されている．

ii) リツキシマブ治療とウイルス再活性化

C型肝炎合併に関しても臨床症状がなくともウイルス量をモニタリングすることが大切である．progressive multifocal leukoencephalopathy（PML）はJCウイルスが原因であり，致死的である．有効な治療は確立しておらず，錯乱，眩暈，平衡異常，会話，歩行困難，視力障害などの行動異常が出現した場合はこの疾患を疑う．

9 フォローアップ

悪性リンパ腫は完全寛解となっても再燃の危険性はゼロではなく，定期的な採血，画像診断が必要である．また，長期生存が可能であるため，晩期障害として二次発がん，臓器障害にも注意が必要である．

文献・参考図書

1) Swerdlow, S.H. et al. (eds.) WHO Classification of Tumours of Haematopoietic and Lymphoid Tissues (4th ed.) IARC, Lyon 2008
2) Greene, F.L. et al. "AJCC cancer staging manual, 6th ed." Springer-Verleg, New York, 2002
3) Yung, L. et al. : Hodgkin's lymphoma. Lancet, 361 : 943, 2003
4) Gallamin, A. et al. : Early interim 2-[18F]fluoro-2-deoxy-D-glucose positron emission tomography is prognostically superior to International Prognostic Score in Advanced-stage Hodgkin's lymphoma: A report from a joint Italian-danish study. J. Clin. Oncol., 25 : 3746-3752. 2007
5) The international non-Hodgkin's lymphoma prognostic factors project : A prostpective model for aggressive non-Hodgkin's lymphoma. N. Engl. J. Med.,329 : 987-994, 1993

6) Sehn, L.H. et al. : The revised international prognostic index (R-IPI) is a better predictor of outcome than the standard IPI for patients with diffuse large B-cell lymphoma treated with R-CHOP. Blood, 109 : 1857-1861, 2007
7) A predictive model for aggressive non-Hodgkin's lymphoma. The International non-Hodgkin's lymphoma prognostic factors project. N. Engl. J. Med., 329 : 987-994, 1993
8) Chenson, B. et al. : Revised respons criteria for malignant lymphoma. J. Clin. Oncol., 25: 579-586, 2007
9) Solal-Celigny, P. et al. : Follicular lymphoma international prognostic index. Blood, 104 : 1258-1265, 2004
10) Canellos, G.P. et al. : Chemotherapy of advanced Hodgkin's disease with MOPP, ABVD, or MOPP alternating with ABVD. N. Engl J. Med., 327 : 1478-1484, 1992
11) Miller, T.P. et al. : Chemotherapy alone compared with chemotherapy plus radiotherapy for localized intermediate- and high-grade non-Hodgkin's lymphoma. N. Engl. J. Med., 339 : 21-26, 1998
12) Fisher, R.I. et al. : Comparison of a standard regimen (CHOP) with three intensive chemotherapy regimens for advanced non-Hodgkin's lymphoma. N. Engl J. Med., 328 : 1002-1006, 1993
13) Coiffier, B., Lepage, E., Briere, J. et al. : CHOP chemotherapy plus rituximab compared with CHOP alone in elderly patients with diffuse large-B-cell lymphoma. N. Engl. J. Med., 346 : 235-242, 2002
14) Pfreundschuh, M. et al. : CHOP-like chemotherapy plus rituximab versus CHOP-like chemotherapy alone in young patients with good-prognosis diffuse large-B-cell lymphoma: a randomised controlled trial by the MabThera International Trial (MInT) Group. Lancet Oncol. 7 : 379-391, 2006
15) Reff, M.E. : Depletion of B cells in vivo by a chimeric mouse human monoclonal antibody to CD20. Blood, 83 : 435-445, 1994
16) Feugier, P. et al. : Long-term results of the R-CHOP study in the treatment of elderly patients with diffuse large B-cell lymphoma: a study by the Groupe d'Etude des Lymphomes de l'Adulte. J. Clin. Oncol., 23 : 4117-4126, 2005
17) Adapted from Horning. Semin Oncol. : 20（suppl 5）: 75, 1993
18) Yamaguchi, M. et al. : Phase I/II study of concurrent chemoradiotherapy for localized nasal natural killer/T-cell lymphoma: Japan Clinical Oncology Group Study JCOG0211. J. Clin. Oncol., 27 : 5594-600, 2009
19) Cheson, B.D. et al. : Revised response criteria for malignant lymphoma. J. Clin. Oncol., 25 : 579-586, 2007
20) Juweid, M.E. et al. : Use of positron emission tomography for response assessment of lymphoma : Consensus of the imaging subcommittee of international harmonization project in lymphoma. J. Clin. Oncol., 25 : 571-578, 2007

参考URL

A) Hodgkin disease/lymphoma. NCCN clinical practice guideline V.2. 2009
〔http://www.nccn.org/professionals/physician_gls/PDF/hodgkins.pdf〕
B) Non-Hodgkin lymphoma. NCCN clinical practice guideline V.2. 2009
〔http://www.nccn.org/professionals/physician_gls/PDF/nhl.pdf〕
C) Adult Non-Hodgkin Lymphoma Treatment (PDQ®) National Cancer Institute
〔http://www.cancer.gov/cancertopics/pdq/treatment/adult-non-hodgkins/healthprofessional〕
D) Adult Hodgkin Lymphoma Treatment (PDQ®) National Cancer Institute
〔http://www.cancer.gov/cancertopics/pdq/treatment/adulthodgkins/healthprofessional〕

チェックリスト

☐ Hodgkinリンパ腫と非Hodgkinリンパ腫の進展様式，病理病期診断，治療の相違点が理解できているか

☐ 非Hodgkinリンパ腫の代表的な疾患DLBCLとFLの診断，予後因子，治療，予後について理解できているか

☐ Hodgkinリンパ腫の標準的治療ABVD療法，非Hodgkinリンパ腫のR-CHOP療法のレジメン，コース数，薬物有害反応を説明できるか

☐ 胃原発MALTリンパ腫の除菌治療，特殊な悪性リンパ腫の治療について理解できているか

Part II §1. 各がん腫における診療

11. 泌尿器科腫瘍
膀胱がん／前立腺がん／腎細胞がん

篠原 充

膀胱がん

おさえておきたいポイント

★ 診断のきっかけは肉眼的血尿，特に無症候性血尿が重要である

★ 過半数の膀胱がんは表在性でかつ異型度の低い腫瘍であり，内視鏡的切除で治癒が可能であるが，膀胱内の再発や多発が多くその対策が重要である

★ 浸潤性膀胱がんは多くが異型度の高い腫瘍であり，半数は初診時より浸潤が認められるために，膀胱全摘術を含めた集学的治療法が必要である

1 疫学

■ 年間の罹患者数は年とともにわずかずつ増加している．死亡者数は，罹患者数のおよそ3分の1弱程度と推定されている．罹患率は男性が女性のおよそ3倍程度であるが，女性の方が一般に進行した状態で診断される割合が高いため，死亡の割合も女性の方が高い傾向がある．

	死亡 (2008)		罹患 (2004)	
	死亡数(人)	粗率(対人口10万人)	罹患数(人)	粗率(対人口10万人)
男女計	6,467	5.1	16,051	12.6
男	4,438	7.2	12,012	19.3
女	2,029	3.1	4,039	6.2

出典：国立がんセンターがん対策情報センター

■ 膀胱がんの発生には化学物質が大きく関与していると考えられており，その危険因子として2-naphthylamine，benzidine，4-aminobiphenylなどの**化学物質**やタバコ，コーヒー，鎮痛薬，人工甘味料などが推定されている．その他，膀胱への慢性炎症を生じる細菌・寄生虫感染，膀胱結石，骨盤への放射線照射，抗がん剤などが関与すると考えられている．

2 病態・症状

1) 病態

発生母体は膀胱粘膜である移行上皮のために，多くは**移行上皮がん**である．発がんの原因として化学物質が考えられていて，化学物質により遺伝子の変化が生じ膀胱がんが発生すると推定されている．歴史的にも，職業性膀胱がん（化学薬品への暴露による）の存在もよく知られている．その他扁平上皮がんと腺がんなどが認められる．扁平上皮がんは住血吸虫症の存在や膀胱結石などによる慢性炎症がその原因と考えられている．

2) 症状

a．肉眼的血尿

多くは，血尿以外の症状がない無症候性血尿である．

b．膀胱刺激症状

肉眼的血尿が存在する時と，存在しない時がある．いずれにしろ頻尿や排尿痛などの膀胱刺激症状があると，しばしば膀胱炎と誤診される．高齢者や膀胱炎が遷延する場合は膀胱がんの可能性を考慮することが絶対である．排尿障害や尿閉など

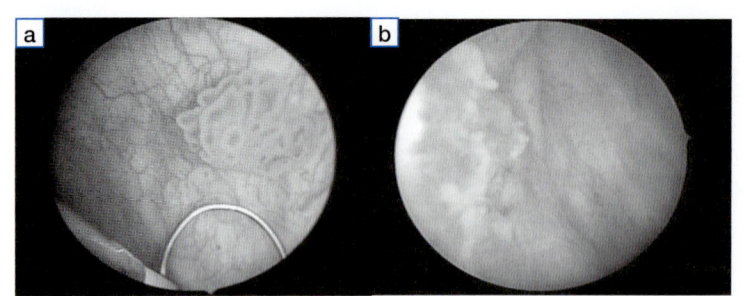

図1 ● 膀胱鏡による腫瘍の肉眼的所見
a) 乳頭状，有茎性で表在性である
b) 非乳頭状，広基性で浸潤性である

前立腺疾患と同様の症状を示すことがある．

c．浸潤，転移による症状

- **側腹部痛**：膀胱がんの浸潤により，尿管下部の通過障害を生じると水腎症を来し尿管結石と同様の側腹部痛を生じる．両側の閉塞を生じると腎不全を来す．
- **下肢の浮腫**：リンパ節転移によるリンパ液の滞留や，腫瘍の圧迫などによる静脈環流の低下による．尿管閉塞による腎不全の場合は全身性の浮腫を生じるが，下肢が高度なことが多い．
- **下腹部（骨盤）腫瘤**：腫瘍が大きい場合や，尿閉による拡張した膀胱を触知することがある．
- **体重減少**：がんが進行した場合に見られる．
- **骨痛**：骨転移を生じた場合，該当部位の痛みを生じる．

3 診 断

1）膀胱鏡

膀胱がんの存在を確認するのに最良の方法である．上皮内がんでは粘膜の発赤のみが所見であり注意が必要である．内視鏡による腫瘍の形態から，深達度や悪性度が推察できることが多い．**乳頭状か非乳頭状か**，及び**有茎性か広基性**かが非常に重要である．乳頭状で有茎性であればかなり大きくても浸潤がんである可能性は低い（図1）．

2）尿細胞診

上皮内がんの存在を疑うのに必須の方法である．多くの膀胱腫瘍は陽性を示すが，悪性度の低い場合や，単回の検査では陰性の場合もある．

3）腹部超音波

一定程度の大きさになれば陽性率は高いが，場所や大きさにより判定が困難な場合がある．

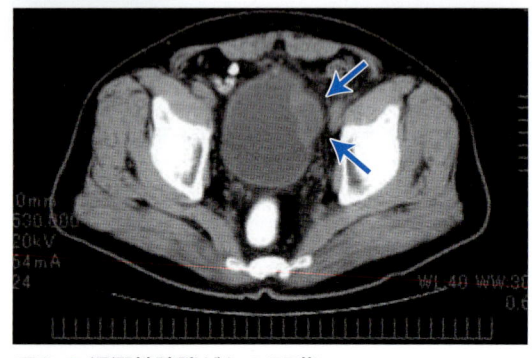

図2 ● 浸潤性膀胱がんのCT像
筋層浸潤を伴う腫瘍が認められる（→）

4）CT，MRI

浸潤度の判定に必須である（図2）．

5）排泄性腎盂造影

しばしばみられる上部尿路がんの合併の診断に有用であるが，膀胱がんの存在の診断には以前ほどは使用されていない．

4 病期分類・ステージング

病期分類・ステージングを表1，2に示す．

5 予後因子・治療効果予測因子

深達度（T分類）が予後に対して，最大の因子であり，ついで悪性度（G）が重要である．表在性でG1ないしG2であれば予後は良好である．しかし，膀胱内の再発頻度は高く頻回の再発や多発の場合，追加治療が問題となる．一方，**T3以上の浸潤がんの予後は不良**である．また**悪性度の高いG3**の場合は表在性腫瘍であっても，浸潤がんへの進行が問題となる．

表1 ● 膀胱がんTNM臨床分類

T―原発腫瘍の壁内深達度	
TX	原発腫瘍が評価されていない時
T0	腫瘍なし
Tis	上皮内がん（CIS）
Ta	浸潤なし
T1	粘膜下結合組織までの浸潤
T2	筋層浸潤があるもの T2a：筋層の半ばまでの浸潤 T2b：筋層の半ばを越えるもの
T3	膀胱周囲脂肪組織への浸潤があるもの T3a：顕微鏡的浸潤 T3b：肉眼的（壁外に腫瘤があるもの）
T4	腫瘍が以下のいずれかに浸潤するもの 前立腺，子宮，腟，骨盤壁，腹壁 T4a：前立腺，子宮あるいは腟への浸潤 T4b：骨盤壁あるいは腹壁への浸潤
N―所属リンパ節	
NX	所属リンパ節が評価されていない時
N0	所属リンパ節転移なし
N1	2cm以下の1個の所属リンパ節転移を認める
N2	2cmを超え5cm以下の1個のリンパ節転移，または5cm以下の多数個の所属リンパ節転移を認める
N3	5cmを超える所属リンパ節転移を認める
M―遠隔転移	
MX	遠隔転移の有無不詳
M0	遠隔転移なし
M1	遠隔転移あり

（文献1より引用）

表2 ● 膀胱がんのTNM臨床病期分類

病期分類	T分類	N分類	M分類
0a期	Ta	N0	M0
0is期	Tis	N0	M0
Ⅰ期	T1	N0	M0
Ⅱ期	T2a,b	N0	M0
Ⅲ期	T3a,b	N0	M0
	T4a	N0	M0
Ⅳ期	T4b	N0	M0
	すべてのT	N1, N2, N3	M0
	すべてのT	すべてのN	M1

（文献1より引用）

6 治療

表在性膀胱がんと浸潤性膀胱がんでは，治療法が全く異なる．

1）表在性膀胱がんの治療

a. 手術療法

- 経尿道的内視鏡手術（TUR-Bt）が中心である．

> **memo** TUR-Bt（transurethral resection of the bladder tumor）：泌尿器科に特徴的な経尿道的内視鏡手術であり，腹腔鏡による内視鏡手術とは異なる．非電解質液を膀胱内に注入しながら実施する．最近は生理的食塩水を使用する内視鏡機器も使用される．

- 早期がんに対しては経尿道的内視鏡による切除術が原則である．また病理組織診断のためにも必須である．しかし上皮内がんや上皮内がんが随伴する場合など，さらに再発予防目的などに対して，以下の膀胱内薬物注入療法の追加が行われる．

b. 薬物療法

- 早期がんに対して通常の全身化学療法が行われることはない．主に**膀胱内注入療法**が行われる．
- 上皮内がんには絶対的適応，その他再発がん，多発がん，high grade表在性がんに対して適応がある．薬剤として**BCG**（弱毒性牛結核菌）が最も有効性が高く頻用されるが，副作用も多い．その他の注入薬剤として化学療法剤（ドキソルビシン，マイトマイシンC，チオテパなど）が使用される．

2）浸潤性膀胱がんの治療

浸潤性膀胱がんの治療方法として，膀胱温存が可能かどうか，単独療法で治療困難で各種の治療法を組合わせた集学的治療が必要かどうかの判断が重要である．

a. 放射線治療

単独での浸潤性膀胱がんの治療は極めて困難である．全身化学療法や動注化学療法と組合わせて使用する場合や術前に施行することが多い．動注化学療法と放射線療法を組合わせた治療は，膀胱を温存したままで根治が期待されているが適応が限られる．

b. 薬物療法

手術で根治が不可能な転移を有する進行がんに

対する全身化学療法として施行される場合と，手術の前後にadjuvantやneoadjuvant化学療法として行われる場合が大部分である．現在標準治療方法としてはMVAC療法（メトトレキサート＋ビンブラスチン＋ドキソルビシン＋シスプラチン）とGC療法（ゲムシタビン＋シスプラチン）が行われる．

c．手術療法

浸潤性膀胱がんの治療法の中心である．尿路変更術が必要になるため多くの方法が考案されている．一般に行われるのは回腸導管で，非禁制の尿路変更術である．ストマと呼ばれ収尿袋の装着が必要である．その他に禁制の変更術や，カテーテルの必要な腎瘻術や尿管皮膚瘻がある．最近ではQOLを考慮した自己排尿型の腸管利用手術の頻度が増加している．

d．緩和療法，対症療法

根治不可能な場合も膀胱がんは比較的進行が遅いために，治療が困難になった場合もその対応が重要である．疼痛管理はもちろんのこと，膀胱が残存している場合は排尿の管理が重要になる．閉塞性腎不全を生じた場合は，腎瘻や尿管カテーテル法が考慮される．血尿が高度となると貧血や排尿障害が生じるために処置が必要となる．膀胱洗浄や持続膀胱灌流，内視鏡による止血手術を行う．時には血管の塞栓術を行う．

7 経過・合併症管理と予後

1）BCGの膀胱内注入療法の合併症

排尿痛や頻尿・血尿等の膀胱刺激症状とともに，発熱，倦怠感などの全身症状や結核感染が生じることがある．一方化学療法剤の膀胱内注入の副作用はほとんど見られない，特に全身症状は通常では見られない．

2）内視鏡手術の合併症

膀胱穿孔が重要であり，ことに閉鎖神経の刺激による反射のために生じることがあり注意が必要である．

3）放射線治療の合併症

膀胱・直腸刺激症状が中心である．高度な場合萎縮膀胱となって蓄尿機能が障害され著しい頻尿を来す．

4）膀胱全摘術の全体としての合併症

25〜35％と高頻度である．創感染と腸閉塞が主な合併症である．

5）表在性膀胱がんの5年生存率

70％程度でかなり良好であるが，浸潤性の場合はpT2でも60〜80％程度で，pT3では30〜70％程度になる．

8 フォローアップ

- 早期膀胱がんは膀胱内再発が高頻度に認められるため，定期的な膀胱鏡検査あるいは尿細胞診，超音波検査などでの膀胱内再発の検査が必須．
- 浸潤がんの治療後は，局所再発と共に遠隔転移の検査が必要である．CT，超音波検査等を定期的に行う．

チェックリスト

- ☐ 早期がんと浸潤がんの区別ができるか．その方法を説明できるか
- ☐ 早期がんの再発の場合は何に注意する必要があるか
- ☐ 膀胱内注入療法の副作用を理解できているか
- ☐ 尿路変更術とその処置が理解できているか
- ☐ 膀胱腫瘍の集学的治療が理解できているか

前立腺がん

おさえておきたいポイント

★ 腫瘍マーカーである**PSA**の測定ががんの診断のきっかけとなることが多く，またPSAが効果判定や悪化の判定にも非常に有用である

★ 罹患率は高いが比較的進行が遅く，早期がんでは臨床的に問題となるがんかどうかが非常に重要な問題である．一方，骨転移などの進行がんとして発見される症例も一定頻度存在する

★ がんの発生，進行にホルモンの関与が深く，治療方法として**抗男性ホルモン療法**（内分泌療法）が早期がんにも進行がんにも一定程度有効である

1 疫 学

- 前立腺がんの腫瘍マーカーであるPSA（prostate specific antigen，前立腺特異抗原）の臨床的利用の開始以降，前立腺がんの診断数は急上昇を示しているが，罹患数に関してははっきりしたデータはない．2000年時点でおよそ20,000人と推定されているが，従来からの剖検で発見されるラテントがんの発生率から考えるとその10倍程度の可能性もある．
- 2001〜2008年にかけての死亡者数も徐々に増加傾向を示し，およそ7,500人から100,000人への増加であった．

	死亡（2008）		罹患（2004）	
	死亡数（人）	粗率（対人口10万人）	罹患数（人）	粗率（対人口10万人）
男	9,989	16.3	39,321	63.1

出典：国立がんセンターがん対策情報センター

- 前立腺がんの発生には，遺伝的因子と，環境因子が考えられている．遺伝性前立腺がんは若年での発生が多く，*HPC1*・*HPC2*・*MSR1*などの候補遺伝子が報告されている．環境因子として最も影響が考えられるものは男性ホルモンである．思春期前に去勢術を受けた男性は，前立腺がんになることが少ないこと，前立腺がんが抗男性ホルモン療法により縮小することから男性ホルモンの関与は明らかであるが，その発生にどのように関与しているかは不明である．その他脂質の高摂取，前立腺の炎症，喫煙等がリスクとして考えられている．

2 病態・症状

- 前立腺の形態は大きく4部位に分類されており，最外側の**周辺帯**（peripheral zone：PZ）から発生することが多い．前立腺を構成する細胞は大部分が腺細胞であり，その他少量の基底細胞と内分泌細胞が存在する．従って前立腺がんの多くは**腺がん**である．その他に少数のカルチノイド腫瘍や小細胞がんを生じる．
- 症状としては前立腺肥大症と区別できる前立腺がんに特徴的なものは少ない．現在では，腫瘍マーカーPSAの測定から，診断に至ることが一般的である．PSA値がグレイゾーンと呼ばれる4〜10の場合およそ40〜50％の診断率である．排尿障害を訴える場合はさらに診断の頻度が高いが，前立腺がんに固有の症状ではないために，症状のみから診断に至ることは少ない．
- 局所の症状としては前立腺肥大症同様の排尿困難，頻尿等の膀胱頸部の閉塞（bladder outlet obstruction：BOO）に伴う下部尿路症状（lower urinary tract symptoms：LUTS）や，その他に血尿や陰部の不快感等がある．
- 局所の進行により，尿管閉塞を生じると水腎症やさらに進行すると閉塞性腎不全を生じる．
- 転移の症状として，骨転移による疼痛や骨折が多く見られる．現在でもこれらの転移巣から発見される症例も一定数存在している．進行する

としばしば**高カルシウム血症**を伴うために，便秘・食欲不振・多尿・譫妄・意識障害等多彩な症状が見られる．

3 診断

1）前立腺生検

確定診断のためには前立腺生検が必須である．従来は生検を行うきっかけになるものは前立腺の触診（digital rectal examination：DRE）であったが，現在では多くが血液検査でPSAの測定を行うことから始まる．検診や人間ドックでPSA測定が採用されることが増加し，これが診断数の増加に大きく貢献している．多くは触知不能な局在の不明ながん（T1c）であり，系統的生検が行われる．生検本数として定型的6ヵ所生検が行われることが多かったが，最近では診断精度を高めるため10ないし12ヵ所程度が多くなっている．

2）MRI

さらに最近では，MRIの拡散強調像も局在診断に有用になってきている．

3）CT・骨シンチ

病期の診断のためにはCT・骨シンチ（図3）は必須であるが，早期がんが確実な場合は行われないこともある．

4）単純X線

骨転移は単純X線撮影でもしばしば特徴的な造骨性変化を認めることができる．

4 病期分類・ステージング

病期分類・ステージングを表3，4に示す．UICC第7版においては，前立腺がん取扱い規約と異なり，T1，T2aまでがⅠ期にT2b〜T2cがⅡ期に分類されている．また，他のがんにはみられない予後分類が，TNM分類，PSA値，Gleason分類からなされている．

5 予後因子・治療効果予測因子

■ 予後因子として，一般的ながんと同様に病期の

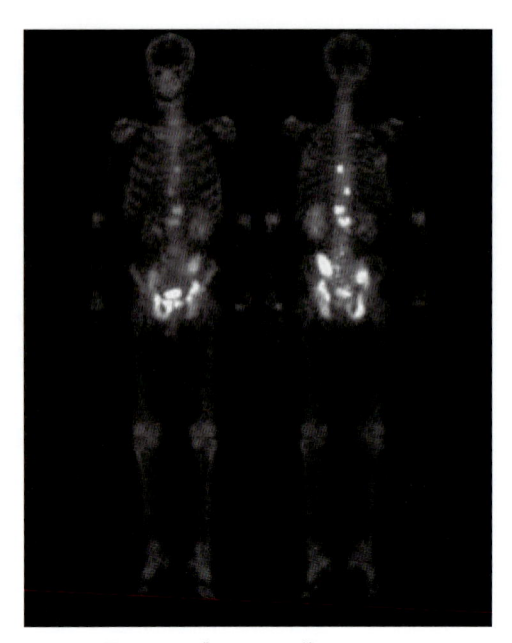

図3 ● 骨シンチグラフィー像
多発転移を認める（p.365の図1と同一症例）

進行度と病理組織学的悪性度［特に前立腺がんでは**Gleason分類**（後述*memo*参照）による］が重要である．さらに前立腺がんに固有のものとして，早期がんの膨大な手術標本の検討から，術前のデータから判断する局所浸潤度の判定のためのノモグラムが作成されている（表5）．そのデータに使用されている因子としては，診断時PSA値，生検の組織診断によるGleasonスコア値，臨床的病期診断がある．

memo Gleason（グリーソン）分類：前立腺がんの悪性度指標分類である．特徴的な点は，細胞あるいは核の異型度は考慮せず，組織構築と浸潤様式からスコア化し1〜5に分類したもの．最多の面積を占める組織像をprimary grade，次に優勢な組織像をsecondary gradeとして合計点（グリーソンスコア）として2〜10に分類される．

■ 治療効果予測因子も，予後因子と同様であるが内分泌療法の場合，そのPSAの反応性の良否が効果の推定に役立つ．
■ 治療効果判定にも，PSA値が使用される．治療効果が良好な場合，手術及び抗男性ホルモン療法の場合，一般的な測定方法では測定感度以下まで下降する．放射線療法の場合は測定可能であるが低値を維持する．

表3 ● 前立腺がんTNM分類

T－原発腫瘍	
TX	原発腫瘍の評価が不可能
T1	触知不能，または画像では診断不能な臨床的に明らかでない腫瘍（前立腺肥大症として内視鏡手術などを受けて診断される場合を含む） T1a：組織学的に，切除組織の5％以下に，偶発的に発見される腫瘍 T1b：組織学的に，切除組織の5％を超え，偶発的に発見される腫瘍 T1c：針生検により確認（例えばPSAの上昇による）される腫瘍
T2	前立腺に限局する腫瘍 T2a：片葉に浸潤する腫瘍 T2b：両葉に浸潤する腫瘍
T3	前立腺被膜を越えて進展する腫瘍 T3a：被膜外へ進展する腫瘍（片葉，または両葉） T3b：精囊に浸潤する腫瘍
T4	精囊以外の隣接組織（膀胱頸部，外括約筋，直腸，挙筋，及び/または骨盤壁）に固定，または浸潤する腫瘍
N－所属リンパ節	
NX	所属リンパ節の評価が不可能
N0	所属リンパ節転移なし
N1	所属リンパ節転移あり
M－遠隔転移	
MX	遠隔転移の評価が不可能
M0	遠隔転移なし
M1	遠隔転移あり M1a：所属リンパ節転移以外のリンパ節転移 M1b：骨転移 M1c：他の部位への転移
G－病理組織学的分化度	
GX	分化度の評価が不可能
G1	高分化，軽度異型性
G2	中分化，中等度異型性
G3～4	低分化～未分化，高度異型性

（文献2より引用）

6 治療

- 早期前立腺がんの治療方法として手術療法，放射線療法，薬物療法すべての適応があり，単独で十分な効果が期待できる．一般的には長期予後で考えると手術療法の効果が最も良好と考え

表4 ● 前立腺がんのTNM病期分類

病期分類	T分類	N分類	M分類	G分類
Ⅰ期	T1a	N0	M0	G1
Ⅱ期	T1a	N0	M0	G2，G3～4
	T1b,c	N0	M0	Gに関係なく
	T1～2	N0	M0	Gに関係なく
Ⅲ期	T3	N0	M0	Gに関係なく
Ⅳ期	T4	N0	M0	Gに関係なく
	Tに関係なく	N1	M0	Gに関係なく
	Tに関係なく	Nに関係なく	M1	Gに関係なく

（文献2より引用）

られているが，その他の治療方法と比較してその差は軽度である．さらに一部の症例では極めて予後良好と考えられるために，注意深い経過観察で進行が見られるまで治療を行わないwatchful waitingも行われる．

- 一方，進行前立腺がんに関しては薬物療法が中心となるが，効果は限定的なことが多く，しばしば再燃（memo参照）を来す．治療法で一番問題になるのは正確な病期診断が困難な点にある．

memo 再燃：臨床的にがんの悪化が見られる時に臨床的再燃と呼ばれ，臨床的に症状が現れる以前にPSAの上昇から再燃が判断できる場合，生化学的再燃と呼ばれる．生化学的再燃と診断されれば，その時点で治療方法の追加や変更が可能である．

1）薬物療法

- 薬物療法の中心は**内分泌療法（抗男性ホルモン療法）**である．早期がんにも進行がんにも使用される．作用機序から推察して，あくまでもがんの悪化を阻止すると考えられている．

- 内分泌療法には，除精術，エストロゲン製剤，抗アンドロゲン製剤（ステロイド系と非ステロイド系がある），**LH-RH アゴニスト**がある．男性ホルモンの分泌を抑える除精術と男性ホルモンの受容体への結合を阻害して働きを抑える抗アンドロゲン製剤を併用する方法が一般に使用される．これはcombined androgen blockade（CAB）やmaximum androgen blockade（MAB）あるいはtotal androgen blockade（TAB）などと呼ばれている．除精術には内科的除精術と外科的除精術がある．内科的除精術

表5 ● Partin のノモグラム（部分抜粋）

PSA値 (ng/mL)	病理学的病期	臨床病期 T1c（触知不可，PSA 上昇）				
		Gleason スコア				
		2〜4	5〜6	3＋4＝7	4＋3＝7	8〜10
6.1〜10.0	臓器限局	87 (73〜97)	75 (72〜77)	54 (49〜59)	43 (35〜51)	37 (28〜46)
	前立腺外浸潤	13 (3〜27)	23 (21〜25)	36 (32〜40)	47 (40〜54)	48 (39〜57)
	精嚢腺浸潤（＋）	—	2 (2〜3)	8 (6〜11)	8 (4〜12)	13 (8〜19)
	リンパ節転移（＋）	—	0 (0〜1)	2 (1〜3)	2 (1〜4)	3 (1〜5)
＞10.0	臓器限局	80 (61〜95)	62 (58〜64)	37 (32〜42)	27 (21〜34)	22 (16〜30)
	前立腺外浸潤	20 (5〜39)	33 (30〜36)	43 (38〜48)	51 (44〜59)	50 (42〜59)
	精嚢腺浸潤（＋）	—	4 (3〜5)	12 (9〜17)	11 (6〜17)	17 (10〜25)
	リンパ節転移（＋）	—	2 (1〜3)	8 (5〜11)	10 (5〜17)	11 (5〜18)

（文献4より引用）

としてはLH-RHアゴニストが使用される．
- 内分泌療法が無効になった場合に，ステロイドやエストラムスチン，パクリタキセルなどの抗がん剤が使用される．骨転移に対してはビスホスホネート療法が行われるが，いったん再燃を生じると，治療は困難となることが多い．

2）放射線療法

放射線療法には外照射と内照射がある．通常あるいは3Dによる放射線治療（conventional radiotherapy or 3D conformal radiotherapy），強度変調放射線治療（intensity modulated radiotherapy：IMRT）は外照射であり，**密封小線源療法は組織内照射方法（brachytherapy）**である．外照射は遠隔転移のないIV期の一部までが適応となる．一方，小線源療法は留置した線源による組織透過性は少ない（2〜5mm程度）ためにII期まででかつGleasonスコアの低いものがよい適応となるが，最近は適応拡大も図られている（図4）．

3）手術療法

早期がんと診断された場合に適応があるが，その解剖学的特殊性からしばしば病理学的には完全切除が困難なことが多くなる．一般的には，前立腺がんが根治された場合の予後が10年以上あると考えられる場合に適応になるため70歳までが対象となる．また手術の方法として，通常の開腹手術と腹腔鏡手術や小切開手術等がある．

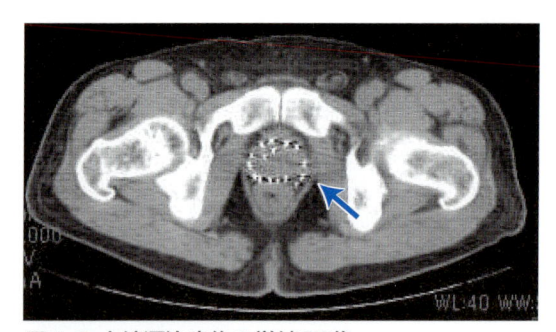

図4 ● 小線源治療後の単純CT像
前立腺周辺を取り囲むように多数の線源が認められる

7 経過・合併症管理と予後

- 内分泌療法の合併症として，ほてり（flare up）や女性化乳房などのホルモンの直接作用の他，肥満や心血管系の障害増加や骨粗鬆症などの長期合併症を生じやすい．
- 放射線療法では，膀胱ならびに直腸に対する副作用が問題になる．血尿や直腸出血，頻尿，頻便などの放射線膀胱炎・直腸炎による症状が生じることがある．
- 手術療法の合併症としては，尿失禁と勃起障害（ED）が問題となる．これを防ぐために多くの手術方法の改善が試みられており，一定の効果は認められている．
- 早期前立腺がんに対しては，いずれの初期治療を選択しても10年生存率は70％以上が期待され

ている．しかしさらに長期の生存率で見ると手術療法がやや優位の報告が多く通常は期待生存率と変わらない成績が報告されている．一方進行がんに関しては内分泌療法が中心となり，早期効果は良好だが，5年生存率は30％程度と不良である．

8 フォローアップ

臨床的再燃に先立ち，血中PSAが増加してくることが圧倒的に多い．特殊な場合（組織型が特殊な場合や，Gleasonスコアが高い場合）のみPSAの増加の前に臨床的増悪が見られる．従って通常は定期的（3ヵ月おき程度）でPSAの測定のみで経過観察が可能である．

チェックリスト

- ☐ 内分泌療法の方法と適応を理解できているか
- ☐ 早期がんに対しての治療方法が選択できているか
- ☐ 各種の放射線療法の違いを理解し，その適応を理解できているか
- ☐ 手術方法を理解して，その適応を理解できているか

腎細胞がん

おさえておきたいポイント

★ 健康診断や人間ドック等の検査により，無症状で早期がんの時点で発見される割合が圧倒的に多い

★ 無症状で発見された場合，多くは早期がんの状態であり手術療法で根治可能である

★ 進行がんの場合も臨床的には多様性が高く，免疫療法が有効な場合や腎摘出術により転移巣の自然消失など特殊な反応を示すことがある．さらに悪化した場合には分子標的薬が使用される

1 疫 学

- 1996～2004年にかけての罹患数は男性でおよそ6,500～9,000人，女性で3,000～4,400人と報告されている．2001～2008年における全死亡者数はおよそ5,000人弱～7,000人弱に増加が見られた．

	死亡（2008）		罹患（2004）	
	死亡数（人）	粗率（対人口10万人）	罹患数（人）	粗率（対人口10万人）
男女計	6,957	5.5	13,732	10.8
男	4,512	7.3	9,358	15.0
女	2,445	3.8	4,374	6.7

出典：国立がんセンターがん対策情報センター

- 成因に関しては，喫煙が危険因子として指摘されている．その他，エストロゲン，化学薬品，ウイルス，放射線などによる実験的腎がん発生が報告されているが，ヒト腎がんでは明らかになっていない．その他透析腎で高率の発生や，家族腎がんとして**von Hippel-Lindau病**から発見された**VHL遺伝子**と腎がんの関係が明らかになっている．

2 病態・症状

- 腎臓がんは大部分が腎細胞がんであり，近位尿

細管由来と考えられている．その他に集合管最末端由来と考えられているBellini管がん（collecting duct carcinoma）や特殊型を示すものがある．

- 古典的3徴候は，**血尿・腹部腫瘤・側腹部痛**であるが，無症状のうちに健康診断や他疾患の精査中に偶然発見されるincidental tumorの症例が急速に増加しているが，発熱・体重減少や貧血・多血症，全身倦怠感などの全身症状を示すこともある．さらに肺ならびに骨転移から発見される症例も比較的多く，それらの原発巣として考慮が必要である．稀ではあるが腫瘍塞栓の下大静脈侵襲が横隔膜を越えるような場合，心不全を生じることもある．

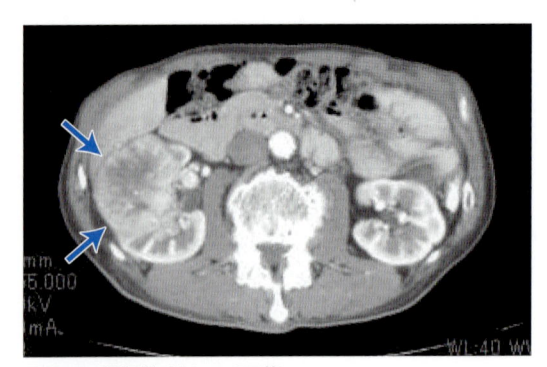

図5 ● 腎細胞がんのCT像
右腎像に動脈層で濃染する5cm大の腫瘍を認める（→）

3 診 断

- 健康診断を含めて，超音波検査が発見のきっかけになることが多い．その後，CTやMRIで確定される．大多数は血流が豊富であり（hypervascular），診断は容易であるが（図5），血流が少ない場合は鑑別が困難である．
- 腫瘍マーカーとして固有のものはないが，赤血球沈降速度，CRP，血清α2-グロブリン等炎症疾患と同様に上昇が見られ，ある程度予後とも関連が見られる．

4 病期分類・ステージング

病期分類・ステージングを表6，7に示す．他のがんと比較して**早期がんの腫瘍径がかなり大きい**のが特徴的である．転移や浸潤がない場合，腫瘍径が7cmまでがT1（stage I）に分類される．

5 予後因子・治療効果予測因子

- 病期が予後因子としては，最も重要であるが，腫瘍の大きさ・静脈浸潤の有無，炎症所見の増加などが予後を反映する．
- 転移を有する腎臓がんのみでのリスクファクターとして，Kalnofsky PS，診断から転移巣が発見されるまでの期間，血中HbならびにLDH，Ca値で比較すると低リスク，中リスク，高リスク群の間で優位差を認める．
- 手術後かなり年数（10年以上）が経ってからの転移再発を来す症例があること，T1a（4cm以下の小さな腫瘍）でも転移から発見されることがあること，腎摘出術のみで肺転移巣が自然縮小や消退することがあること，転移巣がかなり長期に変化をしないことがあるなど，臨床的にみてかなり多様性がある．

6 治 療

現時点では，外科的摘出術が唯一の根治的治療と考えられている．

1）薬物療法

薬物療法のみで根治が可能と考えられる治療法は，いまだ存在しない．あくまでも術後の補助的治療や，手術で根治が不可能な転移を有する症例に対しての延命効果を目的としたものである．以下のようなものが使用されてきた．

a．化学療法剤

ビンブラスチン，5-FU，UFTなどが用いられてきたが，奏効率は10％以下と低い．

b．ホルモン治療

ホルモン剤のプロゲステロンもかつて使用されたが，奏効率の低さから現在はほとんど使用されていない．

c．免疫療法

腎臓がんの治療における特殊な位置を占める治

表6 ● 腎がんのTNM分類

T—原発腫瘍	
TX	原発腫瘍の評価が不可能
T0	原発腫瘍を認めない
T1	最大径が7.0cm以下で，腎に限局する腫瘍 T1a：最大径が4.0cm以下で，腎に限局する腫瘍 T1b：最大径が4.0cmを超えるが7.0cm以下で，腎に限局する腫瘍
T2	最大経が7.0cmを超え，腎に限局する腫瘍
T3	腫瘍は主静脈内に進展，または副腎に浸潤，または腎周囲脂肪組織に浸潤するが，Gerota筋膜を越えない T3a：腫瘍は副腎または腎周囲脂肪組織に浸潤するがGerota筋膜を越えない T3b：腫瘍は肉眼的に腎静脈または横隔膜下までの下大静脈内に進展する T3c：腫瘍は肉眼的に横隔膜を越える下大静脈内に進展する
T4	腫瘍はGerota筋膜を越えて浸潤する
N—所属リンパ節	
NX	所属リンパ節の評価が不可能
N0	所属リンパ節転移なし
N1	1個の所属リンパ節転移
N2	2個以上の所属リンパ節転移
M—遠隔転移	
MX	遠隔転移があるかどうかの評価が不可能
M0	遠隔転移なし
M1	遠隔転移あり

(文献3より引用)

表7 ● 腎がんのTNM病期分類

病期分類	T分類	N分類	M分類
Ⅰ期	T1a	N0	M0
Ⅱ期	T2	N0	M0
Ⅲ期	T1～2 T3a～c	N1 N0, N1	M0 M0
Ⅳ期	T4 Tに関係なく Tに関係なく	Nに関係なく N2 Nに関係なく	M0 M0 M1

(文献3より引用)

表8 ● スニチニブ副作用
（市販後調査664例から30例以上の発生副作用）

臨床検査異常	血小板数減少	237
	白血球数減少	122
	好中球減少	43
胃腸障害	口内炎	50
	下痢	48
皮膚及び皮下組織障害	手掌・足底発赤知覚不全症候群	119
全身障害及び投与局所様態	発熱	51
血管障害	高血圧	105
内分泌障害	甲状腺機能低下症	72

(ファイザー株式会社, 2009)

療法であり，インターフェロン，インターロイキンが使用される．使用の容易さからインターフェロン単独治療が多い．10～20%程度の有効率であるが，欧米に比較して日本人では有効率が高いことと，副作用が少ないため，現時点も転移を有する症例の初回治療として使用されることが多い．

> *memo* **サイトカイン，免疫療法**：腎臓がんに特別の治療法で，分子標的薬治療の出現前はインターフェロン，インターロイキンのよる治療法が進行腎臓がん標準治療であった．有効率はおよそ10～20%程度である．

d．分子標的薬

スニチニブ，ソラフェニブ等が使用可能で，これらは受容体型チロシンキナーゼの阻害作用を有する経口投与の化合物である（p.106参照）．血管内皮増殖因子（VGEF）のチロシンキナーゼ活性を阻害することにより，細胞内シグナル伝達阻害作用と血管新生の抑制作用を介して抗腫瘍効果を有すると考えられる．サイトカイン無効例に対しても有効で，無増悪を有効に含めると80%程度の有効率であり従来の薬物と比較するとかなり良好であるが，一般の化学療法剤と比較して皮膚症状や甲状腺機能低下症などの特殊な副作用やその副作用の程度が強く予定の投与が困難なこともある（表8）．

2）手術療法

■ 早期及び局所浸潤腎臓がんに対して最も確立された治療法である．転移を有する症例に関しても，薬物療法の限界や腎摘が転移巣に良好な結果を示すことがある等の点から一定の症例では

選択される．通常は腎周囲脂肪組織とともに一塊に摘出（根治的腎摘出術）されるが，4 cm以下の腫瘍の場合は腫瘍のみ摘出（腎部分切除術）されることもある．さらに腫瘍径がより小さい場合は凍結療法やラジオ波による壊死蒸散療法も行われる．

- 手術の方法として，開腹手術とともに腹腔鏡手術等があり症例により選択される．

3）放射線療法

単独治療としての有効性はない．術後の補助療法としてか，あるいは転移巣に対する緩和療法としてのみ使用される．特に比較的多い，骨転移巣に対しては実施されることが多い．

4）緩和及び対症療法

治療が無効になった時点では，疼痛管理が中心となる．一方，腎臓がんは比較的悪化が遅く長期の経過をとる症例も多く，いつ対症療法に移るかが問題になる．多発転移であっても，完全切除が可能な場合は手術が選択されることもある．

5）その他の治療法

手術不能例等に対しても，動脈塞栓術（transarterial embolization：TAE）が腫瘍の縮小効果や，症状の緩和目的で施行されることがある．

7 経過・合併症管理と予後

- 術後合併症は特に特徴的なものはない．術前腎機能の悪い場合や，単腎の場合は術後の腎不全を考慮しなければならない．透析に移行する場合や，透析までの期間が短くなることがある．
- 偶然発見された早期がんでは予後は非常に良好である．従って，腫瘍径が小さい場合は，厳格な大きさの変化を見ながら無治療経過観察される場合もある．通常の年平均の腫瘍径の増大率は1 cm以下であり，0.5mm以下のことも多い．一方転移を有する場合の予後は，平均的にはおよそ1年半程度であり，高リスク群ではさらに悪く5ヵ月程度である．しかし，進行がんでも長期生存例も比較的多く，リスクファクターや予後因子から個別の経過を予想することはかなり困難である．

8 フォローアップ

予後因子からみた経過が不確実なこと，通常の経過より長期後に転移が生じることがある等から，治療後の経過観察期間には一定の方針が立てにくい．通常の固形腫瘍同様，肺・肝臓転移は一定の間隔でチェックが必要と考えられる．それ以外に腎臓がんは**骨転移**と**脳転移**が比較的多いため，これらの部位の定期的チェックが必要と考えられる．

文献・参考図書

1) 『膀胱癌取扱い規約（第3版）』日本泌尿器科学会他編，金原出版，2001
2) 『前立腺癌取扱い規約（第3版）』日本泌尿器科学会他編，金原出版，2001
3) 『腎癌取扱い規約（第3版）』日本泌尿器科学会他編，金原出版，1999
4) Partin. A.W. et al.：Contemporary update of prostate cancer staging nomograms (Patin table) for the new milliennium., Urology, 58：843-848, 2001
・Campbell-Walsh Urology, 9th ed., pp.1567-1818（腎臓がん），pp.2407-2648（膀胱がん），pp.2673-3117（前立腺がん），Saunders, 2007

チェックリスト

- □ 手術適応を決定し，その方法を提示できるか
- □ 進行がんに対して，治療方法を呈示できるか
- □ 分子標的薬の適応と副作用を述べることができるか

Part II §1. 各がん腫における診療

12. 婦人科がん
子宮頸がん/子宮体がん/卵巣がん/絨毛がん

八杉 利治

子宮頸がん

おさえておきたいポイント

★ 子宮頸部に発生する悪性腫瘍であり，進行しないと症状が現れにくく，早期発見に検診が重要であることを理解する

★ **ヒトパピローマウイルス（HPV）の子宮頸部への感染が発がんの引き金となる**

★ 日本婦人科腫瘍学会編集の『子宮頸癌治療ガイドライン』[1]を参照し治療を行う

1 疫学

1）死亡数・罹患数

	死亡（2008）		罹患（2004）	
	死亡数（人）	粗率（対人口10万人）	罹患数（人）	粗率（対人口10万人）
子宮	5,709	8.8	24,422*	37.3*
子宮頸	2,486	3.9	9,252	14.1

＊：子宮頸部の上皮内がんを含む
出典：国立がんセンターがん対策情報センター

2）リスクファクター

- 子宮頸がんの原因としてのHPV感染がすんなりと受け入れられたのは，分子生物学の進歩によってHPVが子宮頸がん組織に高頻度に見つかるようになる前から，性交に関連する因子がその発生に関わっていることが，疫学的研究で知られていたからである．子宮頸がんは，未妊未産婦より経妊経産婦により多く発生し，修道女や尼僧に少なく，売春婦に多いことも報告されている．
- しかし，これらの因子はHPVの感染と関連しており，より多くのHPV感染の機会がある方が子宮頸がん発生の頻度が増すということを示しているだけであり，HPV感染は決して稀ではないので，性交渉の経験があれば子宮頸がん発生の可能性があるという認識を持つべきである．

2 病態・症状

1）病態

組織型は，**扁平上皮がんが多く，発生数の約7割を占める**．他は，腺扁平上皮がん，腺がん，小細胞がんなどである．頻度の多い扁平上皮がんは，その大部分が子宮頸部異形成という前がん病変を経て発生すると考えられている．子宮頸部異形成は子宮頸部の円柱上皮と扁平上皮の間に存在する移行帯から発生する．腫瘍は子宮頸部から連続性に，腟，子宮傍結合組織，直腸，膀胱などに進展していく経路とリンパ行性あるいは血行性に非連続的に進展していく経路がある．リンパ節転移は，初めはほとんど骨盤内のリンパ節に起こる．

2）症状

- 0期やIa期といった初期がんは，肉眼的にも判別不能なことが多く，自覚症状はない．自覚症状が出現するのはIb期以上である．
- 最も多い症状は不正性器出血で特に性交時の出血として気づかれる．進行すると持続的な出血

となり，時には大量の出血を来すこともある．
- 次に多い症状は帯下の増量で，比較的初期は水性や粘液性の帯下の増量を自覚し，腫瘍が進行して壊死などが強くなると悪臭のある肉汁様の帯下となる．
- 子宮頸部の支持組織への浸潤が進み神経に圧迫・浸潤が及ぶと，腰痛や下肢の神経痛様疼痛が起こる．周囲臓器に浸潤が及ぶとその臓器特有の症状が出現する．

3 診 断

1) 確定診断に必要な検査

- 子宮頸部は外来レベルで容易に細胞や組織の採取が可能であり，組織学的検査によって診断が確定する．肉眼的に腫瘍部が明瞭な浸潤がんの場合は，外来での組織診断が確定診断となる．
- 初期がんの場合は，細胞診，腟拡大鏡（コルポスコピー）の所見及びねらい組織診で診断が可能なことが多いが，浸潤の有無や程度が不明確な場合には子宮頸部円錐切除術が確定診断に有効である．

2) 骨盤内連続浸潤の診断

- 基本は視診と内診・直腸診であり，腟浸潤や子宮傍結合織への浸潤の判定を行う．直腸への浸潤が疑われる場合は直腸鏡による観察と生検，膀胱浸潤は膀胱鏡と生検が必要になる．水腎症の診断には腎盂尿管撮影が必須である．
- CTやMRIは現実的には腫瘍の大きさや広がりを診断する上で有用であるが，開発途上国での進行期診断の統一性をはかる目的で，現在も進行期診断に用いてはならないことになっている．しかし実地臨床では治療方針の決定にとっても欠くことができない．

3) 非連続進展巣の診断

CTや各種シンチグラム，PETなどがリンパ節転移や遠隔転移の診断に用いられている．

4 病期分類・ステージング

臨床進行期は，表1のように分類されている．

5 予後因子・治療効果予測因子

組織型では腺がんの方が扁平上皮がんよりも特に進行がんで予後不良である．骨盤リンパ節転移の有無や原発巣の大きさは重要な予後因子である．

表1 ● 子宮頸がんの臨床進行期分類

進行期	説明
0期	上皮内がん
I期	がんが子宮頸部に限局するもの（体部浸潤の有無は考慮しない）
Ia期	組織学的にのみ診断できる浸潤がん．肉眼的に明らかな病巣はたとえ表層浸潤でもIb期とする．浸潤は計測による間質浸潤が5mm以内で，縦軸方向の広がりが7mmを超えないものとする
Ia1期	間質浸潤の深さが3mm以内で，広がりが7mmを超えないもの
Ia2期	間質浸潤の深さが3mmを超えるが5mm以内で，広がりが7mmを超えないもの
Ib期	臨床的に明らかな病巣が子宮頸部に限局するもの，または臨床的に明らかではないがIa期を超えるもの
Ib1期	病巣が4cm以内のもの
Ib2期	病巣が4cmを超えるもの
II期	がんが頸部を越えて広がっているが，骨盤壁または腟壁下1/3には達していないもの
IIa期	腟壁浸潤が認められるが，子宮傍組織浸潤は認められないもの
IIb期	子宮傍組織浸潤の認められるもの
III期	がん浸潤が骨盤壁にまで達するもので，腫瘍塊と骨盤壁との間にcancer free spaceを残さない．または，腟壁浸潤が下1/3に達するもの
IIIa期	腟壁浸潤は下1/3に達するが，子宮傍組織浸潤は骨盤壁にまでは達していないもの
IIIb期	子宮傍組織浸潤が骨盤壁に達しているもの．または明らかな水腎症や無機能腎を認めるもの
IV期	がんが小骨盤腔を越えて広がるか，膀胱，直腸の粘膜を侵すもの
IVa期	膀胱，直腸の粘膜への浸潤があるもの
IVb期	小骨盤腔を越えて広がるもの

（日本産科婦人科学会 1997, FIGO 1994）

6 治療

子宮頸がんの治療においては，手術療法と放射線療法が大きな位置を占める．わが国では，一般に**進行期Ⅱ期までは手術療法**を行うことが多く，**Ⅲ，Ⅳ期例には放射線療法**を主治療として行うことが多い．

1）0期（上皮内がん）の治療

組織診で上皮内がんと診断された場合には診断確定のために**円錐切除術**を施行する．円錐切除で得られた標本で浸潤がんが存在せず，切除断端も陰性であれば，この手術だけで治療を終了することも可能である．子宮を温存する必要のない場合は，単純子宮全摘術を追加することもある．子宮全摘術を行った例の方が，再発率はやや低い．

2）Ⅰa1期の治療

Ⅰa1期の診断には，原則として**子宮頸部円錐切除術**が必要である．切除標本の断端が陰性で，脈管侵襲もない場合には単純子宮全摘術のみで治癒可能である．また子宮を温存する希望が強い場合には，円錐切除のみで経過観察することも比較的安全と考えられている．脈管侵襲がある場合には子宮全摘術に併せて，骨盤のリンパ節生検ないし郭清を行う．

3）Ⅰa2～Ⅱ期の治療

- **広汎子宮全摘術**を行うことが多いが，根治放射線療法であっても治療成績はほぼ同一だと考えられている．
- 広汎子宮全摘術には，所属リンパ節である骨盤リンパ節の郭清術が含まれる．若年者でⅠb期の扁平上皮がんであれば，卵巣を温存することも可能である（卵巣転移の可能性は0.5％未満とされている）．
- 手術療法の利点：①治療期間が短い，②摘出物の病理検索が可能なので，予後に関わる因子の推定が正確に行える，③卵巣機能を温存できる可能性がある．手術の欠点：①比較的大きな侵襲が加わる，②尿管損傷や，排尿障害，リンパ浮腫などが放射線療法に比べ多い．
- 手術による摘出検体の病理学的検索によって，再発の可能性が高いと考えられる場合には後療法が行われることが多い．現在のところ，術後補助療法は，外部照射による放射線療法が選択されることが多いが，放射線化学療法同時併用や，化学療法を行っている施設も増えている．
- 子宮頸癌取扱い規約による術後放射線照射の適応：①リンパ節転移例，②子宮傍組織浸潤例，③原発巣の浸潤が著しい例や，脈管侵襲を認める例，④腟壁摘出が不十分と考えられる例．
- 放射線療法の利点：高度の合併症を有する例や，高齢者などにも適応が可能である点．欠点：治療期間が7週程度とやや長いことや，頻度は低いが，特有の晩期障害（膀胱，直腸の障害）があることなどである．

4）Ⅲ期，Ⅳa期の治療

- **根治放射線療法**が主体となる．子宮頸がんの放射線療法の成績が良好なのは，子宮頸管内や腟の中に放射線源を挿入して，病巣に直接照射をする**腔内照射**という照射法が可能だからである．進行がんの放射線療法は，全骨盤に対する外部照射と腔内照射を組合わせて行う．外部照射の範囲は，骨盤リンパ節を十分含めて，原則として週5回の単純分割照射とする．本邦では外部照射で原発巣の縮小が得られてきたら，中央遮蔽（子宮原発巣への外部照射を行わないこと）をして，腔内照射を行うという照射法が標準的である．病巣への総線量は40Gy以上を必要とする．
- 最近はこの根治放射線療法の際に，プラチナ製剤を併用するとさらに成績がよくなることが報告された．現在はシスプラチンを併用した放射線化学療法が治療に汎用されている．

5）Ⅳb期の治療

根治を望むのは難しく，抗がん化学療法などを含めた集学的治療が行われている．抗がん剤は，シスプラチンやパクリタキセルを用いる．

7 経過・合併症管理と予後

1）経過・合併症

- 広汎子宮全摘術に伴う合併症：排尿障害，リンパ浮腫．排尿障害は，骨盤神経温存術式の導入

で以前より少なくはなっている．リンパ浮腫は約2割の患者に認められ，術後の後療法として放射線照射を行った場合にはさらに高率に発生する．また手術後放射線照射を行った場合の腸閉塞も頻度の高い合併症である．
- 根治放射線照射後の合併症：晩期障害としての直腸出血や膀胱出血が問題になる．瘻孔（直腸腟瘻や膀胱腟瘻）も頻度は少ないものの起こった場合には管理が難しい．

2）予後

FIGOのannual reportによると，1993〜1995年に治療を行った全6,987例の子宮頸がんの5年生存率は72.5%である．日本産科婦人科学会委員会報告によれば，1983〜1987年の治療例の5年生存率は，Ⅰ期で82.9%，Ⅱ期が63.6%，Ⅲ期40.1%，Ⅳ期13.1%である．

8 フォローアップ

子宮頸がんは局所再発が多いため，内診や直腸診による診察や細胞診採取が重要である．また治療前に腫瘍マーカーの上昇を認める例では，経時的な採血も指標になる．遠隔転移の有無を確かめるために年に1〜2回のCTも重要である．

> **memo** 子宮頸がん発生予防のためのHPVワクチン：子宮頸がん発生のリスクが高いとされるHPV16型，18型に対する予防ワクチンは本邦でもまもなく使用可能になる．しかし，上記の2型以外のHPV（52型や58型など）で発生する子宮頸がんが約3割存在し，これらの発生はワクチンが導入されても防げないので，子宮がん検診がただちに省略できるわけではない．

チェックリスト
- [ ] 子宮頸がんの進行期分類を理解し，必要な検査をあげられるか？
- [ ] 進行期に合わせた治療計画を立てられるか？

子宮体がん

おさえておきたいポイント
★ 子宮体部に発生する悪性腫瘍であり，早期から不正出血などの症状を伴う
★ 治療効果が最も高いのは手術療法であり，腫瘍の完全摘出が根治を目指す上で重要である
★ 日本婦人科腫瘍学会編集の『子宮体癌治療ガイドライン』[2]を参照し治療を行う

1 疫 学

1）死亡数・罹患数

	死亡（2008）		罹患（2004）	
	死亡数（人）	粗率（対人口10万人）	罹患数（人）	粗率（対人口10万人）
女	1,720	2.7	7,253	11.1

出典：国立がんセンターがん対策情報センター

2）リスクファクター

肥満，高血圧，糖尿病といった生活習慣病の合併．未産や不妊，無排卵性月経などの内分泌環境の異常．

2 病態・症状

1）病態
- 組織学的には**類内膜腺がん**がほとんどで，他に

は漿液性腺がんや明細胞腺がんなどが発生する．
- 子宮内膜に発生したがんは徐々に子宮筋層に深く浸潤し，やがて子宮漿膜に及び子宮外に広がる．子宮頸部に進展が及ぶと子宮頸部間質に進展し，子宮頸部支持組織に進展する場合もある．リンパ行性には骨盤リンパ節への進展が主であるが，傍大動脈リンパ節への直接転移も稀ではない．他のがんと同様血行性に肺や肝臓などに転移が起こる場合もある．

2）症状

大多数の症例で初期から不正性器出血が認められる．閉経期には不順な月経と誤認されることもあり，注意を要する．漿液性の帯下を主訴とする場合もあるが，淡血性であることの方が多い．進行すれば子宮内腔にがん病巣からの滲出などが貯留し下腹部痛を示す場合もある．

3 診 断

1）確定診断に必要な検査

内膜生検を行って，確定診断を得る．**子宮内膜組織検査**は，一般に盲目的な掻爬によって行われるが，なるべく多数の方向から検体を採取することが重要である．またこの生検で異常が確認できない場合でも，子宮内膜細胞診の異常を認める場合や症状が続く場合には麻酔下に子宮内膜全面掻爬をすることが望ましい．

2）腫瘍の広がりの診断に必要な検査

子宮筋層への浸潤の判定には，経腟超音波やMRIが有効である．これらの検査を用いても筋層浸潤がないことを完全に否定するのは難しい症例も多く，子宮筋腫や腺筋症を合併している時などはさらに困難になる．子宮外への広がりを診断するためにはCTやPETなども有効である．

4 病期分類・ステージング

手術進行期は，表2のように分類されている．

5 予後因子・治療効果予測因子

類内膜腺がんの分化度は重要な予後因子である．高分化型（G1）が最も予後良好である．漿液性腺がんや明細胞腺がんは予後不良である．子宮筋層への浸潤の深さや，骨盤及び傍大動脈リンパ節への転移は重要な予後因子である．

6 治 療

1）薬物療法

- 子宮体がんの治療において薬物療法が主になる場合は多くはない．卵巣がんや絨毛がんに比べると抗がん剤に対する反応性はやや悪いと判断されるからである．しかし，最近徐々に広まっ

表2 ● 子宮体がんの手術進行期分類

進行期	説明
0期	子宮内膜異型増殖症
I期	がんが子宮体部に限局するもの
Ia期	子宮内膜に限局するもの
Ib期	浸潤が子宮筋層1/2以内のもの
Ic期	浸潤が子宮筋層1/2を越えるもの
II期	がんが体部及び頸部に及ぶもの
IIa期	頸管腺のみを侵すもの
IIb期	頸部間質浸潤のあるもの
III期	がんが子宮外に広がるが，小骨盤腔を越えていないもの，または所属リンパ節転移のあるもの
IIIa期	漿膜ならびに/あるいは付属器を侵す，ならびに/あるいは腹腔細胞診陽性のもの
IIIb期	腟転移のあるもの
IIIc期	骨盤リンパ節ならびに/あるいは傍大動脈リンパ節転移のあるもの（子宮傍結合織浸潤例＜日産婦＞）
IV期	がんが小骨盤腔を越えているか，明らかに膀胱または腸粘膜を侵すもの
IVa期	膀胱ならびに/あるいは腸粘膜浸潤があるもの
IVb期	腹腔内ならびに/あるいは鼠径リンパ節転移を含む遠隔転移のあるもの

（日本産科婦人科学会 1995，FIGO 1998）

ている若年性の初期体がんに対する子宮温存療法では薬物療法が主体となる．

> **memo** 初期子宮体がんにおける子宮温存治療：Ⅰa期の若年子宮体がんに適応される大量の黄体ホルモンを用いた治療であり，70％を超える奏効が報告されるが，奏効例でも30〜50％の再発を認める．安易に行うべき治療ではないが，子宮体がんと診断された不妊症例でも本治療で生児を得た例は多い．本治療に習熟した施設が，慎重に行うことが重要である．

- 一方化学療法においては，ドキソルビシン，プラチナ製剤，タキサン製剤が有効とされ，手術で再発の高リスク，あるいは中リスクと判断された例には術後の追加治療として抗がん剤投与が行われることが多くなった．主に用いられるレジメンは**ドキソルビシン＋シスプラチン（AP）**や**パクリタキセル＋カルボプラチン（TC）**である．現在国内で，中リスク，高リスクの子宮体がんの術後療法としてのAP vs TC vs ドセタキセル＋シスプラチン（DP）のランダム化比較試験が進行中である．

2）手術療法

子宮体がんの治療では，手術による摘出，進行度判定は最も重要である．進行期がⅠ〜Ⅲ期までは腫瘍の完全摘出が可能な場合が多く，**単純または準広汎子宮全摘術と両側付属器摘出術**が基本である．後腹膜リンパ節転移の診断には，骨盤及び傍大動脈リンパ節の生検または郭清が必要である．

3）放射線療法

合併症や全身状態などで手術のリスクが高いと考えられる症例に主治療として行われる場合がある．子宮頸がんの治療に準じ，全骨盤への照射と子宮腔内に照射量を集中させるタンデムを用いた腔内照射を合わせて行う．Ⅰ期での根治率は7割程度と考えられている．

7 経過・合併症管理と予後

1）経過・合併症

骨盤リンパ節郭清術に伴うリンパ浮腫は約2割の患者に認められる．傍大動脈リンパ節を加えることによってリンパ浮腫の発生率は上昇しないとの報告が多い．しかし，手術時間の延長や手術操作の広さから考え，傍大動脈リンパ節郭清を行った場合の方が，術後の腸閉塞はやや増加することが考えられる．

2）予後

FIGOのannual reportによると，1993〜1995年に治療を行った全6,260例の子宮体がんの5年生存率は76.5％である．また本邦の全国子宮体がん調査成績第4報によれば，手術進行期別の5年生存率は，Ⅰ期93.7％，Ⅱ期80.0％，Ⅲ期63.3％，Ⅳ期24.4％と報告されている．

8 フォローアップ

子宮体がんの腟転移は比較的頻度が高く，内診や直腸診による診察や細胞診採取は重要である．また治療前に腫瘍マーカーの上昇を認める例では，経時的な採血も指標になる．遠隔転移の有無を確かめるために年に1〜2回のCTが重要である．

チェックリスト

- ☐ 手術進行期を理解し，説明できるか
- ☐ 治療法の特徴について理解したか

卵巣がん

おさえておきたいポイント

★ 卵巣に発生する悪性腫瘍であり，早期にはほとんど症状がない
★ 手術と全身化学療法を組合わせて，根治を目指すのが治療の基本である
★ 日本婦人科腫瘍学会編集の『卵巣癌治療ガイドライン』[3]を参照し治療を行う

1 疫学

1）死亡数・罹患数

	死亡（2008）		罹患（2004）	
	死亡数（人）	粗率（対人口10万人）	罹患数（人）	粗率（対人口10万人）
女	4,599	7.1	8,655	13.2

出典：国立がんセンターがん対策情報センター

2）リスクファクター

未妊婦や不妊といった内分泌環境の異常，卵巣がんの家族歴．

2 病態・症状

1）病態

卵巣の解剖学的な位置のために，早期発見に役立つ自覚症状に乏しい．腹膜播種とリンパ行性進展が主である．腹膜播種は，初期にはダグラス窩や子宮漿膜に，やがて大網や横隔膜下にも及ぶようになる．後腹膜リンパ節への進展は，骨盤節と傍大動脈節のいずれにも起こるが，傍大動脈リンパ節への転移が最も頻度が高い．血行性進展により遠隔臓器への転移を起こす場合もある．

2）症状

卵巣がんは発病初期には無症状であることが多い．それゆえ，初診時にすでに過半数は，Ⅲ期Ⅳ期といった進行がんである．主訴として最も多いのは腹部腫瘤，腹部膨満感，腹痛である．

3 診断

1）内診・外診

内診は，腫瘍の位置，可動性の制限，硬度，表面の凹凸などの性状を判断する上で重要である．また外診では，腹水の存在や，鼠径リンパ節，鎖骨上窩リンパ節の腫大などについてチェックする．

2）画像診断

経腟超音波診断は簡便であり，現在の診療の中で欠くことができない重要な診断法である．一般に悪性腫瘍では，腫瘍内部に多かれ少なかれ充実性増殖を伴うため，経腟超音波検査で充実性部分を認める場合には悪性腫瘍を疑いさらに検査を進める．超音波診断ではその充実性部分の血流の有無も良悪性の鑑別に用いられる．腫瘍の性状の質的診断にはMRIも優れていて，卵巣がんの画像診断には必須と考えてもよい．CTも腹腔内の拡がりなど，進行期を診断する上で重要である．

3）血液検査所見

初期には一部の腫瘍を除いて特徴的な血液所見はない．腫瘍マーカーとしては，上皮性卵巣がんでは多くの症例でCA125の上昇を認めるが，Ⅰ期など初期の症例では陽性率は50％程度なので，早期診断には必ずしも役立たない．

4）確定診断

確定診断には，開腹手術による腫瘍生検が必要である．腫瘍切除は，診断的な意義と同時に治療的意義も持つ．卵管がんや腹膜原発がんも症例は少ないながらも存在し，鑑別のためには，少なくとも子宮付属器の切除が必要である．

4 病期分類・ステージング

表3に国際進行期分類を示す．

5 予後因子・治療効果予測因子

組織型が大きな予後因子である．すなわち，プラチナ系薬剤への反応が不良な明細胞腺がんは予後不良とされている．進行がんは比較的少ないが，粘液性腺がんも薬剤への反応が悪く，初回手術による残存腫瘍がある場合は予後不良である．

6 治療

1) 薬物療法

■ 原発性上皮性卵巣がんは固形がんの中では比較的抗がん剤に反応しやすい．化学療法は特に進行卵巣がんの根治を目指す治療の上で欠かすことができない．シスプラチン（CDDP）の臨床への導入以降，標準的な多剤併用化学療法は米国gynecologic oncology group（GOG）が行った比較試験の結果などにより変遷してきた．その中でもパクリタキセル（TXL）はCDDPと併用して用いられ（TP療法），シクロホスファミド＋CDDP（CP）療法との比較が行われて，奏功率，生存率，生存期間の全てで勝ったため，標準化学療法の地位を獲得した．プラチナ製剤としてカルボプラチン（CBDCA）をTXLと併用したTC療法は投与法の簡便さ，副作用の少なさから現在最も汎用され，標準化学療法となった．

■ この標準化学療法は，術後化学療法（adjuvant chemotherapy：ACT）として用いられる場合と術前化学療法（neoadjuvant chemotherapy：NACT）として用いられる場合がある．再発の高リスクと考えられる初期がんには通常3〜6コースのACTを行うが，高分化型腺がんのⅠa，Ⅰb期には省略すべきという考えが一般的になりつつある．ACTは特に進行がんにおいて重要であり，拡大手術よりもプラチナ製剤を含む化学療法の方が予後に与える影響は大きく，6コース以上の投与が行われる．化学療法の効果は，組織分化度や組織型にも影響されるが，残存腫瘍最大径にも関連し，初回手術による残存腫瘍径が小さいほど完全寛解率が高く予後も良好である．NACTは手術の完遂が不可能であろうと考えられる症例などで行われる．

表3 ● 卵巣がんの国際進行期分類

進行期	説明
Ⅰ期	卵巣内限局発育
Ⅰa期	腫瘍が一側の卵巣に限局し，がん性腹水がなく，被膜表面への浸潤や被膜破綻の認められないもの
Ⅰb期	腫瘍が両側の卵巣に限局し，がん性腹水がなく，被膜表面への浸潤や被膜破綻の認められないもの
Ⅰc期	腫瘍は一側または両側の卵巣に限局するが，被膜表面への浸潤や被膜破綻が認められたり，腹水または洗浄液の細胞診にて悪性細胞の認められるもの
Ⅱ期	腫瘍が一側または両側の卵巣に存在し，さらに骨盤内への進展を認めるもの
Ⅱa期	進展ならびに/あるいは転移が，子宮ならびに/あるいは卵管に及ぶもの
Ⅱb期	他の骨盤内臓器に進展するもの
Ⅱc期	腫瘍発育がⅡaまたはⅡbで被膜表面への浸潤や被膜破綻が認められたり，腹水または洗浄液の細胞診にて悪性細胞の認められるもの
Ⅲ期	腫瘍が一側または両側の卵巣に存在し，さらに骨盤外の腹膜播種ならびに/あるいは後腹膜または，鼠径部のリンパ節転移を認めるもの
Ⅲa期	リンパ節転移陰性で腫瘍は肉眼的には小骨盤に限局しているが，腹膜表面に顕微鏡的播種を認めるもの
Ⅲb期	リンパ節転移陰性で，組織学的に確認された直径2cm以下の腹腔内播種を認めるもの
Ⅲc期	直径2cmを超える腹腔内播種ならびに/あるいは後腹膜または鼠径リンパ節に転移の認められるもの
Ⅳ期	腫瘍が一側または両側の卵巣に存在し，遠隔転移を伴うもの

(FIGO 1988)

2）手術療法

- 卵巣がんに対する初回治療の標準手術は**子宮全摘術，両側付属器切除術，大網切除術**である．この術式に加え，**後腹膜リンパ節郭清術**を積極的に行っている施設も数多く存在する．正確な進行期診断が行われることは間違いないが，後腹膜リンパ節郭清術が予後にどの程度寄与するかは不明である．開腹手術の開始後直ちに，上腹部も含めた腹腔内の十分な視診及び触診による観察は進行期決定の上で重要である（staging laparotomy）．初期がん（Ⅰ，Ⅱ期）の場合は，上記の標準術式により，多くの症例で完全手術が可能である．

- 進行がん（Ⅲ，Ⅳ期）においては，残存する腫瘍の量を減少させるほど生存率が上昇する．従って上記のような標準術式を行ってもなお2cm以上の残存腫瘍が存在する場合，適応を慎重に検討する必要はあるが，2〜3カ所の腸管切除で残存腫瘍がほとんどなくなるなどの場合には，積極的に切除を行う．傍結腸溝や横隔膜下の播種病変も大きなものに関しては，腹膜ごと切除する．これらの進行卵巣がんの初回手術として行われる可及的腫瘍縮小手術をprimary debulking surgeryと称し，**残存腫瘍を長径1cm未満にすることが予後改善につながる．**

- しかし，進行がんにおいては初回手術で大きな腫瘍が残存する場合（suboptimal surgery）も多々ある．このような場合，一定の回数の化学療法を行って残存腫瘍を縮小させた後，再びoptimal reductionを目指して腫瘍切除を行う．このような手術をinterval debulking surgeryと呼び，施行した例では生存期間の延長が認められている．

- 再発した場合にも手術療法は重要な役割を果たす．特に無病期間が長く（12ヵ月以上），孤立性の再発である場合などは，化学療法を行う前に完全切除を目標とした腫瘍摘出手術（secondary debulking surgery）を行うことにより，再発後の生存期間を延長することができる．

3）放射線療法

卵巣がんの治療における放射線療法は，未分化胚細胞腫以外では大きな役割を担っていない．主に症状緩和目的に骨転移巣などに用いられる．

7 経過・合併症管理と予後

1）経過・合併症

骨盤リンパ節郭清術及び傍大動脈リンパ節郭清に伴うリンパ浮腫の発生は約2割程度とされている．また，術後の腸閉塞やリンパ嚢胞も重要な合併症である．

2）予後

FIGOのannual reportによると，1993〜1995年に治療を行った全3,409例の卵巣がん（境界悪性を除く）の5年生存率は48.4%である．進行期別では，Ⅰa期89.9%，Ⅰb期84.7%，Ⅰc期80.0%，Ⅱa期69.9%，Ⅱb期63.7%，Ⅱc期66.5%，Ⅲa期58.5%，Ⅲb期39.9%，Ⅲc期28.7%，Ⅳ期16.8%であり，Ⅲc期Ⅳ期併せて1,726例と過半数であることを考えると，予後はまだまだ厳しいといわざるを得ない．

8 フォローアップ

卵巣がんは腹腔内病巣のコントロールが重要であり，治療終了後早期の再発は，腹腔内に起こりやすい．内診や経腟超音波などで，骨盤内病変の有無をチェックすることは重要である．遠隔転移の有無を含めた再発の診断には，年に1〜2回のCTも重要である．CA125などの腫瘍マーカーの経時的な測定も再発の早期診断に役立つことが多い．

> **memo** 卵巣がんの腫瘍マーカーとしてのCA125：CA125は卵巣がんに特異的なマーカーではないが，卵巣がんの組織型で最も多い漿液性腺がんでは高率に陽性になる．しかしⅠ期Ⅱ期の初期がんではCA125の陽性率は50%程度である．治療前のCA125値が高値である場合，特に治療効果の判定に適した病変がない時は，CA125の減少の度合いが化学療法の奏効の判定に用いられる．

> **チェックリスト**
> - ☐ 進行期分類を理解し，説明できるか
> - ☐ 進行がんが多く，手術と化学療法を組合わせた集学的治療が重要であることを理解したか

絨毛がん

> **おさえておきたいポイント**
> ★ 多くの場合先行する妊娠があって本症が発生する．治療を開始するまでの短期間に急速に進行する可能性があることを理解する
> ★ 抗がん剤による化学療法が奏効し，完治を目指すことが十分可能な固形腫瘍である

1 疫学

1）死亡数・罹患数[4]

絨毛がんの発生は，1997年のデータによると人口10万に対し0.038であり，妊娠との関係では，妊娠10,000対0.33，生産10,000対0.42である．すなわち本症は年間50例弱の発症しかない．またその死亡例は10例に満たないと推測されている．

2）リスクファクター

胞状奇胎の発生がリスクファクターである．

2 病態・症状

1）病態

絨毛がんは絨毛細胞からなる悪性腫瘍で，組織学的には合胞体栄養膜細胞，細胞性栄養膜細胞及び中間型栄養膜細胞と認識される3成分の増殖性破壊性病巣からなり，絨毛形態を認めないものをいう．絨毛が水腫様変化を来す胞状奇胎が先行妊娠であることが多いが，正常妊娠後にも発生する．

2）症状

不正性器出血が自覚症状の中で最も多い．しかし血行性転移を起こしやすく，肺や脳，肝，腎への転移に伴い，特有の症状を示して初めて気づくことも経験される．

3 診断

1）内診所見

胞状奇胎や正常分娩後，子宮が正常大に復古した後，再増大することが多い．

2）基礎体温

絨毛性疾患の場合には基礎体温も診断上重要である．一般に二相性周期へ復帰した後に不規則になったり高温相が延長するパターンをとる場合が多い．

3）検査所見

尿中あるいは血中の**hCG**（ヒト絨毛性ゴナドトロピン）が高値になる．

4）画像所見

経腟超音波やMRIは骨盤内腫瘍の診断に重要である．絨毛がんは血行性転移，特に肺転移が多いので，胸部を十分含めた全身のCTが腫瘍の広がりを診断する上で重要である．また肺転移が存在する場合は，脳のCTあるいはMRIを追加すべきである．

5）スコアによる診断

絨毛がんは妊孕性温存を希望する女性に多く発生するので，子宮摘出によって組織学的診断が可能な場合が多いわけではない．そのため，表4に示すような絨毛がん診断スコア表を用いて，臨床

表4 ● 絨毛がん診断スコア表

スコア	0	1	2	3	4	5
先行妊娠	胞状奇胎	—	—	流産	—	満期産
潜伏期	～6ヵ月	—	—	—	6ヵ月～3年	3年～
原発病巣	子宮体部 子宮傍結合織 腟	—	—	卵管 卵巣	子宮頸部	骨盤外
転移部位	なし 肺・骨盤内	—	—	—	—	骨盤外 (肺を除く)
肺転移巣 　直径 　大小不同性 　個数	～20mm なし ～20	— — —	— — —	20～30mm — —	— あり —	30mm～ 20～
尿中hCG値	～10^6mIU/mL	10^6～10^7mIU/mL	10^7mIU/mL～	—	—	—
基礎体温 (月経周期)	不規則・1相性 (不規則)	—	—	—	—	2相性 (整調)

合計スコア：4点以下…臨床的侵入奇胎あるいは転移性奇胎と診断する　　5点以上…臨床的絨毛がんと診断する
(文献5より引用)

的侵入奇胎と臨床的絨毛がんを区別する．

4 病期分類・ステージング

表5に妊娠性絨毛性腫瘍の臨床進行期分類を示す．

5 予後因子・治療効果予測因子

- 脳転移の有無は最も重大な予後因子である．
- Bagshaweらが提唱した予後因子スコアが活用される機会は少なくなっている．

6 治療

1) 薬物療法

- 抗がん剤による化学療法は本疾患の治療において根幹をなす．エトポシド，アクチノマイシンD，メソトレキセートがキーとなる薬剤である．これらの3剤にシクロホスファミド，ビンクリスチンを加えた**EMA-CO療法**が，多剤併用療法の中では副作用が少なく，寛解率は70～85%と高いため，現在標準的な化学療法といってもよい状況である．

表5 ● 妊娠性絨毛性腫瘍の臨床進行期分類

進行期	説明
I期	子宮に限局するもの 　IA期　リスク因子　0 　IB期　リスク因子　1 　IC期　リスク因子　2
II期	子宮を越えて広がるが性器(付属器，腟，広間膜)に限局するもの 　IIA期　リスク因子　0 　IIB期　リスク因子　1 　IIC期　リスク因子　2
III期	肺に病変を認めるもの，性器病巣の有無は問わない 　IIIA期　リスク因子　0 　IIIB期　リスク因子　1 　IIIC期　リスク因子　2
IV期	肺以外の臓器への転移病巣を認めるもの 　IVA期　リスク因子　0 　IVB期　リスク因子　1 　IVC期　リスク因子　2

リスク因子とは　1. hCG値が100,000mIU/mL以上
　　　　　　　　2. 先行妊娠から6ヵ月以上経過していること
(FIGO 1992)

- 絨毛がんは固形がんではあるが，血行性に急速に進展するのが特徴であり，臨床的に絨毛がんが診断された時点でいかに速やかに化学療法を開始するかが患者の予後を左右する．

2）手術療法

化学療法を行う前に安易に腫瘍の切除を行うことは，血行性全身転移の引き金になることもあり注意を要する．大きな転移巣を有する場合などには化学療法が奏効しても腫瘍の完全消失に至らないこともあり，症例を選んで腫瘍摘出を行うことで根治が得られる場合がある．

3）放射線療法

手術療法と同様に，局所療法としての放射線療法が単独で行われることはほとんどない．化学療法と併用で脳転移病巣に行われることがある．

7 経過・合併症管理と予後

1）経過・合併症

難しいのは寛解の判定である．血中hCGの高感度測定法が開発されて，LHとの交差反応がほぼなくなったため，以前よりは判断に迷うことが少なくなった．治療打ち切り時期は施設によって多少ばらつきがあり一定の基準は存在しないが，一週間ごとの血中hCG値の測定値が，4回連続カットオフ値以下を示した場合を臨床的寛解とし，この判定が得られた後，数コースの化学療法を追加して治療を終了する．

2）予後

多くの症例で完全寛解が得られ予後良好である．FIGOのannual reportによると，1993～1995年に治療を行った全411例の妊娠絨毛性疾患の5年生存率は97.9％である．ただし，このうち絨毛がんと診断されている例は53例である．

8 フォローアップ

寛解判定がなされた後に絨毛がんが再発するのは1年以内であることが多い．フォローアップは必要であるが，初めの2年間が特に重要で，その後は観察間隔を延長することが十分可能と思われる．血中hCGの測定が必須である．

> **memo** 寛解判定時のhCGの値に影響するhCG like substance：微量hCG測定値に影響を与える一つの因子としてhCG like substance（hLS）の存在がある．hLSは，下垂体から産生分泌されることが確認されており，hCGと類似した抗原性を持つと考えられているが，産生機序など詳しいことは解明されていない．閉経後の女性や，若年女性においても強力な化学療法による卵巣機能抑制状態がある場合に，hCG値のわずかな上昇を測定上認めることがあるが，これはhLSの影響である可能性を念頭に置かないと寛解の判断を誤る結果につながる．

文献・参考図書

1) 『子宮頸癌治療ガイドライン2007年版』日本婦人科腫瘍学会 編，金原出版，2007
2) 『子宮体がん治療ガイドライン2009年版』日本婦人科腫瘍学会 編，金原出版，2009
3) 『卵巣がん治療ガイドライン2007年版』日本婦人科腫瘍学会 編，金原出版，2007
4) 『絨毛性疾患　新女性医学大系　37』武谷雄二 総編集，中山書店，2000
5) 『絨毛性疾患取扱い規約（第2版）』日本産科婦人科学会他 編，金原出版，1995
・『EBMを考えた産婦人科ガイドラインUpdate（改訂第2版）』武谷雄二 編，メジカルビュー社，2006

チェックリスト

- [ ] 腫瘍摘出によらず，スコアによって診断することが多いことを理解したか
- [ ] 根治を目指した有効な化学療法の施行法について理解したか

Part II §1. 各がん腫における診療

13. 骨軟部腫瘍
悪性骨腫瘍/悪性軟部腫瘍

五嶋 孝博

> **おさえておきたいポイント**
>
> ★ 日本整形外科学会骨・軟部腫瘍委員会編の『悪性骨腫瘍取扱い規約』と『悪性軟部腫瘍取扱い規約』を参照し，治療を行う
> ★ 骨軟部腫瘍は組織型が多く（WHO分類では147種類），組織型によって病態，予後，治療法が異なるため，組織型の確定が重要である
> ★ 骨軟部腫瘍には化学療法の有効性が科学的に証明されていないものが多く，エビデンスに基づいていない治療も行わざるを得ないことがあることを患者に説明する必要がある

骨軟部腫瘍とは単一の腫瘍ではなく，骨組織に発生する種々の骨腫瘍と軟部組織に発生する種々の軟部腫瘍の総称である．

悪性骨腫瘍

1 疫学

1) 骨腫瘍の分類
- 骨腫瘍の組織型は多く，WHO分類では53種類あり，このうちの24種類が悪性骨腫瘍である[1]．
- 悪性骨腫瘍は組織型により悪性度，予後，治療法が異なる．

2) 患者数
- 国立がんセンターがん対策情報センターが公開している国内がんデータに悪性骨腫瘍は含まれていない．
- 日本整形外科学会全国骨腫瘍患者登録一覧表によれば1972～1996年までの25年間に原発性悪性骨腫瘍は7,191例（年間288例）登録されている[2]．
- 米国のデータによると悪性骨腫瘍は全悪性腫瘍の0.2％を占め，人口10万人当たり0.8人の発生率である．
- 米国のデータを当てはめると，本邦での悪性骨腫瘍の年間発生頻度は1,000人程度と推定される．
- 日本整形外科学会の全国骨腫瘍患者登録一覧表から推定される本邦における骨肉腫の発生頻度は年間に200人程度と考えられる．
- 原発性悪性骨腫瘍の発生頻度は骨肉腫が最も多く，それに次いで軟骨肉腫，骨悪性線維性組織球腫，Ewing肉腫の順に多い．

3) リスクファクター
- 多発性内軟骨腫症（Ollier病），骨軟骨腫，骨Paget病，放射線骨炎，骨梗塞，線維性骨異形成，慢性骨髄炎などの先行病変に悪性骨腫瘍が発生することがある．
- 放射線照射は悪性骨腫瘍発生のリスクファクターとなる．

2 病態・症状

1）病態
- 骨肉腫やEwing肉腫は20歳以下の未成年に好発するが，軟骨肉腫は中年以降に，脊索腫は高齢者に発生する[3]．
- 骨肉腫や骨悪性線維性組織球腫は四肢の長管骨，特に膝周囲や上腕骨の近位部に好発するが，軟骨肉腫やEwing肉腫は体幹部（骨盤，肩甲骨，肋骨，脊椎）にも好発する（図1）[3]．
- 腫瘍が増大すると骨を破壊し，骨外にも進展する．
- がん腫に比べて悪性骨腫瘍はリンパ節転移が少なく，肺などへの血行性転移を生じやすい．

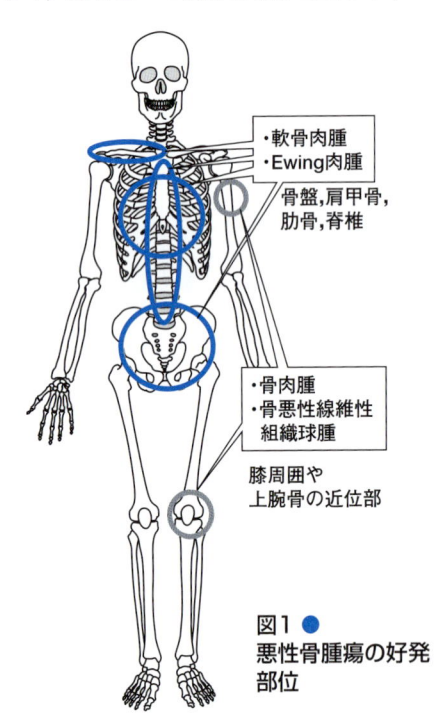

2）症状
- 初期には無症状であり，進行すると疼痛と腫脹が出現する．
- 骨破壊が進行すると強い疼痛を生じる．
- 脊椎の悪性骨腫瘍が進行すると脊髄麻痺を生じる．

3 診断

1）画像診断

a．単純X線
- 骨腫瘍の診断，特に組織型の推定ではCTやMRIに勝る．
- 良性骨腫瘍と異なり悪性骨腫瘍では境界が不明瞭であることが多い（表1）．
- 骨肉腫の多くは内部に骨化が見られ（図2），軟骨肉腫では石灰化が見られる．
- 骨肉腫やEwing肉腫ではしばしば骨膜反応が見られる（図2）．
- 軟骨肉腫や骨悪性線維性組織球腫，骨線維肉腫では骨膜反応が見られないことが多い．

b．CT
- 脊椎などの複雑な形態の骨の腫瘍の診断に有用である．
- 骨肉腫における骨形成や軟骨肉腫における石灰化の観察に有用である．
- 悪性骨腫瘍における骨破壊の観察に有用である．
- 悪性骨腫瘍での遠隔転移の有無の検索目的に体幹部CT検査を行う（図3）．

c．MRI
- 悪性骨腫瘍の局所における進展の評価に優れている（図4）．

図1 ● 悪性骨腫瘍の好発部位
- 軟骨肉腫
- Ewing肉腫
- 骨盤，肩甲骨，肋骨，脊椎
- 骨肉腫
- 骨悪性線維性組織球腫
- 膝周囲や上腕骨の近位部

表1 ● 単純X線像での良性骨腫瘍と悪性骨腫瘍との鑑別

	良性骨腫瘍	悪性骨腫瘍
腫瘍境界	腫瘍境界は明瞭で，しばしば辺縁硬化像が見られる	腫瘍境界は不明瞭である．ただし，進行の遅い悪性骨腫瘍では境界が明瞭なことがある
骨皮質	腫瘍が増大すると，骨皮質の菲薄化と膨隆が見られる	腫瘍が増大すると骨皮質は破壊されて消失する
骨膜反応	通常はない．好酸球性肉芽種ではしばしば認められる	骨肉腫やEwing肉腫ではしばしば認められる

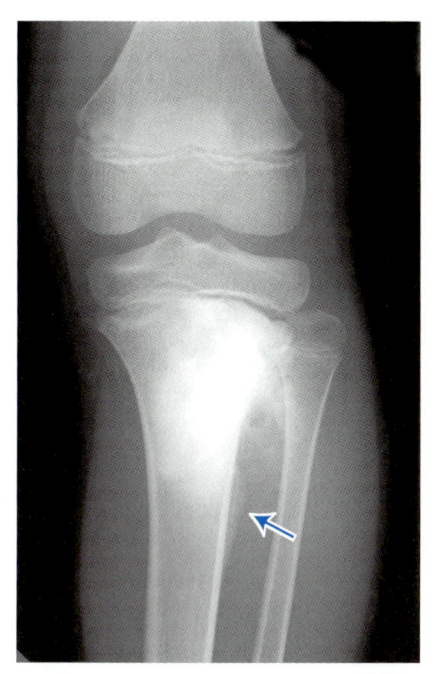

図2 ● 左脛骨近位部骨肉腫の単純X線像
骨内から骨外にかけて，6×4cm大の腫瘍性骨形成が見られる．矢印は骨膜反応（Codman三角）

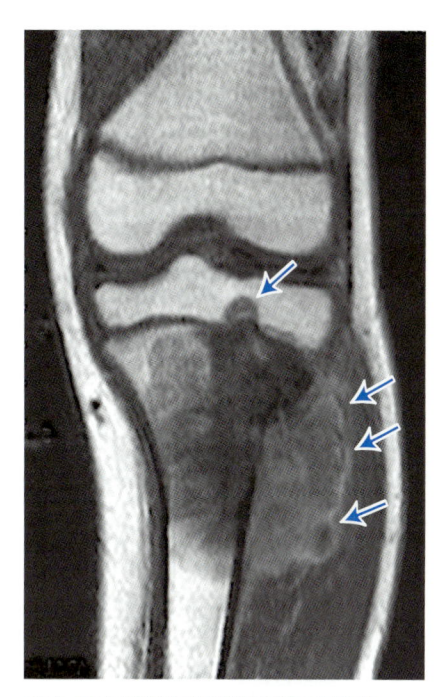

図4 ● 左脛骨近位部骨肉腫のMR像
MR画像での腫瘍の大きさは8×5.5cm大であり，図2では明らかでなかった骨内や骨外の腫瘍の進展が描出されている

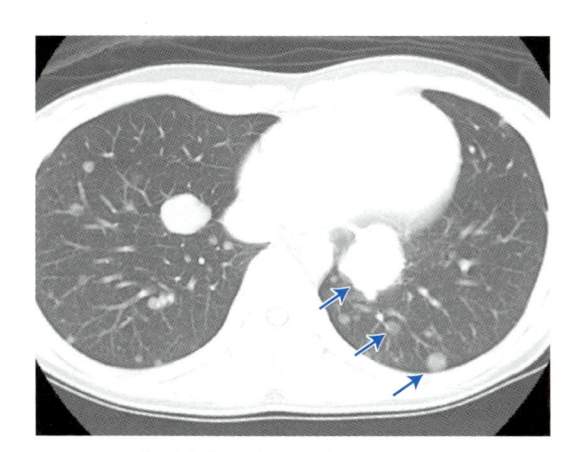

図3 ● 骨肉腫患者の胸部CT像
両側の肺野に最大のもので3cmを超える多数の肺転移が見られる

- 骨化や石灰化を来す骨肉腫や軟骨肉腫において集積は著明である．
- 骨化や石灰化を来さない悪性骨腫瘍では腫瘍自体には集積はなく，周囲の骨に集積を示すことがある．
- 悪性骨腫瘍の骨転移の早期診断に有用である．

2）血液検査
- 骨肉腫の半数以上の患者では血清ALPが高値を示す．
- Ewing肉腫では，白血球数増加，CRP陽性，赤沈亢進を示す．
- 悪性骨腫瘍が進行すると，その病勢に応じて血清LDHが上昇する．

3）生検
a．針生検法
- MR画像で比較的均質と思われるものに対して，X線透視下またはCTガイド下に行う．
- 針生検の刺入経路は重要な神経や血管の近傍は避ける．
- 腫瘍広範切除を行う時に刺入経路は合併切除す

- 通常は，T1強調画像では低信号を，T2強調画像では高信号を示し，Gdで増強効果が見られる．
- 腫瘍切除を行う際にはMR画像を参考にして切除範囲を決める．

d．骨シンチグラフィー
- 悪性骨腫瘍は骨シンチグラフィーで異常集積を示す．

図5 ● 生検創と広範切除の関係

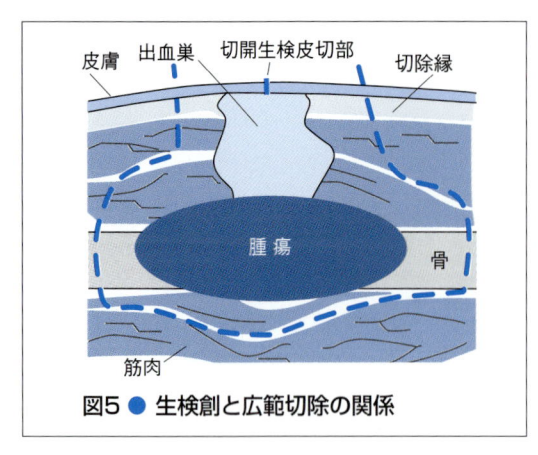

るので腫瘍広範切除の妨げにならないように生検経路を決定する．

b. 切開生検法

- 腫瘍広範切除を行う時には生検経路は合併切除するので（図5），腫瘍広範切除の妨げにならないように生検経路を決定する．
- 皮切は四肢の長軸方向に短く置く．
- 原則として筋間は避けて筋腹を切開する．
- 生検経路は重要な神経や血管の近傍は避ける．
- 骨皮質の開窓は小さく行う．
- 組織診断が可能な組織が採取できていることの確認のために，術中迅速病理診断を依頼する．
- 生検後に血腫が形成されないように止血操作は十分に行う．
- 骨皮質の開窓部は骨セメントで栓をしておく．

4）遺伝子診断

- Ewing肉腫では22番染色体上の*EWS*遺伝子と11番染色体上の*FLI1*遺伝子が，相互転座により融合した*EWS-FLI1*遺伝子が腫瘍組織に存在する．
- 融合遺伝子*EWS-FLI1*遺伝子を証明することでEwing肉腫の診断が確定する．

4 病期分類・ステージング

1）UICC-TNM分類（表2）
2）musculoskeletal tumor society（MSTS）病期分類

実地臨床の場では，UICC-TNM分類以上に多く用いられており，表3のように分類されている．

表2 ● 悪性骨腫瘍のUICC-TNM分類（第7版）

T─原発腫瘍	
TX	原発腫瘍の評価不能
T0	原発腫瘍を認めない
T1	腫瘍最大径8cm以下
T2	腫瘍最大径8cmより大
T3	同一骨内に不連続病変あり

N─所属リンパ節	
NX	所属リンパ節の評価不能
N0	所属リンパ節転移なし
N1	所属リンパ節転移あり

M─遠隔転移	
M0	遠隔転移なし
M1	遠隔転移あり 　M1a：肺転移あり 　M1b：肺外転移あり

G─組織学的悪性度

TNM 2段階分類法	3段階分類法	4段階分類法
低悪性度	grade 1	grade 1, 2
高悪性度	grade 2, 3	grade 3, 4

TNM病期分類

ⅠA期	T1	N0, NX	M0	低悪性度
ⅠB期	T2	N0, NX	M0	低悪性度
ⅡA期	T1	N0, NX	M0	高悪性度
ⅡB期	T2	N0, NX	M0	高悪性度
Ⅲ期	T3	N0, NX	M0	悪性度問わず
ⅣA期	Tを問わず	N0, NX	M1a	悪性度問わず
ⅣB期	Tを問わず Tを問わず	N1 Nを問わず	Mを問わず M1b	悪性度問わず

表3 ● MSTS（musculoskeletal tumor society）病期分類

病期分類	悪性度	部位	転移
ⅠA	低悪性度	区画内*	なし
ⅠB	低悪性度	区画外**	なし
ⅡA	高悪性度	区画内	なし
ⅡB	高悪性度	区画外	なし
Ⅲ	悪性度問わず	区画内外問わず	あり

＊罹患骨内に腫瘍が限局　　＊＊骨外に腫瘍が進展

5 予後因子・治療効果予測因子

1）予後因子
- 組織学的悪性度の高い腫瘍，サイズの大きい腫瘍，初診時に遠隔転移を有する腫瘍など，病期の進行した腫瘍は予後が悪い．

2）化学療法無効例
- 術前化学療法の効果が乏しい症例は予後が悪い．
- 化学療法中に遠隔転移が生じた症例は，著しく予後が悪い．

6 治療

1）手術療法
- 日本整形外科学会が定めた骨・軟部肉腫切除縁評価法を参考に，十分な切除縁で腫瘍を切除する[4]．
- 大多数の症例では患肢温存手術が行われる．
- 腫瘍広範切除後の骨・関節欠損は人工関節や血管柄付き腓骨移植などで再建を行う．
- 患肢温存が困難な場合には切断を行う．

2）補助化学療法
- 骨肉腫，Ewing肉腫，骨悪性線維性組織球腫などの高悪性度腫瘍に対しては補助化学療法を行う[2][3]．
- 補助化学療法は術前と術後に行う．
- 化学療法が有効な場合は，局所腫瘍の縮小や微小遠隔転移に対する効果が期待できる．
- 骨肉腫にはシスプラチン，ドキソルビシン（ADM），メトトレキサート，ビンクリスチン（VCR），イホスファミド（IFM）などが用いられ，Ewing肉腫にはIFM，ADM，VCR，シクロホスファミド（CPA），アクチノマイシン-D（ACT）などが用いられる．
- 軟骨肉腫などの化学療法の感受性が低い腫瘍や傍骨性骨肉腫などの低悪性度腫瘍に対しては補助化学療法は行わない．

3）放射線療法
- 高悪性度の骨腫瘍が重要な神経や血管に接していて，患肢温存手術において十分な切除縁が確保できない時には術前または術後に放射線照射を行うことがある．
- 切除不能の高悪性度骨腫瘍には手術療法の代わりに放射線療法を行う．

4）緩和療法
- 悪性骨腫瘍の疼痛に対しては消炎鎮痛薬やオピオイドを投与する．
- 肺転移による呼吸困難にはオピオイドやステロイドを投与する．

7 経過・合併症管理と予後

1）経過・合併症管理
- 悪性骨腫瘍の手術では人工関節などの人工物を使用することが多いので，術後の早期感染や遅発性感染に注意する．
- 人工関節の折損や骨折にも注意する．
- 化学療法は比較的大量の薬剤が用いられるので，悪心・嘔吐，骨髄抑制，腎障害，肝障害などに注意する．

2）予後
- 悪性骨腫瘍の生命予後は組織型により異なる．
- 骨肉腫の5年生存率は70％，Ewing肉腫は50％程度である．

8 フォローアップ

- 局所再発や遠隔転移の危険性があるので，全身CT検査，骨シンチ検査を定期的に行う．
- 悪性骨腫瘍では，肺転移が比較的多いので，肺転移の有無に特に注意する．

悪性軟部腫瘍

1 疫 学

1）軟部腫瘍の分類
- 軟部腫瘍の分類はWHO分類[3]やEnzinger & Weiss分類が用いられる.
- 軟部腫瘍の組織型は多く，WHO分類では軟部腫瘍は94種類あり，このうちの41種類が悪性腫瘍である[3].
- 組織型により悪性度，予後，治療法が異なる.

2）患者数
- 国立がんセンターがん対策情報センターが公開している国内がんデータに悪性軟部腫瘍は含まれていない.
- 米国のデータによると悪性軟部腫瘍は全悪性腫瘍の3％を占め，人口10万人当たり3人の発生率である.
- 米国のデータを当てはめると，本邦での悪性軟部腫瘍の年間発生頻度は3,600人程度と推定される.
- 原発性悪性軟部腫瘍の発生頻度は，悪性線維性組織球腫が最も多く，それに次いで脂肪肉腫，滑膜肉腫，横紋筋肉腫，悪性末梢神経鞘腫瘍の順に多い.

3）リスクファクター
- 神経線維腫症1型に悪性末梢神経鞘腫瘍が発生することがある.
- AIDSにKaposi（カポジ）肉腫が発生することが知られている.
- 放射線照射は悪性軟部腫瘍発生のリスクファクターとなる.

2 病態・症状

1）病態
- 横紋筋肉腫は小児に多く，滑膜肉腫や悪性末梢神経鞘腫瘍は若年者に多く，脂肪肉腫や線維肉腫は中年に多く，悪性線維性組織球腫や平滑筋肉腫は比較的高齢者に多い[3].
- 悪性軟部肉腫の発生部位は臀部や大腿部に多いが，肩や上腕にも比較的多い.
- 小児の横紋筋肉腫は頭頸部や泌尿生殖器系に多い.
- 明細胞肉腫は手足に多く，類上皮肉腫は四肢の遠位部に多い.
- 悪性軟部腫瘍は進行すると肺などに血行性転移を生じる.
- 骨外性Ewing肉腫，横紋筋肉腫，粘液線維肉腫，粘液型脂肪肉腫，類上皮肉腫は肺転移の他にリンパ節転移も生じやすい.

2）症状
- 初期には無症状であり，局所に腫瘤を生じる.
- 進行すると内圧が高まり局所の疼痛が出現する.
- 隣接する骨に骨破壊が生じると疼痛が増悪する.
- 比較的初期の段階で疼痛を生じやすいものとして，悪性末梢神経鞘腫瘍がある.
- 骨外性Ewing肉腫や炎症型悪性線維性組織球腫は炎症を生じる.

3 診 断

1）画像診断

a．単純X線
- 腫瘍内に石灰化や骨化を生じる悪性軟部腫瘍や高分化型脂肪肉腫などの例外を除いて診断価値は高くないが，ルーチンに行うべきである.

b．CT
- 悪性軟部腫瘍と隣接骨との位置関係や隣接骨への浸潤，破壊の観察に有用である.
- 骨外性骨肉腫などの悪性軟部腫瘍における腫瘍内の骨化や石灰化の観察に有用である.
- 高分化型脂肪肉腫では診断価値が高い.

c. MRI
- コントラスト分解能に優れており，悪性軟部腫瘍の画像検査では最も重要な検査法である．
- 軟部腫瘍内の含水量，脂肪組織，膠原線維の多寡などを，T1強調画像とT2強調画像から推定することができ，組織型の推定に有用である．
- 腫瘍の辺縁と血管，神経，骨などの周囲組織との位置関係がわかり，手術における切除範囲の決定に有用である（図6）．

d. 核医学検査
- 悪性軟部腫瘍では^{201}Tlシンチグラフィーが多用される．
- ^{201}Tlシンチグラフィーは良悪性の鑑別，化学療法や放射線療法の治療効果判定に有用である．
- 骨シンチグラフィーは骨外性骨肉腫で集積を示す．
- 骨シンチグラフィーは骨転移の早期発見に有用である．

2）血液検査
- 骨外性Ewing肉腫や炎症型悪性線維性組織球腫では，白血球数増加，CRP陽性，赤沈亢進を示す．
- 悪性軟部腫瘍が進行すると，その病勢に応じて血清LDHが上昇する．
- 類上皮肉腫におけるCA125を除いて悪性軟部腫瘍に特有の腫瘍マーカーはない．

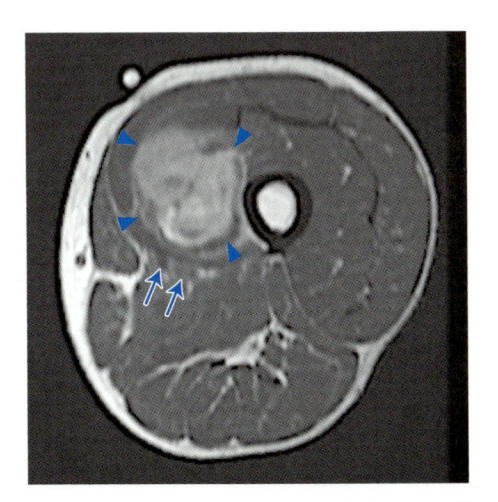

図6 ● 左大腿部悪性線維性組織球腫のMR画像
矢頭（▲）で示した腫瘍は大腿骨に接している．矢印（→）で示した大腿動・静脈と腫瘍との間には健常な筋・筋膜が介在している

3）生検
a. 針生検法
- MR画像で比較的均質と思われるものに対して行う．
- 刺入経路は重要な神経や血管の近傍は避ける．
- 腫瘍広範切除を行う時に刺入経路は合併切除するので，腫瘍広範切除の妨げにならないように生検経路を決定する．

b. 切開生検法
- 腫瘍広範切除を行う時には生検経路は合併切除するので，腫瘍広範切除の妨げにならないように生検経路を決定する．
- 皮切は四肢の長軸方向に短く置く．
- 原則として筋間は避けて筋腹を切開するようにする．
- 生検経路は重要な神経や血管の近傍は避ける．
- 組織診断が可能な組織が採取できていることの確認のために，術中迅速病理診断を依頼する．
- 生検後に血腫が形成されないように止血操作は十分に行う．

4）病理組織診断
- 悪性軟部腫瘍の組織診断は通常通りヘマトキシリン・エオジン染色で形態観察が行われる．
- PAS（periodic acid schiff）染色はグリコーゲンが赤紫に染色され，骨外性Ewing肉腫や横紋筋肉腫の診断に有用である．
- 軟部腫瘍の診断には免疫組織化学法が用いられ，代表的な抗体として，MIC2（CD99），S-100タンパク，CD34，サイトケラチンなどがある．

5）遺伝子診断
- いくつかの種類の悪性軟部腫瘍細胞で染色体転座と融合遺伝子が知られており，融合遺伝子を証明することは補助診断として重要である．
- 代表的な融合遺伝子として，骨外性Ewing肉腫の*EWS-FLI1*など，明細胞肉腫の*EWS-ATF1*，骨外性粘液型軟骨肉腫の*EWS-TEC*など，粘液型脂肪肉腫の*FUS-CHOP*，滑膜肉腫の*SYT-SSX1*などが知られている．

4 病期分類・ステージング

UICC-TNM分類で表4のように分類される．

表4 ● 悪性軟部腫瘍のUICC-TNM分類（第7版）

T—原発腫瘍	
TX	原発腫瘍の評価不能
T0	原発腫瘍を認めない
T1	腫瘍最大径5cm以下 　T1a：表在筋膜より浅在性 　T1b：表在筋膜より深在性，あるいは浅在性だが浸潤あり
T2	腫瘍最大径5cmより大 　T2a：表在筋膜より浅在性 　T2b：表在筋膜より深在性，あるいは浅在性だが浸潤あり
N—所属リンパ節	
NX	所属リンパ節の評価不能
N0	所属リンパ節転移なし
N1	所属リンパ節転移あり
M—遠隔転移	
M0	遠隔転移なし
M1	遠隔転移あり

G—組織学的悪性度		
TNM 2段階分類法	3段階分類法	4段階分類法
低悪性度	grade 1	grade 1, 2
高悪性度	grade 2, 3	grade 3, 4

TNM病期分類				
ⅠA期	T1a, b	N0, NX	M0	低悪性度
ⅠB期	T2a, b	N0, NX	M0	低悪性度
ⅡA期	T1a, b	N0, NX	M0	高悪性度
ⅡB期	T2a	N0, NX	M0	高悪性度
Ⅲ期	T2b	N0, NX	M0	高悪性度
Ⅳ期	Tを問わず Tを問わず	N1 Nを問わず	M0 M1	悪性度問わず 悪性度問わず

5 予後因子・治療効果予測因子

1）予後因子

組織学的悪性度の高い腫瘍，サイズの大きい腫瘍，初診時に遠隔転移を有する腫瘍など，病期の進行した腫瘍は予後が悪い．

2）化学療法無効例

- 術前化学療法の効果が乏しい症例は予後が悪い．
- 化学療法中に遠隔転移が生じた症例は，著しく予後が悪い．

6 治 療

1）手術療法

- 日本整形外科学会が定めた骨・軟部肉腫切除縁評価法を参考に，十分な切除縁で腫瘍を切除する[4]．
- 大多数の症例では患肢温存手術が行われる．
- 患肢温存が困難な場合には切断を行う．

2）補助化学療法

- 小円形細胞肉腫（骨外性Ewing肉腫，横紋筋肉腫など）には術前と術後に補助化学療法を行う[3)5)]．
- 化学療法が有効な場合は，局所腫瘍の縮小や微小遠隔転移に対する効果が期待できる．
- 小円形細胞肉腫にはADM，VCR，IFM，CPA，ACTなどの薬剤が用いられる．
- 高悪性度軟部腫瘍の大多数を占める非円形細胞肉腫（悪性線維性組織球腫，滑膜肉腫，平滑筋肉腫，悪性末梢神経鞘腫瘍など）は生存期間の延長や生存率の改善という意味での化学療法の有効性は科学的には証明されていない[3)5)]．
- 高悪性度非円形細胞肉腫に対しても化学療法を行うことは多い[3)5)]．
- 通常は術前化学療法を行い，腫瘍の縮小の程度を化学療法有効性の仮の指標として判定して，縮小が見られた時には有効と判断して術後化学療法が行われる．
- 高悪性度非円形細胞肉腫には，ADMやIFMが用いられる．
- 高悪性度腫瘍でも腫瘍のサイズが小さな浅在性のものや低悪性度軟部腫瘍には補助化学療法は行わない．

3）放射線療法

- 高悪性度の軟部腫瘍が重要な神経や血管に接し

ていて，患肢温存手術において十分な切除縁が確保できない時には術前または術後に放射線照射を行うことがある．
- 切除不能の高悪性度軟部腫瘍には手術療法の代わりに放射線療法を行う．

4）緩和療法
- 悪性軟部腫瘍の疼痛に対して，消炎鎮痛薬やオピオイドを投与する．
- 肺転移による呼吸困難に対してはオピオイドやステロイドを投与する．

- 悪性線維性組織球腫の5年生存率は50〜70％程度である．
- 線維肉腫の5年生存率は，高分化型で82％，中分化型で55％，低分化型で36％である．
- 平滑筋肉腫の5年生存率は60〜65％である．
- 悪性末梢神経鞘腫瘍や骨外性Ewing肉腫の5年生存率は各々50％程度である．
- 滑膜肉腫は5年生存率が35〜50％で，10年生存率が10〜30％である．
- 軟部血管肉腫は予後が悪く50％が1年以内に死亡する．

7 経過・合併症管理と予後

1）経過・合併症管理
- 術後の創部感染や創縁の血流障害に注意する．
- 大量の筋肉や神経を合併切除すると機能障害を生じるので，リハビリや補装具の使用訓練を行う．
- 化学療法は比較的大量の薬剤が用いられるので，悪心・嘔吐，骨髄抑制，腎障害，肝障害などに注意する．

2）予後
- 悪性軟部腫瘍の生命予後は組織型や病期により異なる．
- 脂肪肉腫群では，高分化型脂肪肉腫の5年生存率は90％以上であるが，粘液型脂肪肉腫は75〜90％であり，多形型脂肪肉腫や脱分化型脂肪肉腫では50％以下である．

8 フォローアップ

- 局所再発や遠隔転移の危険性があるので，全身CT検査，骨シンチ検査を定期的に行う．
- 悪性軟部腫瘍では，肺転移が比較的多いので，肺転移の有無に特に注意する．

文献・参考図書
1) "World health organization classification of tumours: Pathology & genetics of tumours of soft tissue and bone" (Fletcher, C.D.M., Unni, K.K., Mertens, F. eds.), IARC Press, Lyon, 2002
2) 『整形外科・病理 悪性骨腫瘍取扱い規約，第3版』日本整形外科学会骨・軟部腫瘍委員会編，金原出版，2000
3) "Bone and soft tissue tumors, 2nd ed"(Campanacci, M.), Piccin Nuova Libraria, Padova, 1999
4) 『骨・軟部肉腫切除縁評価法』日本整形外科学会・軟部腫瘍委員会編，金原出版，1989
5) 『整形外科・病理 悪性軟部腫瘍取扱い規約，第3版』日本整形外科学会 骨・軟部腫瘍委員会編，金原出版，2002

チェックリスト

- ☐ 悪性骨軟部腫瘍のTNM-UICC分類・病期分類を説明できるか
- ☐ 悪性骨軟部腫瘍の遠隔転移，リンパ節転移について説明できるか
- ☐ 悪性骨軟部腫瘍の各種画像検査の意義を説明できるか
- ☐ 悪性骨軟部腫瘍の生検の原則について説明できるか
- ☐ 悪性骨軟部腫瘍の遺伝子診断の意義について説明できるか
- ☐ 悪性骨軟部腫瘍における補助化学療法の意義と適応について説明できるか
- ☐ 悪性骨軟部腫瘍における放射線療法の意義と適応について説明できるか
- ☐ 悪性骨軟部腫瘍の切除手術の原則について説明できるか

Part II §1. 各がん腫における診療

14. 皮膚がん
悪性黒色腫/有棘細胞がん/乳房外Paget病/基底細胞がん

吉野 公二

おさえておきたいポイント

- ★ 皮膚がんには多くの疾患があるため，それらの中で覚えておくべき4疾患（悪性黒色腫・有棘細胞がん・乳房外Paget病・基底細胞がん）について記載した
- ★ **悪性黒色腫**：メラノサイトががん化したもので，日本人では足底に多く，リンパ節や他臓器転移例は予後が悪い
- ★ **有棘細胞がん**：紫外線がリスクファクターであることから高齢者の露光部に多いが，熱傷瘢痕や放射線皮膚炎など発生母地となる疾患も多い
- ★ **乳房外Paget病**：高齢者の外陰部や腋窩などに生じる上皮内がんで，一見すると湿疹様であるため見逃されていることが多い
- ★ **基底細胞がん**：顔面に好発し，転移はごく稀であるが，深部へ浸潤し骨破壊を起こす例や，境界が不明瞭で取り残したために再発を繰り返す例がある

悪性黒色腫

1 疫学

1）死亡数・罹患数

厚生労働省人口動態統計によると，悪性黒色腫の近年の年間死亡者数は500人前後が登録されている．本邦における患者発生数は人口10万人あたり2人程度と推定され，年々増加傾向にある．

皮膚がん全体の死亡・罹患は下表参照．

皮膚がん	死亡（2008）		罹患（2004）*	
	死亡数（人）	粗率（対人口10万人）	罹患数（人）	粗率（対人口10万人）
男女計	1,334	1.1	8,624	6.8
男	653	1.1	4,298	6.9
女	681	1.1	4,326	6.6

＊：皮膚の黒色腫を含む　出典：国立がんセンターがん対策情報センター

2）リスクファクター

発症機序は不明であるが，リスクファクターとして紫外線暴露や反復する機械的刺激などが考えられている．

2 病態・症状

1）病態

悪性黒色腫は**メラノサイトががん化**したもので，腫瘍の病理組織所見から，①末端黒子型，②表在拡大型，③結節型，④悪性黒子型の4型に分類され，末端黒子型は手指や足趾に，悪性黒子型は顔面に好発する．本邦での頻度は末端黒子型が最も多く，ついで結節型，表在拡大型，悪性黒子型の順に多いが，近年では表在型の症例が増加傾向にある．

2）症状

ごく早期の段階では，臨床症状だけでなく病理組織でも良性の色素斑と区別のつかないものもあるが，症状が進行するにつれ徐々に色の濃淡を持

ち，辺縁不整で非対称な色素斑となってくる．臨床的診断基準としては米国がん学会のABCD基準が知られている（表1）．さらに進行すると黒色の結節となる．時に色素をほとんど持たず，紅色の結節を形成する無色素性黒色腫をみることがある．

3 診 断

1) ダーモスコピー（拡大鏡）

atypical pigment network（色素ネットワークの大同不同），parallel ridge pattern（皮丘平行パターン），pseudopod（偽足），blue-whitish veil（青白色ベール）などがみられる．

2) 生検

病理組織で診断及びtumor thickness（腫瘍深達度）を確定する．部分生検は禁忌とされてきたが，最近では全摘生検が困難な場合には行ってもよいという方向に転換しつつある．ただし，部分生検はtumor thicknessが低く見積もられる場合があるので，可能な限り全摘生検を行う．

3) 血液検査

腫瘍マーカーは5-S-CD，MIAなどが知られているが，これらは進行期にならないと異常を示さないため，早期診断には有用でない．ただし近年，stage0～Ⅱにおいて約2/3の例で血清のglypican-3またはsecreted protein acidic rich in cysteine（SPARC）のいずれかの値が高値を示すことが報告されている．

4) CT，PET

他臓器転移の有無を確認する．PETでは原発巣に集積を見ることはないが，転移巣の発見に役立つことがあり，保険適応にもなっている．

4 病期分類・ステージング

TNM分類を表2に，病期分類を表3に示す．

5 予後因子・治療効果予測因子

tumor thicknessとセンチネルリンパ節転移の有無が重要な予後因子である．

表1 ● 悪性黒色腫の臨床診断に役立つABCD診断基準（米国がん学会）

- Asymmetry （非対称性形状）
- Border irregularity （不規則な境界）
- Color variegation （多彩な色調）
- Diameter enlargement （直径6 mm以上）

表2 ● 悪性黒色腫のTNM分類（AJCC/UICC, 2002）

T －原発腫瘍	
TX	原発巣の評価が不可能なもの
T0	原発巣が証明されないもの
Tis	真皮への浸潤がみられないもの（melanoma in situ）
T1	厚さが1 mm以下のもの
T2	厚さが1.01～2 mmのもの
T3	厚さが2.01～4 mmのもの
T4	厚さが4.01 mm以上のもの
※ T1～4に関しては，潰瘍を伴わないものをa，潰瘍形成を伴うものをbと区分する	

N －所属リンパ節	
NX	所属リンパ節の評価が不可能なもの
N0	所属リンパ節転移がみられないもの
N1	所属リンパ節転移を1個認めるもの
	a：micrometastasis
	b：macrometastasis
N2	所属リンパ節転移を2～3個認めるもの
	a：micrometastasis
	b：macrometastasis
	c：リンパ節転移はないが，in-transit/衛星病巣があるもの
N3	4個以上のリンパ節転移，ないしリンパ節転移を伴うin-transit/衛星病巣

M －遠隔転移	
MX	遠隔転移の評価が不可能なもの
M0	遠隔転移を認めないもの
M1a	遠隔部位の皮膚，皮下，リンパ節に転移があり，血清LDHが正常であるもの
M1b	肺転移があり，血清LDHが正常であるもの
M1c	他の臓器転移を認め，血清LDHが正常であるもの．すべての遠隔転移において血清LDHの上昇を伴うもの

6 治 療

病期分類に基づく治療指針試案を表4に示す．

1) 手術療法

手術療法が不可能な場合など，一部の例外を除いて切除が第一選択である．病期によって切除範

囲を決定する（表4）．所属リンパ節の処置については，現在では予防的リンパ節郭清よりも，まず原発巣の切除と同時に**センチネルリンパ節生検**を行い，リンパ節郭清の適応を判断することが推奨される．

2）薬物療法

表4に従って化学療法を進める．また，肝転移において，転移が肝臓に限局しているか，他臓器の転移巣がよくコントロールされている場合には，シスプラチンを用いた動注化学療法あるいは動注・塞栓療法が有益である．

3）放射線療法

原発巣に対する放射線照射は推奨されない．所属リンパ節再発の危険性が高い例（リンパ節の被膜外進展例，最大径が3cmを超えるリンパ節を有する例，多発リンパ節転移例，再発例，頭頸部原発で根治的頸部郭清が施行されていない例）については，リンパ節郭清後の放射線療法により再発率が低下するとされているため，放射線療法の実施を考慮する．また，転移巣に放射線療法を行う

表3 ● 悪性黒色腫の病期分類（AJCC/UICC, 2002）

	T	N	M
0期	Tis	N0	M0
ⅠA期	T1a	N0	M0
ⅠB期	T1b，T2a	N0	M0
ⅡA期	T2b，T3a	N0	M0
ⅡB期	T3b，T4a	N0	M0
ⅡC期	T4b	N0	M0
ⅢA期	T1a〜4a	N1a〜2a	M0
ⅢB期	T1a〜4a T1b〜4b	N1b,2b,2c N1a,2a,2c	M0 M0
ⅢC期	T1b〜4b anyT	N1b〜2b N3	M0 M0
Ⅳ期	anyT	anyN	M1

表4 ● AJCC/UICCの新病期分類（2002年）に基づく病期別治療指針試案

AJCC/ UICC 病期	原発巣辺縁 からの切除 範囲	所属リンパ節への処置	術後補助療法
0	0.5cm	なし	なし
ⅠA	1cm	なし	なし
ⅠB	1〜2cm	可能ならばSNB[*3]を施行	無施行またはフェロン療法[*1]を2〜3クール
ⅡA	2〜3cm	SNB[*3]または予防的郭清	フェロン療法[*1]あるいはDAV-Feron療法を2〜3クール
ⅡB	2〜3cm	予防的郭清（高齢者や手術リスクが高い症例などではSNB[*3]でも可）	DAV-Feron療法を2〜3クール[*2]（症例によってはフェロン療法[*1]のみとすることも）
ⅡC	3cm	予防的郭清（高齢者や手術リスクが高い症例などではSNBでも可）	DAV-Feron療法を5〜6クール[*2]（高齢者など症例によってはフェロン療法[*1]のみとすることも）
ⅢA	3cm	根治的郭清	DAV-Feron療法を5〜6クール[*2]
ⅢB	3cm[*4]	根治的郭清	DAV-Feron療法を5〜6クール[*2]
ⅢC	3cm[*4]	N2cには予防的郭清，N3には根治的郭清	DAV-Feron療法を5〜6クール[*2]
Ⅳ	多くは化学療法を主体とする集学的治療の適応となるが，単発ないし少数個の遠隔転移は外科的に摘出することやガンマナイフで治療することもある．化学療法としてはDAC-Tam療法などが選択される．症例によっては生物化学療法や免疫療法なども考慮される．高度進行例には除痛などの緩和療法が主体となる		

[*1] フェロン療法：INF-β 300万単位/日（創部皮内へ局注）を10日間で1クールとする
[*2] DAV-Feron（ダカルバジン＋ニムスチン＋ビンクリスチン＋インターフェロンβ）療法終了後，可能な症例には維持療法を行う．維持療法はINFβ 300万単位/回（術創部皮内へ局注）を2〜4週おきに少なくとも2〜3年間は施行する
[*3] SNB（sentinel node biopsy）の意義については，なお未確定のところがある．また，手技の習熟が実施の前提条件である
[*4] 衛星病巣やin-transit転移がある場合は，中枢側をさらに広く切除する（症例によってはsubtotal integumentectomyの施行も考慮されるが，その評価は確定されていない）

（文献1より一部改変）

ことがある（次項参照）．

4）対症療法

骨転移による疼痛には放射線療法で症状緩和が期待できる．近年，ビスホスフォネート製剤の投与も有効であることが報告されている．脳転移に対しては，病巣を摘出する以外にガンマナイフが有用なことがある．また，皮膚転移は放置すると拡大・増数し，潰瘍を形成することにより，出血や臭気が問題となるので，発見した時点で切除またはインターフェロンβの局注を行う．

5）緩和療法

手術療法や薬物療法が不可能な例に行う．

7 経過・合併症管理と予後

1）経過・合併症管理

主な手術合併症として，植皮や皮弁形成に伴う生着不良や壊死，及びリンパ節郭清を行った場合にはリンパ浮腫などがある．

2）予後

5年生存率は，病期Ⅰでは95〜100％，病期Ⅱでは70〜80％，病期Ⅲでは40〜60％，病期Ⅳでは約8％である．ただし，病期Ⅳには皮膚転移のみで比較的長期に生存する例が含まれており，内臓転移例に限れば5年生存率は0％である

8 フォローアップ

病期が進んだものほど高率かつ早期に転移を生じる傾向があり，定期的にCT，胸部X線，腹部超音波検査，血液検査，腫瘍シンチなどを用いた精査を実施する．皮膚転移を発見するため自他覚的な皮膚の診察も必須である．

有棘細胞がん（squamous cell carcinoma：SCC）

1 疫学

1）死亡数・罹患数

高齢化を反映して年々増加傾向にあるが，正確な統計学的調査はなされておらず，全国の代表的な100施設において年間700人程度が登録されている．さらに有棘細胞がんの早期病変とみなされる日光角化症が年間約800人登録され，その他Bowen病など有棘細胞がんの前がん病変をすべて含めると，数千人/年の罹患が推測される．

2）リスクファクター

紫外線が最も重要である．その他には熱傷瘢痕や慢性炎症，放射線暴露，ヒト乳頭腫ウイルス，発がん化学物質の長期の摂取または接触がリスクファクターとしてよく知られている．

2 病態・症状

高齢者に多く，顔面や手背などの日光露光部に

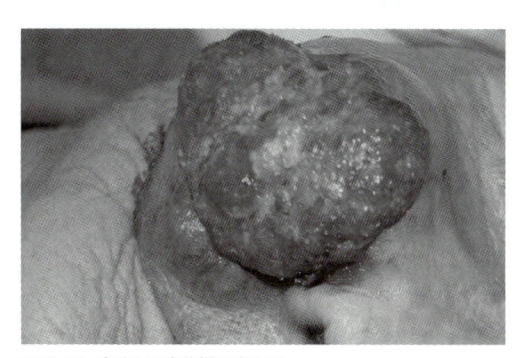

図1 ● 右頬の有棘細胞がん [カラーアトラス，p.12]

好発する（図1）．

基本的な臨床像は表面に角化を伴う紅色調の硬い結節である．角化が高度になるとカリフラワー状を呈することもあるが，その一方で角化が目立たず平滑な紅色のびらんとしてみられることもある．進行すると表面に黄白色の壊死物質を付着するようになり，二次感染を伴って臭気を発する．腫瘍の周囲には熱傷瘢痕などの発生母地を認める

ことが多い．

3 診断

1）生検
病理組織で表皮と連続性のある角化傾向を示す腫瘍であることが診断のポイントになるが，低分化なものでは免疫組織化学的検査が必要となることもある．

2）血液検査
腫瘍マーカーはSCC関連抗原が知られているが，これは原発巣が広範囲で角化が強い場合や遠隔転移のある場合に異常値を示すことがあるものの，早期診断には有用ではなく，さらに炎症性皮膚疾患でも上昇するため注意を要する．

3）CT，MRI
腫瘍の浸潤の程度や他臓器転移の有無を確認する．

4 病期分類・ステージング

1）TNM分類
2009年12月に改訂が行われ，表5のT分類の一部とN分類について表6のように改訂された．

2）病期分類及び病理組織学的分化度
病期分類も表7から表8に改訂された．有棘細胞

表5 ● 有棘細胞がんのUICC-TNM分類（2002）

T ―原発腫瘍	
TX	原発巣の評価が不可能なもの
T0	原発巣を認めないもの
Tis	上皮内がん
T1	最大径が2cm以下の腫瘍
T2	最大径が2cmを超えるが5cm以下の腫瘍
T3	最大径が5cmを超える腫瘍
T4	深部の皮膚以外の組織すなわち軟骨，筋肉または骨などに浸潤する腫瘍[*1]
N ―所属リンパ節	
NX	所属リンパ節の評価が不可能なもの
N0	所属リンパ節転移を認めないもの[*2]
N1	所属リンパ節転移を認めるもの
M ―遠隔転移	
MX	遠隔転移の評価が不可能なもの
M0	遠隔転移を認めないもの
M1	遠隔転移を認めるもの

[*1]：組織学的に筋や骨などの組織に浸潤を認めた場合pT4とする
[*2]：術後組織学的にリンパ節転移が認められず，pN0とする場合は，少なくとも6個以上のリンパ節に転移がないことを確認する

表6 ● 有棘細胞がんのUICC-TNM分類（2009）

〔TX，T0，Tis及びMについては変更なし〕

T ―原発腫瘍	
T1	最大径が2cm以下の腫瘍
T2	最大径が2cmを超える腫瘍
T3	深部の組織すなわち筋，骨，軟骨，顎，眼窩に浸潤する腫瘍
T4	頭蓋底，体幹骨格に浸潤する腫瘍
N ―所属リンパ節	
N1	リンパ節転移が1個でその大きさが3cm未満のもの
N2	リンパ節転移が1個でその大きさが3cm以上6cm未満，あるいは多発リンパ節転移でそれらの大きさが6cm以下のもの
N3	大きさが6cmを超えるリンパ節があるもの

表7 ● 有棘細胞がんの病期分類及び病理組織学的分化度（UICC，2002）

病期分類	
0期	Tis N0 M0
I期	T1 N0 M0
II期	T2, 3 N0 M0
III期	T4 N0 M0；anyT N1 M0
IV期	anyT anyN M1
pTNM―病理組織学的分類	
pT，pN，pMは上記のT，N，M各分類に準ずる	
G―病理組織学的分化度	
GX	分化度の評価が不可能なもの
G1	高分化型
G2	中分化型
G3	低分化型
G4	未分化型

表8 ● 有棘細胞がんの病期分類（UICC，2009）

病期分類	
0期	Tis N0 M0
I期	T1 N0 M0
II期	T2 N0 M0
III期	T3 N0 M0；T1, 2, 3 N1 M0
IV期	T1,2,3 N2 M0；T4 anyN M0；anyT N3 M0；anyT anyN M1

pN0＝病理学的にリンパ節転移がないことを確認したもの
cN0＝臨床的にリンパ節転移がないことを確認し，病理学的には未確認のもの

がんは病理組織学的な分化度と生物学的悪性度が相関するといわれ，分化度も分類される．

5 予後因子・治療効果予測因子

腫瘍の最大径，分化度，浸潤の深さが重要な予後因子である．

6 治療

病期分類が改訂されてからまだ間もないため，現時点で旧病期分類に沿った治療方針（表9）で治療を進める．今後，新病期分類に則した治療方針が示されるであろう．

1）手術療法

原則として手術療法が第一選択であり，腫瘍の病期によって切除範囲を決定する．ただし高齢で手術が困難な例など，患者の状態によっては凍結療法や放射線療法でもよい．

2）薬物療法

ブレオマイシン，ペプロマイシンの単独投与やシスプラチンとアドリアマイシンを併用するCA療法などがあるが，近年では5-FUとシスプラチンに放射線療法を併用するFP-radiation療法の報告も多く，奏効率が高い．

3）放射線療法

有棘細胞がんは一般に放射線感受性が高く，術前術後の補助療法，あるいはハイリスク患者で単独に施行されることがある．

4）対症療法

臭気に対し，メトロニダゾールを含んだ軟膏を塗布することで消臭効果が期待できる．

5）緩和療法

手術療法や薬物療法が不可能な例において行う．

7 経過・合併症管理と予後

1）経過・合併症管理

主な手術合併症として，植皮や皮弁形成に伴う生着不良や壊死，及びリンパ節郭清を行った場合にはリンパ浮腫などがある．

2）予後

5年生存率は，Ⅰ期はほぼ100％，Ⅱ期は約85％，Ⅲ期は55〜65％，Ⅳ期は約40％である（旧分類）．

8 フォローアップ

病期が進んだものほど再発・転移を生じることが少なくないため，定期的にCT，胸部X線，腹部超音波検査，血液検査，腫瘍シンチなどを用いた精査を実施する．

表9 ● 皮膚有棘細胞がんの病期別治療指針

病期	原発巣辺縁からの切除範囲	リンパ節郭清	補助療法など
in situ	0.5 cm	−	凍結療法，放射線療法などの局所療法でも可
Ⅰ	1〜2 cm	−	凍結療法，放射線療法などの局所療法でも可
Ⅱ	1〜2 cm	−*	T3の症例では，術後補助療法を施行することあり
Ⅲ（T4）	2〜3 cm	−*	化学療法，放射線療法を併用することあり
Ⅲ（N1）	2〜3 cm	＋	術前あるいは術後に化学療法及び放射線療法を併用することあり．根治的リンパ節郭清を施行
Ⅳ	化学療法や放射線療法を主体とする集学的治療を行う．症例によって姑息的手術を施行することもある		

*sentinel node biopsyを行ってもよい（文献1より引用）

乳房外Paget病 (extramammary Paget's disease : EMPD)

1 疫学

死亡数・罹患数について正確な統計はないが，毎年約20施設が参加している症例集積において，直近10年間で1,114例の新規患者登録がある．

また，リスクファクターとして知られるものはない．

2 病態・症状

1) 病態

60歳以上に多い．EMPDは組織学的にPaget（パジェット）細胞が表皮内に増殖する疾患で，発生部位は**外陰部**が最も多く，**腋窩，肛囲**がそれに次ぐ（図2）．その特徴的な好発部位から，アポクリン汗腺由来と考えられてきたが，毛包への浸潤がみられることや，アポクリン汗腺の存在しない部位にも生じることなどから，表皮由来説を支持する報告もある．

2) 症状

軽度の紅斑や脱色素斑に始まり，やがてびらんや色素沈着を伴ってくる．病変が不連続に数ヵ所存在することもある．**一見すると湿疹のようにみえるため，見逃されやすい**．進行すると隆起し，結節を形成する．結節が存在する場合にはすでに腫瘍が真皮へ浸潤していることが多い．発症してから浸潤がんに至るまで年余にわたり緩徐に進行する例が多い．

3 診断

1) 生検

病理組織検査でPaget細胞の存在を確認する．さらに，EMPDは肉眼的に病変の境界がわかりづらい場合があるため，取り残しのないよう，全摘術を行う前に腫瘍境界部と思われるところから2cm程度外側を全周性に数ヵ生検するmapping biopsyを行い，Paget細胞のないことを確認した上で切除範囲を決定することが推奨されている．

2) 血液検査

腫瘍マーカーはCEAが知られているが，早期診断には有用でない．

3) CT

他臓器転移の有無を確認する．EMPDではリンパ節転移があってもリンパ節は腫大せず，CT上でリンパ節転移なしと判断されることがある．

4) Paget現象との鑑別

肛囲のEMPDでは，直腸がんや肛門がんの腫瘍細胞が肛囲へ進展しEMPDと同様の症状を呈していることがあり，これはPaget現象と呼び，EMPDとは区別する．両者の鑑別にはサイトケラチン（CK）20の免疫組織化学染色が有用とされ，基本的にEMPDではCK20は陰性，直腸がんや肛門がんでは陽性である．肛囲のEMPDでは直腸がんや肛門がんの有無について検索する必要がある．

4 病期分類・ステージング

1993年にTNM分類と病期分類（案）が提唱され（表10, 11），これが使用されることが多いが，確立したTNM分類・病期分類はないため，現在，多施設共同研究を行い検討中である．

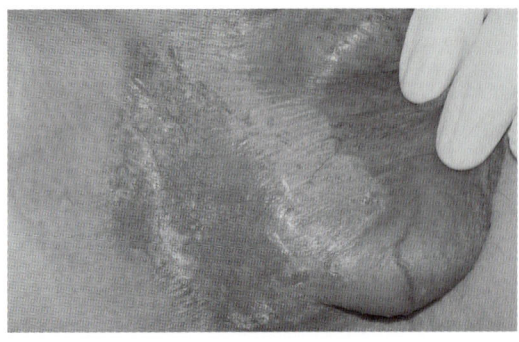

図2 ● 男性．陰茎，陰嚢から鼠径部の乳房外Paget病　　[カラーアトラス, p.12]

表10 ● 乳房外Paget病のTNM分類（案）

T—原発腫瘍	
TX	原発巣の評価が不可能なもの
T0	原発巣を認めないもの
T1	病変の大きさにかかわらず，組織学的に表皮内がんの状態であるもの
T2	基底膜を破って真皮内に微小浸潤を伴うもの
T3	結節性の浸潤がんで脈管浸潤を伴わないもの
T4	結節性の浸潤がんで脈管浸潤を伴うもの
N*—所属リンパ節	
NX	所属リンパ節の評価が不可能なもの
N0	所属リンパ節転移を認めないもの
N1	片側所属リンパ節転移を認めないもの
N2	両側所属リンパ節転移を認めるもの
M*—遠隔転移	
MX	遠隔転移の評価が不可能なもの
M0	遠隔転移を認めないもの
M1	遠隔転移を認めるもの

＊理学的所見と画像診断にて評価する（文献1より一部改変）

表11 ● 乳房外Paget病の病期分類（案）

ⅠA期	T1 N0 M0
ⅠB期	T2 N0 M0
Ⅱ期	T3 N0 M0
Ⅲ期	T4 N0 M0；anyT N1 M0
Ⅳ期	anyT N2 M0；anyT anyN M1

（文献1より引用）

5 予後因子・治療効果予測因子

腫瘍の真皮浸潤の有無，センチネルリンパ節転移の有無が予後因子となる．

6 治療

1）手術療法

原則として手術が第一選択である．腫瘍の辺縁から2〜3cm離して切除する．粘膜側ではmapping biopsyを行ってから切除範囲を決定する方が取り残しの危険が少ない．表皮内がんであれば切除のみで根治が期待できる．近年，所属リンパ節郭清の適応を決定するため，センチネルリンパ節生検を行い，転移があればリンパ節郭清を行うことも検討されている．外陰部や肛囲で片側に病変が存在していたとしても，対側にセンチネルリンパ節が存在することがあるため，両側の**センチネルリンパ節生検**を行うことが望ましい．

2）薬物療法

遠隔転移例には化学療法が第一選択であるが，決まった治療法はない．最近まで5-FUやシスプラチンを用いた治療が主流であったが，その効果は不明である．最近では進行期にドセタキセルが有効であったとの報告が多くなっている．

3）放射線療法

皮膚転移やリンパ節転移，あるいは骨転移に対して行われることがあるがその効果は不定である．

4）対症療法

手術適応外であっても，原発巣のびらん，潰瘍から滲出液が排出され，患者のQOLを下げていることがあるため，患者の状態によっては原発巣のみ切除する姑息的手術を選択する．

7 経過・合併症管理と予後

腫瘍が表皮内のみに存在し，完全に摘出していれば5年生存率はほぼ100％であるが，その一方で複数のリンパ節転移や他臓器転移をみた場合には予後はきわめて不良である．初診時に転移がなくとも，腫瘍が真皮に浸潤している場合には数ヵ月から数年の後に転移を起こすことが多い．腫瘍の転移様式はリンパ行性が優位であり，腫瘍が外陰部に存在する場合，鼠径・骨盤内リンパ節から腹腔内リンパ節へ転移し，水腎症を生じることがある．

腫瘍の境界が不明瞭であり，取り残すと再発するため，定期的な診察と精査が必要である．

基底細胞がん (basal cell carcinoma：BCC)

1 疫学

正確な患者発生数は不明であるが，皮膚悪性腫瘍学会の集計では主要75施設で年間1,000人程度の報告がある．転移を起こすことは極めて稀であるため，適切に治療されれば基底細胞がんで死亡することはない．

一説には紫外線暴露がリスクファクターとして考えられている．

2 病態・症状

1）病態

顔面が好発部位である．腫瘍の臨床像から結節潰瘍型，表在型，斑状強皮症型，破壊型，Pinkus型，その他に分けられ，結節潰瘍型が最も多い．また，病理組織所見からは充実型，囊腫型，腺様型，斑状強皮症型，表在型，Pinkus型などに分けられる．

2）症状

基底細胞がんの臨床像は極めて多彩である．典型的なものは，**蝋様光沢をもつ黒色の結節で，周囲が堤防状に隆起し，中央に潰瘍を伴う（結節潰瘍型）**（図3）．その他に，辺縁を小さな黒色丘疹が縁取る扁平な局面（表在型）や白色から紅色で表面に光沢を持つ浸潤局面（斑状強皮症型）などが見られる．白人ではしばしば無色素性となり，診断に苦慮する．また，深い潰瘍を形成して骨まで浸潤する（破壊型）こともある．

3 診断

1）ダーモスコピー

基底細胞がんでは非常に有用である．arborizing vessels（樹枝状血管），blue-gray ovoid nest（青白色の色素結節），leaf-like areas（葉状構造），spoke wheel areas（車軸状構造）など特異的なものが多い．無色素性の場合でもarborizing vessels（樹枝状血管）が見られ，診断に至ることがある．

> *memo* ダーモスコピー：外来ですぐに行える簡便な検査．近年汎用されるようになり，保険適応にもなった．いわゆる拡大鏡であるが，エコーゼリーを使用して乱反射を抑えた状態で視診するため，皮丘・皮溝や汗腺の開口部などを観察でき，特に色素性病変の鑑別に役立つ．

2）生検

臨床像から診断可能なものが多いが，悪性黒色腫との鑑別など必要に応じて生検を行う．

3）CT

骨への浸潤が疑われる場合に確認のために行う．

4 病期分類・ステージング

有棘細胞がんに準じる（p.306）．

5 予後因子・治療効果予測因子

生命予後は良好である．腫瘍が大型であること，腫瘍の発生部位が解剖学的に入り組んでいる眼や鼻の周囲であること，腫瘍が斑状強皮症型で深部への浸潤傾向が強いことなどが取り残しやすく，再発しやすい因子である．

6 治療

1）手術療法

切除が第一選択である．腫瘍の条件にもよるが，

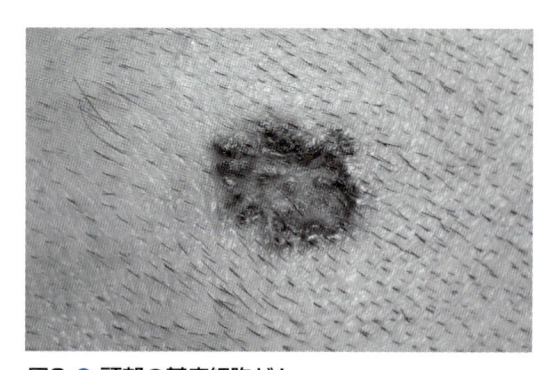

図3 ● 頭部の基底細胞がん
[カラーアトラス，p.13]

辺縁から3〜10mm離し，脂肪層を含めて切除する．ただし，深部に浸潤している場合や，腫瘍の境界がはっきりしない例では取り残す危険性があるため注意を要する．

2）薬物療法

局所化学療法として5-FU軟膏が表在型に使用されることはあるが，基底細胞がんに対する薬剤での治療は一般的には推奨されない．

3）放射線療法

手術療法後の機能や整容面に問題が生じる場合など限られた症例において施行する．

7 経過・合併症管理と予後

主な手術合併症として，植皮や皮弁形成に伴う生着不良や壊死がある．

転移を起こすことはほとんどなく，予後良好．

8 フォローアップ

局所再発を起こした例では何度も再発を繰り返し，そのうちに転移を来すことがあるので注意を要する．また，基底細胞がんが多発することもあるので，注意深い観察が必要である．

文献・参考図書

1）『皮膚悪性腫瘍取り扱い規約』日本皮膚悪性腫瘍学会編，金原出版，2002
・『皮膚悪性腫瘍診療ガイドライン』日本皮膚悪性腫瘍学会編，金原出版，2007
・最新皮膚科学大系11『母斑　母斑症　悪性黒色腫』（玉置邦彦総編集），pp.225-268，中山書店，2002
・最新皮膚科学大系12『上皮性腫瘍』（玉置邦彦総編集），pp.66-98, pp.216-229，中山書店，2002

チェックリスト

- ☐ 悪性黒色腫の臨床的特徴を説明できるか
- ☐ 悪性黒色腫の病期と予後を理解しているか
- ☐ 有棘細胞がんの発生母地を説明できるか
- ☐ 有棘細胞がんの臨床症状を説明できるか
- ☐ 乳房外Paget病の臨床症状を説明できるか
- ☐ 乳房外Paget病とPaget現象の違いを理解しているか
- ☐ 基底細胞がんの臨床症状を説明できるか
- ☐ 基底細胞がんで再発を来しやすい因子を説明できるか

Part II §1. 各がん腫における診療

15. 小児がん
白血病/悪性リンパ腫/神経芽細胞腫/腎腫瘍/肝芽腫/
軟部腫瘍/胚細胞腫瘍

賀来 秀文

おさえておきたいポイント

★ 成人がんとの違いは，そもそも罹患率が低いうえに，他種類のがん腫がある．しかもがん（cancer）ではなく肉腫（sarcoma）や胎児性がん腫が大部分を占め，年齢特異性のあるものもある

★ 内訳は30〜40％が白血病で最も多く，次いで脳腫瘍，神経芽細胞腫，悪性リンパ腫と続く

★ 治療の奏効率は全体で70％ほどであり，成人1,000人に1人は小児がん経験者がいるまでになっている．そのため，長期フォローアップが必要となる

1 疫学

- 小児がんの登録は，小児がん学会による全国登録で行われてきたが，腫瘍の種類や，地区によって登録に偏りがある．残念ながらわが国では全数登録ではないので，実際の発生数は不明である．北海道地区での登録では，人口10万あたり12.2の発生と推定されるが，実際の登録数は4.83で約40〜50％の登録数である．図1に小児がん全国登録数を示した．

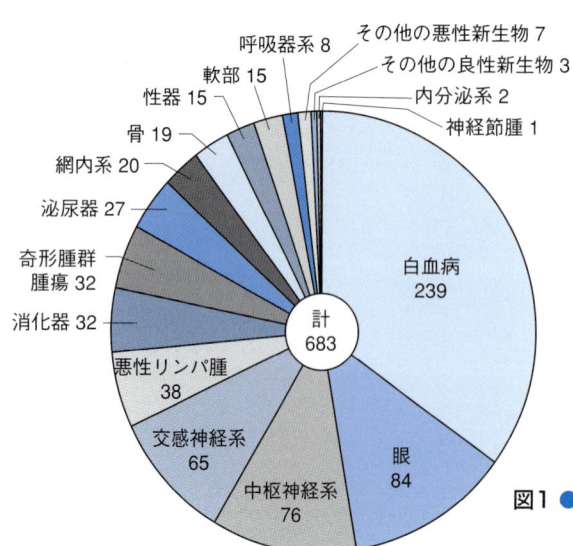

- 小児がんは絶対数は少ないが，小児の死亡原因としては重要で，1〜19歳までの死亡原因の1位から3位であり，死亡数の13％を占める．

- がん腫の種類は，一番多いのが白血病，次いで脳腫瘍，神経芽細胞腫，悪性リンパ腫の順である．実数では網膜芽細胞腫が4番目だが，登録数が多いためと推測される．

2 診断

小児の固形腫瘍の病理診断には，形態学的に**小円形細胞腫瘍**の形態を取るものが多い（リンパ腫，神経芽細胞腫，原始神経外胚葉性腫瘍，横紋筋肉腫など）ので，それらの診断に熟達した病理医による診断が必要である．そのため，わが国でも中央診断が行われている．また，特定の腫瘍と染色体異常，遺伝子との関係が確認されてきたので，それらを検索することも診断に限らず，治療方針を決定するのに必須となっている．

図1 ● 小児悪性新生物登録数（2005年）
（小児がん全国登録から作成）

計 683
- 白血病 239
- 眼 84
- 中枢神経系 76
- 交感神経系 65
- 悪性リンパ腫 38
- 消化器 32
- 奇形腫群腫瘍 32
- 泌尿器 27
- 網内系 20
- 骨 19
- 性器 15
- 軟部 15
- 呼吸器系 8
- その他の悪性新生物 7
- その他の良性新生物 3
- 内分泌系 2
- 神経節腫 1

白血病

1 疫 学

- わが国では，小児悪性腫瘍の約3分の1を占め毎年600〜800名ほどが新発生していると推定される．内訳は，急性リンパ性白血病が75％，急性骨髄性白血病が20％，慢性骨髄性白血病が5％以下で，慢性リンパ性白血病は小児ではない．また，急性リンパ性白血病の約80％がB前駆型細胞由来であり，T細胞型は15〜20％，成熟B細胞由来が2〜3％である．
- 急性リンパ性白血病の年齢別頻度では，3〜7歳に1番のピークがあるが，これは前駆型B細胞由来がこの年齢層に多くなっているからで，他の型は年齢が高くなるにつれゆるやかに上昇する勾配を示す．

「病態・症状」「診断」「組織分類」については，「9．白血病，多発性骨髄腫」p.246参照

表1 ● 急性リンパ性白血病の予後因子

	予後不良	予後良好
年齢	1歳未満，10歳以上	1歳以上10歳未満
末梢白血球数	10万以上/μL	10万未満
中枢神経系の浸潤	浸潤あり	浸潤なし
染色体・遺伝子異常	t（9；22）（フィラデルフィア染色体）BCR/ABL融合遺伝子，t（4；11）MLL遺伝子（AF4/MLLなど）hypodiploidy	左記以外
初期ステロイドへの反応	反応不良	反応良好
MRD残存	寛解導入後の有意な残存	MRDの減少

MRD：minimal residual disease（微小残存病変）

2 予後因子・治療効果予測因子

- **ALL（急性リンパ性白血病）**：表1に示すような，患者自身の特性と白血病細胞自身の特性から予後因子が抽出され，その組合わせで通常3つに分類されている．
- **AML（急性骨髄性白血病）**：ALLと同様に，患者の年齢，白血球数とともに，特殊な遺伝子の異常の有無が予後因子に規定されている．これらの予後因子は，各治療グループの治療の歴史とも関連している．

3 治 療

「白血病，多発性骨髄腫」の項，p.246参照．

- **ALL**：①通常はビンクリスチン＋ステロイド剤＋L-アスパラギナーゼ（VPL）の3剤による寛解導入療法を4〜5週間行い寛解を目指す．高危険群には第4，第5番目の薬剤としてアントラサイクリン系薬剤やシクロホスファミドを加えることが多い．②寛解に達したら，寛解導入療法に使用しなかった薬剤を使用して強化療法やメトトレキサート大量＋髄腔注射を中心とした中枢神経系聖域療法を行う．③その後1〜2年間の維持療法を行って治療終了する．フィラデルフィア染色体陽性などの高危険群の一部では第一寛解期に造血幹細胞移植を行う方がよい場合がある．
- **AML**：シタラビン＋アントラサイクリン系薬剤による1〜2週間の寛解導入療法を行う．前骨髄性白血病（APL）は全トランスレチノイン（ATRA）による分化誘導療法も併用する．その後強化療法を数回行って終了する．ALLと違って通常，維持療法は行わないが，APLのみはATRAによる維持療法を行った方がよいとされている．
- **CML（慢性骨髄性白血病）**：成人と同様，最近はまずはイマチニブ内服を行う．治療への反応により，イマチニブを続けるのか造血幹細胞移植を行うのか決定する．

4 経過・合併症管理と予後

- 白血球数が著増している例では，治療早期の腫瘍融解症候群に注意する．そのため輸液による尿量確保，尿アルカリ化，尿酸生成阻害薬の内服などの予防策を行っておく．またメトトレキサート大量治療時も腎障害を来さないように，輸液及び利尿薬による尿量確保，尿アルカリ化などの予防策を講じておく．
- ALL：97～98％は寛解に達する．全体では約80％が無病生存（再発や死亡なし）し，低危険群では90％，高危険群で60％ほどの無病生存となっている．従って低危険群ではより合併症の少ない治療，高危険群ではより治療効果の強い治療が模索されている．
- AML：寛解導入率は90％以上で，5年生存率も60～70％に達している．

5 フォローアップ

通常は治療が終了して5年以上経つと，ほぼ治癒としてよい．

治療が発達し，約80％の患者が長期に生存するようになったため，その後の社会での生活（学校，就職，結婚，妊娠，二次がん，育児など）も含めたフォローアップが必要になっている．

悪性リンパ腫

1 疫 学

本邦では小児がん患者の約7％を占め，毎年120～160名の患者が新発生していると推定される．そのうち欧米で多いHodgkin（ホジキン）病はわが国では少なく，小児悪性リンパ腫全体の約10％を占めるのみである．

「病態・症状」「予後因子・治療効果予測因子」は，「10. 悪性リンパ腫」（p.258）参照

2 診 断

- 確定診断は病理学的組織診断によるので，適切な組織が採取されるようにする．
- 小児科領域で多いのは，①**Burkitt（バーキット）リンパ腫**（Burkitt lymphoma）（頻度30％），②**びまん性大細胞型B細胞リンパ腫**（diffuse large B-cell lymphoa：DLBCL）（15％），③**リンパ芽球型リンパ腫**（lymphoblastic lymphoma）（大部分はT細胞型だが一部にB細胞型が混じる）（25～30％），④**未分化大細胞型リンパ腫**（anaplastic large cell lymphoma：T細胞型が多い）（15％）でこの4種類で約90％を占める．それぞれに特異的な染色体異常や遺伝子異常が知られている．

3 病期分類・ステージング

非Hodgkinリンパ腫ではMurphy分類（表2），Hodgkin病ではAnn Arbor分類（p.260）が用いられている．

4 治 療

- 現在の標準治療とされるのは，①Burkittリンパ腫，②びまん性大細胞性B細胞型にはNHL-BMF 95またはFAB-LMB96が，③リンパ芽球型にはNHL-BMF 90か95で，④未分化大細胞型にはALCL99の治療研究が終了しこの方式が標準方式になると思われる．
- 非寛解，再発例に対するセカンドラインの標準治療はない．

5 経過・合併症管理と予後

- 腫瘍崩壊の危険が大きいBurkittリンパ腫や，縦

表2 ● 非Hodgkinリンパ腫の病期

Murphy分類	
Ⅰ期	単一の節外性病変またはリンパ節病変に限局（ただし縦隔と腹部病変は除く）
Ⅱ期	1. 単一の節外性病変で領域リンパ節の浸潤あり 2. 横隔膜の同一側にある 　2a：2カ所以上のリンパ節の浸潤 　2b：2カ所の節外性病変 　　（所属リンパ節浸潤は問わない） 3. 肉眼的に全摘された消化管原発（通常は回盲部）病変
Ⅲ期	1. 横隔膜の両側にある2カ所の節外性病変 2. 横隔膜の両側にある2カ所以上のリンパ節領域の病変 3. 胸郭内（縦隔，胸膜，胸腺）の病変 4. 腹部原発の広範囲の病変で，全摘不能である 5. 傍脊髄または硬膜外の病変
Ⅳ期	中枢神経系または骨髄（＜25％）浸潤

隔に巨大な腫瘤を形成するリンパ芽球型では，腫瘍崩壊症候群（「白血病」の項参照）や上大静脈症候群に細心の注意を払う．上大静脈症候群の場合，全身麻酔をかけて呼吸停止に陥いることもある．腹部腫瘤の場合，腫瘍崩壊症候群以外に，腫瘍による腎への浸潤や，尿細管・膀胱・尿道の圧迫でも腎不全に陥ることがあるので，少量のステロイドの投与を行うか，少量の放射線照射（6Gy以下）を考慮する．

- 全体の予後は改善し，①で約90％，②で約90％，③で約70〜80％，④で約90％が長期生存している．
- Hodgkin病に対しては，成人と同様の治療を行っている施設が多く，90％以上が長期生存している．

6 フォローアップ

白血病と同様，成績が改善したので成人になる元患者が増加している．長期のフォローアップが必要である．

神経芽細胞腫

1 病態・症状

腫瘍の発生場所により種々の症状を示す．多くは腹腔内腫瘤として副腎髄質か傍脊椎部位の交感神経系組織に発生し，脊椎腔内に侵入し脊髄を圧迫した場合は下半身麻痺で発症する（図2）．

2 診 断

確定診断は組織学的診断によるが，予後判定に遺伝子情報なども必要なのでそれらの検査ができるように検体は必要十分に採取する．交感神経系から分化しているので，尿カテコールアミン代謝物（VMA：バニリルマンデル酸，HVA：ホモバニリル酸）の高値も85％の例で認められ，診断には必要である．

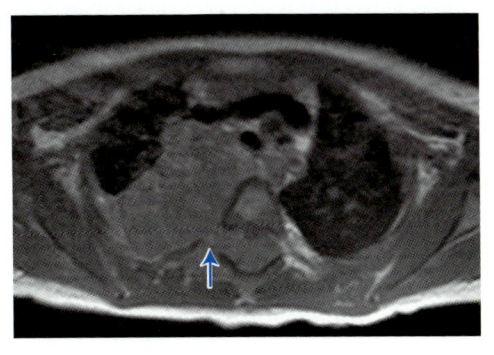

図2 ● 右傍脊椎腫瘍（神経芽細胞腫）が脊椎管腔へ侵入している（矢印）

3 病期分類・ステージング

神経芽細胞腫国際病期分類（international neuroblastoma staging system：INSS）（表3）が使

表3 ● 神経芽細胞腫国際病期分類（INSS）

stage	内容（簡略化してある）
1	限局し完全に切除．組織学的腫瘍残存は問わない．リンパ節転移なし
2A	限局しているが不完全切除．同側及び対側のリンパ節の転移なし
2B	限局し完全または不完全切除．同側リンパ節転移あり．対側リンパ節転移なし
3	体中心線を越えないが切除不能．所属リンパ節浸潤は問わない 片側のみに限局し対側のリンパ節転移あり 正中部にあり両側リンパ節転移あり
4	遠隔リンパ節，骨，骨髄，肝，皮膚，などへ転移している
4S	1歳未満，原発腫瘍は限局（1, 2A, 2B）し，皮膚，肝，骨髄（<10%）に限定した転移あり

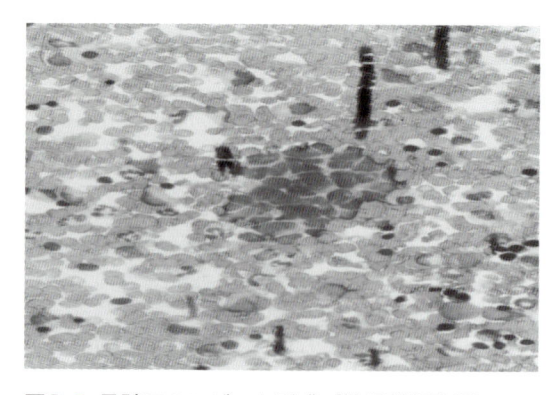

図3 ● 骨髄でのロゼット形成（神経芽細胞腫）
（東京歯科大学市川総合病院川口裕之先生よりご提供）

われている．その判定のためには，骨髄穿刺または生検（図3），MIBGスキャンなどによる骨転移の評価，リンパ節浸潤の組織学的確定，胸腹部のCTかMRIでの検索，傍脊椎腫瘍の場合はMRI検査を行って決定する．

4 予後因子・治療効果予測因子

本邦では，年齢，INSSと*MYCN*遺伝子の増幅状態などの腫瘍特性で3群に分けて治療を選択している．

5 治療

基本はできるだけ手術で切除することである．①低危険群は手術のみか，化学療法（ビンクリスチン＋シクロホスファミド）が追加されることがある．②中間危険群は手術と化学療法（ビンクリスチン＋シクロホスファミド＋カルボプラチン＋ドキソルビシン）を行う．③高危険群は98A3方式（ビンクリスチン＋シクロホスファミド＋高用量シスプラチン＋ピノルビン）が投与されることが多い．腫瘍が縮小すれば切除を目指す．さらに腫瘍床への放射線照射や，自己骨髄移植，治療終了後のビタミンA投与も考慮する．反応不良や再発例に対する標準的なセカンドライン治療法は確立していない．

6 経過・合併症管理と予後

- 3年後の生存率は，低危険群は95％（米国では90％以上），中間危険群は50％（70～90％），高危険群は20％（30％）である．
- 1歳以上の患者の予後が悪いため，早期発見で救済する目的で生後6ヵ月時の尿VMA・HVA値を使ってのマス・スクリーニングが行われたが，そこで発見された腫瘍はほとんどが自然消退し，全体の治療成績の向上には繋がらないことが判明し2004年に終了した．
- 化学療法や放射線療法の長期の影響がどうなるか，長期の経過観察が必要である．

腎腫瘍（Wilms腫瘍など）

1 病態・症状

- Wilms（ウィルムス）腫瘍はほとんど無痛性の腹部腫瘤として，偶然に親や検診などで気付かれることが多い．10％の患者には，過成長（Beckwith-Wiedemann症候群；10～20％で発生，半身肥大；3～5％で発生），無虹彩，WAGR症候群（Wilms腫瘍，無虹彩，性器尿路奇形，精神発達遅滞；45％で発生），Denys-Drash症候群（半陰陽，腎症，Wilms腫瘍）などの異常症状を伴う．
- これらの症候群を精査することで，Wilms腫瘍に関連する遺伝子が*WT1*遺伝子（11p13）や*WT2*（11p15.5）など10以上特定されている．

2 診断

進行度や，腫瘍の範囲を確定するため，腹部CTやMRIの画像診断を行うが，組織的に診断するのが基本である．小児の腎臓腫瘍のうち約90％はWilms腫瘍（腎芽腫）だが，他に間葉芽細胞腫，悪性横紋筋肉腫様腫瘍，腎明細胞肉腫や腎細胞がんなどがある．

3 病期分類・ステージング

Wilms腫瘍の病期診断は米国のnational Wilms tumor ttudy group（NWTS）で使用されているものをそのまま使用する（詳細は略，％は患者割合）（表4）．

4 予後因子・治療効果予測因子

病期，組織型，がん腫の種類によって異なる．

5 治療

- Wilms腫瘍の治療は世界標準治療とされる米国のNWTSに準じて行われている．①Ⅰ期では腫瘍摘出後，化学療法（ビンクリスチン＋ダクチノマイシン：EE-4A）後，組織診断により放射線療法を追加するかどうか決定する．②Ⅱ期でも組織型によって，術後放射線照射にビンクリスチン＋ダクチノマイシン＋ドキソルビシン（DD-4A）を追加するか，EE-4Aを投与する．退形成組織型は化学療法をビンクリスチン＋ドキソルビシン＋シクロホスファミド＋エトポシド（Ⅰ）へ変更する．③Ⅲ期も，術後組織診断により，DD-4AかⅠで治療し放射線治療を追加するか，摘除不能の場合には化学療法（DD-4AかⅠ）を先行し放射線治療を行う．④Ⅳ期もⅢ期の治療に準ずるが，肺や腹部への照射が追加される．⑤Ⅴ期では，まず腎生検し各腎のステージングを決定しそれに応じて上記化学療法を先行し，確認手術で更なる治療法を決定する．
- 他の腫瘍型も基本は全摘で，Wilms腫瘍に準じて，化学療法や，放射線治療を組合わせて治療している．しかし，腎横紋筋腫瘍は予後が依然悪いままである（限局期で42％，進行期で16％の生存率）．

6 経過・合併症管理と予後

全体としてWilms腫瘍は90％以上の生存率を示

表4 ● Wilms腫瘍の病期診断（NWTS）

Ⅰ期	腎限局で完全に切除．腎皮膜や腫瘍に破損なし，切除面以降に腫瘍なし（43％）
Ⅱ期	完全に除去し，切除面以降に腫瘍なし．腫瘍は腎以外に進展している（20％）
Ⅲ期	腹腔内に限局した除去不能な腫瘍残存．リンパ節浸潤，腹膜播種あり（21％）
Ⅳ期	血行性転移（肺，肝，骨，脳）か腹腔・骨盤腔外へのリンパ節転移あり（11％）
Ⅴ期	診断時に両側腎に腫瘍あり．それぞれの腫瘍で病期診断する（5％）

（％は患者割合）

すようになっている．

7 フォローアップ

化学療法や放射線治療を行うので，長期の経過観察が必要である．また，約10％の奇形症候群では，今後Wilms腫瘍が発症する可能性が高いため，一部の症候群では3〜4ヵ月毎に8歳まで腹部エコーでの監視が必要である．

肝芽腫

1 病態・症状

- 小児の肝臓腫瘍には肝芽腫と肝細胞がんがあるが，ほとんどは肝芽腫である．しかも，ほとんどの例が3歳以下で発症する．
- 肝芽腫の発生要因は不明だが，低出生体重児に多く，出生時体重1,000g以下で正常体重児の15倍の発生頻度になる．

2 診 断

組織診断による．肝芽腫の90％でアルファプロテイン（AFP）が上昇し，病勢と相関し腫瘍マーカーとして利用できる．

3 病期分類・ステージング

本邦では術前のステージングが主に使用されている（表5）．
術前ステージング（RPETEXT）Ⅰ期のみ手術，Ⅱ期以降は化学療法を先行する．

表5 ● 肝芽腫の術前ステージング

Ⅰ期	肝臓の4区画の内1区画にのみ腫瘍あり．残りの3区画にはない（100％生存率）
Ⅱ期	隣接する2区画に腫瘍あり．2区画には腫瘍なし（88％）
Ⅲ期	隣接する3区画か，隣接しない2区画に腫瘍があり（100％）
Ⅳ期	4区画すべてに腫瘍があり，腫瘍のない区画はない（68％，遠隔転移あれば42％）

4 予後因子・治療効果予測因子

完全摘除ができればほぼ治癒としてよい．習熟した外科医の執刀が重要である．化学療法を先行して，腫瘍を縮小させ，完全切除しうる可能性もある．

5 治 療

- わが国では日本小児肝癌研究グループ（JPLT）の治療方式が主に行われており，Ⅰ期のみ一期的切除を行う．Ⅱ期以降は化学療法を先行し待機的切除の方針となっている．化学療法はCITA（シスプラチン＋ピノルビン）やCATA-L（カルボプラチン＋ピノルビン＋リピオドール：経動脈的抗がん薬塞栓療法），ITEC（イホスファミド＋カルボプラチン＋ピノルビン＋エトポシド）を投与する．最近は80％で切除され，5年生存率が80％となっている．Ⅰ期でも後療法として化学療法を行う．
- 再発例の場合，個々の例で検討する（欧米では症例によって肝移植を展望しての治療方針を立てるべきとされているがわが国ではまだ移植の環境が整っていない）．

6 経過・合併症管理と予後

小児の肝芽腫全体の生存率は70％になるが，肝細胞がんは25％である．
フォローアップは他の小児がんと同様である．

軟部腫瘍（横紋筋肉腫）

1 病態・症状

　米国では小児がん全体の7％を占める軟部組織腫瘍の約半数は横紋筋肉腫である．10歳までに70％が発生し，身体の至る所で発生するため，外傷の既往がなく，皮膚変色を示さない軟部組織の腫瘤であれば鑑別になる．

2 診　断

- 組織診断によるが，大きく2つに分類される．①胎児型（60～70％）：頭頸部や性器尿路系からの発生が多い，また11p15の欠損があり何らかの遺伝子が想定されるが同定されていない．②胞巣型（20％）：*FKHR*と*PAX3*または*PAX7*のキメラ遺伝子がそれぞれ59％，19％で認められ残存腫瘍の診断に利用される．
- 横紋筋肉腫以外の軟部組織腫瘍には，種々のものがあり，それぞれに特定の染色体異常と遺伝子が関連付けられているものもある．

3 病期分類・ステージング

　術後の状態で4群に分けられ，腫瘍の部位，大きさ，リンパ節浸潤，遠隔転移で4期に分けられ，これらを勘案して治療群が3つに分けられるという複雑な構成になっている．

4 予後因子・治療効果予測因子

　年齢（1歳未満＜1～9歳），原発巣（眼窩や頭頸部，傍精巣や卵巣は良好），切除可能性（5 cm以下），転移の有無，転移場所の多さ，リンパ節転移の有無，組織型，放射線療法の有無などによる．

5 治療・予後

　横紋筋肉腫は化学療法や放射線療法への反応が良好なので，手術が部位や大きさのため困難な時には化療や放射線治療（残存腫瘍のある場合）を優先してもよい．①低危険群（90％の5年生存率）に対しては，ビンクリスチン＋ダクチノマイシンの2剤投与か2剤にシクロホスファミドを加えた3剤（VAC）での治療を行う．②中間危険群（55～70％）には，VAC療法が標準である．③高危険群（50％以下）にはVAC療法やVA＋イホスファミドが標準方式で，残念ながらいまだこれ以上の方式が確定されていない．セカンドラインの治療法はまだ確立していない．できるだけ切除（肺を含む）するか，放射線治療を行う．

　フォローアップは他の小児がんと同様である．

胚細胞腫瘍（奇形腫群腫瘍）

※関連・参考項目：「16. 胚細胞腫瘍」p.321

1 疫　学

　米国では小児がんの3％を占める希少ながん腫である．胚細胞から発生し，卵黄嚢から胎児形成時に迷走したものである．女性が圧倒的に多い（わが国で約5倍，米国では3～4倍）．

2 診　断

　組織学的に3種類に分類される．①成熟奇形腫は最も多く，卵巣などから発生する内胚葉・中胚葉・外胚葉に分化した成分を有する良性腫瘍で，多くは仙尾部などの体中心線上に発生する．②未熟奇形腫も基本的には3胚葉成分を持ち，性腺外

からの発生が多い．③悪性胚細胞腫瘍は小児ではほぼ卵黄嚢腫瘍を指す．卵黄嚢腫瘍は**アルファフェトプロテイン（AFP）**を産生しており，病勢のマーカーに利用できる．性腺から40％，仙尾部から40％，他の性腺外から20％発生する．ヒト絨毛性ゴナドトロピン（βhCG）β-サブユニットが絨毛がんや胎児性がんの腫瘍マーカーになる．

3 病期分類・ステージング

表6に示す．

表6 ● 胚細胞腫瘍の病期分類

Ⅰ期	限局し，残存腫瘍なしで完全に摘除．所属リンパ節にも浸潤なし
Ⅱ期	顕微鏡的残存腫瘍あり．被膜に浸潤，またはリンパ節にも顕微鏡的残存腫瘍あり
Ⅲ期	大部分切除可能．大きなリンパ節浸潤あり（＞2 cm），または腹水や胸水に細胞診で陽性
Ⅳ期	肺，肝，脳，骨，遠隔リンパ節，その他の部位への転移あり

4 予後因子・治療効果予測因子

完全に切除できた性腺腫瘍以外は切除や放射線療法のみでは長期予後は不良（15～20％）なので，化学療法が必須だが，予後を決定するのは，組織型，年齢（12歳以上は不良），病期，原発部位（胸郭は不良）による．シスプラチン製剤を使用するようになって，5年生存率は90％以上になっている．

5 治　療

■ Ⅰ期の仙尾部以外の卵巣，精巣，性腺外奇形腫は3年生存率は良好で化学療法の追加の効果は不明である．Ⅱ～Ⅳ期は化学療法を追加する．標準治療は，シスプラチン（標準量か高用量），エトポシドと成人より少量のブレオマイシン（PEB/HD-PEB）である．カルボプラチン，エトポシド，ブレオマイシン（JEB）も同等の有効性がある．完全な比較試験ではないが，JEBの方がより聴力障害や腎障害が少ないとされる．

■ 化学療法後の再発例へのセカンドラインの標準治療はないので，成人の治療法を行っている．

6 経過・合併症管理と予後

■ 新生児期の仙尾部奇形腫の再発が3年以内に10～20％起きるので，少なくとも3年間はAFPの正常化を確認する必要がある．進行期の性腺外患者に20～30％再燃がある．

■ 仙尾部の術後は，便秘，便・尿失禁などの合併症に注意する．卵巣原発の場合も妊孕性に注意して手術する．

文献・参考図書

・別所文男，杉本徹，横森欣司 編，『新小児がんの診断と治療』診断と治療社，2007
・別所文男，横森欣司 編，『よく理解できる子どものがん』永井書店，2006
・日本小児白血病リンパ腫研究グループ（JPLSG）長期フォローアップ委員会 監訳，『小児がん経験者の長期フォローアップ　集学的アプローチ』日本医学館，2008
・Pizzo, P. A., Poplack, D. G. eds. "Princeples and Practice of Pediatric Oncology" 5th ed. Lippincott Willams and Wilkins, Philadelphia, 2006
・PDQ Cancer Information Summaries: Pediatric Treatment［http://www.cancer.gov/cancertopics/pdq/pediatrictreatment］

チェックリスト

☐ 小児がんが成人のがんと違う点を3つ以上指摘できるか
☐ 小児白血病の特徴と治療について理解できているか
☐ 小児に特異的な固形がんを2つ以上指摘し，それぞれの主な特徴を説明できるか
☐ 小児がん治療後の経過観察で，留意すべき点について説明できるか

16. 胚細胞腫瘍

小室 泰司

おさえておきたいポイント

★ 胚細胞腫瘍は若年に発症し，精巣腫瘍の94％及び卵巣悪性腫瘍の8％を占め，その2～5％は縦隔，後腹膜などの性腺外に発生する．組織学的にセミノーマ（60％），非セミノーマ（40％）に分類される

★ 組織型（セミノーマ，非セミノーマ），原発部位（精巣/後腹膜，縦隔），腫瘍マーカー値，肺以外の臓器転移の有無の予後因子によるIGCCCGのリスク分類に基づき，標準治療を行う

★ 胚細胞腫瘍は化学療法及び放射線照射の感受性が高いため，適切な標準治療により全体の90％以上は治癒が期待できるが，予後不良群の5年生存率は48％にとどまる

★ 再発しても救援化学療法により長期生存が得られる可能性があること，晩期再発及び二次発がんの危険性もあることから，経過観察は終生行う必要がある

1 疫学

1）死亡数・罹患数

- 精巣腫瘍は20～34歳の男性において最も多いがんである．
- 日本では罹患率は10万人あたり1.4人と報告され，2006年の統計では日本における死亡数は91人である．

2）リスクファクター

- 停留精巣の男性はリスクが3～17倍高い．精巣腫瘍患者の7～10％が停留精巣の既往歴がある．
- 精巣腫瘍の家族歴．
- 精巣腫瘍の既往歴は対側腫瘍のリスク増大に関連している．

2 病態・症状

1）病態

- 胚細胞腫瘍は多分化能を有する原始胚細胞が腫瘍化したものである．
- 胚細胞腫瘍は精巣腫瘍の94％，卵巣悪性腫瘍の8％を占める．
- 胚細胞腫瘍の2～5％は縦隔，後腹膜，仙骨，頭蓋内など体の中心線上に発生し，性腺外胚細胞腫瘍と呼ばれる．
- 主な組織型にはセミノーマ（精上皮腫），胎児性がん，絨毛がん，卵黄嚢腫瘍，奇形腫がある．
- 胚細胞腫瘍の60％がセミノーマで，40％が非セミノーマである．
- 全胚細胞腫瘍のほぼ半数が，5つの組織型のうちの2つ以上を含んでいる．
- セミノーマのみで構成される場合をセミノーマ，その他の組織型及びセミノーマとその他の組織型で構成される場合を非セミノーマとして分類される．
- 原発病変と転移病変の組織型は90％の例で一致するが，原発と転移病変とで組織型が異なる例が10％存在する．

> memo 原発巣の組織型がセミノーマであっても，セミノーマではAFPは陽性とならないため，AFP高値の場合は非セミノーマとして扱う．

2）症状

- 無痛性の精巣腫大が特徴である．
- 後腹膜リンパ節転移による腹部腫瘤，腹痛．

Virchowリンパ節転移による左頸部腫瘤．
3）転移
後腹膜リンパ節転移．頸部，縦隔リンパ節転移．血行性には肺転移が多い．その他，肝，骨，脳転移など．

3 診 断

1）触診
陰嚢の触診で精巣腫大を診断する．

2）画像検査
【精巣超音波検査】原発病変の診断を行う．
【胸部X線検査】肺転移あるいは縦隔原発胚細胞腫瘍の場合は，前縦隔腫瘤．
【頸部−骨盤CT】原発病変及び後腹膜リンパ節転移，頸部縦隔リンパ節転移，肺転移，肝転移，骨転移などの転移病変の検索及び病期診断を行う．
【PET検査】腫瘍の局在診断，活動性評価目的で行われることがある．

3）腫瘍マーカー
- 腫瘍マーカーは胚細胞腫瘍の予後因子となっており，診断，治療効果判定及び病勢の判断において極めて重要である．
- AFP，β-hCG，LDHがあり，AFPとβ-hCGは病理組織の構成成分との相関がある．

a．AFP（α-fetoprotein）
卵黄嚢腫瘍，胎児性がん，悪性奇形腫で陽性となる．半減期は5〜7日．非セミノーマの75％で陽性となるが，セミノーマでは陽性にならない．

b．hCG（β-human chorionic gonadotropin）
- 絨毛がん，胎児性がん，悪性奇形種，卵黄嚢腫瘍で陽性となる．非セミノーマの55％，セミノーマでも10％で陽性になる．半減期は1〜3日．
- hCGにはα，βのサブユニットがあるが，αサブユニットはTSH，FSH，LHと交差反応性があるため，βサブユニットがより腫瘍特異的なマーカーである．
- TNM分類のS因子及びリスク分類においてはhCGが用いられる．

c．LDH（lactate dehydrogenase）
- セミノーマの65％，非セミノーマの63％で上昇．
- 特異性は低いが病勢マーカーとして有用である．

4）組織診断
- 胚細胞腫瘍の治療方針決定のために病理組織診断は極めて重要であり，速やかに行う．
- 精巣腫瘍では針生検は行わず，高位精巣摘除術を行う．
- 性腺外胚細胞腫瘍が疑われる場合は，まず生検を行い診断を確定する．
- 臨床所見から胚細胞腫瘍を強く疑うが組織学的確定診断がつかない場合は，腫瘍マーカーの上昇により診断し治療を行う．

4 病期分類・ステージング

UICC-TNM分類を表1に示す．

5 予後因子

international germ cell cancer collaborative group（IGCCCG）のリスク分類：1997年に転移性の非セミノーマ5,202人とセミノーマ660人を対象とする予後因子解析に基づいて策定された分類．予後因子として組織型（セミノーマ，非セミノーマ），原発巣の部位（精巣/後腹膜，縦隔），腫瘍マーカー値，肺以外の臓器転移の有無があり，リスク分類を決定する（表2）．

6 治 療 （表3，図1）

- 精巣原発胚細胞腫瘍ではどのstageであっても，まず高位精巣摘除術を施行する．
- その上で臨床病期及びIGCCCGのリスク分類に従い以下に示す標準治療を行う．

> *memo* 精巣には化学療法薬剤が移行しにくいため，精巣原発胚細胞腫瘍では遠隔転移があっても高位精巣摘除術を施行する．

1）セミノーマ（ⅠA，B期）
a．経過観察
- 胸部X線検査，CT，腫瘍マーカー測定を頻回に

表1 ● 胚細胞腫瘍のUICC-TNM分類（第7版）

pT—原発腫瘍	
pTX	原発腫瘍の評価が不可能
pT0	原発腫瘍を認めない（例えば，精巣における組織学的瘢痕）
pTis	精細管内胚細胞腫瘍（上皮内がん）
pT1	脈管侵襲を伴わない精巣及び精巣上体に限局する腫瘍．浸潤は白膜までで，鞘膜には浸潤していない腫瘍
pT2	脈管侵襲を伴う精巣及び精巣上体に限局する腫瘍．または白膜を越え，鞘膜に進展する腫瘍
pT3	脈管侵襲には関係なく，精索に浸潤する腫瘍
pT4	脈管侵襲には関係なく，陰嚢に浸潤する腫瘍

N—所属リンパ節	
NX	所属リンパ節転移の評価が不可能
N0	所属リンパ節転移なし
N1	最大径が2cm以下の単発性または多発性リンパ節転移
N2	最大径が2cmを超え，5cm以下の単発性または多発性リンパ節転移
N3	最大径が5cmを超えるリンパ節転移

M—遠隔転移	
M0	遠隔転移なし
M1	遠隔転移あり
	M1a：所属リンパ節以外のリンパ節転移，または肺転移
	M1b：リンパ節及び肺以外の遠隔転移

S—血清腫瘍マーカー			
SX	血清腫瘍マーカー検査が未実施または不明		
S0	血清腫瘍マーカー値が正常範囲内		
	LDH	hCG (mIU/mL)	AFP (ng/mL)
S1	<1.5×N	及び<5,000	及び<1,000
S2	1.5〜10×N	または5,000〜50,000	または1,000〜10,000
S3	>10×N	または50,000<	または10,000<
	LDH検査のNは正常値の上限とする		

病期分類				
0期	pTis	N0	M0	S0, SX
I期	pT1〜4	N0	M0	SX
IA期	pT1	N0	M0	S0
IB期	pT2〜4	N0	M0	S0
IS期	pT/TXに関係なく	N0	M0	S1〜3
II期	pT/TXに関係なく	N1〜3	M0	SX
IIA期	pT/TXに関係なく	N1	M0	S0〜1
IIB期	pT/TXに関係なく	N2	M0	S0〜1
IIC期	pT/TXに関係なく	N3	M0	S0〜1
III期	pT/TXに関係なく	Nに関係なく	M1, M1a	SX
IIIA期	pT/TXに関係なく	Nに関係なく	M1, M1a	S0〜1
IIIB期	pT/TXに関係なく	N1〜3	M0	S2
	pT/TXに関係なく	Nに関係なく	M1, M1a	S2
IIIC期	pT/TXに関係なく	N1〜3	M0	S3
	pT/TXに関係なく	Nに関係なく	M1, M1a	S3
	pT/TXに関係なく	Nに関係なく	M1b	Sに関係なく

表2 ● IGCCCGリスク分類

	非セミノーマ	セミノーマ
予後良好群	精巣／後腹膜原発 肺以外の臓器転移なし AFP<1,000ng/mL hCG<5,000IU/L LDH<1.5×施設正常上限値	原発部位問わない 肺以外の臓器転移なし AFP正常 hCG問わない LDH問わない
予後中等度群	精巣／後腹膜原発 肺以外の臓器転移なし AFP1,000〜10,000ng/mL hCG5,000〜50,000IU/L LDH<1.5〜10×施設正常上限値	原発部位問わない 肺以外の臓器転移あり AFP正常 hCG問わない LDH問わない
予後不良群	縦隔原発あるいは 肺以外の臓器転移ありあるいは AFP>10,000ng/mL hCG>50,000IU/L LDH>10×施設正常上限値	セミノーマに予後不良なし

実施し経過観察する．

b．傍大動脈リンパ節への術後放射線照射20〜30Gy

- 3年無再発生存率96％及び全生存率99％である．

c．カルボプラチンの単回投与

- 最近，術後補助化学療法カルボプラチン単回（AUC＝7）投与が無再発生存率及び全生存率で放射線照射と同等かつ新たな胚細胞腫瘍の発生率が有意に少ないなど毒性の点で優るとの報告がなされ，標準治療のひとつに位置づけられた．

2）セミノーマ（IIA，B期）

a．傍大動脈リンパ節及び患側骨盤リンパ節への放射線照射35〜40Gy

- 5年無再発生存率85〜94％及び全生存率91〜100％である．

表3 ● 胚細胞腫瘍の標準化学療法及び救援化学療法

BEP療法	シスプラチン エトポシド ブレオマイシン	20mg/m² 100mg/m² 30U/body	day1〜5 day1〜5 day2, 9, 16	21日毎
EP療法	シスプラチン エトポシド	20mg/m² 100mg/m²	day1〜5 day1〜5	21日毎
VIP療法	シスプラチン エトポシド イホスファミド	20mg/m² 75mg/m² 1.2g/m²	day1〜5 day1〜5 day1〜5	21日毎
VeIP療法	シスプラチン ビンビラスチン イホスファミド	20mg/m² 0.11mg/kg 1.2g/m²	day1〜5 day1, 2 day1〜5	21日毎
TIP療法	パクリタキセル イホスファミド シスプラチン	250mg/m² 1.5g/m² 20mg/m²	day1 day2〜5 day2〜5	21日毎

3）セミノーマ（ⅡC, Ⅲ期）

a. 化学療法

- IGCCCGリスク分類で肺以外の遠隔転移がある例のみ予後中等度群，それ以外は全て予後良好群に分類され，BEP療法の施行サイクル数が異なる．
- シスプラチンを含む化学療法で90％以上に治癒が期待できる．

4）非セミノーマ（ⅠA, B期）

- 根治率は95％以上である．
- 約30％に後腹膜リンパ節の潜在転移を認める．
- 原発腫瘍に脈管侵襲がある場合には再発の可能性が50％に高まる．

a. 経過観察（ⅠA期のみ）

- 診察，腫瘍マーカー測定を術後2年間は2ヵ月毎，3年目は4ヵ月毎，4年目は6ヵ月毎，5

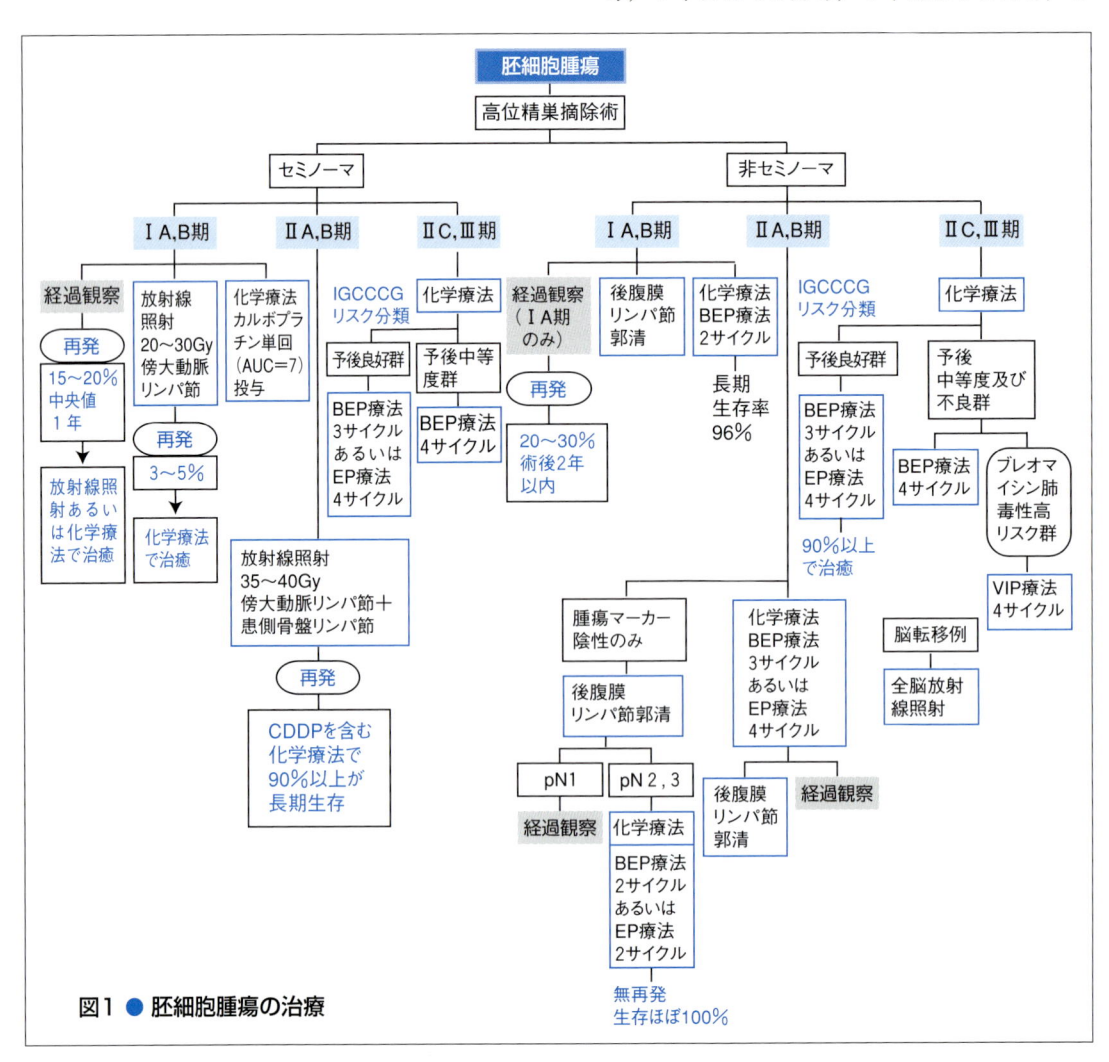

図1 ● 胚細胞腫瘍の治療

～7年は1年毎施行．最初の2年間は腹部・骨盤CT検査を4ヵ月毎施行．
- 後腹膜リンパ節郭清未施行の患者では術後5年以降での再燃の報告があり，長期的な経過観察が重要である．

b．後腹膜リンパ節郭清
- リンパ節転移陰性の患者のうち15％に再発がみられる．
- 多くは18ヵ月以内の肺転移で，後腹膜リンパ節転移は稀である．

c．化学療法
- 原発腫瘍に脈管侵襲がある場合など再発の可能性が高い場合は術後補助化学療法が推奨される．

5）非セミノーマ（ⅡA，B期）
a．化学療法→後腹膜リンパ節郭清あるいは経過観察
b．後腹膜リンパ節郭清→化学療法あるいは経過観察

6）非セミノーマ（ⅡC，Ⅲ期及び性腺外胚細胞腫瘍）
a．化学療法
- IGCCCGリスク分類に従い化学療法を選択する．
- 予後中等度群（ⅢB期）では治癒率70％，予後不良群（ⅢC期）では5年無増悪生存率40％である．

7）残存腫瘍
- 初回治療後，腫瘍マーカー及びCTによる残存病変評価を行う．

a．セミノーマ
- 腫瘍マーカー正常で残存腫瘍がない場合は経過観察．
- 腫瘍マーカー正常で残存腫瘍がある場合は，PET検査で活動性の有無を評価する．

> memo　PET検査は疑陽性率を下げるために化学療法後6週間以上あけて行う．

- PET検査陽性の場合は，外科的切除で病理診断を行うか，放射線照射を行う．
- PET検査ができない場合は残存腫瘍が3cm未満なら経過観察する．
- 3cm以上の残存腫瘍の場合，25％に活動性セミノーマの残存あるいは非セミノーマが存在し，切除，放射線照射，経過観察のいずれかを選択する．

b．非セミノーマ
- PETの診断的価値は低いとされる．
- 化学療法後に腫瘍マーカー正常化したが，残存腫瘍がある場合は外科的切除を行う．
- 残存腫瘍の病理診断が壊死及び成熟奇形種の場合，追加治療は不要で経過観察する．
- 病理診断で活動性悪性腫瘍が確認された場合は，EP療法，VeIP療法あるいはTIP療法などの化学療法2サイクルを行う．

8）救援化学療法
- 初回化学療法抵抗性でCRが得られない場合及び再発した場合は救援化学療法が行われるが，標準治療は定まっていない．
- 精巣原発，腫瘍マーカー低値，腫瘍量少ない，初回治療でCR後の再発例など予後良好群では，VeIP療法あるいはTIP療法などの化学療法4サイクルで50％がCRとなり，25％で長期無病生存が期待できる．
- 救援化学療法でCRが得られない場合は，三次治療として大量化学療法＋自家造血幹細胞移植が試みられ，15～20％において長期無病生存が報告されている．

> memo　標準的な救援化学療法VeIP療法あるいはTIP療法などと比較した大量化学療法の優位性は示されていない．

- 縦隔原発，シスプラチンを含む標準化学療法抵抗例，hCG高値などの例では大量化学療法の効果の期待は低い．
- 救援化学療法に抵抗性でも，切除可能であれば残存腫瘍の外科的切除を行う．

7　経過・合併症管理と予後

1）晩期合併症
- 胚細胞腫瘍は若年者に多く，治癒率90％以上であり長期生存が期待できるため，治療後の性腺機能障害，二次発がんなどの晩期合併症が問題になる．

a．性腺機能障害
- 精巣腫瘍の場合，診断時に健側の造精機能障害

表4 ● IGCCCGリスク分類と予後

	非セミノーマ	セミノーマ
予後良好群	患者割合 56〜61% 5年PFS 89% 5年OS 92〜94%	患者割合 90% 5年PFS 82% 5年OS 86%
予後中等度群	患者割合 13〜28% 5年PFS 75% 5年OS 80〜83%	患者割合 10% 5年PFS 67% 5年OS 72%
予後不良群	患者割合 16〜26% 5年PFS 41% 5年OS 48%	

(文献1より引用)
PFS：progression-free survival, OS：overall survival

表5 ● NCCNの推奨する標準的経過観察
（ⅠA，B期精巣腫瘍の経過観察）

高位精巣 摘除術後	診察， 腫瘍マーカー， 胸部X線検査	腹部・骨盤CT
1年目	1〜2月毎	2〜3月毎
2年目	2月毎	3〜4月毎
3年目	3月毎	4月毎
4年目	4月毎	6月毎
5年目	6月毎	12月毎
6年目以降	12月毎	12月毎

(文献1より引用)

表6 ● NCCNの推奨する標準的経過観察（化学療法／後腹膜リンパ節郭清でCRとなった後の経過観察）

高位精巣 摘除術後	診察， 腫瘍マーカー， 胸部X線検査	腹部・骨盤CT
1年目	2〜3月毎	6月毎
2年目	2〜3月毎	6〜12月毎
3年目	4月毎	12月毎
4年目	4月毎	12月毎
5年目	6月毎	12月毎
6年目以降	12月毎	12〜24月毎

(文献1より引用)

を合併していることも多い．
- シスプラチンを含む化学療法3〜4サイクル施行後多くは造精機能が低下するが，3年で70%が妊孕性を回復する．

b．二次発がん
- 治療関連白血病の発症率はエトポシドの総投与量が2,000 mg/m^{2}未満の場合，0.5%未満，2,000 mg/m^{2}以上の場合は5%とされている．

2）予後（表4）

8 フォローアップ

- 米国における標準的経過観察の計画を表5，6に示す．
- CRに入り2年以上経過した後の再発が5%に認められるため，終生経過観察を行う必要がある．
- 精巣腫瘍の場合，反対側の精巣腫瘍発症が2〜5%の例でみられるため，対側精巣の自己検診を行う．

文献・参考図書

1) Testicular Cancer, NCCN® Practice Guidelines in Oncology-v. 2. 2009
- 『がん診療レジデントマニュアル第4版』pp.150-160, 医学書院，2007
- 『新臨床腫瘍学』pp.483-487, 南江堂, 2006
- Testicular Cancer Treatment, NCI PDQ® Cancer Information Summaries

チェックリスト

- ☐ 胚細胞腫瘍の好発年齢，発生臓器の特徴，病理組織学的分類について説明できるか
- ☐ 胚細胞腫瘍の診断に必要な血液検査，画像検査，病理組織学的検査について説明できるか
- ☐ 胚細胞腫瘍の病期分類，予後因子とIGCCCGのリスク分類について説明できるか
- ☐ セミノーマ，非セミノーマに対する病期ごとの標準治療方針について説明できるか
- ☐ 胚細胞腫瘍に対する標準的化学療法について説明できるか
- ☐ 胚細胞腫瘍の経過観察の計画，晩期合併症について説明できるか

Part II §1. 各がん腫における診療

17. 原発不明がん

岡元 るみ子

> **おさえておきたいポイント**
> ★ 原発不明がんはがんと診断されても、その原発部位が臨床的に確定できない疾患群であり、病理診断と画像診断が治療選択上重要な役割を担っている
> ★ 組織型、原発巣鑑別のため免疫組織学病理学的アプローチが重要である
> ★ 女性、孤立性腋窩リンパ節転移腺がんや、女性のがん性腹膜炎は予後良好サブグループに分類され、乳がん、卵巣がんに準じた治療を施行する

1 疫学

1) 原発不明がん [occult primary tumors or cancers of unknown primary (CUP)] 定義

- 組織学的にがんと診断されても、その原発部位が臨床的に確定できない①②の疾患群を示す。
- ①腫瘍組織の生検のほか徹底的な病歴聴取、身体診察、画像検査（頭頸部、直腸、骨盤、乳房の検査）、血液検査、尿検査、便潜血などの検査結果によっても原発巣である可能性のある病変を示す指標が明らかではない。②生検した組織像が生検部位に発生する原発腫瘍の像に一致しない。

2) 頻度

わが国での発症率は不明。米国では年間がんと診断された患者の約2％、がん全体からみた頻度は、約6％で、肺がん、前立腺がん、乳がん、子宮頸がん、大腸がん、胃がんに次いで7位と報告されている。平均年齢58歳。男女差はない。20〜50％は病理解剖にても原発巣は確定できない。

2 病態・症状

CUPの発生機序は以下の3つが考えられる。原発巣は、①転移巣が認められる数年前に原発巣とは認識されないまま切除、電気焼灼された。②転移後に急速退縮。③小さすぎて、病理解剖しても見つけることができなかった。④転移巣が広範に転移浸潤したため不明瞭になった。症状は、疼痛、肝腫瘤あるいは腹部症状、リンパ節腫大、骨転移、病的骨折、呼吸困難、中枢神経障害、体重減少、皮膚結節などである。

3 診断

転移巣症状でみつかることが多い。まずは病巣の生検、病理診断が原発巣精査より優先される。

1) 原発巣検索の基本的考え方

①原発巣確定が、予後に影響を及ぼすのかどうか検討する。CUPは進行がんで診断されることが多い。原発巣を確定しても有効な治療はなく予後は変わらないことも多い。②病理診断により精査すべき部位が推測できる。しかし転移形式の非典型例も多い。例えば、CUPを呈する前立腺がんは、

肺（75%），肝（50%），脳（25%）などの骨以外の部位への転移率が高い．③精神的なサポートが重要である．確定病名がつけられないこと，がんと診断されてからも原発巣検索のため治療まで時間がかかること，進行した状態で診断されることにより患者，家族の不安は増強されている．

2）病理診断[1]

①病巣があるかどうか検査し適切な部位から十分量の生検を行う．吸引細胞診より針生検，切除生検が望ましい．また，病理医と臨床医との情報交換が大切である．②悪性腫瘍と診断する．③がん，悪性リンパ腫，悪性黒色腫，肉腫を鑑別する．特に治癒可能な悪性リンパ腫，胚細胞腫は正確に診断する（表1）．④組織型を分類診断する（表2）．⑤腺がんのそれぞれの原発巣を推定する（表3）．免疫染色を併用することで診断率は向上する．

3）初期評価

転移性がんが疑われた場合の初期診断法を表4に示した．PET検査は多くの対象患者に有益ではあるが，網羅的に施行するべきではない．

表1 ● 未分化がんの免疫組織化学診断

	CAM 5.2	EMA	S-100	LCA	PLAP
がん	+	+	−/+	−	−/+
悪性黒色腫	−	−	+	−	−
悪性リンパ腫/白血病	−	−	−	+	−
非セミノーマ胚細胞腫瘍	+	−	−	−	+
セミノーマ胚細胞腫瘍	−	−	−	−	+

EMA：epithelial membrane antigen, LCA：leukocyte common antigen, PLAP：placenta-like alkaline phosphatase

表2 ● がんの各組織型分類

鑑別診断	マーカー
腺がん	形態＋CK7/20，PSA
扁平上皮がん	CK5/6，P63（CK7/20は移行上皮がん）
神経内分泌腫瘍	Chromogranin, synaptophysin, PGP9.5, TTF1, CD56
肝細胞がん	Hepar1, canalicular ポリクローナルCEA/CD10/CD13
腎がん	RCC，CD10
甲状腺がん	TTF，thyroglobulin
副腎皮質がん	Melan-A，inhibin

CK：cytokeratin, PSA：prostate-specific antigen, PGP：protein gene product, TTF：thyroid transcription factor, Hepar：hepatocyte paraffin, CEA：carcino embryonic antigen, RCC：renal cell carcinoma

表3 ● 原発不明がん（腺がん）の免疫組織化学での原発巣推定

	PSA	TTF1	GCDFP-15 or mammaglobin	CDX2	CK20	MUC5AC	CEA	DPC	CK7	ER	CA125	Mesothelin	WT1
大腸	−	−	−	+	+	−	+	−/+	−/+	−	−	−	−
胃	−	−	−	−/+	−/+	−/+	+/−	+/−	+/−	−	−	−/+	−
膵臓	−	−	−	−/+	−/+	−/+	+/−	−/+	+	−	+/−	+/−	−
卵巣 粘液性[*1]	−	−	−	−/+	−/+	−/+	−/+	+/−	−/+	−/+	+/−	−/+	−
卵巣 漿液性[*2]	−	−	−	−	−	−	−	+/−	+	+/−	+	+	+
乳房	−	−	+/−	−	−	−	−/+	+/−	+	+/−	−/+	−	−
前立腺	+	−	−	−	−	−	−	?	−	−	−	−	−
肺	−	+	−	−	−	−	+/−	+/−	+	−	−/+	−/+	−

+ ＝90%以上，+/− ＝50〜90%，−/+ ＝10〜50%，− ＝10%以下，? ＝不明

[*1]：卵巣粘液性腺がん，[*2]：卵巣漿液性腺がん，類内膜がん
GCDFP：gross cystic disease fluid protein, CDX：caudal-type homeobox transcription factor, DPC：deleted in pancreatic cancer, ER：estrogen receptor cancer（文献1より引用）

表4 ● 転移性がんが疑われた時の初期診断法

病歴聴取と診察	●乳房，泌尿器，骨盤，直腸診 ●生検の既往，切除部位，突然縮小した病変，今までの画像
血液生化学検査	血算，電解質，肝機能，クレアチニン，カルシウム，尿検査，ヘマトクリット
画像	●胸部X線，胸，腹，骨盤CT，症状部位の内視鏡検査，PET/CT

4 病期分類・ステージング

CUPは多彩な疾患群の総称である．通常は病期Ⅳ，進行がんと診断される（図1，2）．

5 予後因子・治療効果予測因子

予後良好サブグループを表5に示した．表6に代表的な予後不良因子を示した．

6 治療

CUPには予後良好サブグループがある．それらは各疾患に基づくガイドラインに沿って治療を進める．

1）病変部位による治療選択

a．頭頸部リンパ節
- **臨床経過**：頭頸部領域の原発性扁平上皮がん患者の約2〜5％は，頸部リンパ節腫脹で発症し，このうちの約10％は，両側リンパ節腫脹を呈する．
- **病理診断**：通常は扁平上皮がんである．
- **検査**：頭頸部CT，MRI，上咽頭，舌根の直接生検を含む頭頸部及び肺の精査．頭頸部の不明原発部位の同定にPETは有効である．
- **治療と予後**：扁平上皮性または未分化がんであれば，根治的な放射線療法，外科手術で，3年生存率は35〜59％である．頭頸部がんに準じて，根治的な放射線療法，根治的頸部リンパ節郭清術を検討する．転移性の腺がんは，一般に予後は不良である．

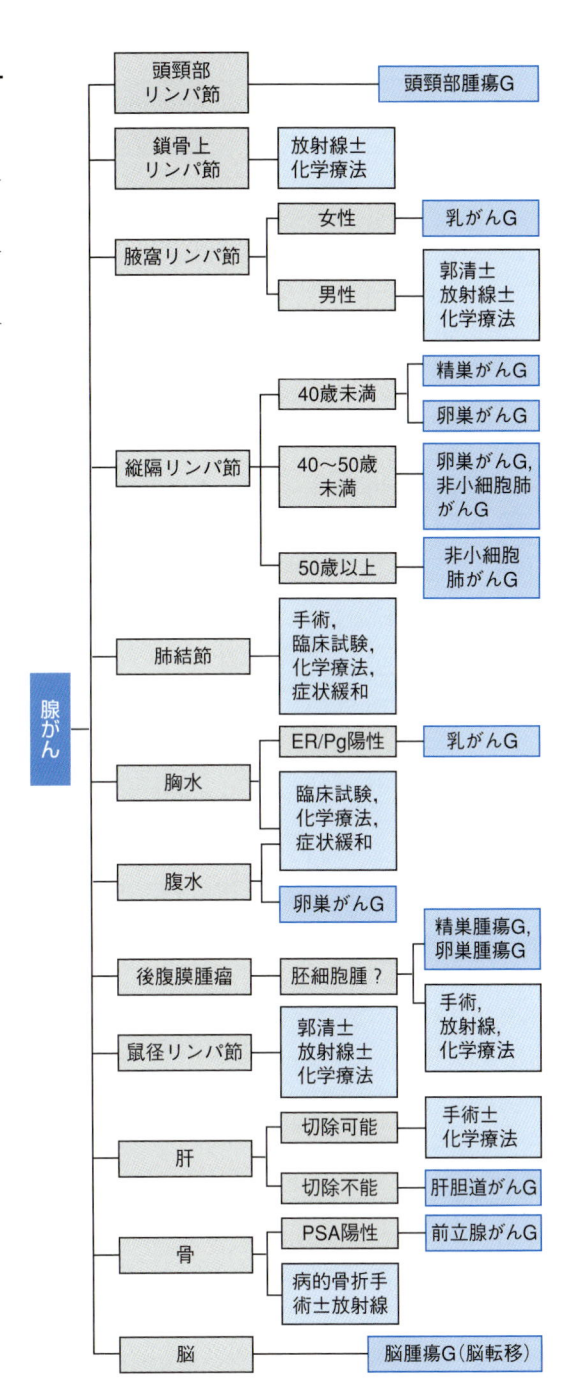

図1 ● CUP腺がんの治療選択の考え方
G：ガイドライン（NCCNガイドラインより一部改変）

b．孤立性腋窩リンパ節転移
- **病理診断**：腺がん，エストロゲン受容体（ER）及びプロゲステロン受容体（PR）陽性

図2 ● CUP扁平上皮がん，神経内分泌腫瘍の治療選択の考え方
G：ガイドライン（NCCNガイドラインより一部改変）

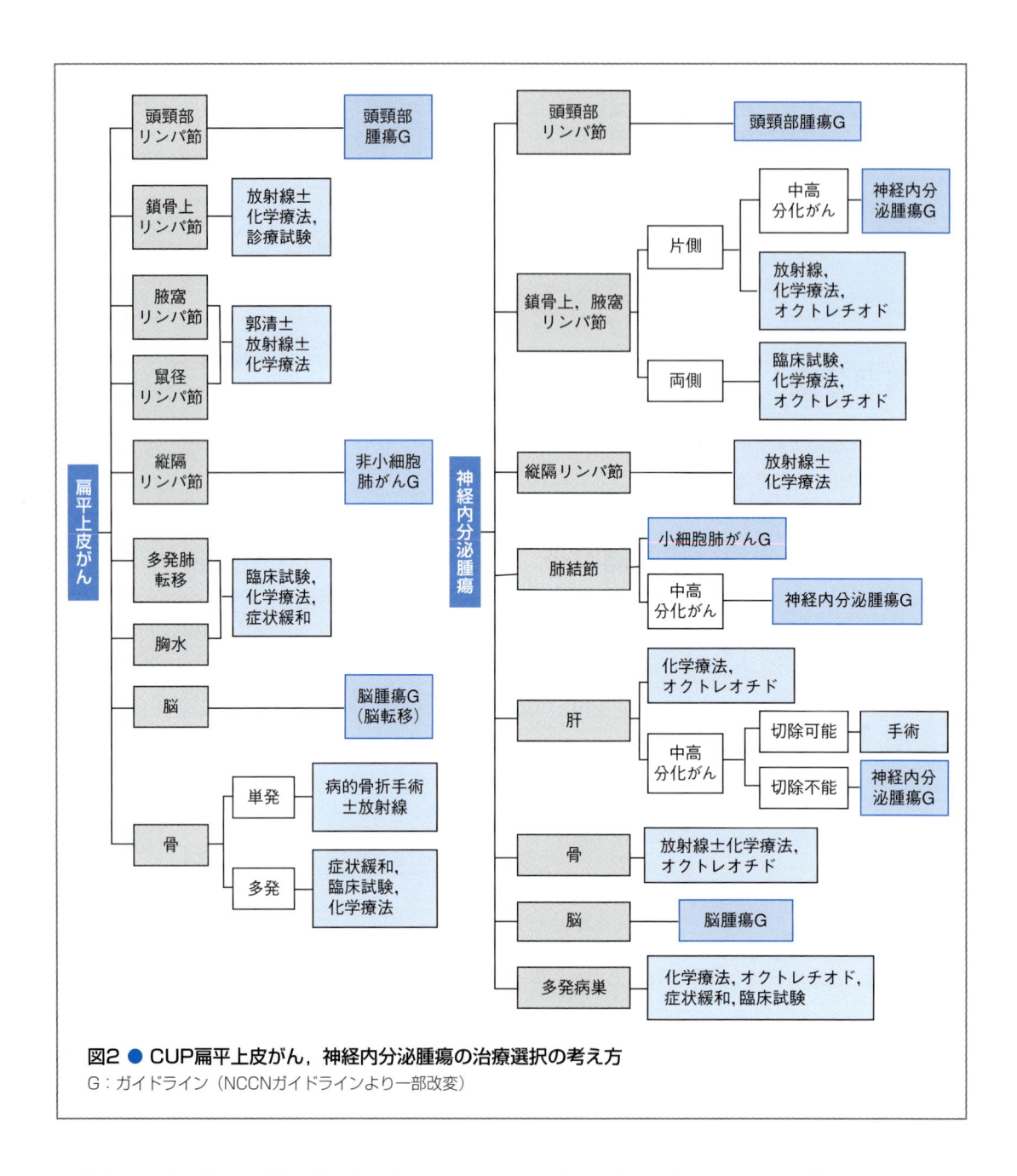

- **検査**：女性，腺がんで孤立性の腋窩転移の最も一般的な原発部位は乳房である．マンモグラフィが有益である．
- **治療と予後**：女性で腋窩リンパ節腫大の場合，約70％は最終的に乳がんと診断される．また，乳がんの0.5％は腋窩のみに腫瘤を触知する．局所切除にて約50％の症例に2～10年の生存期間が得られる．乳房，肺の精査にても原発部位が確認できない場合，乳がん病期Ⅱに準じて，根治乳房切除，乳房への放射線療法，リンパ節郭清術，術後補助療法[1)2)]を行う．横隔膜上部にリンパ節転移を呈する大半の症例は，肺がんである．

c．鼠径リンパ節転移
- **病理診断**：扁平上皮がん．
- **検査**：生殖器または肛門/直腸部からの転移の

表5 ● 原発不明がんの予後良好サブグループ

病理組織診断	臨床的特徴	治療方針
腺がん	男性，造骨性骨転移，血清中PSA上昇または病理組織の免疫染色でPSA陽性	転移性（進行性）前立腺がんに対する治療
	女性，孤立性腋窩リンパ節転移	臨床病期IIの乳がんに対する治療
	女性，がん性腹膜炎のみ	臨床病期IIIの卵巣がんに対する治療
腺がん，または未分化がん	孤立性転移病変	根治的局所治療（手術，放射線治療）
扁平上皮がん	頸部リンパ節腫脹	頸部リンパ節転移を有する頭頸部がんに対する治療
	鼠径リンパ節腫脹	鼠径リンパ節切除 放射線/化学療法を検討
未分化がん	若年（50歳以下）男性，体の中心線上の病変 hCG/AFP上昇	性腺外原発の胚細胞腫瘍に対する治療
	その他	初回治療としてのプラチナ/パクリタキセル治療
未分化神経内分泌腫瘍	多様	プラチナ/エトポシドまたは パクリタキセル/プラチナ/エトポシドによる治療

AFP：alpha-fetoprotein，hCG：human chorionic gonadotropin，PSA：prostate-specific antigen

表6 ● CUP予後不良因子

- 多発転移部位
- 鎖骨上リンパ節転移
- 中高分化腺がん
- 血清アルカリフォスファターゼ上昇
- 高齢者
- 低いperformance status

ため，女性では外陰部，腟及び子宮頸部，男性では包茎，男女では，肛門直腸部を綿密に検査する．
- **治療**：放射線照射，鼠径リンパ節郭清術または化学療法を検討する．

d．がん性腹膜炎
- **症状**：腹部膨満，腸閉塞など．
- **検査**：［男女］胸腹部CT，尿細胞診，追加で膀胱鏡．［女性］CA125，ER/PgR，乳房画像検査，婦人科診察．［男性］40歳以上であればPSAを測定する．
- **治療と予後**：女性で漿液性がん性腹膜炎症例は，卵巣がんIII期に準じる治療を行う．奏効率，生存率は卵巣がん症例とほぼ同等である（卵巣がん項目，p.289参照）．

e．多発転移病巣
転移巣が広範囲な場合は，標準療法がある原発腫瘍かどうか検索する．例えば，腺がんであればPSA高値から前立腺がん，乳房の画像診断，ER/PgRから乳がんを疑い，それぞれに対するホルモン療法を施行する．または，甲状腺がんに対するI[131]，ホルモン耐性の乳がん及び卵巣がんに対する多剤併用化学療法が含まれる．多くは原発巣を特定できず，多剤併用化学療法の効果は低い．標準的治療法はないため臨床試験を検討するべきである．

f．単一リンパ節部位への転移性黒色腫
- **症状**：悪性黒色腫症例の約5％は原発部位が不明である．
- **病理診断**：特殊染色や電顕を用いる．
- **治療と予後**：II期の悪性黒色腫の治療に準じて，根治的リンパ節郭清術を行う．生存率は，II期悪性黒色腫症例よりもわずかによい．

2）組織型と化学療法の選択
a．腺がん
パクリタキセル＋カルボプラチン併用療法で生存期間11ヵ月，ドセタキセル＋カルボプラチン併

用療法で生存期間16.2ヵ月，予後良好サブグループでは23ヵ月である．

b．扁平上皮がん

シスプラチン併用化学療法が基本である．パクリタキセル＋シスプラチン＋5-FUでは奏効率80％と報告されている．

c．神経内分泌腫瘍

中高分化型は，神経内分泌腫瘍のガイドラインに沿って治療を行う．オクトレオチド，シスプラチン併用化学療法，ドキソルビシン併用療法の報告がある[3]．低分化型肺結節を有する場合は小細胞肺がんガイドラインに準じた治療をする．

d．未分化がん

下記にあてはまる症例は性腺外胚細胞腫としての治療を選択する．①50歳未満，②腫瘍が正中線上に分布，肺の多発性結節性病変またはリンパ節性病変，血清ヒト絨毛性ゴナドトロピン（hCG）またはα-フェトプロテイン（AFP）高値，③免疫組織化学的染色でβ-hCGまたはAFP陽性細胞が陽性（胚細胞腫の項目p.322参照）．それ以外はプラチナ＋パクリタキセルが施行される．検体量が不十分な場合，悪性リンパ腫と誤って病理診断されることもある．

7 経過・合併症管理と予後

1）経過・合併症管理

CUPは不均一な進行がんの総称であり，推定される各がん腫の経過を参考にする．

2）予後

CUP患者の予後は不良である．生存期間中央値は約3～4カ月であり，1年生存率は25％未満，5年生存率は10％未満である．

8 フォローアップ

精神神経科の継続的なサポートが必要である．

1）治療を施行しないCUP

最初の3年間は3～6ヵ月ごとに診察する．症状がある場合は原発巣探索の検査が必要である．

2）治療を施行するCUP

各がん腫の治療ガイドラインに沿ってフォローアップする．

文献・参考図書

1) Oien, K. A. : Cancers of unknown primary site pathologic evaluation of unknown primary cancer : Seminars in Oncology, 36, (1) : 8-37, 2009
2) Hainsworth, J.D., Johnson, D.H., Greco, F.A. : Poorly differentiated neuroendocrine carcinoma of unknown primary site: A newly recognized clinicopathologic entity. Ann. Intern. Med., 109 : 364-371, 1988
3) van de Wouw, A.J., Jansen, R.L.H., Speel, E.J. et al. : The unknown biology of the unknown primary tumor: a literature review. Ann. Oncology, 14 : 191-196, 2003

＜テキスト＞
- The NCCN Clinical Practice Guidelines in Oncology™ Occult Primary (Cancer of Unknown Primary [CUP]) http://www.nccn.org/professionals/physician_gls/PDF/occult.pdf
- Carcinoma of Unknown Primary Treatment National Cancer Institute (PDQ®) http://www.cancer.gov/cancertopics/pdq/treatment/unknownprimary/HealthProfessional/page1
- DA, Territo MC, "Manual of clinical oncology 6th", Casciato Lippincott Williams & Wilkins, 2009

チェックリスト

☐ 原発不明がんの定義が説明できるか
☐ 各がん腫で特異的な組織免疫化学検査が説明できるか
☐ 予後良好サブグループとそれぞれで選択される疾患群，及びその治療が説明できるか

Part II §1. 各がん腫における診療

18. HIV関連悪性腫瘍
Kaposi肉腫/非Hodgkinリンパ腫/肛門がん/Hodgkinリンパ腫/肝臓がん/肺がん

味澤 篤

おさえておきたいポイント

★ HAARTの進歩によりHIV感染者の予後は明らかに改善したが，HIV感染者は，非HIV感染者に比較して悪性腫瘍になりやすい．現在HIV感染者の死因として非AIDS指標悪性腫瘍が重要になってきている

★ AIDS指標悪性腫瘍はKaposi（カポジ）肉腫，非Hodgkin（ホジキン）リンパ腫，浸潤性子宮頸がんの3種類であり，それ以外は非AIDS指標悪性腫瘍に分類される．HAARTにより減少傾向にあるが，非Hodgkinリンパ腫でHIV感染が判明する例は増加している

★ 非AIDS指標悪性腫瘍は，非HIV感染者に比較してより若い年齢で生じ，未分化がんの頻度が高い．臨床的にも進行性で転移を伴い再発も多く治療抵抗性である

HIV（human immunodeficiency virus）感染者は，非HIV感染者に比較して悪性腫瘍になりやすい．Kaposi肉腫（KS），非Hodgkinリンパ腫（NHL），浸潤性子宮頸がんなどのAIDS（acquired immunodeficiency syndrome）指標悪性腫瘍に加え，非AIDS指標悪性腫瘍とされる肛門がん，Hodgkinリンパ腫，肝臓がん，肺がん，皮膚がん，咽喉頭がん，白血病などがよく見られる．HAART（highly active antiretroviral therapy）の進歩によりHIV感染者の予後は明らかに改善し，AIDS指標悪性腫瘍であるKS，NHLも頻度は低下した．しかし日和見感染症も同様に減少した現在，HIV感染者の死因として非AIDS指標悪性腫瘍が重要になってきている．原因としては慢性的な免疫抑制の影響が考えられ，ある意味臓器移植後の悪性腫瘍増加と類似している．

疫 学

HIV感染者における悪性腫瘍の頻度を，性別，年齢，罹病期間などで標準化したがん罹患率（SIR）をみると，KS 192，NHL 76.4及び浸潤性子宮頸がん8.0とHIV感染者では高い[1]．また非AIDS関連悪性腫瘍でも肛門がん，Hodgkinリンパ腫，肝臓がん，肺がん，メラノーマなどの相対危険度は増加している（表1）．

AIDS指標悪性腫瘍

厚生労働省エイズ動向委員会で定められているAIDS指標悪性腫瘍はKaposi肉腫，非Hodgkinリンパ腫，浸潤性子宮頸がんの3種類である．

A. Kaposi肉腫（KS）

HIV感染者で最も多くみられる悪性腫瘍．KSの原因はヒトヘルペスウイルス8型（HHV-8）であ

Part II 診療の実際 333

表1 ● 非AIDS指標悪性腫瘍の頻度[2]

悪性腫瘍名 （10万人・年） （95% CI）	ASD/HOPS （157,819 Person-Yrs）	SEER （334,802,121 Person-Yrs）	SRR*（95% CI）
肛門がん	51.4（40.8〜63.9）	1.5（1.4〜1.5）	42.9（34.1〜53.3）
膣がん	33.9（18.0〜57.9）	3.2（3.2〜3.3）	21.0（11.2〜35.9）
Hodgkinリンパ腫	51.4（40.9〜63.9）	3.3（3.3〜3.4）	14.7（11.6〜18.2）
肝臓がん	31.7（23.5〜41.8）	5.3（5.2〜5.4）	7.7（5.7〜10.1）
肺がん	88.8（74.7〜104.8）	67.5（67.2〜67.7）	3.3（2.8〜3.9）
メラノーマ	24.7（17.6〜33.8）	18.4（18.3〜18.6）	2.6（1.9〜3.6）
咽喉頭がん	33.0（24.6〜43.3）	16.1（16.0〜16.2）	2.6（1.9〜3.4）
白血病	15.2（9.8〜22.7）	12.2（12.1〜12.3）	2.5（1.6〜3.8）
大腸がん	47.0（36.9〜59.0）	52.0（51.7〜52.2）	2.3（1.8〜2.9）
腎臓がん	14.0（8.8〜21.1）	13.0（12.8〜13.1）	1.8（1.1〜2.7）
前立腺がん	32.7（23.3〜44.7）	173.5（172.9〜174.1）	0.6（0.4〜08）

*標準化相対危険度：calculated as ASD/HOPS to SEER populations

表2 ● AIDS関連Kaposi肉腫のステージング

	予後良好（以下すべてを満たす）	予後不良（以下のどれか）
腫瘍（T）	T0：皮膚あるいはリンパ節あるいは口腔内の軽度の病変に限局している	T1：腫瘍関連の浮腫あるいは潰瘍 口腔内の中〜重度のKaposi肉腫 消化管のKaposi肉腫 その他臓器のKaposi肉腫
免疫状態（I）	I0：CD4陽性細胞＞200/μL	I1：CD4陽性細胞＜200/μL
全身状態（S）	S0：日和見感染あるいは口腔カンジダなし B症状なし Karnofsky performance status＞70	S1：日和見感染あるいは口腔カンジダあり B症状あり Karnofsky performance status＜70 他のHIV関連疾患あり（神経系疾患や悪性リンパ腫など）

（文献3より引用）

る．HAART導入後はKSの罹患率は減少傾向にあるが，いまだ高頻度にみられる．

1 病態・症状

KSの症状はごく軽度なものから重篤なものまで様々である．皮膚所見は下肢，顔面（図1）及び陰部に多く見られる．典型的には紫色から黒褐色の丘疹が多数集簇する．また進行すると潰瘍化あるいは結節状になる．また皮膚所見のある部位にリンパ浮腫が見られる．皮膚以外にも口腔内，消化管及び肺にみられる．

2 診 断

生検による病理組織でなされる．

3 病期分類・ステージング及び予後因子・治療効果予測因子

表2を参照[3]．

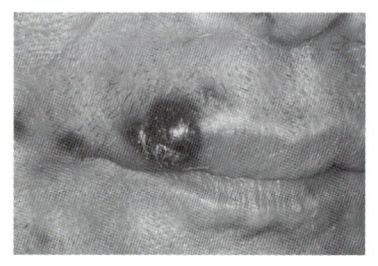

図1 ● Kaposi肉腫
［カラーアトラス，p.13］

4 治療

　HAARTをまず行う．HIVの増殖を抑制することによりKSの改善が見られる．化学療法の併用はより有用である．リポゾーマルドキソルビシン（ドキシル®）[4]あるいはパクリタキセルが有効である．しかしパクリタキセルはチトクロームP450を介して代謝されるために抗HIV薬との薬物相互作用に気をつける必要がある．

5 経過・合併症管理と予後

　副腎皮質ステロイドホルモンの使用，日和見感染症はKSを悪化させる．またHAART開始後，免疫再構築症候群を起こし悪化することもある．

B. 非Hodgkinリンパ腫（NHL）

　AIDS関連NHLの95％以上がB細胞由来で，組織形としてはびまん性大細胞B細胞リンパ腫（DLBCL），Burkittリンパ腫が多い．AIDSに特徴的なNHLとしてprimary effusion lymphomaがある．

　病期分類・ステージング，フォローアップは，非HIV感染者と同様である（p.258参照）．

1 病態・症状

　非HIV感染者に比べ診断時の病期が進行しており，B症状を有し，節外性が多い（図2）．また骨髄浸潤や中枢神経浸潤もしばしばみられる．誘因としては，HIVによる免疫不全，慢性のB細胞への抗原刺激，EBウイルス及びHHV-8の影響などが考えられている．

2 診断

　生検による病理組織でなされる．

3 予後因子・治療効果予測因子

　予後を規定する因子として表3に示すものがある[5][6]．HAARTは有用であるが，NHLの治療成績を向上させるというよりはHIV関連の死亡率を減少させることで予後の改善に役立っている．

表3 ● AIDS関連非Hodgkinリンパ腫の予後不良因子

● $CD4^+$＜100個/μL	● 病期がⅢ or Ⅳ期
● 年齢　35歳以上	● PS不良
● AIDS既発症	● AIDS既発症
● 静脈麻薬常用者	● LDH高値

（文献5，6より引用）

4 治療

1）びまん性大細胞B細胞リンパ腫

　CHOPあるいはCDE，EPOCHが推奨される．HAART時代になってから比較試験はなく，非HIV感染者におけるCHOP，R-CHOPといった"gold-standard-therapy"がない．リツキマブは，CD4＜50/μLの場合には治療関連死亡が生じやすくなるので併用しない．HAARTを併用することが基本的に重要である．またHAARTは抗がん剤との薬物相互作用を考えて選択する．

2）Burkittリンパ腫

　第一選択は，CODOX-M/IVACあるいはhyper CVADと思われるが，比較試験はなくDLBCLと同様"gold-standard-therapy"がない．HAARTを併用することが重要である．

　治療に関しては『エイズ関連非Hodgkinリンパ腫（ARNHL）治療の手引きVer.1』[7]を参照．

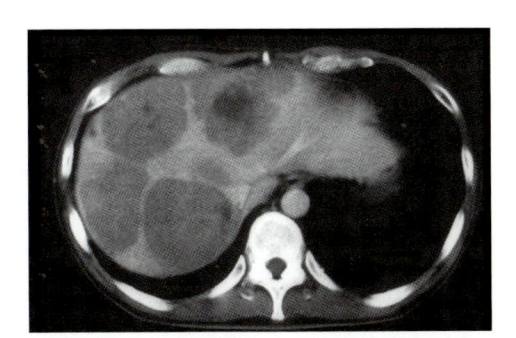

図2 ● エイズ関連悪性リンパ腫の腹部のCT
肝内に10cm大の中心壊死を伴う腫瘤影を4つ認める

非AIDS指標悪性腫瘍

非AIDS指標悪性腫瘍は，非HIV感染者に比較してより若い年齢で生じ，未分化がんの頻度が高い．臨床的にも進行性で転移を伴うことが多く，**予後不良を意味する**．また再発も多く治療抵抗性である．非AIDS指標悪性腫瘍罹患の危険因子を表4に，治療上の問題点を表5に示す．

A. 肛門がん

ヒトパピローマウイルス（HPV）関連悪性腫瘍で，HIV感染者では肛門がん発症のリスクが高まることが知られている[1]．しかし肛門がんに関しては同性愛あるいは両性愛の男性にのみみられる．また肛門がん発症がHIVによる免疫不全の程度と強い相関関係があることが知られている．HAARTにより発症リスクが減少するか否かは不明である．HPVによる前がん性異形成病変より派生する．HPVで最もがん原性の強い型として，16，18，31，33，35，45があげられる．感染を繰り返すこと及び複数株のHPVへの感染により，肛門がんの発現リスクは高まる．

病期分類・ステージングは非HIV感染者と同様である．

1 病態・症状

直腸からの出血が45％の患者に，肛門痛及び違和感が30％にみられる一方，20％は無症状である．症例の50％以上に肛門・直腸尖圭コンジローマの既往を認める．

2 診断

生検による病理組織でなされる．

3 治療

多剤併用放射線化学療法が第一選択であり，マ

表4 ● 非AIDS指標悪性腫瘍罹患の危険因子
- 40歳以上
- HAART中断
- 生活習慣（性行動パターン，喫煙，日焼けなど）
- HPV，EBV，HCV，HBVの合併
- 家族歴
- 発がん物質の暴露

表5 ● 非AIDS指標悪性腫瘍における治療上の問題
- HIV関連合併症のためにPSが低下しており，治療効果に影響を与える
- HIVに伴う反応性のリンパ節腫大のために正確な病気ステージングが困難
- 安定しているHIV感染者では手術のリスクは非HIV感染者と変わりがなく，手術自体がHIV感染症を進行させる要因ではない．一方進行したAIDS患者は，術後感染症の増加により手術のリスクが高い
- 抗HIV薬との併用で抗がん剤の毒性が高まったり，薬物相互作用を生じ高度の免疫抑制を起こすことがある
- HAARTによりHIVをウイルス学的にコントロールできれば，生存率が改善する．しかしHIV感染症の状態により，生存率に与えるHAARTの影響は一様ではない
- 化学療法後骨髄回復を待ってからCD4陽性細胞のチェックを定期的に行うことにより，化学療法の休薬期間を長くしたり，日和見感染症の予防投与を行ったり，G-CSFの適切な使用を行うことが重要である

G-CSF：granulocyte-colony stimulating factor（顆粒球コロニー刺激因子）

イトマイシン＋5-FU/放射線療法あるいはシスプラチン＋5-FU/放射線療法が行われる．特にHAARTが行われるようになり非HIV感染者と同等の効果があるとされる．しかし照射量が30Gy以上になると副作用により直腸切除術などが必要になることがある．また小規模研究ではCD4により治療に耐えられる程度が決まるとされる．CD4＜200/μLでは骨髄障害が強く生じ，入院する例が増加する．特に日和見感染症の合併例あるいは既往がある場合は通常量のマイトマイシンの使用は困難で，マイトマイシンの減量もしくはマイトマイシン抜きの治療が必要とされる．

B. Hodgkinリンパ腫

非HIV感染者に比べ3〜18倍高率にみられる．また免疫不全の程度と明らかに関係がある．

病期分類・ステージングは非HIV感染者と同様である（p.258）．

1 病態・症状

病理学的にはEBウイルス（EBV）関連腫瘍で，組織系は混合細胞型とリンパ球減少型が大部分を占める．HIV感染者に合併するHodgkinリンパ腫はより進行性の病態を呈し，B症状もよくみられる（表6参照）．節外性病変が75〜90%にみられ，40〜50%以上が骨髄浸潤も認める．しかし臨床的骨髄浸潤と診断されるのは20%にすぎない．

2 診断

生検で病理組織により診断される．

3 治療

標準治療はない．HAART以前では化学療法による生存期間は1〜2年にすぎず，化学療法では重篤な毒性を認めた．化学療法による好中球減少によって細菌感染や日和見感染が生じ死亡し，G-CSFの使用も生存率を改善しなかった．しかし62例のHAARTを併用したABVD療法で87%がCRとなり，71%が39ヵ月生存を示した[8]．また59例の進行したHodgkinリンパ腫でHARRTを併用したStanford V療法を行ったところ81%がCR，56%が17ヵ月の生存を示したが，高率に重篤な骨髄障害を生じた．イギリスHIV学会のガイドラインではABVD+HAARTが推奨されている．

表6 ● HIV感染者に合併したHodgkinリンパ腫の特徴

- 悪性度の強い組織形が多い
- 静脈麻薬常用者と男性同性愛者に通常みられる
- HIV感染者のHodgkinリンパ腫の75〜100%にEBウイルスの合併感染がみられる
- HIV関連Hodgkinリンパ腫とCD4の関係は不明，進行した免疫不全と関与の報告もある
- HAART時代にHodgkinリンパ腫の有病率は急速に増加，HAARTとの関連も示唆されている

C. 肝臓がん

HIV感染者の肝臓がんの相対リスクは7倍といわれている．これにはC型肝炎ウイルス（HCV）やB型肝炎ウイルス（HBV）の合併感染が影響を与えている．

診断，病期分類・ステージング，経過・合併症管理と予後及びフォローアップは，非HIV感染者と同様である（p.205）．

1 病態・症状

HIV感染者にみられる肝臓がんはHCV及びHBVに関連して生じる．特にHCVの合併感染は（HBVの合併感染もある程度）肝臓がん発症に大きな役割を果たしている．HIV感染者11,678例とHIV+HCV感染者4,761例を比較した試験では肝硬変になる危険が9.2倍，肝細胞がんになる危険が5.4倍と報告されている．HIV感染者に併発した肝臓がんは，自覚症状を認めることが多く，AFPも高値で浸潤性かつ悪性度の高い傾向がある．肝臓外転移も多い．しかしHIV感染症の状態が慢性肝炎，肝硬変そして肝臓がんへの進展にどう関与しているかよくわかっていない．

2 予後因子・治療効果予測因子

HIVとの共感染はHBVあるいはHCV単独感染による肝臓がんに比べより死亡率は高い．予後不良因子は，①肝機能障害の程度が強く，②腫瘍サイズが大きく，③肝臓外転移の3つである．

3 治療

肝臓がんが早期発見された場合は肝切除や移植が有用である．肝臓移植は免疫抑制薬と抗HIV薬

との相互作用などの問題はある．

D. 肺がん

肺がんは非HIV感染者でも高頻度に見られる悪性腫瘍である．HIV感染者におけるSIRは男性で3.3，女性で7.5と報告されている．また免疫不全が進行するほど肺がんのリスクが有意に高まる．特に静脈麻薬常用者でリスクが高く，喫煙の影響が最も大きい．

診断，病期分類・ステージング，治療，経過・合併症管理と予後及びフォローアップは，非HIV感染者と同様である（p.219）．

1 病態・症状

臨床的には一般の肺がんより若年者でほぼ100％が喫煙歴を有する．組織型は，大部分腺がんである．症状は非HIV感染者と同様，咳嗽，息切れ，胸痛及び血痰である．

2 経過・合併症管理と予後

診断時の病期は進行していることがほとんどで，予後も不良で診断後3〜5ヵ月で死亡することが多い．

最後に

抗HIV療法によりHIV感染者の予後は明らかに改善したが非AIDS指標悪性腫瘍による死亡が増加している．治療に対する反応も非HIV感染者に比べ不良なことが多く，さらなる研究が必要である．

文献・参考図書

1) Gary, M., Clifford, Jerry Polesel, Martin Rickenbach on behalf of the Swiss HIV Cohort Study, et al.：Cancer risk in the Swiss HIV cohort study: Associations with immunodeficiency, smoking, and highly active antiretroviral therapy. Journal of the National Cancer Institute, 97：425-432, 2005
2) Pragna, P., Debra, L., Hanson, M.S. et al.：Incidence of types of cancer among HIV-infected persons compared with the general population in the united states, 1992-2003* Ann. Intern. Med., 148：728-736, 2008
3) Krown, S.E, et al.：Kaposi's sarcoma in the acquired immune deficiency syndrome: a proposal for uniform evaluation, response, and staging criteria. AIDS Clinical Trials Group Oncology Committee. J. Clin. Oncol.., 7：1201-1207, 1989
4) Stewart, S., Jablonowski, H., Goebel, F.D. et al.：Randomized comparative trial of pegylated liposomal doxorubicin versus bleomycin and vincristine in the treatment of AIDS-related Kaposi's sarcoma. International pegylated liposomal doxorubicin study group. J. Clin. Oncol., 16：683-691, 1998
5) Straus, D.J. et al.：Prognostic factors in the treatment of human immunodeficiency virus-associated non-Hodgkin's lymphoma: analysis of AIDS Clinical Trials Group protocol 142--low-dose versus standard-dose m-BACOD plus granulocyte-macrophage colony-stimulating factor. National Institute of Allergy and Infectious Diseases. J.. Clin. Oncol., 16：3601-3606, 1998
6) Antinori, A. et al.：Better response to chemotherapy and prolonged survival in AIDS-related lymphomas responding to highly active antiretroviral therapy. AIDS., 15：1483-1491, 2001
7) 味澤篤，永井宏和，小田原隆，他：エイズ関連非ホジキンリンパ腫（ARNHL）治療の手引きVer.1, The Journal of AIDS Research, 11：108-125, 2009
8) Xicoy, B., Ribera, J.M., Miralles, P. et al.：Results of treatment with doxorubicin, bleomycin, vinblastine and dacarbazine and highly active antiretroviral therapy in advanced stage, human immunodeficiency virus-related Hodgkin's lymphoma. Haematologica, 92：191-198, 2007

チェックリスト

- □ AIDS指標悪性腫瘍にどんなものがあるか理解できているか
- □ AIDS関連非Hodgkinリンパ腫と非HIV感染者の非Hodgkinリンパ腫の進展形式，治療の相違点が理解できているか
- □ HIV関連悪性腫瘍におけるHAARTの重要性や抗がん剤との併用上の注意などが理解できているか
- □ 非AIDS指標悪性腫瘍の種類，特徴及び治療上の問題を理解できているか

Part II　§2. がん診療ケーススタディ

1. 脳腫瘍

篠浦 伸禎

症例

年齢・性別　：67歳男性

主　訴　：右片麻痺，感覚性失語症

既往歴　：2型糖尿病，心筋梗塞，大腸がん

現病歴　：2ヵ月前より話す時どもるようになる．1ヵ月前より右片麻痺が出現する．MRIにて左頭頂葉に脳腫瘍が指摘され，入院後開頭腫瘍摘出術を施行した（図1）

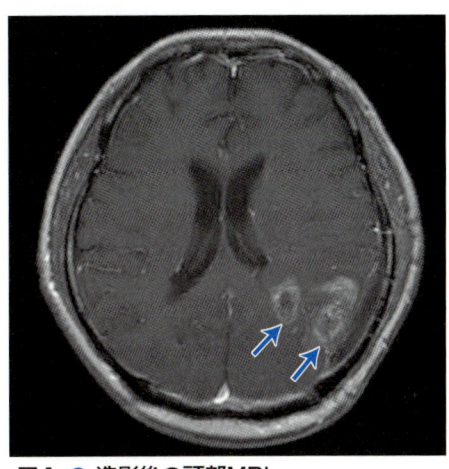

図1 ● 造影後の頭部MRI
矢印は脳腫瘍を示す

Question

1. 行うべき検査は？
2. 診断は？
3. 治療は？

解説

1 検査

1）画像検査

　頭部MRIを造影にて施行する．画像上，原発性の悪性脳腫瘍が一番疑われるが，大腸がんの既往があるので，全身CTも施行する．血管撮影に関しては，静脈血栓等のリスクを伴うことと，MRA（magnetic resonance angiography），MRV（magnetic resonance venography）を施行すれば手術に関しては十分な情報が得られるので，神経膠芽腫等の悪性脳腫瘍がほぼ画像上間違いない場合は施行しなくてもよい．周囲には重要な神経線維が走っているので，tractogprahyを施行し，腫瘍周囲の神経線維を同定する（図2）．

2）その他の検査

　手術のための全身精査（心電図，胸部X線，呼吸機能，腫瘍マーカー，糖尿病の精査等）を施行する．神経症状を，リハビリのST，OT，PTにお

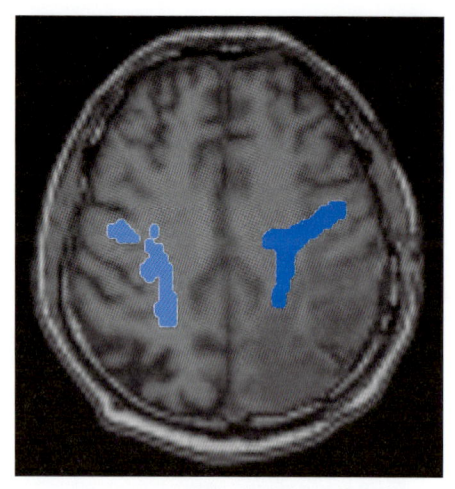

図2 ● tractographyによるsuperior longitudinal fasciculus（SLF）の描出

願いして精査してもらう．

2 診断

1）画像診断

図1のように境界が不整形で不均一に造影されるので，悪性の原発性脳腫瘍，特に頻度からいうと神経膠芽腫もしくは退形成性星細胞腫が一番に考えられる．鑑別診断として，転移性脳腫瘍，その他の神経上皮性腫瘍，脳膿瘍等があがる．

2）病理診断

確定診断は手術により病理組織を調べる以外にはない．術中迅速診断にて手術方針を決める．悪性脳腫瘍であれば，重要な部分を多少残して，できるだけ摘出する．もし，覚醒下手術を施行すれば，症状の悪化を最小限にして腫瘍を摘出することが可能になる[1]．

3 治療

1）手術

症状を悪化させずにできるだけ腫瘍を摘出するのが基本である．そのためには，前述のように覚醒下手術を施行するか，次善の策として神経症状の悪化しそうな場所だけ少し腫瘍を残して摘出する．ナビゲーションシステムを用いて，tractographyにて判明した神経線維をそのシステムの中に組込み，重要な神経線維の周辺はできるだけ慎重に腫瘍を摘出する．

2）術後の治療

放射線療法（60Gy）及び抗がん剤［テモゾロミド（テモダール®）］投与を施行する[2]．

文献・参考図書

1) 篠浦伸禎等：覚醒下手術の脳神経外科および脳神経科学における役割，BRAIN and NERVE，60（8）：941-947，2008
2) Stupp, R. et al.：Radiotherapy plus concomitant and adjuvant temozolomide for glioblastoma. N. Engl. J. Med., 352：987-996, 2005

Answer

1. 頭部MRI（tractographyを含む），全身及び神経学的精査
2. この症例は神経膠芽腫
3. 手術（できればナビゲーションシステムを用いた覚醒下手術），放射線治療，化学療法［テモゾロミド（テモダール®）投与］

Part II §2. がん診療ケーススタディ

2. 頭頸部がん

三橋 敏雄

症 例

年齢・性別	：60歳，男性
主　訴	：嚥下痛，通過障害
既往歴	：特になし〔喫煙歴〕30本/日，約40年間〔飲酒歴〕3合/日，30年以上
現病歴	：1ヵ月前から咽頭痛（特に嚥下時痛）があり増強してきたため，1週間前に近医耳鼻咽喉科を受診．喉頭入口部に腫瘍性の病変を認めたため，精査目的で当科を紹介

Question

1. まず，初診時に行うべき検査は？
2. 診断は？ 鑑別すべき疾患は？
3. 今後の治療方針は？

解説

頭頸部がんは，その解剖学的な多様性から，各原発部位によりその診断法も治療法も予後も大きく異なる．初診時所見・検査[1]による部位診断や病期の正確な把握[2]が重要である．

1 初診時所見

1）視診ならびにファイバー検査

図1は後日行った内視鏡ファイバー画像である．初診時の外来でのファイバーでも左披裂部から輪状後部にかけて壊死を伴う不整な病変があり左声帯の可動制限が見られた．同時に生検も施行し，後に扁平上皮がん（SCC）の病理診断が確定した．

2）頸部の触診，超音波検査

頸部の触診では明らかな病的リンパ節は触れなかった．この症例では施行しなかったが，外来に超音波があれば，利用するのが望ましい．

3）緊急処置の必要性の有無を判断

当症例では治療経過中に腫瘍浸潤によると思われる両側声帯（**反回神経**）麻痺が出現し，緊急で気管切開を行う必要があったが，初診時の所見や問診から，**呼吸困難や嚥下困難などの緊急性**（入院の必要）のある症状を見落としてはならない．

2 検 査

1）単純X線

側面像で頸部食道壁の異常肥厚がみられた．

2）血液検査

この症例では貧血や脱水，栄養障害などはみられず，腫瘍マーカーのSCCは正常であったが，頭頸部扁平上皮がんでは上昇することが多い．また（**重複がんも多いため**）可能な範囲での他の腫瘍マーカーもチェックしておいた方がよい．

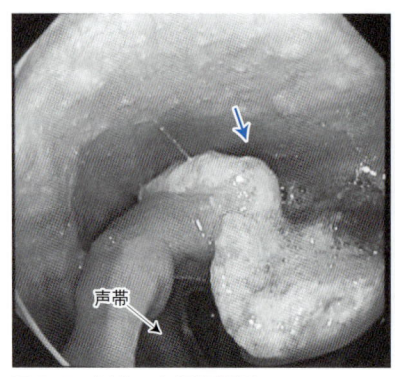

図1 ● 症例の内視鏡所見
←：左披裂部から輪上後部にかけての病変
[カラーアトラス，p.13]

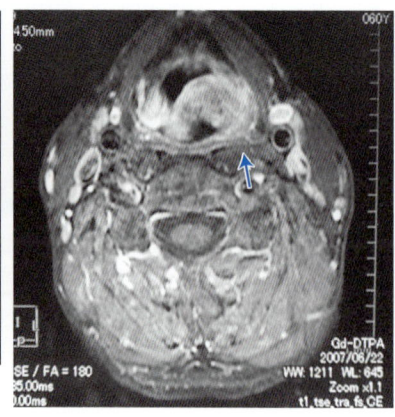

図2 ● 症例の造影MRI所見

memo 頭頸部がんの腫瘍マーカーで有名なもの：
SCC：SCC抗原，CYFRA21-1／甲状腺分化がん（全摘後のみ）：サイログロブリン／甲状腺髄様がん：カルシトニン

3）CT（可能な限り造影し，腹部まで）

声門付近の軸位スライスで披裂部から食道入口部に向かう腫瘍塊を認める．ファイバーでの印象より大きいが気道は確保されていた．頸部リンパ節はあっても8mm程度であったため，画像上頸部転移とは診断しなかった．肺や腹腔内に遠隔転移や重複がんを疑う病変は認めなかった．

4）MRI（可能な限り造影で）（図2）

CTと同様の所見がみられ，ガドリニウムで造影されている．

5）食道造影（Ba）

下咽頭左側に左右非対称の造影剤停留像がみられるが，それ以下の通過障害はみられない．誤嚥はみられなかった．

6）食道・胃内視鏡（図1）

現状では耳鼻咽喉科用ファイバーより解像度が高く，NBI（narrow-band imaging）[3]やヨード染色などによる粘膜病変の詳細な把握に有用．太く，送気などが可能なため，狭い部位での視野の確保がしやすいが，通過障害が強い例では挿入不可能なことがある．

7）RI，PET

この症例では施行しなかったが，遠隔転移（骨転移）や重複がんの診断に有用で，PETは今後主流になる可能性が高い．

3 治療

下咽頭がんは，SCCがほとんどのため，治療は基本的に化学療法，放射線治療，手術の3本柱となる．確定診断後，シスプラチン，フルオロウラシル（5-FU）を中心とした，導入化学療法を2クール施行後，全身麻酔下に咽頭喉頭頸部食道摘出術（頸部リンパ節郭清術）と遊離空腸移植による頸部食道再建術を行った．術創が落ち着いて，経口摂取を開始後，術後照射（50Gy）を施行した．この症例はT3N0M0でstage Ⅲとしては，今回の治療が現時点での標準的治療と考えてよいだろう．

文献・参考図書

1) 『CLIENT 21（17）（頭頸部腫瘍）』，pp.38-116，中山書店，2000
2) 『頭頸部癌取扱い規約 改訂第4版』（日本頭頸部癌学会 編），金原出版，2005
3) 『症例で身につける消化器内視鏡シリーズ 食道・胃・十二指腸診断』田尻久雄，小山恒男 編，羊土社，2009

Answer

1. （咽喉頭）ファイバー検査，頸部リンパ節の触診，頸部単純X線検査，（可能であれば）CT，血液検査（腫瘍マーカー）など
2. 下咽頭がん．鑑別すべき疾患：喉頭がん，急性喉頭（蓋）炎，（逆流性）食道炎
3. 画像検査を進め，組織診断・病期診断確定後，抗がん剤・放射線・手術の三者をうまく組合わせて，治療を開始する．病期によって内容は異なる

Part II §2. がん診療ケーススタディ

3. 食道がん

出江 洋介

症 例

年齢・性別　：50代，男性

主　　訴　　：胸焼け，つかえ感

既 往 歴　　：高血圧，糖尿病

現 病 歴　　：1年前より胸焼けを自覚．症状の悪化あり，軽度つかえ感も出現したため，近医受診し内視鏡検査を受けた．その結果，下部食道に異常を指摘され，当科紹介受診となった

表1 ● 入院時データ

血算		生化学						
WBC	6,000 /μL	TP	6.7 g/dL	K	4.0 mEq/L	CYFRA	1.1 ng/mL	
RBC	450×10⁴/μL	Alb	4.5 g/dL	Ca	9.2 mEq/L	心電図		
Hb	15.0 g/dL	BUN	11 mg/dL	AST	24 IU/L	正常洞調律		
Hct	45.5%	Cr	0.9 mg/dL	ALT	29 IU/L	スパイロメトリー		
Plt	21.0×10⁴/μL	T.Bil	0.8 mg/dL	Glu	170 mg/dL	%VC	100.5%	
		Na	142 mEq/L	腫瘍マーカー		FEV1.0%	77%	
		Cl	107 mEq/L	CEA	2.3 ng/mL			
				SCC	1.4 ng/mL			

Question

1. 行うべき検査は？
2. 診断は？
3. 治療方針は？（術前治療か，術後治療か？ 手術術式は？）

解 説

1 つかえ感の鑑別診断

1）食道がん

　表在がんでは無症状のことが多いが，筋層以深に及ぶ病変では有症状（つかえ感，嚥下困難などが最も多い）で発見される．

2）胃食道逆流症

　本例は滑脱型食道裂孔ヘルニアを認め，胸焼け，つかえ感は胃・食道逆流症による症状と思われる．食道腺がんのリスク因子であるが，扁平上皮がんでも背景に**食道炎**が存在することが多い．

3）食道アカラシア

つかえ感，胸痛，吐逆といった症状を呈する．

2 診断

1）確定診断

本例は内視鏡による生検で扁平上皮がんが検出された．

2）占拠部位と肉眼型[1]

占拠部位は頸部・胸部（上部，中部，下部）・腹部に分ける．肉眼型分類はp.180を参照．内視鏡検査（図1）で，広い0-Ⅱc型と0-Ⅰs型の混合型病変を認めた．

3 病期診断

1）T因子

内視鏡検査，食道造影検査，EUS（図2）により深達度SM3と診断した（p.182参照）．

2）N因子

超音波検査（頸部および腹部），CT，超音波内視鏡，PET-CTで明かなリンパ節転移を認めなかった．

3）M因子

CTにより，肺転移，肝転移，脳転移を認めなかった．骨シンチにより骨転移を認めなかった．

4 全身状態の評価[2]

この症例では普通に会社勤務をしており，PS 0であった．心電図，スパイロメトローに異常はなく，血液検査も血糖値以外に異常を認めなかった．

1）PS

通常0～2が積極的治療の適応となるが，集学的治療が可能なのはPS0～1．

2）心機能

発症後3ヵ月以内の心筋梗塞は手術適応外（原則）．

3）呼吸機能

%VC 40%以下，FEV1.0% 50%以下，FEV 1.5L未満は開胸手術の適応外（原則）．

4）肝機能

ICG負荷試験（15分値）40%以上の場合は手術適応外．

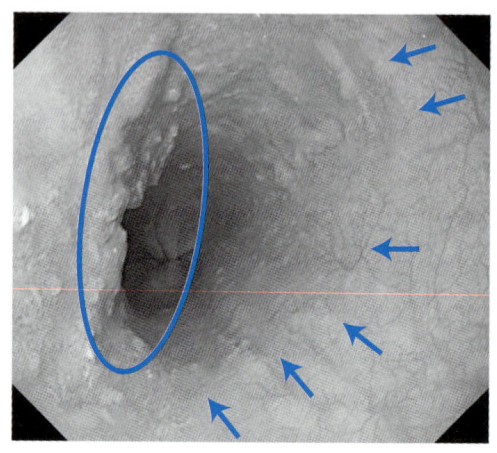

図1 ● 内視鏡検査所見
切歯列より38～43cm，前壁～左壁を中心とする亜全周性の病変．→：0-Ⅱc成分の口側縁，○：0-Ⅰs成分
［カラーアトラス，p.13］

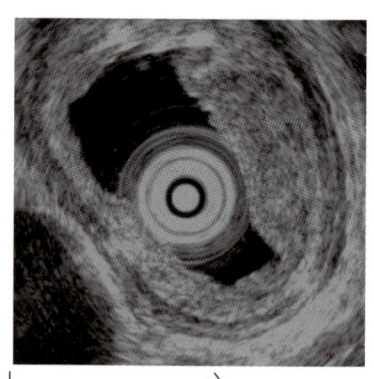

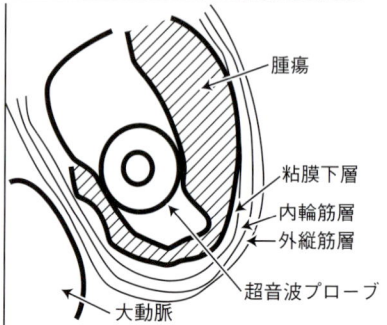

図2 ● EUSによる病変部の所見

5）腎機能

血清Cr 2.0 mg/dL以上，Ccr 30%以下の症例では，透析療法を要する可能性がある．

6）併存疾患

食道がんは比較的高齢で併存疾患を有する症例も多い．周術期の栄養管理と血糖コントロールは特に重要である[3)4)]．

この症例の場合は，**高血圧**に対し術前に降圧薬でコントロールを行った．**糖尿病**に対し術前は，空腹時血糖<140 mg/dLにコントロールした．

5 治療方針

本例は内視鏡検査で胸部下部食道に表在がんが発見され，生検の結果，中分化型扁平上皮がんと診断された．精査の結果T1bN0M0 StageⅠと診断した．本例はPS0であり，重要臓器機能に異常を認めず，耐術能ありと判断できる．手術の方針とし，胸腔鏡下・腹腔鏡下食道切除・胸骨後胃管再建，3領域郭清術を行った．主病巣がT1b，T2程度の比較的小さなものが胸腔鏡下食道切除のよい適応と考える[5)]．

6 補助療法，フォローアップ

切除標本の病理検査結果はpSM3，pN2，pStageⅡであった．pN+であり，再発予防のため術後補助化学療法FP（5-FU＋シスプラチン）2コース行い，3ヵ月毎にフォローアップを行っている．StageⅡ，Ⅲは術前化学療法が原則であるが，この症例では術前StageⅠと診断し，術後化学療法を行う形となった．

文献・参考図書

1) 『食道癌取扱い規約（第10版）』，日本食道学会 編，金原出版，2007
2) 『食道癌診断・治療ガイドライン 2007』，日本食道学会 編，金原出版，2007
3) 『食道癌の要点と盲点』，幕内博康 編，文光堂，2003
4) 『食道癌の外科治療マニュアル』，遠藤光夫，河野辰幸，永井鑑 編，へるす出版，2000
5) 癌治療のプロトコール2005-2006．臨床外科，60（11）：7-37，2005

Answer

1. 内視鏡，超音波内視鏡，CT，超音波検査（頸部・腹部）など
2. 胸部下部食道がん（扁平上皮がん）0-Ⅱc＋"0-Ⅰs"型　cT1b cN0 cM0 cStageⅠ
3. 手術（右開胸開腹食道亜全摘，胸骨後胃管再建，3領域郭清術）．体腔鏡を用いた手術も可，術後補助化学療法FP（5-FU＋CDDP）2コース

Part II §2. がん診療ケーススタディ

4. 胃がん

岩崎 善毅

症 例

年齢・性別 ：75歳，男性

主　訴 ：食欲不振．体重減少

既往歴 ：高血圧症

現病歴 ：60歳の頃より高血圧症にて近医に通院治療中であった．3ヵ月前より食欲低下と体重減少（−3kg/3ヵ月）が徐々に出現した．先週末より吐き気と嘔吐が出現したため同院を受診した

血液データを表1に示す

表1 ● 血液データ

血算・生化学						腫瘍マーカー	
WBC	11,800 /μL	APTT	57.3 sec	AST	135 IU/L	AFP	27.3
RBC	280×10⁴/μL	Fib	167 mg/dL	ALT	33 IU/L	CA19-9	76.4
Hb	8.8 g/dL	FDP	167.5 μg/mL	ALP	522 IU/L	CEA	19.5
Ht	26.6 %	TP	6.6 g/dL	LDH	1,277 IU/L	シアリルTn抗原	2,727
Plt	7.4×10⁴/μL	Alb	3.9 g/dL	CK	471 IU/L	CA72-4	1,998
PT%	22 %	BUN	26 mg/dL	Na	137 mEq/L	CA125	48.0
PT-INR	2.52	Cr	1.0 mg/dL	Cl	100 mEq/L		
		UA	10.3 mg/dL	K	4.8 mEq/L		
		T.Bil	1.8 mg/dL	CRP	7.7 mg/dL		

PT-INR：プロトロンビン時間

Question

1. 行うべき検査は何か？
2. 診断及び治療方針は？

解 説

1 検査

高血圧症でフォローアップ中に食欲不振と体重減少で発症した75歳の男性．血液検査では貧血を認める．吐き気と嘔吐といった消化管の狭窄症状が出現しており，腹部触診や腹部X線検査でイレウスの有無を確認する．立位腹部X線検査で胃泡が確認されれば，幽門狭窄を疑い，上部内視鏡検査を至急行う必要がある．本症例では図1のように胃前庭部後壁を中心に全周性の立ち上がりが急峻な周堤を有する2型病変を認めた（p.190，図2参照）．生検では中分化型腺がんが証明され胃が

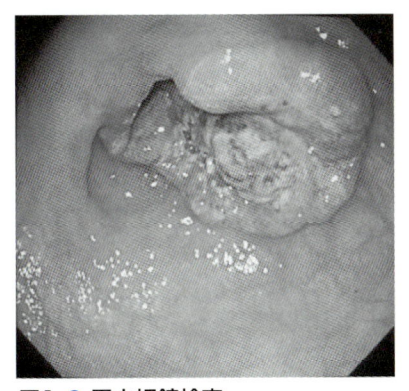

図1 ● 胃内視鏡検査
胃前庭部後壁を中心にほぼ全周性の2型胃癌を認める（生検はtub2）

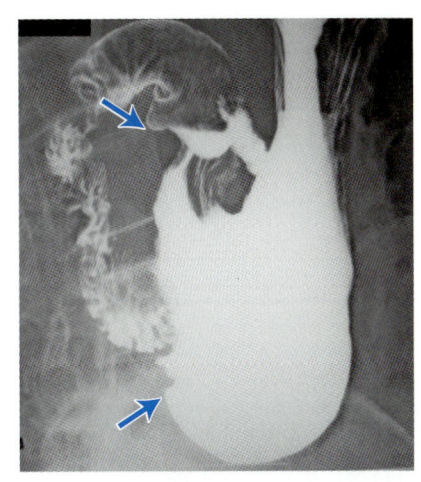

図2 ● 胃透視検査
病変は胃前庭部中心の2型胃がんで幽門狭窄を呈していた（→）．肛門側では幽門輪を越え十二指腸に浸潤していた（→）

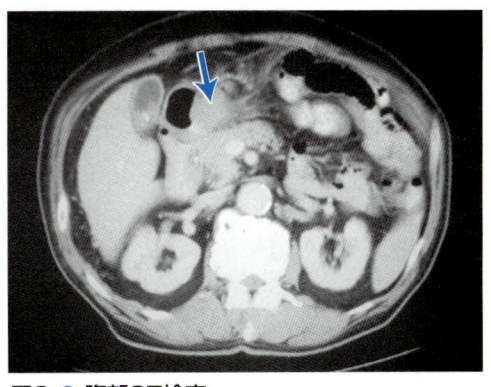

図3 ● 腹部CT検査
幽門部で胃壁の肥厚を認めたが（→），膵頭部への直接浸潤は明らかではなく，cT2（深達度SS）と判断した

んと診断．内視鏡スコープは狭窄部を越えず，十二指腸の観察は不可能であった．十二指腸への病変の浸潤を確認する目的で胃透視検査を施行した（図2）．病変の口側は胃前庭部まで，肛門側は幽門輪を越えわずかに十二指腸に浸潤していた．

さらに，病変の胃壁外への浸潤の程度，遠隔転移の有無を確認する目的でCT検査を施行した（図3）．幽門部の壁の肥厚を認めたが，膵頭部への直接浸潤は明らかではなく，cT2（深達度SS）と判断した．所属リンパ節の腫大（cN1）と胆石症を認めたが遠隔転移は明らかではなかった．

2 診断・治療

以上より，術前診断は進行胃がん（LD領域，2型，cT2N1M0P0H0，cStageⅡ），胆石症の診断を得た．鉄剤投与による貧血改善を行った後，幽門側胃切除術，D2郭清，胆嚢摘出術を施行した．

開腹時，明らかな遠隔転移は認めず（H0P0），術中の洗浄細胞診も陰性であった（CY0）．手術所見はsT2N1M0P0H0CY0，sStageⅡで根治切除が施行された（根治度A）．病理組織学的にも中分化型腺がん細胞が漿膜下層まで浸潤しており（SS），1群リンパ節転移を認めたため，最終ステージもⅡとなった．現在は本人の合意のもとS-1による補助化学療法を通院にて8コース行い，経過観察中である．

文献・参考図書
- 『胃癌取扱い規約 1999年6月（第13版）』，日本胃癌学会 編，金原出版，1999
- 『胃癌治療ガイドライン医師用2004年4月改訂（第2版）』，日本胃癌学会 編，金原出版，2004

Answer
1. 腹部X線検査，上部内視鏡検査，胃透視検査，CT検査
2. 幽門狭窄を伴う進行胃がん，胃切除術

Part II §2. がん診療ケーススタディ

5. 大腸がん

高橋 慶一

症例

年齢・性別	：59歳, 男性
主訴	：下血
既往歴	：〔10歳〕虫垂炎で手術
家族歴	：〔母〕膀胱がん
現病歴	：1ヵ月前から便に血液が混じることを自覚した．肛門出血もあり，近医を受診し，病変を指摘され，当科紹介となった
肛門指診	：歯状線から4cmの右壁中心に，1/2周性の硬い腫瘤を触知．可動性はない
血液性化学検査	：WBC 7,500（/μL）　RBC 464（10^4/μL）　Hb 13.5（g/dL） HCT 42.2（%）　PLT 23.6（10^4/μL） CEA 2.6（ng/mL）　CA19-9 14.1（U/mL）
注腸検査	：図1　　　　　　　　　CT検査　　：図2（病変部）

Question

1. 病変の診断名と病期は何か？
2. 手術方法は何か？

解説

1 診断

1）注腸検査（図1）

図1aの側面像では，lower Houston弁とmiddle Houston弁の間の下部直腸に，右壁を中心に深い潰瘍を有する立ち上がり急峻な2型の腫瘍を認める．図1bの正面像では台形状の変形を認め，深達度はcAと診断する．

2）CT検査

図2のように，精嚢の高さを主体として，直腸右壁に，造影剤をはじく透亮像として主病巣は描出されている．直腸壁在及び下腸間膜動脈周囲，側方リンパ節の明らかな腫大はなく，肝肺等の遠隔転移を認めず，cH0P0A0N0, stage IIと診断した．

2 術式

1）低位前方切除術

大腸癌取扱い規約（第7版）[1]では，肛門側直腸間膜の切離を，直腸S状部及び上部直腸では3cm，下部直腸では2cmと定めており（p.199, 図6参照），本症例では歯状線から腫瘍下縁までの距離が5cmあり，肛門温存が可能であると考え，低位前方切除術を施行した．

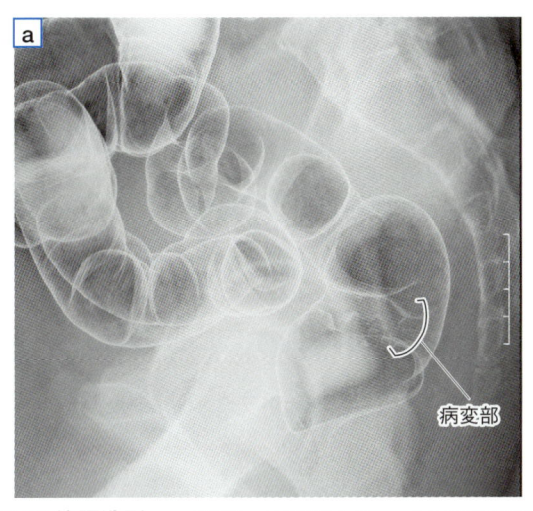

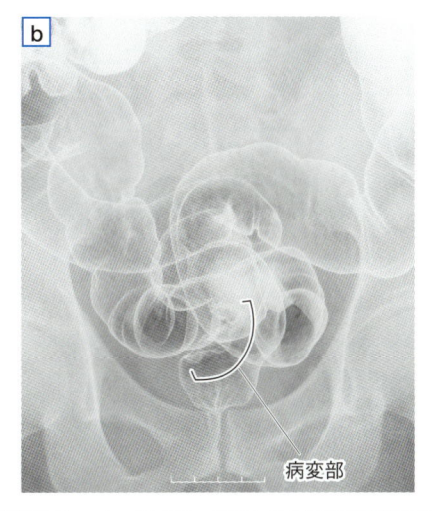

図1 ● 注腸造影　a：側面像．下部直腸に3cm大の2型の腫瘍を認める　　b：正面像．右壁中心で台形状変形を認める

2）自律神経温存術

　排尿，性機能温存を目的として，腰内臓神経，下腹神経叢，両側下腹神経，両側骨盤神経叢を温存する全温存手術が一般的に行われる．腫瘍の直接浸潤がある場合や，側方リンパ節転移がある場合は，神経の一部を切除することもある．側方郭清を行った場合の神経損傷は**両側温存しても起こる．両側温存例での性機能は50～70％程度にしか温存されない．**

3）側方リンパ節郭清術

　腫瘍下縁が腹膜翻転部より肛門側にある場合の，側方リンパ節転移率[2]は9.8％であり（p.199，表1），下部直腸がんの所属リンパ節であると考えられる．深達度A以深では14.6％の側方転移率で高率であり，両側側方リンパ節郭清術を行う．

4）術前化学放射線治療

　進行直腸がんに対して，欧米では術前化学療法＋TME（total mesorectal excision）を施行するのが一般的であるが，日本では手術単独でも欧米の治療成績よりも良好であり，TME＋側方リンパ節郭清術が一般的に行われる．

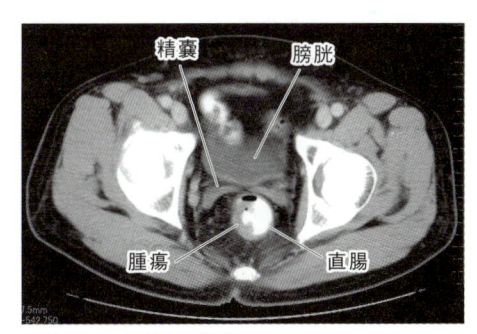

図2 ● 本症例のCT像
精嚢の高さを中心として，直腸の右壁に壁の肥厚があり，2型の腫瘍を認める．壁外に毛羽立ちの所見はない

memo　TME（total mesorectal excision）：直腸がん手術において，直腸間膜を全切除する手術である．1982年にHeald[3]が提唱し，本術式の導入により局所再発率が10％以下に低下した．日本では従来からTMEは行われていた手術であった．上部直腸に対しては，直腸間膜を部分切除されることが一般的で，TMSE（tumor specific mesorectal excision）[4]と呼ばれる．

文献・参考図書
1）大腸癌研究会 編，『大腸癌取扱い規約（第7版補訂版）』，p.47, 金原出版, 2009
2）大腸癌研究会 編，『大腸癌治療ガイドライン 医師用2009年版』, p.57, 金原出版, 2009
3）Heald, R. J., Husband, E. M., Ryall, R. D. : The mesorectum in rectal cancer surgery-the clue to pelvic recurrence? Br. J. Surg., 69 : 613-616, 1982
4）Lowry, A. C., Simmang, C. L., Boulos, P. et al : Consensus statement of definitions for anorectal physiology and rectal cancer. Dis. Colon Rectum., 44 : 915-919, 2001

Answer

1. 下部進行直腸がん（Rb），右壁中心，2型，cH0P0AN0，Dukes B，stage Ⅱ
2. 低位前方切除術，両側自律神経温存術，両側側方郭清術，D3郭清

Part II §2. がん診療ケーススタディ

6. 肝・胆・膵がん
A) 肝がん

林 星舟

症 例

年齢・性別 ：70歳，男性

主 訴 ：特になし（肝腫瘤）

既往歴 ：糖尿病．輸血歴なし

現病歴 ：52歳時の会社検診にてC型慢性肝炎，糖尿病を指摘され，55歳より近医に通院，強力ネオミノファーゲン静注，UDCA（ウルソデオキシコール酸）内服投与にて加療．腹部超音波にて15mm大の肝腫瘤を認め，当科紹介受診．腹部超音波（図1）ではS6に18mm大のhypoechoic lesionを認め，内部エコーはやや不均一であった

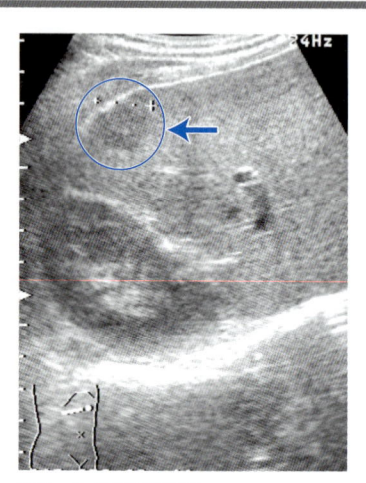

図1 ● 腹部超音波
← : hypoechoic lesion

表1 ● 検査データ

HCVAb	（＋）	PT	96%	T.Bil	0.8 mg/dL	ヒアルロン酸	66ng/mL
HBsAg	（−）	TP	8.2 g/dL	ChE	249 IU/L	AFP	9.2 ng/mL
WBC	5,000/μL	Alb	4.6 g/dL	ICGR$_{15}$	13.4%	PIVKA-II	462 mAu/mL
HGB	15.1 g/dL	AST	65 IU/L	IV型コラーゲン	141 ng/mL		
PLT	9.0×10^4/μL	ALT	78 IU/L				

Question

1. 診断に追加必要な画像は？
2. 診断は？
3. 治療方針は？

解 説

1 肝腫瘤の鑑別診断

■ 肝腫瘤精査目的に紹介された患者である．まず最初に肝原発の腫瘍か，転移性肝腫瘍かを鑑別することが必要となる．本症例はC型慢性肝炎治療歴，PIVKA-II高値であることから，肝細胞がんの存在を容易に想定しうる．その他，HBsAg陽性，肝硬変，AFP高値，アルコール

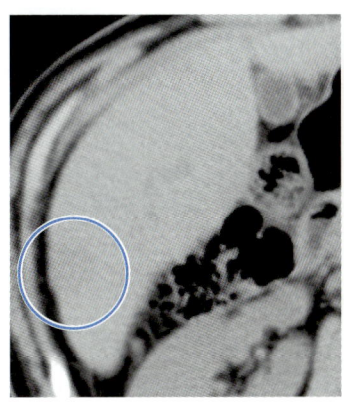

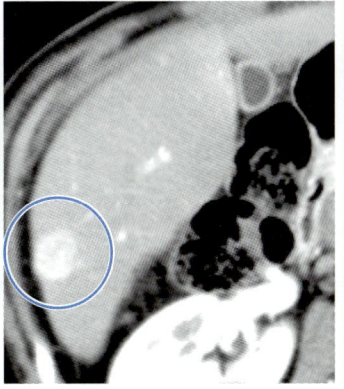

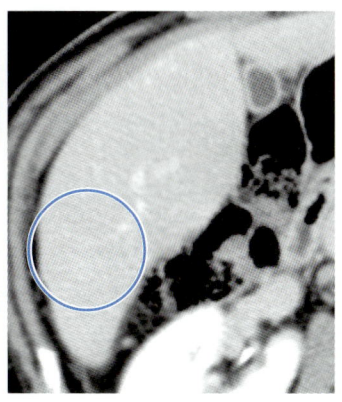

図2 ● 腹部CT（造影前，造影早期，造影後期）

多飲も肝細胞がんの存在を疑う因子となる．
- 肝腫瘍の鑑別診断には腹部CTは実に有用である．本例のdynamic CT（図2）では肝腫瘍は造影前：低吸収域，造影早期：高吸収域，造影後期：やや低吸収域として観察されており，中・低分化型肝細胞がんを考えさせる所見であった．

2 治療方針

- 『肝癌診療ガイドライン』[1]における肝がん治療アルゴリズム（p.209，図2参照）に従って治療方針を決定した．本例の肝障害度（p.209，表2参照）は，①腹水：なし，②血清ビリルビン値：2.0未満，③血清アルブミン値：3.5超，④ICG15分値：15未満，⑤プロトロンビン活性値（%）：70超と，肝障害度Aであった．また腫瘍数は単発，腫瘍径は2 cm以下であり，治療としては肝切除が第一選択，ついで局所療法が推奨されている．
- 本人へのインフォームド・コンセントの結果，手術が選択され，S6部分切除が施行された．病理組織では1.5cm大の中分化型肝細胞がんであり，血管・胆管侵襲は認めなかった．背景肝は偽小葉の形成された初期肝硬変の状態であった．

3 治療後の経過

初期肝硬変を背景にして発生した肝細胞がんであり，術後高率に再発してくることを想定して定期的に画像診断，血液検査，腫瘍マーカーの測定を必要とした．肝細胞がんサーベイランスアルゴリズムの超高危険群に準じて，毎月のAFP/PIVKA-II/AFP-L3測定，3ヵ月毎のUS検査あるいはdynamic CTを行った．術後1年後のCTでは再発を認めなかったが，1年4ヵ月後のCTでは10mm以下の7〜8個の再発巣が出現していた．術後全経過を通じてAFP，PIVKAの上昇は認めなかった．

文献・参考図書

1) 科学的根拠に基づく肝癌診療ガイドライン作成に関する研究班編，『肝癌診療ガイドライン 2005年版』，金原出版，2005

Answer

1. 腹部CT（dynamic CT）
2. 肝細胞がん
3. 肝切除術が第一選択であり，ついでRFA（ラジオ波焼灼療法）やPEIT（経皮的エタノール注入療法）などの局所療法が推奨されている

6. 肝・胆・膵がん
B）膵がん

神澤 輝実，倉田 昌直

症例

年齢・性別	：62歳，男性
主 訴	：黄疸
既往歴	：4年前から糖尿病を指摘されている
現病歴	：3ヵ月前から，軽度の上腹部痛と食欲低下あり． 2ヵ月前，家人に皮膚黄染を指摘され来院した．3ヵ間で6kgの体重減少を認める

表1 ● 来院時血液検査データ

血液学的検査		生化学的検査				腫瘍マーカー	
WBC	13,000 µL	TP	5.2 g/dL	D. Bil	5.7 mg/dL	CEA	4.5 U/mL
RBC	322 µL	Alb	2.9 g/dL	AST	35 IU/L	CA19.9	980 U/mL
Hb	9.9 g/dL	BUN	20 mg/dL	ALT	41 IU/L		
Ht	29.9 %	Creat	1.1 mg/dL	LDH	145 IU/L		
Plt	16.1 µL	Na	139 mEq/L	ALP	1,380 IU/L		
		K	3.8 mEq/L	Amy	99 IU/L		
		Cl	105 mEq/L	Glu	320 mg/dL		
		T.Bil	6.2 mg/dL	CRP	11.1 mg/dL		

Question
1. 鑑別すべき疾患は？
2. 診断に必要な検査は？

解説

1 黄疸の鑑別

黄疸とは，血中に増加したビリルビンが皮膚や粘膜に沈着して黄染した状態をいう．水に不溶な非抱合ビリルビンは，肝臓でグルクロン酸抱合され水溶性になる．抱合ビリルビンは毛細血管内に排泄され，胆管を経て十二指腸に排出される．これらのいずれかの過程に異常があると黄疸が生じるが，グルクロン酸抱合及びそれ以前の異常では間接型ビリルビンが優位に，抱合後の異常では直接型ビリルビンが優位に増加する．溶血では間接型ビリルビンの上昇を認める．直接型ビリルビンの上昇は，閉塞性黄疸と肝内胆汁うっ滞に大別される．閉塞性黄疸では，閉塞部位の上流の胆管が

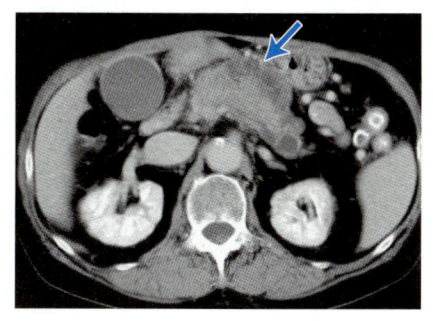

図1 ● 膵頭体部がんの造影CT

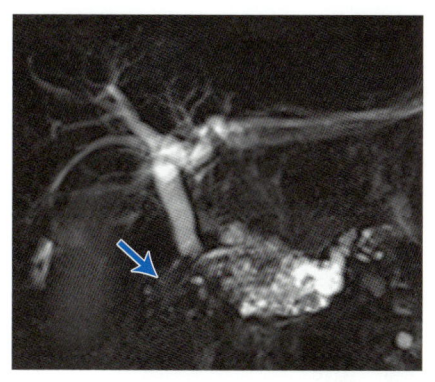

図2 ● 膵頭体部がんの胆管浸潤による胆管閉塞（矢印）を示すMRCP

拡張することより鑑別される．通常，低侵襲性で手軽に検査できる腹部USがまず施行される．

2 膵がんの診断法

腹部USにて，膵頭部に腫瘤を認め，それによる閉塞性黄疸と診断された場合，膵腫瘤の質的診断，その次に膵がんの進展度診断が必要となる．造影CTでは，乏血性の膵がんは正常の膵実質に比し低吸収域として描出される（図1）．MRCPやERCPでは，主膵管の閉塞像や狭窄像と上流膵管の拡張像などが描出される．画像上鑑別困難例では，ERCP時の膵液・胆管ブラッシング細胞診やEUS-FNA（超音波内視鏡下穿刺吸引細胞診）によって病理細胞学的アプローチを行う．

膵がんの進展度診断には，MD-CTの再構築像，CTアンギオグラフィー，PETなどが有用である（p.216を参照）．

3 切除不能膵がんの治療方針

本例は，CT上肺転移があり，手術適応なしと診断された．膵がんの胆管浸潤により，下部胆管は完全閉塞し，閉塞性黄疸を来していた（図2）．内視鏡的に，胆管造影後，内視鏡的乳頭切開術（endoscopic sphincterotomy：EST）を施行し，

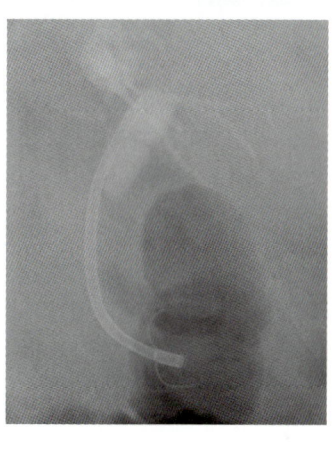

図3 ● 胆管閉塞に対して内視鏡的に挿入されたプラスチックステント

プラスチックステントを留置した（図3）．上腹部痛があり，オキシコドン徐放剤で，疼痛管理を行った．減黄後，ゲムシタビン塩酸塩による全身化学療法を行い，退院した．外来化学療法中である．

> **memo** 閉塞性黄疸の内視鏡的胆道ドレナージ：術前の減黄処置としては，外瘻術である内視鏡的経鼻胆道ドレナージ術（endoscopic nasobiliary drainage：ENBD）が行われることが多い．非手術例では，患者のQOLの向上のために，胆道ステントを用いた内視鏡的胆道内瘻術（endoscopic biliary drainage：EBD）が行われる．使用される胆道ステントには，プラスチックステントと金属ステントがあるが，開存期間からみると金属ステントが望ましい．

文献・参考図書
・『膵癌診療ガイドライン　第1版』，日本膵臓学会　膵癌診療ガイドライン作成小委員会編），金原出版，2006
・『消化器病診療』，日本消化器病学会，pp.251-254，医学書院，2004

Answer

1. 膵がん，胆道がん，胆管結石，肝内胆汁うっ滞など
2. まず腹部US．その後，造影CT，MRCP，ERCPなど

7. 肺がん

堀尾 裕俊

症例

年齢・性別　：58歳，男性

主　訴　　　：胸部異常影

既往歴　　　：特記事項なし

喫煙歴　　　：10本/日を16年間（19〜35歳）

現病歴　　　：健診にて左胸部異常影を指摘（図1，←），呼吸器自覚症状なし．紹介元でのCTでは左肺S1＋2に2cm大の結節性病変と判明（図2，←），気管支鏡検査が行われたが，確定診断には至らなかった．血液検査（表1）では血清CEA値が20.1ng/mLと高値を示した．

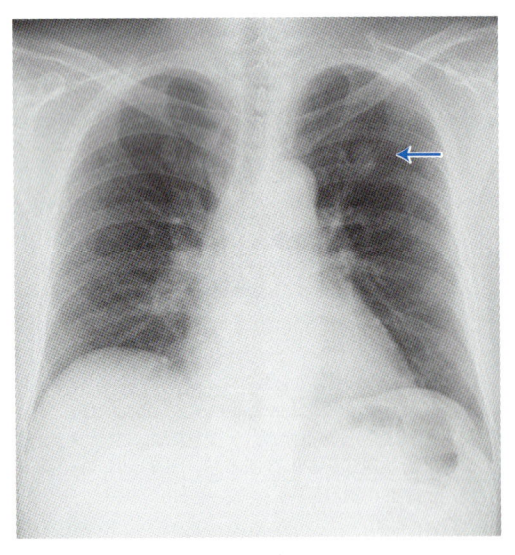

図1 ● 入院時胸部単純写真

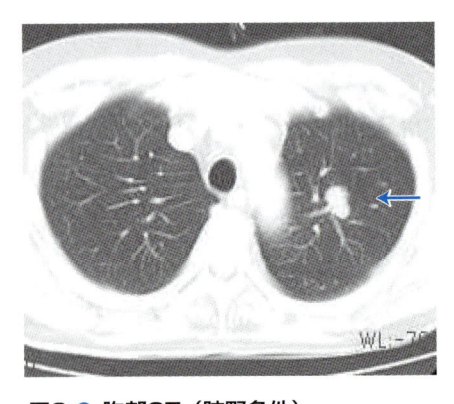

図2 ● 胸部CT（肺野条件）

Question

1. 鑑別すべき疾患は？
2. 行うべき検査は？

表1 ● 術前検査データ

血算		生化学検査				腫瘍マーカー	
WBC	6,000 /μL	FEV$_{1.0}$	3.44 L	Cl	107 nEq/L	γ-GTP	55 IU/L
RBC	425×10^4/μL	FEV$_{1.0}$%	81.7 %	K	4.0 mEq/L	Glu	95 mg/dL
Hb	14.2 g/dL	TP	6.9 g/dL	Ca	8.8 mg/dL	CEA	20.1 ng/mL ↑
Hct	40.6 %	alb	4.4 g/dL	CK	91 IU/L	SCC	1.5 ng/mL
Plt	27.2×10^4/μL	UN	11 mg/dL	Amy	57 IU/L	CYFRA	1.9 ng/mL
肺機能		Cr	0.7 mg/dL	CRP	0.1 mg/dL	NSE	6.1 ng/mL
VC	4.21 L	T.Bil	0.9 mg/dL	AST	27 IU/L	proGRP	35.1 ng/mL
%VC	121.3 %	Na	143 mEq/L	ALT	31 IU/L		
				LDH	210 IU/L		
				ALP	286 IU/L		

解説

1 未確診結節性肺病変の鑑別

　自覚症状のない健診発見の結節性肺病変の精査目的で紹介された患者である．鑑別診断としては，①肺がん，②炎症性肺腫瘤（主には結核，非結核性抗酸菌症，真菌症），③良性肺腫瘍（過誤腫，硬化性血管腫など），④肺内リンパ節，⑤転移性肺腫瘍などがあげられる．画像上，病変内部に明らかな石灰化が認められる場合には多くの場合良性病変であるが，ごく稀に石灰化を伴う肺がんもあるため，あくまで目安でしかない．また胸膜陥入像，spiculation，血管収束像なども炎症性腫瘤で認められることもある．良性肺腫瘍は境界明瞭な類円形腫瘤として，また肺内リンパ節は通常1cm以下の境界明瞭な結節として描出されることが多いがこれらも参考所見である．

2 確定診断のための方法

　本例では紹介元ですでに気管支鏡検査が実施されており，それ以外の確定診断のための検査が必要となる．CTガイド下経皮生検も行われるが，本例のように比較的肺門部に近い小病変の場合は血管損傷や空気塞栓の危険性もあり，実施は困難である．良悪性の鑑別のためにPET/CTを行い，悪性病変が示唆される場合は胸腔鏡生検が勧められる．本例ではPET/CTを行い，左上葉病変のみに強いFDG集積を認めた．頭部MRI，骨シンチを含めた全身画像検査にて臨床病期ⅠA期の肺がんと考えられた．

3 治療

　臨床病期ⅢA期までの肺がん治療の第一選択は外科治療である．また，術前検査にて各臓器機能，肺機能も正常であり，合併症もない場合は，肺葉切除及び縦隔リンパ節郭清が標準術式である．先に胸腔鏡生検で確定診断を行うべきであるが，本例は病変が肺門に近い深部であったため，まず上葉切除を行い，迅速病理診断で肺がん（腺がん）の確定診断を得た後，縦隔リンパ節郭清を追加した．術後病理診断もⅠA期であり，術後血清CEA値も正常化した．補助化学療法なしで外来経過観察中である．

Answer

1. 肺がん，炎症性肺腫瘤，良性肺腫瘍
2. PET/CT，胸腔鏡生検

Part II §2. がん診療ケーススタディ

8. 乳がん
case 1：乳房部分切除が適応となる乳がん

鈴木 栄治，黒井 克昌

症 例

年齢・性別	：50歳，女性
主 訴	：左乳房腫瘤
既往歴	：特記事項なし
現病歴 現症・検査所見	：左乳房腫瘤を自覚し当科受診．触診にて左乳房C領域，乳頭腫瘍間距離5cmの部位に1.8cm大の弾性硬の腫瘤を触れた．腋窩リンパ節腫大は認めなかった．マンモグラフィにて左C領域に境界比較的明瞭で辺縁微細鋸歯状の高濃度腫瘤を認め（図1，→），エコー検査にて同部位に1.6cm大の内部不均一，境界比較的明瞭な低エコー腫瘤を認めた．前方境界線の途絶が認められ（図2）乳がんが疑われたが，腋窩リンパ節への転移を疑う所見は認めなかった

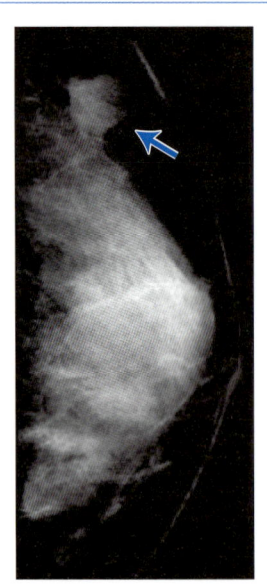

図1 ● マンモグラフィ CCビュー

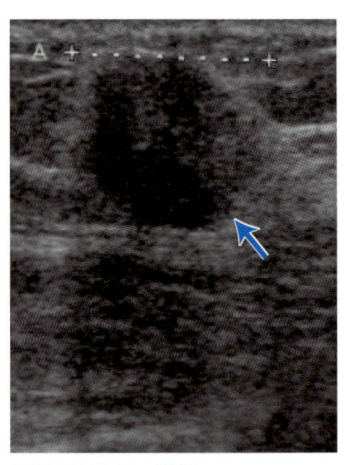

図2 ● エコー所見

Question

1. 次に行うべき検査は？
2. 治療方針は？

解 説

1 検査・診断

　本症例では，**針生検**を行い浸潤性乳管がん，エストロゲン受容体，プロゲステロン受容体ともに陽性，HER2陰性，nuclear grade1の結果が得られ，CT，骨シンチで遠隔転移を認めず，MRIにて乳管内伸展を伴わない腫瘤であることが診断された．臨床病期Ⅰであり，手術先行の方針とし，左乳房部分切除ならびに**センチネルリンパ節生検**を全身麻酔下に行った．術中迅速診断でセンチネルリンパ節に転移を認めたため腋窩リンパ節郭清（レベルⅠ，Ⅱ）を行った（p.239）．

2 治 療

　化学療法を積極的に選択する根拠は乏しいが，患者の希望も考慮し，化学療法を行った後にホルモン療法を行うこととした．
　なお乳房部分切除後の局所制御の目的で残存乳房への照射もホルモン療法とともに行われる．

memo multi gene analysis（オンコタイプDX，マンマプリント）：エストロゲン受容体（＋），リンパ節転移（－）のstageⅠまたはⅡの早期浸潤性乳がん患者を主な対象とし，手術により得られた乳がん組織を検体として，21種類の遺伝子（16種類のよく知られたがん関連遺伝子と5種類の対照遺伝子）の発現量をRT-PCR（reverse transcriptase polymerase chain reaction）法を用いて測定し，再発スコア（recurrence score）を計算する．0〜100のスケールで表現され，その値によって再発リスクが「低い」「中間」「高い」の3グループに分けられ，早期浸潤性乳がん患者の術後再発リスクの予測により，必要以上の化学療法を回避したり，補助療法の効果予測に役立つと考えられている．米国では実臨床で補助診断として活用され始めており，本邦でも近い将来，個々の治療計画の立案やオーダーメイド医療の実現に貢献すると期待されており，活用され始めるであろう．

文献・参考図書

- Goldhirsch, A. et al. : Progress and promise: highlights of the international expert consensus on the primary therapy of early breast cancer 2007. Annals of Oncology, 18 : 1133-1144, 2007

Answer

1. 良悪性判定，組織型推定ならびに腫瘍の生物学的特性の確認のため，細胞診あるいは組織診断（針生検）を行う
2. 手術先行の方針．左乳房部分切除ならびにセンチネルリンパ節生検

Part II §2. がん診療ケーススタディ

8. 乳がん
case2：皮膚潰瘍を伴う進行乳がん

金澤 麻衣子, 黒井 克昌

症 例

年齢・性別 ：60代, 女性
主 訴 ：乳房潰瘍出血
既往歴 ：なし
現病歴 ：昨年の秋より左乳房の皮膚に異常を認めていたが, 放置. 今年の夏, 左乳房全体に潰瘍を形成し出血を繰り返すようになったため受診した. 潰瘍部は浸出液が多く悪臭を放ち, 潰瘍部分に露出血管を認めた. 潰瘍のためMMG, US, 心エコーは検査できず.
CT：左胸壁　10×5cm原発巣　大胸筋浸潤　両側腋窩リンパ節転移
CNB（core needle biopsy）：invasive carcinoma ER＋PGR−HER2−NG3　T4bN2M1　stageⅣ

Question

1. 乳がん治療の第一選択は？
2. QOLを改善するためにどのような処置が必要か？

解 説

1 治療戦略

- 乳房に潰瘍を形成し出血, 悪臭を伴うようになり受診したstageⅣ乳がんであることから, 全身状態の評価後に薬物療法を行う. 出血による鉄欠乏性貧血を伴う場合には鉄剤投与を行う.
- 本例は内分泌反応性, Her2陰性の転移性乳がんでlife threateningでないことから, 第一選択肢は内分泌療法である（p.242参照）. 閉経後であることから, まず, アロマターゼ抑制薬から開始するが, 骨塩量測定を行い骨イベントに対する予防を行う. 内分泌療法でSD以上の効果が得られた場合は内分泌療法を継続し, 効果がなくなった時点で第二次内分泌療法を行う. 内分泌療法の効果がない場合には化学療法を行う. ただし, 腫瘍縮小を早期に得たい場合には化学療法から開始する選択肢もある.

2 局所の処置

1）出血, 悪臭への対策の重要性

乳房に潰瘍を形成した場合の問題点として, 出血, 感染に伴う悪臭があり, 患者は出血に対する不安や恐怖から入浴を控え, さらに悪臭が増強す

るという悪循環に陥ることも多い．貧血を起こす場合もある．また，出血せずとも浸出液が多量であるために外出することにも消極的になり，家族も処置や介護に時間がとられ，患者，家族のQOLを著しく低下させる．急な出血のため，夜間救急外来を受診したり緊急入院を要することもある．

一般的に，皮膚潰瘍に対して抗生物質入り軟膏処置などが行われているが，効果は必ずしも満足のいくものではなく，出血をコントロールするために局所止血薬を併用した圧迫や電気メスによる凝固止血が必要となる場合もある．重篤な場合には動脈塞栓術を要する場合もある．

2）モーズ軟膏処置 [1]

1930年代に，体表面の腫瘍に対するchemosurgeryとして米国のMohsが創始した方法で，塩化亜鉛の固定能と腐食能により腫瘍を固定する目的で主に皮膚科領域で用いられてきたが，乳がんによる皮膚潰瘍の出血，浸出液，悪臭の軽減に対して安価で簡便で有用な方法として注目されている．

a．成分

Mohsが作成した軟膏は，塩化亜鉛飽和水溶液，輝安鉱（スティブナイト），サングイナリア，カナデンシスの3つの成分からなっているが，塩化亜鉛以外は入手しにくいため，当院では下記の3つの成分を使用し院内製剤として作成している（図1）．

1. 塩化亜鉛飽和水溶液 50 mL
2. 亜鉛化澱粉 10〜30 g
3. グリセリン 15 mL

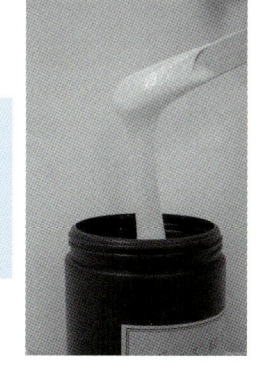

図1 ● モーズ軟膏

b．使用法

① 軟膏を塗布するとその刺激性のために疼痛を訴えることがあるため，事前にキシロカイン®ゼリーを塗布しておく（必要に応じて事前に鎮痛薬を内服）．
② 正常な皮膚に付着すると皮膚炎を起こすため，周囲の健常な皮膚をガーゼで保護する（施術者は手袋を使用）．
③ モーズ軟膏を塗布し5〜15分後に軟膏を拭き取り止血を確認する．必要に応じて腫瘍を切除する．
③ 悪臭を伴う場合にはメトロニダゾール（フラジール®）錠粉末を塗布しガーゼで被覆する．
④ 必要に応じて，週1〜3回，処置を繰り返す．

※モーズ軟膏処置を行うことによって，患者は，局所が改善できるという過剰な期待を持つ場合がある．あくまでも根治治療ではないため，軟膏を塗布する目的を患者・家族が理解できるよう関わっていく必要がある．当院では説明用冊子を作成し患者・家族に渡している[2]．

文献・参考図書

1) 吉野公二他：出血および臭気を伴う乳がんに対するモーズ軟膏（Moh's軟膏）の有用性の検討．日本癌治療学会会誌，43（2）：725, 2008
2) 金澤麻衣子他：乳がん皮膚転移の局所ケア－出血・浸出液に対するモーズ軟膏の有用性について－．第5回日本乳癌学会関東地方会誌：113, 2008
・阿部郁子他：皮膚浸潤した局所進行乳がんのにおい対策に役立ったMohs'pasteとチームカンファレンス．臨床看護，35：180-183, 2009

Answer

1. 薬物療法
2. 潰瘍からの出血，悪臭のコントロール

Part II §2. がん診療ケーススタディ

9. 急性白血病

秋山 秀樹

症 例

年齢・性別 ：30歳，女性

主 訴 ：腰痛

既往歴 ：特になし

現病歴 ：1週間前より腰痛あり，近医受診し，血液検査の結果異常あり，当院血液内科受診．発熱，出血傾向なし

表1 ● 検査値

WBC	74,300/μL	myelo	1	Cr	0.9 mg/dL	GTP	85 IU/L
RBC	256万/μL	Stab	1	Uric acid	11.0 mg/dL	T-bil	0.3 mg/dL
Hb	7.2 g/dL	Seg	7	AST	30 IU/L	HBsAg	(－)
HCT	22.4 %	Lymph	8 %	ALT	45 IU/L	HBsAb	(＋)
Plat	27.4万/μL	PT	94 %	LDH	420 IU/L	HCV	(－)
Blast	83	APTT	29.7秒	ALP	387 IU/L	HTLV-1	(－)

Question

1. 行うべき検査は？ 結果が出るまでの診療方針は？

骨髄検査の結果，ペルオキシダーゼ染色陰性，表面マーカーからB lymphoblastic leukemiaと診断．*BCR-ABL*融合遺伝子が陽性であり，後日，Philadelphia染色体が陽性と報告された．

2. この症例の治療内容は？
3. 感染症の合併に関して注意するべきことは？

解 説

1 検査・診療方針

　現病歴と一般検査より急性白血病が強く疑われる．骨髄検査にて診断を確定することが必要である．その結果が出るまでの間，尿酸値が高いため，対処が必要である．点滴による水分補充とアロプリノールが開始されるべきである（「がんの救急」p.134参照）．

　感染症の合併は化学療法を困難とする．特に口腔内の感染症，歯肉炎や歯槽膿漏には注意が必要

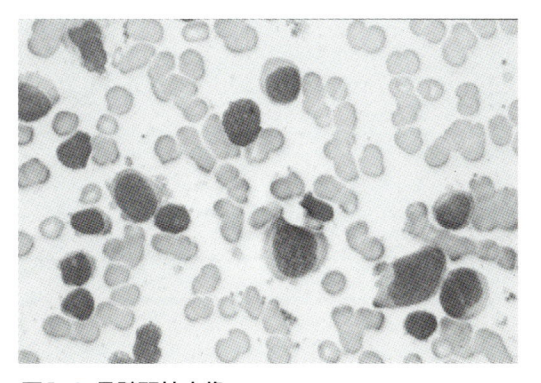

図1 ● 骨髄弱拡大像
多数の芽球を認める［カラーアトラス，p.13］

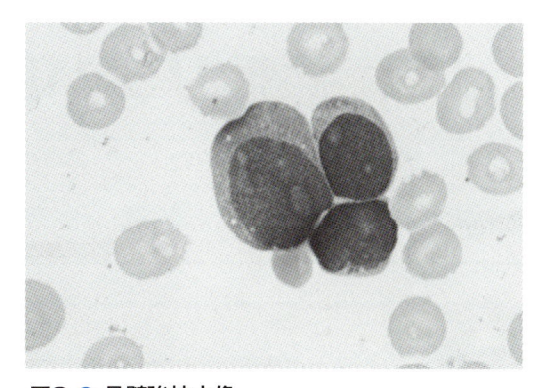

図2 ● 骨髄強拡大像
白血病細胞を示す［カラーアトラス，p.13］

である．

2 治療

　Philadelphia染色体陽性のALL（あるいは急性期CML）の場合，チロシンキナーゼ阻害薬を治療に用いることにより生存率の改善が認められている．イマチニブあるいはダサチニブなどを用いた臨床試験が行われている可能性があるため，治療開始前に転院の可能性も含めて，情報を入手する必要がある．一般臨床として治療する場合には既に有効性の証明された治療法に従って治療することが勧められる．JALSGのPh＋ALL202やMDAのHyperCVAD＋イマチニブなどが検討されるべきであろう[1]．

3 感染症の合併に関する注意

　感染症の予防のために，抗生物質や抗真菌薬の投与が推奨される．好中球減少期の発熱に対しては広域スペクトラムの抗生物質の使用が必要である．十分な領域を速やかにカバーすることが何よりも重要であり，通常の感染症の治療とは異なることを認識しなければならない[2]．

memo　肝炎ウイルス感染の既往症例：肝炎ウイルスの感染既往症例においては化学療法，特にステロイドホルモン使用後に肝炎の再燃を認めることがあり，重症化しやすいので注意が必要である．経過を観察し，必要な場合には予防投与を行うべきである[3]．

文献・参考図書

1) Yanada, M., Takeuchi, J., Sugiura, I. et al. : High complete remission rate and promising outcome by combination of imatinib and chemotherapy for newly diagnosed BCR-ASBL-positive acute lymphoblastic leukemia: a phaseⅡ study by the Japnan Adult Leukemia Study Group. J. Clin. Oncol., 24 : 460-466, 2006
2) Hughes, W. T., Armstrong, D., Bodey, G. P. et al. : 2002 Guideline for the use of antimicrobial agents in neutropenic patients with cancer. Clin. Infect. Dis., 34 : 730-751, 2002
3) Liang, R. : How I treat and monitor viral hepatitis B infection in patients receiving intensive immunosuppressive therapies or undergoing hematopoietic stem cell transplantation. Blood, 113 : 3147-3153, 2009

Answer

1. 骨髄検査，一般全身状態の改善
2. 化学療法 ＋ イマニチブ
3. 感染症に対する抗生物質の予防投与と十分な治療

10. 悪性リンパ腫

下井 辰徳，岡元 るみ子

症 例

年齢・性別	: 69歳，男性
主 訴	: 左頸部リンパ節腫脹
既往歴	: 〔67歳〕心房細動　〔68歳〕前立腺がん術後
現病歴	: 1ヵ月前より左頸部腫瘤が増大，咽頭部痛出現し，当院受診．発熱，体重減少，盗汗なし
入院時現症	: performance status（PS）0, 左頸部リンパ節6cm大，左扁桃腺腫大．肝脾腫なし

表1 ● 検査値

LDH	152 IU/L（正常）	IgG	1,252 mg/dL	PSA	0.01 ng/mL
AST/ALT	48/51 IU/L	sIL2R	1,070 IU/mL	心電図	心房細動
BUN	18 mg/dL	HbsAg/Ab	（−/−）	心エコー	左室駆出率（EF）70%
Cr	1.1 mg/dL	HbcAb	（+）		

Question

1. 診断，治療方針決定のための検査は？
2. 治療方針は？
3. 治療の注意事項は？

解 説

1 診断・治療方針決定のための検査

1）病理診断（図1）

本症例では扁桃腺の生検組織所見からびまん性大細胞型B細胞リンパ腫（diffuse large B-cell lymphoma：DLBCL）と診断した．悪性リンパ腫の病理診断には組織形態，免疫染色，遺伝子検査のため十分量の検体が必要である．針生検では検体不足で診断がつかないことがある．

2）病期診断（図2）

PET/CTはGaシンチより簡易で精度が高いため，悪性リンパ腫の病期診断，治療効果判定に用いられている．骨髄穿刺，頭MRI異常なし．病変は横隔膜の片側にあり，Ann-Arbor分類（Cotswolds修正案）（p.260）より病期ⅡA期と診断した．

3）国際予後予測因子（international prognostic index：IPI）（p.261）

68歳，LDH正常，病期Ⅱ，PS0，節外病変数0より，危険因子は1つ（年齢）で，低危険群である．

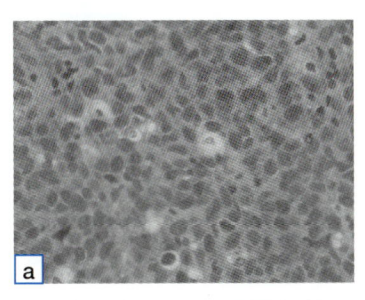

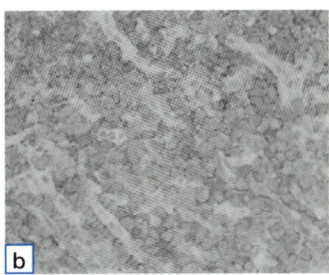

図1 ● DLBCL（扁桃腺生検）
a）HE染色：中型から大型な異型リンパ球がびまん性に浸潤
b）免疫染色：CD20陽性
[カラーアトラス，p.14]

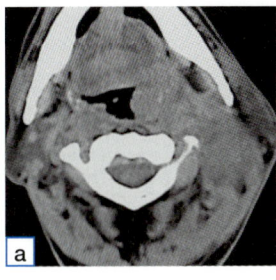

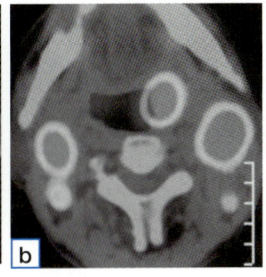

図2 ● 治療前PET（a）/CT検査（b）
上中咽頭左側後壁，両頸部リンパ節領域（傍咽頭後間隙，内深頸，左鎖骨上窩）に集積を認めた [カラーアトラス，p.14]

4）全身状態評価

リツキシマブ，ステロイド併用時のHBV再活性化リスクは12％といわれている．本症例はHBcAb（＋）だがHBV DNA taq-man PCRは陰性のため，エンテカビル予防は行わなかった．アントラサイクリン投与歴，胸部放射歴なく，心房細動合併しているが心機能及び他主要臓器機能は保たれていた．既往症の前立腺がん再燃は指摘できなかった．

2 治療方針

限局期DLBCLの標準的治療はR-CHOP 3コース＋放射線治療（RT）である．本症例は病期Ⅱではあるが，RTを両側頸部の広範囲に行う必要があり，放射線副作用である粘膜障害，唾液腺障害によるQOLの低下が懸念された．従って，R-CHOP療法6〜8コースを選択した．

3 R-CHOP治療の注意事項

1）投与時の副作用対策

一般的な化学療法の副作用（脱毛，消化器症状，骨髄抑制など）以外で特に注意すべき点を述べる．
①リツキシマブ：インフュージョンリアクション（p.137）予防のため，クロルフェニラミン，アセトアミノフェンなどの前投与を行う．定められた点滴速度を守る．治療中は免疫グロブリン低下に注意する．②ドキソルビシン：蓄積心毒性に注意．定期的にEFを測定する．③シクロホスファミド：出血性膀胱炎予防のため，十分量の補液，飲水，こまめな排尿を指導する．④ビンクリスチン：1回投与量2mgを超えないこと．末梢神経障害G2で減量，G3で中止を検討する．⑤プレドニゾロン：消化性潰瘍，高血糖，感染，気分変調に注意する．⑥その他：腫瘍崩壊症候群（p.133）に対処する．

2）合併症の管理

①B型肝炎再活性化のリスクに対して，現在臨床試験施行中である．治療中はHBV-DNA量を1ヵ月に1回測定し上昇（1.8 LOGコピー/mL以上）の場合，HBV再活性化と判断しエンテカビルを開始する．②心房細動，前立腺がんに対しては継続的な治療，経過観察を行う．高齢者は他がん合併例も多く治療上注意が必要である．

文献・参考図書

1) Swerdlow, S.H. et al. eds. "World health organization classification of tumours of haematopoietic and lymphoid tissues" IARC Press, Lyon 2008
・NCCN Clinical Practice Guidelines in Oncology, [http://www.nccn.org/professionals/physician_gls/f_guidelines.asp]

Answer

1. 診断：DLBCL病期ⅡA（IPI 低危険群）
   病理診断（扁桃腺生検），病期診断，IPI．全身状態評価
2. R-CHOP療法6〜8コース
3. 解説参照

Part II §2. がん診療ケーススタディ

11. 前立腺がん

篠原 充

症例

年齢・性別 ：72歳，男性

主訴 ：PSA高値（夜間頻尿）

既往歴 ：およそ3年前から心房細動のためアスピリン・ダイアルミネート（バファリン®）服用中

現病歴 ：5年ほど前から夜間頻尿を自覚していたが，日常生活に不自由がないため放置していた．区の検診で希望者に前立腺がん検診の項目があったために希望した．腹部エコーで前立腺は軽度の腫大を認めるだけであったが，血液検査の結果PSAが11.25と正常値のおよそ3倍と言われ，泌尿器科受診を勧められた

Question

1. まず行うべき検査は？
2. 生検を決定するために必要なこと，及び注意すべきことはあるか？

〈初診後経過〉MRI等ではがんの局在を示す所見はなかったが，PSA densityは0.23でF/T比は12%であったため生検を決定した．1週間前から抗凝固薬のバファリン®を中止した．12ヵ所生検を行ったところ，右葉から2ヵ所，左葉から1ヵ所でそれぞれGleasonスコア4＋4＝8のがんが診断された．

3. さらに必要な検査はあるか？
4. 治療方針は？

解説

- 直腸指診，経直腸（経腹）超音波検査，MRIで前立腺に所見があるかないかの確認が必要である．もし所見がなければ前立腺がんが確定診断した場合T1cの診断となる．

- PSAのうちtotal PSAとfree PSAを個別に測定する．確定診断は生検が必要であるが，必要性の判断に迷う場合はPSA densityやF/T比の計測が有用である．抗凝固薬の服用者の場合は，

可能な限り中止が必要である．
- 転移巣の検索が必要である．通常はCTならびに骨シンチグラフィーを施行する．骨転移はしばしば増骨性変化のために単純X線像でも認められる（図1）．
- Gleasonスコアが高いT1cの治療方針の決定は，かなり困難である．ノモグラム（p.276参照）から判断すると，被膜浸潤の可能性が50％でリンパ節転移が11％程度と評価されるためT3の可能性が高い．これに対して現時点ではエビデンスとして確定した推奨治療法はまだない．最終的にはよく説明して患者がどれを選択するかによる．その説明に関しては以下の項目が重要である．
  - 前立腺がんは比較的進行が遅いものが多いが，Gleasonスコアが8以上のものは悪性度が高く，各種の治療に抵抗性が高いと考えられる．
  - 通常手術は平均余命が10歳以上，すなわち年齢70歳以下がよい適応となる．
  - 治療前のPSA値，Gleasonスコア値等からノモグラムを見ると精嚢浸潤や被膜浸潤の可能性が高く，手術で完全切除できない可能性が高い．
  - 局所浸潤がんの場合，放射線治療単独よりは内分泌併用放射線治療の方が予後で比較した場合有用性が高い．

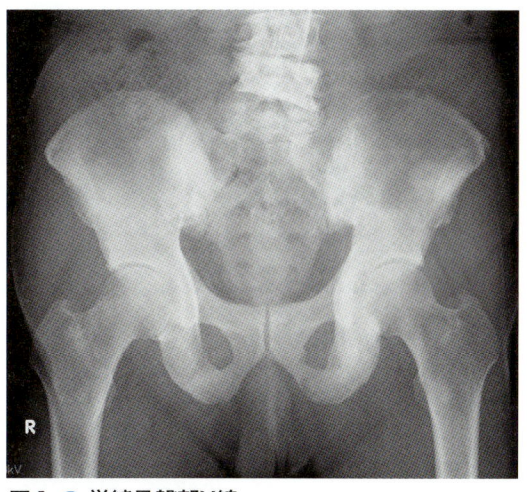

図1 ● 単純骨盤部X線
骨盤に多数の増骨性の変化が認められる（白っぽく見える部分で，前立腺がんの項目の骨シンチグラフィーと同一症例→p.274）

memo **PSA倍価時間**：PSAの値が2倍になる期間．無治療の場合で，1年以内に倍加するようながんは悪性度が高いと考えられている．逆に1年以上かかる場合は，悪性度が低いと考えられる．経過観察に有用である．

文献・参考図書
- 『前立腺癌診療ガイドライン2006年版』，日本泌尿器科学会編，金原出版，2006

Answer

1. がんの局在を示す所見があるかどうかのチェックのため，触診，超音波検査，MRIを行う
2. 生検を決定する場合，一般に年齢が低いほど生検を決定するPSA値は低い．また判断を迷う場合は，PSA densityやF/T比を参考にする
3. 病期決定のために転移巣の検索を行う
4. 病期としてはT1c，N0，M0であるが，T3の可能性が高いため，一定期間の内分泌療法後の放射線治療が最も推奨されることが多い．重大な合併症を有する場合は，PSAの経過を見ながら一定の値になってから内分泌療法を開始するwatchful waitingも選択肢となる．この場合，PSA倍加時間が有力な手段となる

Part II §2. がん診療ケーススタディ

12. 卵巣がん

八杉 利治

症例

年齢・性別	：57歳，女性
主　訴	：腹痛，腹部膨満感
妊娠分娩歴	：未経妊，未経産，結婚28歳
既往歴	：[50歳] 乳がん．現在まで再発なし，服用薬剤なし
現病歴	：約1週間前から右下腹部痛あり．総合病院外科を受診し，CTにて，腹水及び骨盤内腫瘤を認め，卵巣腫瘍を疑われた（図1）．当科を紹介初診．腹痛は軽度存在するが，軽快傾向．発熱なし．消化管の症状はなく，体重減少もない．内診所見では，子宮の右後方に直径10cm程度の可動性良好で比較的硬い腫瘤を触知．はっきりした圧痛はない．経腟超音波では一部嚢胞性であるが大部分は充実性の骨盤内腫瘤を認め，周囲に中等量の腹水を認めた．体表リンパ節は触知しない．胸部単純写真は右胸水を認めた（図2）．MRIにおける骨盤腫瘤の画像を図3に示す

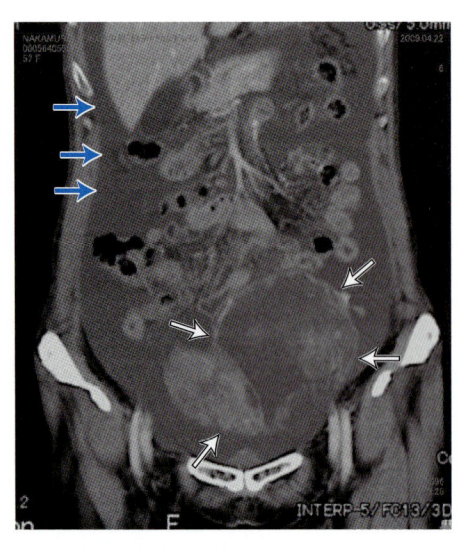

図1 ● 持参したCT画像
骨盤内に充実部分と嚢胞部分が混在する腫瘤を認める（⇨）．中等量の腹水も認める（→）

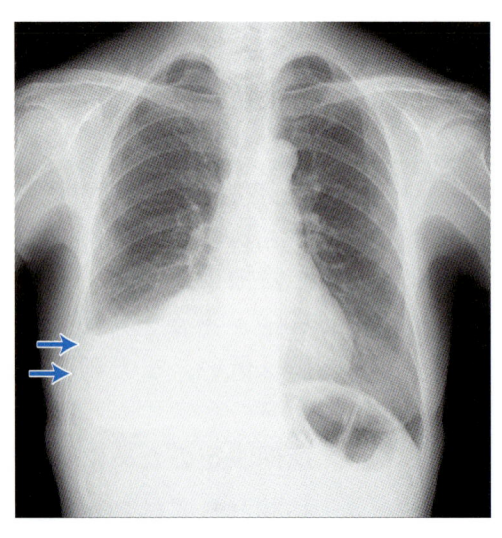

図2 ● 外来初診時の胸部単純写真
中等量の右胸水を認める（→）

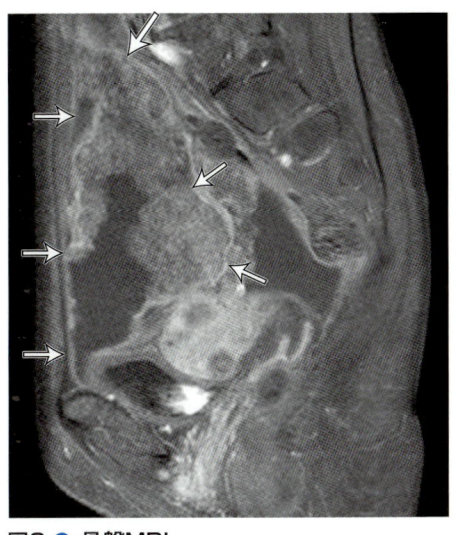

図3 ● 骨盤MRI
充実性分の多い骨盤内腫瘍を認める（⇒）

表1 ● 来院時血液所見データ

血液学的検査		生化学的検査	
RBC	378 ×10⁴/μL	LDH	282 IU/L
Hb	10.2 g/dL	γ-GTP	44 IU/L
Ht	32.6 %	K	3.4 mEq/L
Plt	38.3×10³/μL	CRP	6.6 mg/dL
凝固系検査		腫瘍マーカー	
Dダイマー	20.5 μg/mL	CA125	1942.9 U/mL
		CA15-3	135.0 U/mL
		CA72-4	690 U/mL

Question

1. 鑑別すべき疾患は何か？
2. 行うべき検査は何か？
3. 治療方針は？

解説

1 卵巣腫瘍の鑑別診断

- 卵巣腫瘍はかなり大きな腫瘍であっても強い症状を現さないことが多い．本例は腹痛とそれに伴い出現した腹部膨満感から，CT検査を行い，卵巣腫瘍に伴う症状と考えられ，婦人科紹介となった症例である．
- 本症例は，まず原発性の上皮性卵巣がんを疑うべきであるが，2つの鑑別診断を考えなければならない．その一つは良性卵巣腫瘍に胸腹水を伴う病態で，**Meigs症候群**と呼ばれるものである．典型的な症例では発生する卵巣腫瘍は，線維腫である．線維腫は莢膜細胞腫を伴うこともしばしばあるが良性腫瘍である．この場合には卵巣腫瘍を切除しただけで胸水，腹水とも速やかに消失する．
- もう一つは**乳がんの卵巣転移**という形での再発である．CA15-3は乳がんのマーカーとしてフォローに用いられることが多いが，卵巣がんでも高率に陽性となる．術前の鑑別は困難なことが多く，摘出腫瘍の病理検査によって確定する．
- 原発性上皮性卵巣がんは開腹手術によって初めて確定診断がつく場合が多いが，本症例のように胸腹水を伴う進行がんの場合には術前に悪性診断が可能である．胸水あるいは腹水の穿刺による採取で悪性細胞の有無を診断することは，根治手術の態勢の決定などに有用である．特に胸水の試験穿刺による情報は，卵巣がんの進行期決定にも必須と考えてよい．

2 原発性上皮性卵巣がんの治療

- 本例では入院後速やかな腹水及び胸水の穿刺による検体採取を行い，腺がん細胞と考えられる悪性細胞をいずれにも認めたため，原発性上皮性卵巣がんを強く疑い開腹手術にのぞんだ．Dダイマー高値は血栓症も疑う所見であるが，採取された腹水及び胸水はやや強い血性であったことが検査値に反映されていると考えた．
- 開腹すると，右卵巣から発生した直径約10cmの腫瘍の一部が破裂していたが，腹腔内に明らかな転移巣は存在しなかった．受診に至った症状の発生は卵巣腫瘍の自然破裂による症状であると考えられた．摘出した卵巣腫瘍の術中迅速病理診断は，明細胞腺がんであり既往の乳がん組織とは明らかに異なり，根治術として単純子宮全摘術，両側付属器切除術，大網部分切除術を行った．この手術によって肉眼的な腫瘍はすべて切除された．摘出物の最終病理診断も明細胞腺がんであり，進行期はIV期（pT1cNxM1）と診断した．
- 進行卵巣がんの治療は，手術と抗がん剤による化学療法を有効に組合わせることが重要である．p.288でも述べたように標準的な化学療法はパクリタキセルとカルボプラチンの2剤を投与するTC療法である．標準的な多剤併用化学療法は米国gynecologic oncology group（GOG）が行った比較試験によって確立されてきたが，その被験者には明細胞腺がんの症例はほとんど含まれていない．従って，厳密に言えば，明細胞腺がんに対する標準化学療法は確立されていないのが現状である．
- 明細胞腺がんはプラチナ製剤への反応性が悪く，それゆえ予後が不良であり，日本や韓国で発生例が多いという特徴を持つ．それでも以前に比べ，イリノテカン塩酸塩（CPT-11）やタキサン系薬剤を用いた例では予後改善傾向が認められる．明細胞腺がんの術後標準化学療法の確立を目標としたTC療法とCPT-11＋CDDP療法の比較試験が，現在日本や韓国が中心となり国際共同試験という形で進行中である．

> **memo** 子宮内膜症と卵巣明細胞腺がん：卵巣に発生する子宮内膜症性嚢胞の一部は卵巣がん発生の母地になることが最近報告された．発生する組織型は明細胞腺がんや類内膜腺がんがほとんどである．40歳代の比較的大きな内膜症性嚢胞は，積極的な摘出が考慮されるようになった．

文献・参考図書
- 『卵巣がん治療ガイドライン2007年版』日本婦人科腫瘍学会編，金原出版，2007
- 『EBMを考えた産婦人科ガイドラインUpdate（改訂第2版）』武谷雄二 編，メジカルビュー社，2006

Answer

1. 線維腫によるMeigs症候群，乳がんの卵巣転移
2. 胸水の穿刺細胞診，腹水の穿刺細胞診
3. 単純子宮全摘術＋両側付属器切除術＋大網切除術に引き続き抗がん化学療法TC療法を選択するか，臨床第III相試験に参加する

Part II §2. がん診療ケーススタディ

13. 骨軟部腫瘍

五嶋 孝博

症例

年齢・性別 ：16歳，女性

主訴 ：右膝痛

既往歴 ：なし

現病歴 ：1ヵ月前に誘因なく右膝内側の疼痛が出現し，次第に悪化した．右大腿遠位内側に腫脹，自発痛，圧痛，局所熱感があった．単純X線像では右大腿骨遠位内側に硬化性変化が見られ，骨外にまで進展していた（図1）．血液検査ではアルカリホスファターゼ（ALP）が776 IU/L（正常値：115～359 IU/L）と高値であったが，その他には異常値はなかった

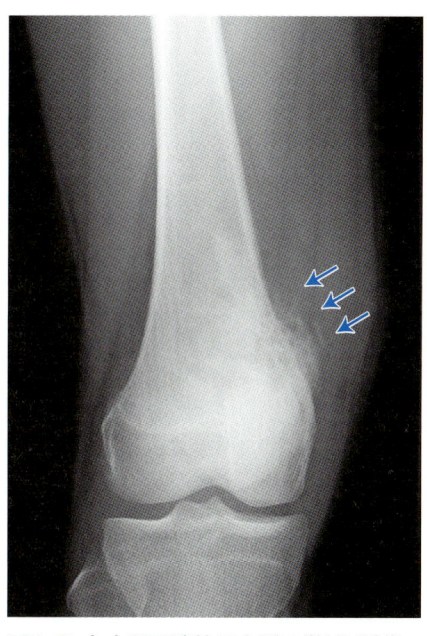

図1 ● 右大腿骨遠位骨肉腫の単純X線像

Question

1. 診断及び鑑別疾患は何か？
2. 今後行うべき検査は何か？
3. 治療法は何か？

解説

1 検査

骨肉腫ではALPが高値を示すことが多く，ALPは骨肉腫の腫瘍マーカーである．

単純X線像で骨硬化を示していることから，骨肉腫が考えられる．局所病変の広がりの評価にはMR画像が重要であり，骨外への進展が観察できる（図2）．肺転移などの遠隔転移の有無の検索には体幹部CT検査が必須である．

2 診断の手順

単純X線像で骨肉腫が疑われるので，各種画像検査と切開生検を早急に行う[1]．

3 治療法

生検で骨肉腫と診断されると，直ちに術前化学療法が行われる．骨肉腫に対しては，シスプラチン，ドキソルビシン，ビンクリスチン，メトトレキサート，イホスファミドなどの薬剤を組合わせた多剤併用療法を行う．

術前化学療法の後に，手術療法を行う．腫瘍の局所での進展状況，特に，重要な神経・血管束との位置関係をMR画像で評価する．日本整形外科学会の切除縁評価法を参考にして切除範囲を決定する[2]．今日では，骨肉腫患者の80～90%程度に対して，患肢の切断をせずに腫瘍を広範切除して人工関節などで再建する患肢温存手術が行われている（図3）．

手術後には術後化学療法を行う．

今日での骨肉腫の5年生存率は70%程度である．死亡原因の大多数は肺転移による呼吸不全である．

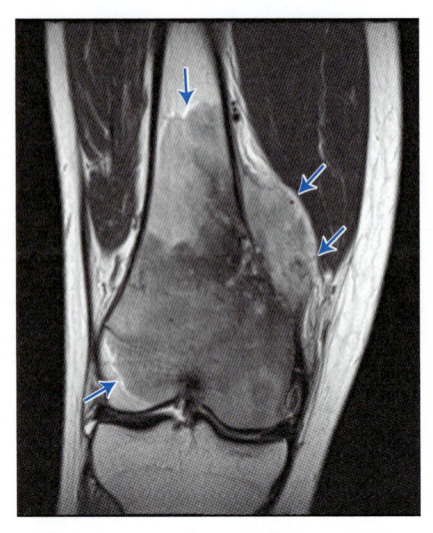

図2 ● 右大腿骨遠位骨肉腫のMR画像
骨肉腫の骨内や骨外への進展が観察される（↑）

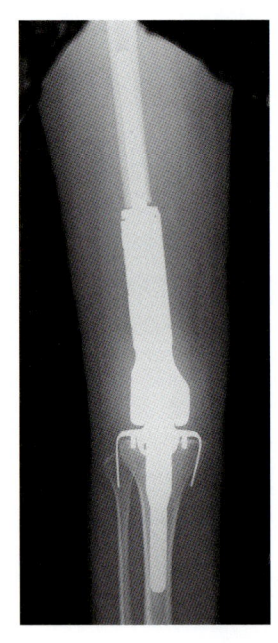

図3 ● 右大腿骨遠位骨肉腫の広範切除・人工関節再建術後

文献・参考図書

1) 『整形外科・病理　悪性骨腫瘍取扱い規約，第3版』日本整形外科学会骨・軟部腫瘍委員会編，金原出版，2000
2) 『骨・軟部肉腫切除縁評価法』日本整形外科学会骨・軟部腫瘍委員会編，金原出版，1989

Answer

1. 診断は骨肉腫である．その他の骨腫瘍，骨感染症，骨系統疾患が鑑別対象となる．
2. 各種画像検査（MR検査，体幹部CT，骨シンチグラフィー），生検
3. 術前化学療法，腫瘍広範切除，人工関節による再建，術後化学療法

Part Ⅱ　§2. がん診療ケーススタディ

14. 皮膚がん

吉野 公二

症　例

年齢・性別　：67歳，男性

主　訴　：背部の黒色斑

既往歴　：糖尿病

現病歴　：初診の3年前から背部に黒色の色素斑があり，徐々に拡大してきた

初診時所見　：背部中央に直径12mmで一部境界不明瞭な黒褐色～黒色のわずかに隆起した色素斑を認めた（図1）

図1 ● 背部の黒色斑
[カラーアトラス，p.14]

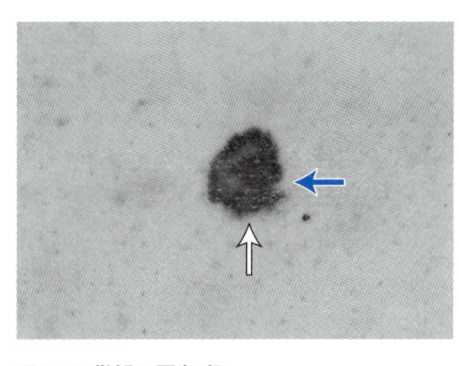

Question

1. 鑑別すべき疾患は？
2. 診断後に行うべき検査は？
3. 治療方針の決定に関わる重要な因子は？

解説

1 黒色斑の鑑別

- 体幹に出現した黒色斑の患者である．黒色斑を診た時には，母斑細胞性母斑または黒子（ほくろ），老人性色素斑（しみ），脂漏性角化症（老人性疣贅），基底細胞がん，悪性黒色腫などが鑑別にあがる．まず色素斑の臨床所見と悪性黒色腫のABCD基準（「悪性黒色腫」の項，p.303参照）とを照らし合わせ，悪性所見の有無を確認する．一般的に，黒子は左右対称，境界明瞭，色の濃淡がなく均一で直径は6mm以下であることが多い．老人性色素斑は境界明瞭，色は茶褐色でおおむね均一，隆起はない．脂漏性角化症は境界明瞭で表面に角化を伴い，色はほぼ均一である．多くは隆起した結節であるが，初期での隆起はわずかであり，鑑別を要すると考えられる．基底細胞がんではわずかに青みがかった点状の色素斑が集簇して斑を形成しているか，または淡褐色～淡紅色の色素斑の周囲を点状の色素斑が取り囲んでいることが多い（表在型）．
- 本症例では左右対称に見えるが，一部不整形であること（←），境界は一部に染み出しのよ

うに見える不明瞭な部分があること（⇐），色の濃淡があること，直径が12mmであることから悪性黒色腫が疑われる．さらにダーモスコピー（p.310 memo参照）において色素ネットワークの大小不同（atypical pigment network，←）と青白色ベール（blue-whitish veil，⇐）を認め（図2），臨床所見とダーモスコピーを合わせて悪性黒色腫と診断できる．

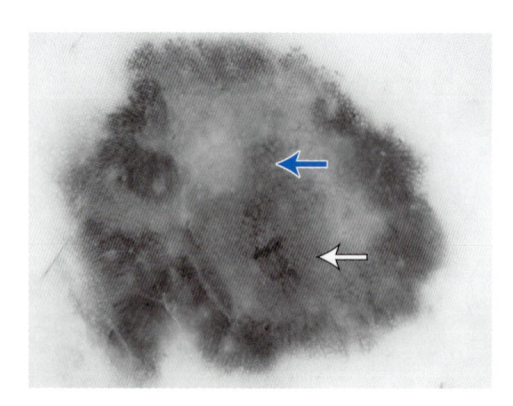

図2 ● ダーモスコピー像
[カラーアトラス，p.14]

2 悪性黒色腫の診断・治療

- 臨床所見，ダーモスコピーで診断がつかない場合は生検を行い，診断を確定する．悪性黒色腫と診断がついたら血液検査にて腫瘍マーカーである血清5-S-CD値の確認やCT検査などを行い，他臓器転移の検索を行う．
- 本症例では全身のCTを行い，転移を疑う所見はなかった．血清5-S-CDは7.9nmol/L（基準値1.5～8.0nmol/L）であった．腫瘍摘出術及び両側腋窩センチネルリンパ節生検を行ったところ，左腋窩にリンパ節転移を認め，左腋窩リンパ節郭清を行った．病理組織の結果tumor thickness（腫瘍深達度）が2.2mmであり，左腋窩リンパ節にはセンチネルリンパ節以外のリンパ節に転移はなく，病期はpT3aN1aM0 stage ⅢAとなり，術後の化学療法としてDAV-Feron療法を行った．
- 悪性黒色腫では治療方針の決定にtumor thickness及びセンチネルリンパ節転移の有無，他臓器転移の有無が重要な要素となる．特にtumor thicknessはT分類において1mm単位で分類され，stageⅡまではtumor thickness（腫瘍深達度）のみによって分類されるため，病理診断の際には最も腫瘍の浸潤が深いと思われるところの切片を作成する必要がある．また，リンパ節の処置についてはセンチネルリンパ節転移の有無によって所属リンパ節郭清の適応を決定する．予防的リンパ節郭清は推奨されない．

> **memo** 血中5-S-CD：5-S-CDは，「5-S-cysteinyl-dopa（5-S-システイニルドーパ）」の略号で，メラニン生合成中間代謝産物であり，悪性黒色腫の腫瘍マーカーとして知られる．腫瘍の総量に比例して増減するが，進行期にならなければ高値を示さず，さらに無色素性黒色腫には有用でない．現時点で血中5-S-CD値の測定は保険適応外である．

文献・参考図書

- 『皮膚悪性腫瘍取り扱い規約』日本皮膚悪性腫瘍学会編，金原出版，2002
- 『皮膚悪性腫瘍診療ガイドライン』日本皮膚悪性腫瘍学会編，金原出版，2007
- 最新皮膚科学大系11『母斑 母斑症 悪性黒色腫』玉置邦彦総編集，pp. 225-268，中山書店，2002

Answer

1. 悪性黒色腫，基底細胞がん，母斑細胞性母斑または黒子，老人性色素斑，脂漏性角化症
2. 腫瘍マーカーの測定，CTなどの全身検索
3. tumor thickness（腫瘍深達度），センチネルリンパ節転移の有無，他臓器転移の有無

15. 小児がん

賀来 秀文

症 例

年齢・性別	：2歳，男
主 訴	：発熱，出血斑
既往歴	：特記すべきことなし
現病歴	：38.3℃の発熱出現．いったん解熱薬で解熱したが，2日後以降夜間37℃台の発熱持続．6日目首筋に赤い斑点出現．8日目38.3℃まで上昇し，胸部にも赤い斑点出現．9日目朝から元気なく発熱持続するため，近医受診．出血斑を指摘され，別の病院を紹介され，血液検査で，白血球数増多，軽度の貧血，血小板数減少を指摘され，10日目に当院を紹介され入院した

〈入院時の主な身体所見〉BT 38.6℃，眼瞼結膜：軽度貧血，咽頭粘膜：軽度充血，扁桃Ⅱ度腫大，胸部：心雑音なし，ラ音なし，腹部：柔　肝臓…4cm触知　脾臓…3cm触知　リンパ節…触知せず　皮膚…顔面・体幹・後頭部・前腕に点状出血斑が点在
〈主な検査結果〉WBC 67,900，RBC 428，Hb 8.8g/dL，Ht 27.8%，Plt 1.7
TP 6.6，Alb 3.6，Na 135，K 4.4，Cl 105，Ca 9.8，P 3.0，Cr 0.3，UN 4，UA 10.1，
T.Bil 0.7，AST 67，ALT 18，LDH 2,015，CRP 6.1

Question

1. まず行うべき検査は？
2. 診断は？
3. 治療方針は？

解 説

1 鑑別診断

　発熱，白血球数増多から，敗血症や尿路感染症などの感染症がまず鑑別になる．その次に，若年性関節リウマチなどの膠原病，その次に白血病などの悪性疾患が鑑別になる．

2 検 査

　まず，末梢塗抹標本を丁寧に観察し，白血球のみでなく，赤血球や血小板の形態にも注意する．白血病のみでなく，骨髄異形成症候群（MDS）なども鑑別になるからである．そして異常細胞がなくても，他の疾患と鑑別のためや，ステロイドを

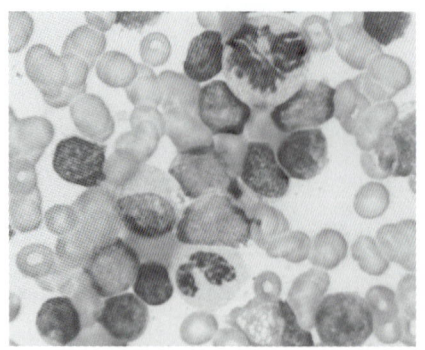

図1 ● 骨髄像（May-Giemsa染色 1,000倍）
L1の形態を示す．分裂像も見られる［カラーアトラス，p.14］

使用するような疾患を疑ったら，使用する前に骨髄検査を行う．この患者は白血球数増多，軽度の貧血，血小板数減少から，骨髄に何らかの病変が出現していると判断されるので，診断確定のために，まず骨髄穿刺を行う．時に，骨髄に細胞数が増多していると吸引できず，いわゆるdry tapという状態になる．その場合には生検も考慮するが，末梢血でも代用できる場合がある．

診断用の骨髄穿刺は，最近は乳幼児では痛みを考慮して全身麻酔下で行うようになってきているので，なるべく一度で終わらせるように，通常の染色以外に必要な検査（特殊染色用の塗抹標本を数枚，染色体，表面マーカー，遺伝子診断用など白血病をはじめとした悪性疾患を想定して）も提出しておく．

3 診 断

この患者の場合は急性リンパ性白血病であった．図1にこの患者の骨髄標本の顕微鏡写真を示す．ペルオキシダーゼ染色陰性，FAB分類ではL1，遺伝子診断ではWT-1以外に陽性なし．染色体検査でも正常核形であった．予後判定のためには，染色体検査，遺伝子検査が必須となるが，その意義については，治療強度との関連で年々変化してきている（p.250参照）．出血斑，貧血による顔色不良など，白血病の症状は個々の症例で異なっており，直接診断に結びつく症状はない．その他主な症状としては関節痛・四肢痛，全身倦怠感，など非特異的な症状ばかりである．

診断が確定したら，治療前に身体の状況把握のため，胸部X線，心電図，心エコー，脳MRI（CTでも可）などの検査を行い，縦隔腫瘤の有無，中枢神経系の異常の有無，心機能の評価などを行う．

4 治療方針

小児がんの治療は，それぞれのがん腫が少数のため，**必ず治療研究に登録され治療されるべきである**．また正確な発生数の把握のために，少なくとも**症例登録**は行うべきである（小児血液学会や小児白血病リンパ腫研究グループ（JPLSG）［http://www.jplsg.jp/index.htm］．この患者はTCCSG（東京小児がん治療グループ）［http://www5f.biglobe.ne.jp/tccsg/frame.htm］のプロトコールに準じて治療を行った．全体の寛解率は97〜98%で，寛解不能が1〜1.5%，骨髄が回復するまでの抑制期間に，敗血症などで1.5〜2%の患者が死亡する．広域抗生物質や抗真菌薬，積極的に輸血や，必要ならG-CSF製剤なども使用する．

この患者は順調に寛解に達し，予定の強化療法，維持療法を終了して，現在無治療で経過観察中．

文献・参考図書　p.320参照

Answer

1. 診断のため骨髄穿刺を行う
2. 急性リンパ性白血病
3. TCCSG（東京小児がん治療グループ）のプロトコールに準じて治療を行った

Part II §2. がん診療ケーススタディ

16. 胚細胞腫瘍

小室 泰司

症例

年齢・性別 ：30歳，男性
主　訴 ：腹痛
既往歴 ：特記事項なし
現病歴 ：2ヵ月前より腹痛持続のため，1ヵ月前に近医受診．左鎖骨上リンパ節腫大を認め，精査目的で入院．CT検査で傍大動脈リンパ節腫大，多発性肺腫瘍，多発性肝腫瘍を認め（図1），いずれも転移性腫瘍と考えられた．原発巣検索目的で上部・下部消化管内視鏡検査を施行したが異常はなかった．腫瘍マーカーはAFP，CEA，CA19-9，PSA，SCC，NSE，sIL2-Rのいずれも上昇していなかった．左鎖骨上リンパ節生検が施行され，病理組織診断はpoorly differentiated carcinomaであった．原発不明がん，肺・肝・リンパ節転移の診断で，当月になり当院初診した

Question

1. 鑑別すべき疾患は何か？
2. 今後，行うべき検査は何か？
3. 治療方針は？

解説

1 本例の鑑別診断

- 本例の臨床的特徴をまとめてみると，①30歳という若年男性に発症，② 転移病変の分布は，後腹膜リンパ節の腫瘍量が最大であり，Virchowリンパ節，多発性肺・肝転移を有する，③ 上下部内視鏡で異常所見がない，④ 消化器がん，扁平上皮がん，前立腺がん，悪性リンパ腫の腫瘍マーカーは陰性，⑤ 組織診断：低分化がん，であり，以上より肉腫やリンパ腫，胚細胞腫瘍などが鑑別診断としてあげられた（他項『原発不明がん』の鑑別，p.327参照）

2 原発不明がんの検査

- β-hCGは胚細胞腫瘍，PSAは前立腺がんに特徴的であり，診断的価値は高い．
- 診断確定のためには，病理組織診断が必要不可欠であるが，最終的に診断困難な場合もある．

3 本例の診断経過

- 陰嚢の触診で精巣腫大は認めなかったが，尿妊娠反応検査を施行したところ陽性であることが即座に判明し，β-hCG高値が確実となった．

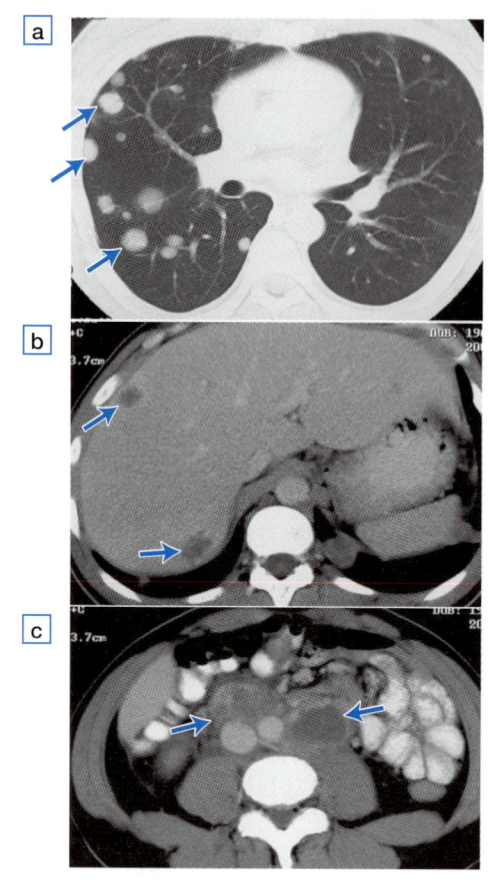

図1 ● 胸部・腹部CT
矢印はそれぞれ，a) 多発性肺転移，b) 多発性肝腫瘍，c) 傍大動脈リンパ節腫大

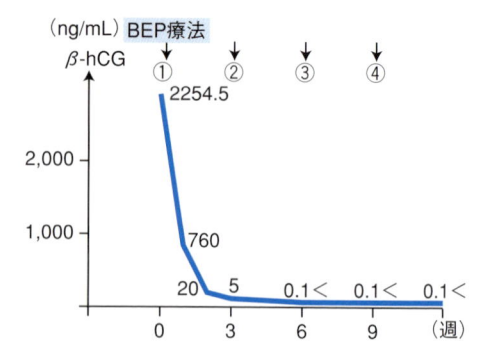

図2 ● 治療経過とβ-hCGの推移

memo **β-hCG (human chorionic gonadotropin)**：hCGは胎盤性糖タンパクホルモンで妊娠及び絨毛性疾患の特異的マーカーであり，胚細胞腫瘍では絨毛がんの他，胎児性がんなどで陽性となる．β-hCGがより腫瘍特異的なマーカーである．尿妊娠検査薬は尿中β-hCGレベルを特異的抗体により25〜100mIU/mL以上で検出するキットであり，本例のように胚細胞腫瘍の迅速スクリーニング検査として有効な場合がある．

- 腫瘍マーカーはhCG 240,000 ng/mL（正常3.0以下），β-hCG 2254.5 ng/mL（正常0.1以下）が異常高値を示した．
- 前医のリンパ節生検標本の免疫染色を含めた病理組織学的再検査により，胎児性がんと病理診断された．
- 両側精巣超音波検査では精巣腫瘍を認めず，後腹膜原発の性腺外胚細胞腫瘍と診断した．
- 以上により，後腹膜原発胚細胞腫瘍，肺・肝・リンパ節転移と診断確定した．

4 本例の治療経過

- 本例は非セミノーマ，pTXN3M1bS3 Ⅲc期，肺以外の臓器転移があり，S3であることからIGC-CCGリスク分類（p.323）で予後不良群である．
- 従って，BEP療法4サイクルが標準治療であり，速やかに施行した．
- 化学療法後，腫瘍マーカーβ-hCGは正常化し，CT検査でCRが確認された（図2）．
- 以降，現在まで標準的スケジュールに従い，経過観察中で，再発及び二次発がんなどの晩期合併症を認めていない．

文献・参考図書
- 『がん診療レジデントマニュアル第4版』pp.150-160，医学書院，2007
- 『新臨床腫瘍学』pp.483-487，南行堂，2006
- Testicular Cancer, NCCN® Practice Guidelines in Oncology-v. 2. 2009
- Testicular Cancer Treatment, NCI PDQ® Cancer Information Summaries

Answer
1. 胚細胞腫瘍，悪性リンパ腫，肉腫など
2. 腫瘍マーカーβ-hCG検査，リンパ節生検標本のβ-hCG免疫染色
3. IGCCCGリスク分類予後不良群，非セミノーマの標準治療BEP療法4サイクル

Part II §2. がん診療ケーススタディ

17. 原発不明がん

稲垣 里奈, 岡元 るみ子

症 例

年齢・性別	：76歳, 女性
主 訴	：腹部膨満感
既往歴	：2型糖尿病, 高血圧
現病歴	：腹部膨満感が出現し徐々に倦怠感が増強．2ヵ月後, 近医受診し, 腹水を指摘され利尿薬を投与されたが, 経口摂取困難となり入院．腹水細胞診で腺がんが認められた．カルボプラチン腹腔内投与後, 当院に転院となった
検 査	：CA125 6,070U/mL

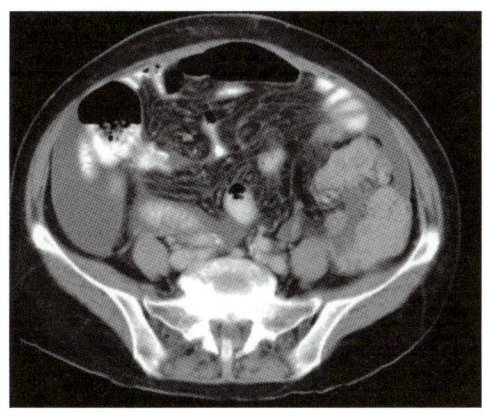

図1 ● 診断時CT
腹水を認めるが, 明らかな原発巣は認めない

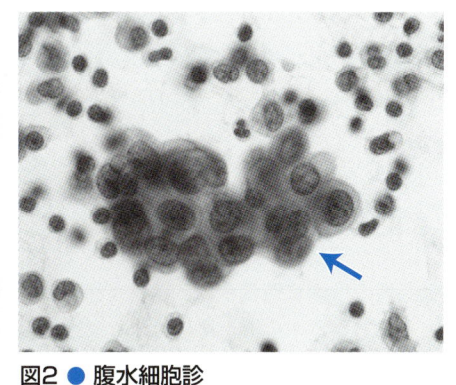

図2 ● 腹水細胞診
パパニコロウ染色 ×100．乳頭状の腫瘍細胞を認め（→）, 腺がんの診断［カラーアトラス, p.14参照］

Question

1. がん性腹膜炎の原発巣の検索方法は？
2. いつ, どのような治療を始めるか？

解 説

　腺がんか扁平上皮がんなどの組織型と, 病変の部位によって検索方法が分類されているNCCNガイドライン[1]のフローチャートを参考にするとわかりやすい．

　本症例は, 腹腔から腺がんと診断されたがん性腹膜炎のケースである．

1 病理

悪性疾患が疑われた場合，早い段階で腹水・胸水・尿などの細胞診と病巣・リンパ節の生検を行う．免疫組織化学染色でマーカーの発現を調べ，原発臓器を推定する．女性では乳がんを鑑別に入れ，ER/PgRの免疫染色も行う．病理医には，①原発不明であること，②臨床情報，③鑑別にあがるがん腫を伝え，病理医と臨床医が連携することが大切である．

2 画像

悪性または腺がんとのみ病理診断されたがん性腹膜炎の場合，男女ともに胸部-骨盤CT，内視鏡，場合により膀胱鏡を施行する．婦人科診察，骨盤MRIに加え，マンモグラフィー，乳腺超音波を行い，病理学的に乳がんに矛盾しない場合はさらに乳房MRIを行う．

本症例では，上記の検索を行ったが腹水以外に病変は指摘できなかった．

3 治療開始の検討

原発巣の検索に時間がかかり，治療はいつ開始できるかという不安が強く，また，診断時には治癒が望めないことが多く，患者・家族に対する精神的なケアが特に必要である．

最終的に原発臓器が特定できない例が多いため，速やかに治療方針を決定する．

4 治療法の選択

「予後良好なサブグループ」(p.331) に分類されるか検討する．このケースは「腺がん・女性・がん性腹膜炎のみ」に分類され，肝病変がなく，病理学的に卵巣がんに矛盾しなければ，卵巣がんⅢ期に基づく治療を行う．外科手術（広汎子宮全摘＋両側附属器切除＋大網・腹膜播種巣切除）による腫瘍減量術→全身化学療法 カルボプラチン＋パクリタキセル6サイクルを施行する方針となる．シスプラチンやパクリタキセルの腹腔内投与の適応も検討する．

5 本症例の入院治療経過

前医でのカルボプラチン腹腔内投与後，腹水の減少を認めたがこれは標準的治療ではない．手術を希望されなかったため，卵巣がんに準じた全身化学療法カルボプラチン（AUC5〜7.5）＋パクリタキセル（175 mg/m^2）3週間毎を計6サイクル施行した．腹水は消失し，CA125も正常化し，CR（完全奏効）を維持している．

文献・参考図書

1) NCCN Clinical Practice Guidelines in Oncology, Occult Primary, V.1.2010 http://www.nccn.org/professionals/physician_gls/PDF/occult.pdf
- 『新臨床腫瘍学』臨床腫瘍学会 編，pp.565-572，南江堂，2006
- 『がん化学療法ベスト・プラクティス』pp.320-322, 照林社, 2008
- PDQ® Cancer Information Summariest http://www.cancer.gov/cancertopics/pdq

---

Answer

1. 身体所見：リンパ節/乳腺触診・直腸診・婦人科/泌尿器科の診察
   採血：腫瘍マーカー（CA125・PSA）
   画像：CT・MRI・骨シンチグラフィー・FDG-PET・下部消化管内視鏡・膀胱鏡
   病理：胸水/腹水/尿の細胞診・生検・免疫組織化学染色

2. 原発臓器の特定ができなくても，「腺がん・女性・がん性腹膜炎のみ」で予後良好サブグループに分類し，卵巣がんⅢ期に準じた手術・化学療法を速やかに行う

Part II §2. がん診療ケーススタディ

18. HIV関連悪性腫瘍
非Hodgkinリンパ腫

味澤 篤

症 例

年齢・性別 ：46歳，男性
主 訴 ：咽頭痛
既往歴 ：特記事項なし
現病歴 ：咽頭痛あり，2ヵ月前耳鼻科で扁桃腫瘍指摘され，生検で悪性リンパ腫と診断された（びまん性大細胞B細胞リンパ腫）．近医病院紹介され，1ヵ月前同院外来でCHOP（シクロホスファミド＋ドキソルビシン＋ビンクリスチン＋プレドニゾロン）施行．その後HIV陽性が判明し当院紹介された．初診時（CHOP開始後12日目）のCD4は24/μL．数日前より39度の発熱を認め，WBC 800/μLまで低下していたため，緊急入院となった．LDH 200 IU/L．CFPM及びG-CSF投与開始したところ徐々に解熱した

Question

1. AIDS関連悪性リンパ腫とは？
2. AIDS関連悪性リンパ腫の予後不良因子は？
3. 本例の治療は？

解 説

1 AIDS関連悪性リンパ腫

AIDS関連悪性リンパ腫は，通常HIV感染症の進行した状態で生じる疾患である．CD4陽性細胞数＜200/μLあるいはAIDS指標疾患発症後に，悪性リンパ腫が生じる相対危険度は，免疫芽球性リンパ腫が627×で，びまん性大細胞型B細胞リンパ腫（DLBCL）で145×とされる．

2 組織形

エイズ関連非Hodgkin悪性リンパ腫の95％以上はB細胞由来で，Burkittリンパ腫，DLBCL，免疫芽球性リンパ腫及びprimary effusion lymphomaがみられるが，頻度的にはDLBCL次いでBurkittリンパ腫が多い．

3 臨床症状

非HIV感染者に比べ診断時の病期が進行している．発熱，夜間盗汗及び10％以上の体重減少などのB症状を75～85％に認める．中枢神経，消化管，骨髄，肝臓，肺，副腎など節外臓器に高頻度に発生する．骨髄及び中枢神経系への浸潤も，非HIV

感染悪性リンパ腫に比べ高率であることが特徴である[1].

4 予後不良因子

①CD4＜100/μL，②病期ⅢorⅣ，③年齢≧35歳，④PS不良，⑤AIDS既発症，⑥静脈麻薬常用者，⑦LDH高値などがあげられる[2]．最近では，国際予後指標（IPI, p.261）にCD4を合わせたものもよく使用される．

5 治療

- CHOPあるいはCDE（シクロホスファミド＋ドキソルビシン＋エンドキサン），EPOCH（エンドキサン＋オンコビン＋エトポシド＋アドリアマイシン＋プレドニン）が推奨される．HAART時代になってから比較試験はなく，非HIV感染者におけるCHOP，R-CHOPといった"gold-standard-therapy"がない．HIV感染者におけるCHOPとR-CHOPとの比較試験では，完全寛解率や生存期間に有意差がなかったが，表1に示すようにR-CHOP群で有意に感染症による死亡が多く見られた（14%と2%，$p=0.027$）．特に死亡例の60%が，CD4＜50/μLの症例であった[3]．従ってリツキシマブは，CD4＜50/μLの場合には治療関連死亡が生じやすくなるので本例では併用しない．HAARTを併用することは重要で，しかも抗がん剤との薬物相互作用を考えて選択する必要がある．
- 治療成績はHAART導入後改善されてはいるが非HIV感染者に比べると不良である．

表1 ● AIDS関連非Hodgkinリンパ腫とリツキシマブ

	R-CHOP（n＝99）%	CHOP（n＝50）%
CR	57.6	47.0
PR	8.1	7.8
安定	8.1	7.8
進行	8.1	21.6
治療関連死	42（14）	45（2*）

*$p=0.035$
（文献3より引用）

6 AIDSに関しての治療及び予防

AIDS関連悪性リンパ腫の治療では，CD4陽性リンパ球数に関わらずニューモシスティス肺炎の予防を行う．また本例のようにCD4陽性リンパ球数が低値の場合は，眼科受診を必ず行いサイトメガロウイルス網膜炎の有無を確認する．

文献・参考図書

1) 味澤篤, 永井宏和, 小田原隆, 他. エイズ関連非ホジキンリンパ腫（ARNHL）治療の手引きVer.1, The Journal of AIDS Research, 11：108-125, 2009
2) Straus, D.J., Huang, J., Testa, M.A. et al.：Prognostic factors in the treatment of human immunodeficiency virus-associated non-Hodgkin's lymphoma: analysis of AIDS Clinical Trials Group protocol 142-low-dose versus standard-dose m-BACOD plus granulocyte-macrophage colony-stimulating factor. National Institute of Allergy and Infectious Diseases. J. Clin. Oncol., 16：3601-3606, 1998
3) Kaplan, L.D., Lee, J.Y., Ambinder, R.F. et al.：Rituximab does not improve clinical outcome in a randomized phase III trial of CHOP with or without rituximab in patients with HIV-associated non-Hodgkin's lymphoma: AIDS-malignancies consortium trial 010. Blood, 24：1538-1543, 2005

Answer

1. 通常HIV感染症の進行した状態で生じる疾患
2. ①CD4＜100/μL，②病期ⅢorⅣ，③年齢≧35歳，④PS不良，⑤AIDS既発症，⑥静脈麻薬常用者，⑦LDH高値など
3. CHOP，CDE，EPOCH

付録 1 ● 抗がん剤一覧表

※ 本書で取り上げた抗がん剤の一覧表です（商品名は先発医薬品のみを掲載）

一般名（和文）	一般名（欧文）	略号	商品名
アクチノマイシンD（ダクチノマイシン）	actinomycin D（dactinomycin）	ACT-D（ACD）	コスメゲン
アムルビシン	amrubicin	AMR	カルセド
イダルビシン	idarubicin	IDR	イダマイシン
イブリツモマブ	ibritumomab		ゼヴァリン
イホスファミド	ifosfamide	IFM	イホマイド
イマチニブ	imatinib		グリベック
イリノテカン	irinotecan	CPT-11	トポテシン・カンプト
エストラムスチン	estramustine	EP	エストラサイト
エトポシド	etoposide	ETP・VP-16	ベプシド・ラステット
エルロチニブ	erlotinib		タルセバ
エピルビシン	epirubicin	EPI	ファルモルビシン
L-アスパラギナーゼ	L-asparaginase	L-ASP	ロイナーゼ
エルロチニブ	erlotinib		タルセバ
オキサリプラチン	oxaliplatin	L-OHP	エルプラット
カペシタビン	capecitabine		ゼローダ
カルボプラチン	carboplatin	CBDCA	パラプラチン
カルモフール	carmofur（hexylcarbamoyl-5-FU）	HCFU	ミフロール
クラドリビン	cladribine	2-CdA	ロイスタチン
ゲフィチニブ	gefitinib		イレッサ
ゲムシタビン	gemcitabine	GEM	ジェムザール
ゲムツズマブオゾガマイシン	gemtuzumab ozogamicin		マイロターグ
シクロホスファミド	cyclophosphamide	CPA	エンドキサン
シスプラチン	cisplatin	CDDP	ブリプラチン・ランダ
シタラビン	cytarabine	Ara-C	キロサイド
スニチニブ	sunitinib		スーテント
セツキシマブ	cetuximab		アービタックス
ソラフェニブ	sorafenib	NEX	ネクサバール
ダウノルビシン塩酸塩	daunorubicin hydrochloride（daunomycin）	DNR（DM）	ダウノマイシン
ダカルバジン	dacarbazine	DTIC	ダカルバジン

（次ページへ続く）

（前ページからの続き）

一般名（和文）	一般名（欧文）	略号	商品名
チオテパ	thio-TEPA	TESPA, TT	テスパミン
テガフール・ウラシル	tegafur・uracil	UFT	ユーエフティ
テガフール・ギメラシル・オテラシル	tegafur・gimeracil oteracil	S-1	ティーエスワン
デキサメタゾン	dexamethasone		デカドロン
ドキソルビシン	doxorubicin	DXR	アドリアシン
ドセタキセル	docetaxel	DTX	タキソテール
トラスツズマブ	trastuzumab		ハーセプチン
ネダプラチン	nedaplatin		アクプラ
ノギテカン	nogitecan		ハイカムチン
パクリタキセル	paclitaxel	PTX	タキソール
ビノレルビン	vinorelbine	VNB・VNR	ナベルビン
ビンクリスチン	vincristine	VCR	オンコビン
ビンデシン硫酸塩	vindesine sulfate	VDS	フィルデシン
ビンブラスチン	vinblastine	VLB	エグザール
ブスルファン	busulfan	BSF	マブリン，ブスルフェクス
フルオロウラシル	fluorouracil	5-FU	5-FU
フルダラビン	fludarabine	F-ara-A	フルダラ
ブレオマイシン	bleomycin	BLM	ブレオ
プレドニゾロン	prednisolone	PSL	プレドニゾロン・プレドニン
プロカルバジン	procarbazine	PCZ	塩酸プロカルバジン
ベバシズマブ	bevacizumab	BV	アバスチン
ペメトレキセド	pemetrexed	ALIMTA	アリムタ
ボルテゾミブ	bortezomib		ベルケード
マイトマイシンC	mitomycin C	MMC, MITO	マイトマイシン
ミトキサントロン塩酸塩	mitoxantrone hydrochloride	MIT	ノバントロン
メチルプレドニゾロン	methylprednisolone	mPSL	塩酸プロカルバジン
メトトレキサート	methotrexate	MTX	メソトレキセート
メルファラン	melphalan	L-PAM	アルケラン
ラパチニブ	lapatinib		タイケルブ
リツキシマブ	rituximab		リツキサン
リボホリナート	levofolinate	l-LV	アイソボリン

付録2 ● がん診療に関わる認定医・専門医学会一覧

がん診療の基盤学会・機構

- がん治療認定医機構（がん治療認定医）　http://www.jbct.jp/index.html
- 日本癌学会　http://www.jca.gr.jp/
- 日本癌治療学会　http://jsco.umin.ac.jp/
- 日本臨床腫瘍学会（がん薬物療法専門医）　http://jsmo.umin.jp/index.html

がん治療認定医の基本領域　認定医・専門医学会

- 日本医学放射線学会　http://www.radiology.jp/modules/senmoni/index.php?id=7
- 日本眼科学会　http://www.nichigan.or.jp/member/senmon/kisoku.jsp
- 日本形成外科学会　http://www.jsprs.or.jp/senmon/index.htm
- 日本外科学会　http://www.jssoc.or.jp/procedure/index.html
- 日本産科婦人科学会　http://www.jsog.or.jp/activity/pro.html
- 日本小児科学会　http://www.jpeds.or.jp/senmon-meibo-j.html
- 日本耳鼻咽喉科学会　http://www.jibika.or.jp/senmon/index.html
- 日本整形外科学会　http://www.joa.or.jp/jp/public/search_doctor/index.asp
- 日本精神神経学会　http://www.jspn.or.jp/01_03info_s/01_03index.html
- 日本内科学会　http://www.naika.or.jp/
- 日本脳神経外科学会　http://jns.umin.ac.jp/public/mem_all/mem_all.html
- 日本泌尿器科学会　http://www.urol.or.jp/shimin/senmoni/map.html
- 日本皮膚科学会　http://www.dermatol.or.jp/member/senmoni/senmoni.html
- 日本病理学会　http://jsp.umin.ac.jp/public/board-certified.html
- 日本麻酔科学会　http://www.anesth.or.jp/certification/report_nintei.html
- 日本臨床検査医学会　http://www.jscp.org/
- 日本救急医学会　http://www.jaam.jp/html/senmoni/senmoni.htm
- 日本リハビリテーション学会　http://www.jarm.or.jp/member/member_system/
- 日本口腔外科学会　http://www.jsoms.or.jp/?page_id=28

その他のがん診療に関わる学会

- 日本胃癌学会
- 日本インターベンショナルラジオロジー学会
- 日本化学療法学会
- 日本核医学会
- 日本家族性腫瘍学会
- 日本肝臓学会
- 日本肝胆膵外科学会
- 日本緩和医療学会
- 日本気管食道科学会
- 日本胸部外科学会
- 日本血液学会
- 日本口腔外科学会
- 日本口腔腫瘍学会
- 日本甲状腺学会
- 日本呼吸器学会
- 日本呼吸器外科学会
- 日本呼吸器内視鏡学会
- 日本サイコオンコロジー学会
- 日本消化器内視鏡学会
- 日本消化器病学会
- 日本消化器外科学会
- 日本小児がん学会
- 日本小児血液学会
- 日本小児外科学会
- 日本食道学会
- 日本人類遺伝学会
- 日本大腸肛門病学会
- 日本頭頸部癌学会
- 日本頭頸部外科学会
- 日本内分泌学会
- 日本乳癌学会
- 日本脳腫瘍学会
- 日本肺癌学会
- 日本皮膚悪性腫瘍学会
- 日本婦人科腫瘍学会
- 日本ペインクリニック学会
- 日本放射線腫瘍学会
- 日本臨床細胞学会

索引

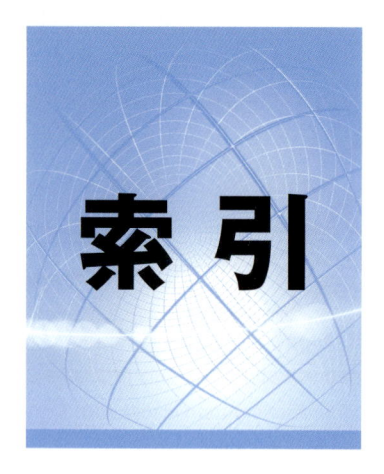

数字

0-Ⅰ型早期胃がん	75
0-Ⅰ型表在食道がん	74
0-Ⅱa型早期胃がん	75
0-Ⅱa型早期食道がん	74
0-Ⅱc型胃がん	76
0-Ⅱc型食道がん	76
0-Ⅱc型大腸がん	76
5-S-CD	303, 372

欧文

A

ABVD療法	262
ACE阻害薬	125
acute leukemia	360
AFP	80, 206, 320
AFP-L3分画	80, 206
AIDS	298
AIDS関連悪性リンパ腫	379
AIDS指標悪性腫瘍	333
ALL（acute lymphoblastic leukemia）	249, 313
ALP	295, 369
AML（acute myelogenous leukemia）	246, 313
Ann Arbor分類	260, 314
ARB	129
AT1受容体拮抗薬	125

B

Bak	32
Barrett腺がん	180
Bax	32
BCG	271
Bcl-2	32
Bcl-XL	32
*BCR-ABL*融合遺伝子	360
Bence-Jones型	255
BEP療法	324, 376
β-hCG（human chorionic gonadotropin）	322, 376
Burkittリンパ腫	314, 379
B型肝炎再活性化	266
β-カテニン	33
B細胞	36

C

CA125	289, 299
CA19-9	196
CD20	109
CD34	299
CD99	299
CDE	380
CDK4	31
CDK抑制因子	31
CEA（carcinoembryonic antigen）	80, 196, 308
CHOP	380
circumferential resection margin	198
CML（chronic myelogenous leukemia）	251, 313
Cotswolds分類修正案	260
CPT-11	368
CR（complete response）	101
CRM	198
CT	68
CT-A（CT angiography）	69
CTCAE（Common Terminology Criteria for Adverse Events）	49, 102, 110
CTL療法	38
CUP（occult primary tumors or cancers of unknown primary）	327
CUP腺がん	329
CUP扁平上皮がん	330
CUP予後不良因子	331
cyclin D	31

D・E

DAV-Feron療法	304
DLBCL（diffuse large B-cell lymphoma）	263, 362, 379
DLI（donor lymphocyte infusion）	39
DLT（dose limiting toxicity）	51
DNAワクチン療法	38
Durie & Salmonの分類	256
DVT	129
dynamic CT	351
E₂	232
EBウイルス	171
EBD（endoscopic biliary drainage）	353
EBM（evidence-based medicine）	100
EGFR	220
EGFRチロシンキナーゼ阻害薬	107
EMR（endoscopic mucosal resection）	173, 182, 190, 197
ENBD（endoscopic nasobiliary drainage）	353
endoscopic submucosal dissection	197
EPOCH	380
EP療法	226
ERCC1	224
ERCP（endoscopic retrograde cholangiopancreatography）	216
ESAs（erythropoiesis-stimulating agents）	112
ESD	197
esophageal cancer belt	179
EST（endoscopic sphincterotomy）	353
EUS-FNA（endoscopic ultrasonography guided fine needle aspiration）	217, 353
Ewing肉腫	294, 296
EWS-ATF1	299
EWS-FLI1	296, 299
EWS-TEC	299
E-カドヘリン	33

F

FAB分類	374
Fas	32
FDG-PET（positron emission tomography）検査	260
FISH（fluorescence in situ hybridization）	56
FLIPI（Follicular lymphoma international prognostic index）	261
FNA	177
FOLFIRI	108
FOLFOX	108
FP-radiation療法	307
F/T比	364
functional MRI	160
FUS-CHOP	299

G・H

GCIG-CA-125	81
GCP（good clinical practice）	53
G-CSF	111
GC療法	272
Gerota筋膜	279
GIST（Gastrointestinal tumor）	59

Gleasonスコア ……………………… 365
GOG（gynecologic oncology group）
　……………………………… 288, 368
Goldman評価法 …………………… 86
HAART（highly active antiretroviral
　therapy） …………………………… 333
Helicobacter pylori ……………… 188
HER2 ……………………… 108, 232
HIV関連悪性腫瘍 ………… 333, 379
hLS（hCG like substance）……… 292
Hodgkinリンパ腫 …… 259, 262, 337
Horner徴候 ……………………… 220
HPV ……………………………… 281
HPVワクチン …………………… 284
hypervascular …………………… 278

I・J・K

IGCCCGのリスク分類 …… 321, 322
IMRT（intensity modulated
　radiotherapy）……………… 95, 164
infusion reaction ………… 106, 137
INR ……………………………… 130
IPASS試験 ……………………… 228
IPI（international prognostic
　index）…………………… 261, 362
IPS（international prognostic
　score）……………………………… 261
IRB（institutional review
　board）……………………………… 53
ISS（international staging
　system）………………………… 256
JCウイルス ……………………… 267
JPLSG …………………………… 374
Kaposi肉腫 ………………… 298, 333
KITタンパク質 …………………… 59

L

LAHS ……………………………… 66
LAK療法 ………………………… 38
Lambert-Eaton症候群 ………… 220
LeukemiaNet …………………… 252
LH-RH アゴニスト ……………… 275
Linear Quadratic Model ………… 93
lower Houston弁 ……………… 348

M・N

M3 ………………………………… 247
mapping biopsy ………………… 308
May-Giemsa染色 ……………… 374
MCT ……………………………… 209
MD-CT（multidetector-row CT）
　……………………………………… 68
Meigs症候群 …………………… 367
MHCクラスⅠ …………………… 36
MHCクラスⅡ …………………… 36
middle Houston弁 ……………… 348

MRA ……………………………… 339
MRCP（magnetic resonance cholan-
　giopancreatography）……… 70, 216
MRI ………………………………… 70
MRV ……………………………… 339
MTD（maximum tolerated dose）… 50
multi gene analysis ……………… 357
Murphy分類 …………………… 314
MVAC療法 ……………………… 272
MVP療法 ………………………… 226
*MYCN*遺伝子 …………………… 316
*myc*遺伝子 ……………………… 28
MIC2 ……………………………… 299
Mタンパク ……………………… 254
NASH（non-alcoholic
　steatohepatitis）………………… 205
NBI（narrow band imaging）
　………………………… 73, 88, 172, 342
NBI発見の食道がん ……………… 76

P・Q・R

p16 ………………………………… 31
p53 ………………………………… 32
Paget現象 ……………………… 308
Paget病 ………………………… 308
Pancoast症候群 ………………… 220
PCI（prophylactic cranial
　irradiation）……………………… 226
PCR ……………………………… 57
PD（progression disease）……… 101
PEIT ………………………… 209, 351
PET（positron emission
　tomography）…………………… 71
PET-CT検査 …………………… 181
Philadelphia（Ph）染色体 ……… 252
Philadelphia染色体陽性ALL …… 251
Philadelphia染色体陽性のALL … 361
PIVKA-Ⅱ ………… 80, 206, 350
PR（partial response）…………… 101
PS（performance status）scale … 100
PSA（prostate-specific antigen）
　………………………… 80, 273, 364
QOL ……………………… 142, 147, 242
*ras*遺伝子 ……………………… 28
Rb ………………………………… 31
R-CHOP治療 …………………… 363
RECIST ……………………… 49, 81, 101
RFA ………………………… 209, 351
ROC曲線 ………………………… 50
RR（response rate）……………… 101
RRM1 …………………………… 224

S

S-1 ………………………… 190, 347
S-100タンパク ………………… 299

SCC関連抗原 …………… 167, 306
SCLC（small cell carcinoma）… 224
SD（stable disease）…………… 101
SF-36 …………………………… 49
SIADH ………………………… 220
Siewertの定義 ………………… 183
sIL-2R ………………………… 80
SLF（superior longitudinal fasciculus）
　…………………………………… 340
SPECT-CT（single photon emission
　computed tomography-CT）…… 72
SPIO-MRI ……………………… 196
SYT-SSX1 ……………………… 299

T

T790M ………………………… 223
TCCSG ………………………… 374
TMA …………………………… 124
TME ……………………… 198, 349
TNF-α ………………………… 32
TNM分類 ……………………… 58
total mesorectal excision ……… 198
tractography ……………… 160, 340
TSH抑制療法 ………………… 178
TSME …………………………… 198
tumor-specific mesorectal excision
　…………………………………… 198
tumor thickness ……………… 303
TUR-Bt ……………………… 271
T細胞 …………………………… 35

V・W

VAS ……………………………… 49
VEGF（vascular endothelial
　growth factor）…… 33, 108, 125
*VHL*遺伝子 …………………… 277
WHO方式がん疼痛治療法 …… 143
Wilms腫瘍 …………………… 317
*WT1*遺伝子 ………………… 317

和文

あ

悪液質 ………………………… 138
悪臭 …………………………… 359
悪性横紋筋肉腫様腫瘍 ……… 317
悪性黒色腫 …………………… 302
悪性骨腫瘍 …………………… 293
悪性線維性組織球腫 …… 298, 300
悪性胚細胞腫瘍 ……………… 320
悪性末梢神経鞘腫瘍 … 298, 300, 301

悪性リンパ腫 ……… 162, 164, 258, 312, 314, 362
アセチル化 ……………………………… 28
アバスチン …………………………… 129
アポトーシス ……………………… 26, 32
安定 …………………………………… 101

い

胃潰瘍 …………………………………… 77
胃がん ………………………… 90, 188, 346
胃癌治療ガイドライン ……………… 193
胃癌取扱い規約 ……………………… 193
胃限局MALTリンパ腫 ……………… 264
胃食道逆流（症） ……………… 186, 343
胃切除術 ……………………………… 347
胃腺腫 ………………………………… 75
一次検診 ……………………………… 43
一次予防 ……………………………… 41
遺伝子診断 …………………………… 296
遺伝子変異 …………………………… 220
遺伝性乳がん ………………………… 231
遺伝性非ポリープ性大腸がん
　（HNPCC） ……………………… 30, 195
胃透視検査 …………………………… 347
胃内視鏡 ……………………………… 347
イマチニブ ……………… 251, 252, 361
イリノテカン ……………………… 114, 368
医療連携 ……………………………… 244
印鑑細胞がん ………………………… 67
陰性反応的中率 ……………………… 50
インターフェロン …………………… 279
インターフェロンβ ………………… 305
インターロイキン …………………… 279
咽頭がん ……………………………… 170
院内がん登録 ………………………… 24
インフォームド・コンセント
　…………………………… 17, 89, 100

う・え

ウイルス活性化 ……………………… 266
ウィルムス腫瘍 ……………………… 317
うっ血性心不全 ……………………… 128
うつ病 …………………………… 150, 152
栄養管理 ………………………… 138, 139
栄養素 ………………………………… 140
栄養投与ルート ……………………… 139
栄養療法 ……………………………… 138
疫学研究 ………………………… 40, 49
液性免疫 ……………………………… 34
えくぼ症状 …………………………… 234
壊死 …………………………………… 32
エストラジオール …………………… 232
エストロゲン ………………………… 231
エストロゲン受容体 …………… 232, 357

エネルギー必要量 …………………… 139
エピジェネティックス ………………… 27
エビデンスレベル ……………………… 53
嚥下機能 ……………………………… 186
嚥下訓練 ……………………………… 187
円錐切除術 …………………………… 283

お

黄疸 …………………………………… 352
嘔吐 …………………………… 112, 346
横紋筋肉腫 ……… 298, 299, 300, 319
悪心 …………………………………… 112
オッズ比 ……………………………… 47
小野寺指数 …………………………… 86
オピオイドの副作用 ………………… 144
オピオイドローテーション ………… 144
温存手術 ……………………………… 85

か

開頭腫瘍摘出術 ……………………… 339
下咽頭がん …………………………… 342
化学放射線療法 ……………………… 95
化学療法 ………………………… 23, 98
顎骨壊死 ……………………………… 243
獲得免疫 ……………………………… 34
下垂体腺腫 …………………………… 162
カスパーゼ …………………………… 32
画像診断 ……………………………… 68
家族性大腸腺腫症 …………………… 195
家族性乳がん ………………………… 231
下大静脈へのフィルター …………… 130
滑膜肉腫 ………… 298, 299, 300, 301
過粘調症候群 ………………………… 254
過敏反応 ……………………………… 114
下部消化管内視鏡検査 ……………… 196
カポジ肉腫 ……………………… 298, 333
カルシウム拮抗薬 …………………… 129
カルボプラチン ……………………… 368
がん遺伝子 …………………………… 28
がん医療の均てん化 …………………… 22
肝炎ウイルス感染 …………………… 361
陥凹性病変 …………………………… 76
寛解導入療法 ………………………… 248
肝芽腫 ………………………………… 318
肝がん …………………………… 205, 350
がん幹細胞 ………………………… 26, 31
がん原遺伝子 ………………………… 28
幹細胞 ………………………………… 26
がん細胞 ……………………………… 26
肝細胞がん ……………………… 205, 318
肝細胞がんサーベイランス ………… 207
患肢温存 ………………………… 297, 300
患肢温存手術 …………………… 297, 300

肝腫瘤 ………………………………… 350
肝障害度 ……………………………… 209
がん診療連携拠点病院制度 …… 21, 25
がん性心膜炎 ………………………… 136
がん性腹膜炎 ………………………… 378
肝切除 ………………………………… 209
完全奏効 ……………………………… 101
肝臓がん ……………………………… 337
乾燥固定 ……………………………… 60
がん対策基本法 ……………………… 21
がん対策推進基本計画 ……………… 21
がん対策推進協議会 ………………… 21
肝転移 ………………………………… 71
感度 …………………………………… 50
肝動脈塞栓術 ………………………… 210
がん登録 ………………………… 24, 40
肝内胆汁うっ滞 ……………………… 352
ガンマナイフ …………………… 96, 164
がん抑制遺伝子 ……………………… 28
緩和医療 ……………………………… 142
緩和ケア ………………………… 23, 142
緩和的放射線治療 …………………… 95

き・く

気管支鏡検査 ………………………… 355
奇形腫群腫瘍 ………………………… 319
喫煙 …………………………………… 354
喫煙率 ………………………………… 23
ギムザ染色 …………………………… 60
救急 …………………………………… 132
急性骨髄性白血病 …………… 246, 313
急性白血病 …………………………… 360
急性リンパ性白血病 … 249, 313, 374
胸腔鏡生検 …………………………… 355
強度変調放射線治療 …………… 92, 95
胸膜癒着術 …………………………… 229
キラーT（Tc）細胞 ………………… 36
腔内照射 ………………………… 96, 283
グレイゾーン ………………………… 273

け

経肛門的局所切除 …………………… 203
経腟超音波 …………………………… 287
経動脈的抗がん薬塞栓療法 ………… 318
経皮的エタノール注入療法 ………… 206
経皮的局所療法 ……………………… 209
ケースコントロール研究 …………… 49
外科療法 ……………………………… 83
血管外漏出 …………………………… 115
血管新生 ……………………………… 33
血管新生因子 ………………………… 106
血管内皮増殖因子 ……… 33, 107, 279
血管肉腫 ……………………………… 301

月経周期	232
血小板減少症	112
結節性病変	354
血栓性微小血管症	124
血栓塞栓症	127
ゲムシタビン塩酸塩	218, 353
ゲムツズマブ	248
下痢	114
検証試験	50
検診	40, 244
検定	48
原発性肝がん	205
原発不明がん	327, 377

こ

降圧目標	129
高位精巣摘除術	322
効果・安全性評価委員会	52
効果予測因子	238
高カルシウム血症	132, 220, 274
抗がん剤の毒性プロファイル	102
口腔がん	167
高血圧	124, 129
甲状腺がん	177
抗生物質	361
抗体薬	106
抗男性ホルモン療法	275
好中球減少症	111
喉頭がん	174
口内炎	113
広汎子宮全摘術	283
肛門温存	199, 348
肛門がん	336
肛門出血	348
コーピング	147
コーピングスタイル	148
呼吸器障害	115
国際病期分類	256
国際予後因子指標	261, 362
国際予後予測因子	362
黒色斑	371
告知	20, 148
個人情報保護	17
姑息手術	86
骨悪性線維性組織球腫	294, 297
骨化	294, 295, 298
骨外性Ewing肉腫	298, 300
骨外性粘液型軟骨肉腫	299
骨シンチ	274
骨髄検査	361, 374
骨髄穿刺	374
骨髄標本	374
骨髄抑制	111

骨線維肉腫	294
骨軟部腫瘍	293, 369
骨肉腫	294, 295, 297, 369
骨膜反応	294, 295
古典的3徴候	278
コホート研究	49
コミュニケーション	152
コルポスコピー	282
根治手術	84
根治線量	94
根治的放射線治療	94

さ

サイクリン	31
サイクリン依存性キナーゼ	31
再建	239
サイコオンコロジー	147
最大耐用量	51
サイトカイン	35
サイトケラチン	299
サイトケラチン(CK)20	308
サイバーナイフ	164
細胞検査士	62
細胞周期	31
細胞診専門医	62
細胞性免疫	34
細胞増殖因子	106
サリドマイド	121, 256
サルベージ手術	184

し

死因	40
ジェネティックス	27
耳下腺がん	176
地固め療法	248
子宮頸がん	281
子宮頸部異形成	281
糸球体	125
子宮体がん	284
子宮内膜症	368
子宮内膜全面掻爬	285
シグモイド曲線	92
自己免疫性膵炎	217
歯状線	348
シスプラチン	121, 283
自然免疫	34
シタラビン症候群	115
湿固定	60
脂肪肉腫	298, 301
尺度	45
若年性急性リンパ性白血病	249
十二指腸乳頭部がん	212
重複がん	171, 341

終末期ケア	146
絨毛がん	290
手術	83, 86, 229
樹状細胞	35, 38
受診率	42
出血	88, 107
術後化学療法	288
術後照射	95
術後補助化学療法(adjuvant chemotherapy)	98
術前化学放射線治療	349
術前化学療法	99, 241, 288
術前照射	95
術前補助化学療法(neoadjuvant chemotherapy)	98
術中照射	95
術中迅速診断	57
腫瘍抗原	37
受容体型チロシンキナーゼ	28
腫瘍崩壊症候群	124, 133, 266, 315
腫瘍マーカー	78, 196, 216, 236
腫瘍融解症候群	314
腫瘍ワクチン	38
漿液腫	239
漿液性腺がん	285
小円形細胞肉腫	300
症候性多発性骨髄腫の診断	255
小細胞肺がん	219, 224
小線源治療	96
上大静脈症候群	135, 220, 315
小児がん	312, 373
小児白血病リンパ腫研究グループ	374
上皮間葉移行	33
上皮成長因子受容体	107
小分子薬剤	106
情報公開	17
症例登録	374
触診	233
食道アカラシア	344
食道がん	74, 89, 179, 343
—— 内視鏡切除の適応	90
—— 深達度診断	76, 88
食道ステント	185
食欲不振	346
女性化乳房	244, 276
自律神経温存術	198, 349
心機能	128
心筋障害	128
神経芽細胞腫	312, 315
神経膠芽腫	162, 164
神経障害	118
神経障害性疼痛	143

神経線維腫症 …………… 298	声門がん ……………… 174	大腸がんイレウス ………… 67
神経内分泌腫瘍 ……… 330, 332	声門上がん …………… 175	耐容線量 ………………… 97
人権 …………………… 16	脊椎転移 …………… 67, 70	唾液腺がん ……………… 176
進行 …………………… 101	石灰化 …… 233, 235, 294, 295, 298	多段階発がん …………… 26
人工関節 ………………… 297	舌がん ………………… 167	脱水症 ………………… 123
人工関節再建 …………… 370	赤血球造血刺激因子 …… 112	多発性骨髄腫 …………… 254
腎細胞がん ……………… 277	説明義務 ……………… 18	多発病変 ………………… 88
審査腹腔鏡 ……………… 189	セミノーマ ……………… 321	多標的治療薬 …………… 109
腎腫瘍 …………………… 317	線維腫 ………………… 367	胆管がん ……………… 212
腎臓障害 ………………… 123	線維腺腫 ……………… 233	単球 …………………… 35
腎臓専門医 ……………… 123	線維肉腫 …………… 298, 301	単純子宮全摘術 ………… 283
深達度診断 …………… 76, 88	腺がん …………… 328, 331, 378	胆道がん ……………… 212
心タンポナーデ ………… 136	占拠部位 ……………… 344	胆嚢がん ……………… 212
心毒性 ………………… 127	穿孔 …………………… 88	タンパク尿 ……………… 125
深部静脈血栓症 ………… 129	穿刺吸引細胞診 ………… 60	
心不全 ………………… 127	染色体転座 …………… 299	**ち**
深部率曲線 ……………… 93	センチネルリンパ節 … 236, 239, 357	地域がん診療連携拠点病院 …… 24
心膜液貯留 ……………… 131	センチネルリンパ節生検 …… 372	地域がん登録 …………… 24
心膜穿刺 …………… 127, 131	センチネルリンパ節転移 … 303, 372	地域連携パス …………… 24
腎明細胞肉腫 …………… 317	セントラルドグマ ……… 27	チームA ……………… 155
心理社会的ストレス …… 149	せん妄 ………………… 152	チームB ……………… 156
	前立腺がん ………… 273, 364	チームC ……………… 156
す	前立腺肥大症 …………… 273	チーム医療 ……… 16, 153, 154
髄芽腫 ………………… 164	線量効果曲線 …………… 93	逐次併用 ……………… 95
膵がん ………… 212, 215, 352		蓄積毒性 ……………… 242
膵体尾部切除術 ………… 217	**そ**	治験 …………………… 50
膵・胆管合流異常 ……… 212	早期胃がん ……… 43, 75, 77	腟拡大鏡 ……………… 282
推定 …………………… 48	─── 内視鏡治療の適応基準 …… 91	中間期乳がん …………… 245
膵頭十二指腸切除術 …… 217	早期がん ……………… 43	中高悪性度B細胞リンパ腫 … 263
水頭症 ………………… 159	造血幹細胞移植 …… 248, 251, 253	中枢神経系 ……………… 118
髄膜腫 ………………… 162	総合的医療基盤 ………… 126	超音波内視鏡 …………… 196
髄膜播種 ……………… 70	奏効率 ………………… 101	超音波内視鏡下穿刺吸引細胞診
頭蓋内圧亢進症状 ……… 158	相互転座 ……………… 296	………………… 217, 353
スキルス ……………… 190	簇出 …………………… 197	腸管切除 ……………… 203
スクリーニング ………… 62	増殖因子 ……………… 28	聴神経腫瘍 ……………… 162
ストレス ……………… 148	増殖因子受容体 ………… 106	超選択的動注化学療法 …… 170
	増殖シグナル伝達経路 …… 106	直腸カルチノイド ……… 203
せ	側方郭清 ……………… 349	直腸がん ……………… 69
生化学的再燃 …………… 275	側方リンパ節郭清術 …… 349	治療可能比 ……………… 92
性格 …………………… 148	組織型の予測 …………… 80	治療効果判定 ………… 81, 266
星細胞腫 ……………… 164	組織内照射 ……………… 96	治療効果判定国際ワークショップ規準
成熟B細胞腫瘍 ………… 259		………………………… 267
成熟T及びNK細胞腫瘍 … 259	**た**	チロシンキナーゼ阻害薬 … 108, 252
成熟奇形腫 ……………… 319	ダーモスコピー ……… 310, 372	鎮静薬 ………………… 89
生殖器障害 ……………… 116	第Ⅰ, Ⅱ, Ⅲ相試験 ……… 50	鎮痛補助薬 ……………… 145
生殖細胞系列変異 ……… 27	体幹部定位照射 ………… 96	
成人T細胞白血病リンパ腫 … 265	退形成性星細胞腫 ……… 164	**つ・て**
精神腫瘍学 ……………… 147	体細胞変異 ……………… 27	追加治療 ……………… 90
精神の苦痛 ……………… 148	胎児性がん腫 …………… 312	通院治療センター ……… 154
制吐療法 ……………… 113	代謝異常 ……………… 138	つかえ感 ……………… 343
精嚢 …………………… 348	体重減少 ……………… 346	手足症候群 ……………… 115
生物学 ………………… 26	体性痛 ………………… 143	低悪性度B細胞性リンパ腫
声門下がん ……………… 175	大腸がん ……… 75, 90, 195, 348	（濾胞性リンパ腫） …… 264
		低位前方切除術 ………… 348

定位放射線治療 …………… 92, 96	日本小児肝癌研究グループ …… 318	反回神経麻痺 ………………… 186
低侵襲 ……………………… 85	乳がん ……………… 231, 356, 358	晩期障害 …………………… 116
低ナトリウム血症 …………… 133	乳腺 ………………………… 232	**ひ**
適応障害 ……………… 149, 151	乳腺症 ……………………… 233	
テモダール ………………… 340	乳頭異常分泌 ……………… 233	比（ratio） ………………… 46
テロメア …………………… 27	乳頭がん …………………… 177	非AIDS指標悪性腫瘍 ……… 336
テロメラーゼ ……………… 27	乳房外Paget病 ……………… 308	非Hodgkinリンパ腫 … 258, 335, 379
転移性脊椎腫瘍 …………… 135	乳房の構造 ………………… 231	非Hodgkinリンパ腫の悪性度 … 260
転移性乳がん ……………… 358	乳房部分切除 ……………… 356	非アルコール性脂肪肝炎 …… 205
転移性脳腫瘍 …………… 135, 164	ニューモシスティス肺炎 …… 380	非円形細胞肉腫 …………… 300
と	尿細管障害 ………………… 124	鼻腔がん …………………… 168
	尿細胞診 …………………… 270	鼻型NK/T細胞リンパ腫 …… 265
東京小児がん治療グループ …… 374	尿失禁 ……………………… 276	腓骨移植 …………………… 297
統計学 ……………………… 45	**ね・の**	非小細胞肺がん ………… 219, 226
頭頸部がん ……………… 166, 341		ビジョン …………………… 154
同時併用 …………………… 95	ネフローゼ症候群 …………… 126	ビスホスフォネート ………… 243
糖尿病 ……………………… 216	粘液型脂肪肉腫 ………… 298, 299	非セミノーマ ……………… 321
動脈塞栓術 ………………… 280	粘液線維肉腫 ……………… 298	肥大性骨関節症 …………… 220
トータルペイン …………… 145	脳実質外腫瘍 ……………… 158	必要水分量 ………………… 139
特異度 ……………………… 50	脳実質内腫瘍 ……………… 158	泌尿器科腫瘍 ……………… 269
毒性 ………………………… 110	脳腫瘍 ………………… 158, 312	皮膚潰瘍 …………………… 358
ドセタキセル ……………… 309	脳腫瘍のWHOグレード ……… 161	皮膚がん ……………… 302, 371
都道府県がん診療連携拠点病院 … 24	脳障害 ……………………… 121	皮膚障害 …………………… 115
ドナーリンパ球輸注療法 …… 39	**は**	非分泌型骨髄腫 …………… 255
トラスツズマブ …………… 192, 241		非ホリンパ腫 ……………… 379
トリプルネガティブ乳がん …… 238	バーキットリンパ腫 ……… 314, 379	びまん浸潤性病変 …………… 77
トレチノイン ……………… 247	肺炎 ………………………… 186	びまん性大細胞型B細胞リンパ腫
な	バイオマーカー ……………… 80	……… 263, 314, 362, 379
	肺がん …………… 219, 338, 354	病期分類 …………………… 58
内因性NO合成 ……………… 125	胚細胞腫瘍 ………… 319, 321, 375	表在型(0型)大腸腫瘍 ………… 75
内肛門括約筋切除 …………… 199	排泄性腎盂造影 …………… 270	標的分子 …………………… 105
内視鏡 ………………… 73, 88, 189	肺塞栓症 …………………… 130	病変の観察方法 ……………… 74
―― 観察方法 ……………… 73	肺転移 ……………… 297, 298, 301	病理学 ……………………… 60
内視鏡治療 ………………… 88	ハイリスク群 ………………… 80	病理学的完全奏効 ………… 241
―― 適応 ………………… 89	吐き気 ……………………… 346	病理診断 …………………… 55
内視鏡的胆道ドレナージ …… 353	白質脳症 …………………… 118, 122	広がり診断 ………………… 234
内視鏡的胆道内瘻術 ……… 353	剥離細胞診 ………………… 60	ビンクリスチン …………… 121
内視鏡的摘除 ……………… 203	パクリタキセル …… 121, 283, 368	貧血 ………………………… 112
内視鏡的乳頭切開術 ……… 353	ハザード比 ………………… 47	**ふ**
内視鏡的粘膜切除術 ……… 182	パジェット現象 …………… 308	
内臓痛 ……………………… 143	パジェット病 ……………… 308	ファイバー ………………… 169
内分泌療法 ………………… 275	発がん ……………………… 26	ファイバー検査 …………… 174
ナチュラルキラー ………… 35	発がんの危険因子 …………… 41	不安 ………………………… 149
ナビゲーションシステム … 160, 340	白血球数増多 ……………… 373	フェロン療法 ……………… 304
軟骨肉腫 ……………… 294, 295	白血病 ……………… 246, 313, 360	副作用 ……………… 102, 110, 118
軟部腫瘍 ……………… 298, 319	発熱 ………………………… 373	副神経損傷 ………………… 65
軟部組織腫瘍 ……………… 319	発熱性好中球減少 ………… 136	腹水 ………………………… 378
に	パパニコロウ染色 …………… 60	腹痛 ………………………… 66
	パパニコロウ分類 …………… 60	副鼻腔がん ………………… 168
肉眼的血尿 ………………… 269	針生検 ……………… 235, 357	腹部腫瘤 …………………… 317
肉腫（sarcoma） …………… 312	ハルトマン手術 …………… 203	ブジー拡張 ………………… 90
二次検診 …………………… 43	範囲診断 …………………… 88	不死化 ……………………… 27
二次発がん ……………… 116, 262	反回神経 …………………… 341	婦人科がん ………………… 281
二次予防 …………………… 41		部分奏効 …………………… 101

不明熱 …………………………… 65	ポリペクトミー ………………… 197	陽性反応的中率 ………………… 50
プラスチックステント ………… 353	ボルテゾミブ …………………… 256	腰背部痛 ………………………… 67
ブラッグピーク ………………… 96	ポンプ …………………………… 201	用量制限毒性 …………………… 51
プログラム細胞死 ……………… 32	**ま・み**	用量探索試験 …………………… 50
分化型胃がん …………………… 77	マイクロサテライト不安定性 …… 30	用量反応関係 …………………… 102
吻合部狭窄 ……………………… 186	マイクロ波凝固療法 …………… 206	ヨード治療 ……………………… 178
分子生物学 ……………………… 105	マクロファージ ………………… 35	抑うつ …………………………… 149
分子標的治療薬 ……59, 82, 98, 279	末梢神経系 ……………………… 120	予後因子 ………………… 49, 81, 238
へ	マトリックス・メタロプロテアーゼ 33	予後良好サブグループ …… 329, 331
平滑筋肉腫 …………… 298, 300, 301	麻痺 ………………………… 159, 339	予防 ……………………………… 41
米国gynecologic oncology group	慢性骨髄性白血病 ………… 251, 313	予防的全脳照射 ………………… 226
（GOG） ………………… 288, 368	慢性収縮性心膜炎 ……………… 131	**ら・り**
閉塞性黄疸 ……………………… 352	マンモグラフィ ……… 234, 244, 356	ラジオ波焼灼療法 ……………… 206
平坦病変 ………………………… 75	未熟奇形腫 ……………………… 319	卵巣がん ………………… 287, 366, 378
ベセスダシステム ……………… 60	ミスマッチ修復遺伝子群 ……… 30	卵巣明細胞腺がん ……………… 368
ヘテロ接合性の喪失 …………… 30	ミッション ……………………… 154	ランダム化比較試験 …………… 52
ベバシズマブ ……………… 129, 201	密封小線源療法 ………………… 276	リーダーシップ ………………… 154
ヘパリン ………………………… 130	未分化型胃がん ………………… 77	リスク（risk） ………………… 47
ヘリコバクター・ピロリ ……… 188	未分化がん …………… 177, 328, 332	リスク比 ………………………… 47
ヘルシンキ宣言 ………………… 53	未分化大細胞型リンパ腫 ……… 314	リスクマネジメント …………… 116
ヘルパーT（Th）細胞 ………… 36	**む・め・も**	率（rate） ……………………… 47
便潜血検査 ……………………… 196	無症候性血尿 …………………… 269	リツキシマブ …………………… 263, 380
便秘 ……………………………… 114	明細胞腺がん …………………… 285, 368	リツキシマブ治療 ……………… 267
扁平上皮がん …………… 281, 332	明細胞肉腫 ………………… 298, 299	隆起性病変 ……………………… 74
ほ	メソトレキセート ……………… 163	粒子線治療 ……………………… 96
膀胱がん ………………………… 269	メチル化 ………………………… 28	臨床研究 ………………………… 45
膀胱鏡 …………………………… 270	メトロニダゾール ……………… 307	リンパ芽球型リンパ腫 …… 265, 314
膀胱刺激症状 …………………… 269	免疫芽球性リンパ腫 …………… 379	リンパ腫関連血球貪食症候群 …… 66
膀胱全摘術 ……………………… 272	免疫学的監視 …………………… 36	リンパ節郭清 …………………… 84
膀胱直腸障害 …………………… 67	免疫組織化学診断 ……………… 328	リンパ節腫脹 …………………… 64
縫合不全 ………………………… 186	免疫組織化学法 ………………… 299	リンパ節生検 …………………… 64
放射線化学療法 ………………… 98	免疫組織学的検索（免疫染色）… 56	リンパ浮腫 ………………… 243, 283
放射線化学療法同時併用 ……… 283	モーズ軟膏 ……………………… 359	倫理 ……………………………… 16
放射線障害 ……………………… 121	**や・ゆ・よ**	**る・れ・ろ・わ**
放射線照射後心膜炎 …………… 131	薬物動態 ………………………… 102	類上皮肉腫 ………………… 298, 299
放射線治療の有害事象 ………… 97	薬物有害反応 …………………… 110	レジメン ………………………… 116
放射線膀胱炎 …………………… 276	薬物療法 ………………………… 110	レチノイン酸症候群 …………… 248
放射線療法 ……………………… 23, 319	薬力学 …………………………… 102	老化 ……………………………… 26
放射線療法の原理 ……………… 92	有害事象共通用語基準 ……… 49, 102	劣性遺伝子 ……………………… 28
ポート …………………………… 201	融合遺伝子 …………………… 296, 299	濾胞がん ………………………… 177
ホジキンリンパ腫 ……259, 262, 337	優性遺伝子 ……………………… 28	割合（proportion） ……………… 46
勃起障害 ………………………… 276		

● 編者紹介

佐々木　常雄（ささき　つねお）
がん・感染症センター都立駒込病院院長

1945年山形県生まれ．1970年弘前大学医学部卒業，青森県立中央病院内科，国立がんセンター内科レジデント3年修了後，1975年より東京都立駒込病院化学療法科勤務．1992年7月同部長，2001年4月同副院長，2008年よりがん・感染症センター都立駒込病院院長．

専門はがん化学療法，腫瘍内科学．

編著書：『臨床腫瘍学―胃がん―』（癌と化学療法社），『がん化学療法ベスト・プラクティス』（照林社），『心に寄り添う緩和ケア』（新曜社），講談社現代新書『がんを生きる』他，分担執筆多数．

日本癌治療学会監事・代議員，日本臨床腫瘍学会評議員，日本胃癌学会評議員，全国がんセンター協議会理事，日本がん治療認定医機構理事，東京癌化学療法研究会理事，がん集学的治療研究財団理事，癌と化学療法誌編集委員長などを務める．

がん診療パーフェクト
基礎知識から診断・治療の実際まで

2010年3月1日第1刷発行	編　者	佐々木常雄
2012年11月10日第3刷発行	発行人	一戸裕子
	発行所	株式会社羊土社
		〒101-0052
		東京都千代田区神田小川町2-5-1
	TEL	03(5282)1211
	FAX	03(5282)1212
	E-mail	eigyo@yodosha.co.jp
	URL	http://www.yodosha.co.jp/
	装　幀	堀　直子（ホリディデザイン事務所）
ISBN978-4-7581-0682-5	印刷所	広研印刷株式会社

本書の複写にかかる複製，上映，譲渡，公衆送信（送信可能化を含む）の各権利は（株）羊土社が管理の委託を受けています．
本書を無断で複製する行為（コピー，スキャン，デジタルデータ化など）は，著作権法上での限られた例外（「私的使用のための複製」など）を除き禁じられています．研究活動，診療を含む業務上使用する目的で上記の行為を行うことは大学，病院，企業などにおける内部的な利用であっても，私的使用には該当せず，違法です．また私的使用のためであっても，代行業者等の第三者に依頼して上記の行為を行うことは違法となります．

JCOPY ＜(社)出版者著作権管理機構 委託出版物＞
本書の無断複写は著作権法上での例外を除き禁じられています．複写される場合は，そのつど事前に，(社)出版者著作権管理機構（TEL 03-3513-6969, FAX 03-3513-6979, e-mail：info@jcopy.or.jp）の許諾を得てください．

日常診療に役立つ書籍

改訂版 がん化学療法レジメンハンドブック

治療現場で活かせる知識・注意点から服薬指導・副作用対策まで

遠藤一司／編

調製の注意点，副作用情報，服薬指導など，抗がん剤治療の必須知識がレジメンごとに一目でわかる大好評書が待望の改訂！新薬も含めた93のレジメンを厳選して掲載．がん診療に携わるすべてのスタッフ必携の書．

- ■ 定価（本体 4,200円＋税）
- ■ B6変型判　■ 398頁　■ ISBN978-4-7581-1701-2

がん化学療法副作用対策ハンドブック

副作用の予防・治療から，抗がん剤の減量・休薬の基準，外来での注意点まで

岡元るみ子，佐々木常雄／編

がん化学療法に携わるすべての医療スタッフ必携！副作用症状の頻度・発現時期とともに予防・治療を解説．さらに抗がん剤の減量・中止の基準，外来での注意点，患者へのセルフケア指導まで網羅！

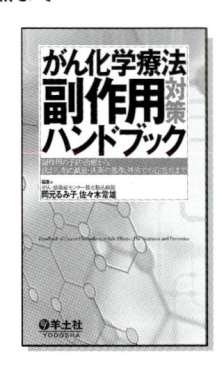

- ■ 定価（本体 4,200円＋税）
- ■ B6変型判　■ 375頁　■ ISBN978-4-7581-1700-5

がん生物学イラストレイテッド

渋谷正史，湯浅保仁／編

がん遺伝子から治療までがん生物学の必須知識を完全網羅．がんはどこまで解明されたか？　今後の課題とは？をそれぞれの分野における国内のパイオニアたちが徹底的に解説．がん克服に挑む，すべての研究者必携の1冊！

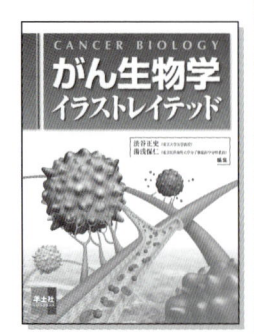

- ■ 定価（本体 6,200円＋税）
- ■ B5変型判　■ 412頁　■ ISBN978-4-7581-2021-0

実験医学増刊Vol.30 No.15 がんと代謝

何故がん細胞が好んで解糖系を使うのか？

メタボローム解析が明かすがん細胞の本質から代謝研究がもたらす創薬・診断まで

曽我朋義，江角浩安／編

永らく不明だったWarburg効果の詳細が，がん細胞の本質が，近年の技術革新によってみえてきた！最新メタボロミクスが明かすがんの代謝を大特集．がんをより深く知るために必読の28編！

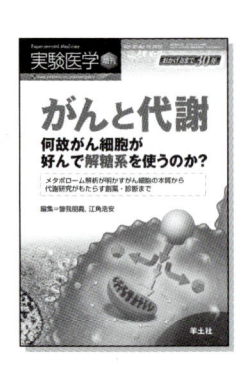

- ■ 定価（本体 5,400円＋税）
- ■ B5判　■ 213頁　■ ISBN978-4-7581-0325-1

発行　羊土社　YODOSHA
〒101-0052　東京都千代田区神田小川町2-5-1　TEL 03(5282)1211　FAX 03(5282)1212
E-mail：eigyo@yodosha.co.jp
URL：http://www.yodosha.co.jp/

ご注文は最寄りの書店，または小社営業部まで